腹腔镜医生成长手册

主　审　郑民华　张忠涛　田利国

主　编　谢忠士

副主编　孙　锋　马君俊　杨盈赤

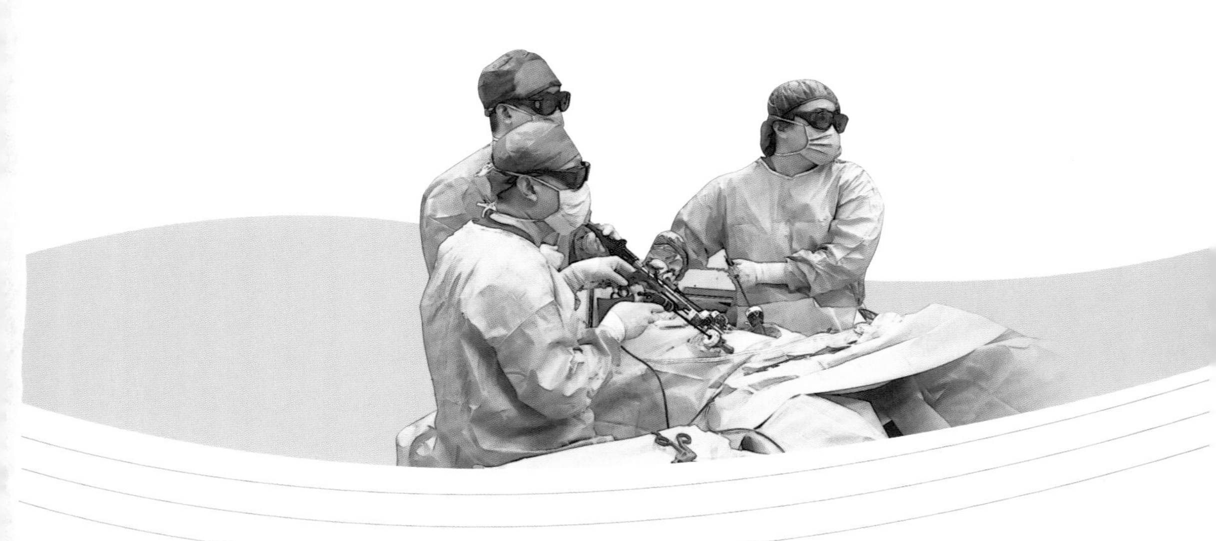

人民卫生出版社

·北　京·

图书在版编目（CIP）数据

腹腔镜医生成长手册 / 谢忠士主编 .—北京：人民卫生出版社，2023.9

ISBN 978-7-117-35210-9

Ⅰ. ①腹… Ⅱ. ①谢… Ⅲ. ①腹腔镜检 – 外科手术 – 手册 Ⅳ. ①R656.05–62

中国国家版本馆 CIP 数据核字（2023）第 159613 号

腹腔镜医生成长手册

Fuqiangjing Yisheng Chengzhang Shouce

主　　编：谢忠士

出版发行：人民卫生出版社（中继线 010-59780011）

地　　址：北京市朝阳区潘家园南里 19 号

邮　　编：100021

E - mail：pmph @ pmph.com

购书热线：010-59787592　010-59787584　010-65264830

印　　刷：北京顶佳世纪印刷有限公司

经　　销：新华书店

开　　本：710 × 1000　1/16　　**印张：**26

字　　数：480 千字

版　　次：2023 年 9 月第 1 版

印　　次：2023 年 10 月第 1 次印刷

标准书号：ISBN 978-7-117-35210-9

定　　价：188.00 元

编者（按姓氏笔画排序）

刁德昌　广东省中医院胃肠肿瘤中心
马君俊　上海交通大学医学院附属瑞金医院胃肠外科
王　权　吉林大学白求恩第一医院胃肠外科
王　波　大连医科大学附属第二医院普通外科
王亚楠　南方医科大学南方医院普通外科
王贵玉　哈尔滨医科大学附属第二医院结直肠肿瘤外科
卢传辉　厦门大学附属第一医院胃肠外科
申占龙　北京大学人民医院胃肠外科
付海啸　徐州医科大学附属医院普通外科
冯　波　上海交通大学医学院附属瑞金医院胃肠外科
朱安龙　哈尔滨医科大学附属第一医院胃肠外科
任明扬　南充市中心医院胃肠肛肠疝外科
刘　正　中国医学科学院肿瘤医院结直肠外科
刘明焱　广东医科大学附属第三医院肝胆胸外科
刘晓洋　山东省中医院肝胆外科
刘鼎盛　中国医科大学附属盛京医院结直肠肿瘤外科
闫晓菲　辽宁省肿瘤医院结直肠外科
孙　锋　广州中医药大学第一附属医院肛肠科
孙宝军　东丰县中医院普外科
李　凯　吉林大学中日联谊医院麻醉科

杨盈赤 首都医科大学附属北京友谊医院普外科
佟伟华 吉林大学白求恩第一医院胃肠外科
沈可欣 吉林大学中日联谊医院胃肠结直肠外科
张　宏 中国医科大学附属盛京医院结直肠肿瘤外科
张　特 吉林大学中日联谊医院麻醉科
张　磊 吉林大学中日联谊医院手术室
张庆彤 辽宁省肿瘤医院结直肠外科
张怀宇 吉林大学中日联谊医院胃肠结直肠外科
张佳宇 吉林大学中日联谊医院胃肠结直肠外科
国星奇 辽宁省肿瘤医院结直肠外科
金　鹤 山东大学齐鲁医院桓台分院肛肠外科
周　巍 吉林大学中日联谊医院麻醉科
练　磊 中山大学附属第六医院胃肠外科
项建斌 复旦大学附属华山医院胃肠外科
姜晓薇 吉林大学中日联谊医院手术室
郭　雪 吉林大学中日联谊医院手术室
崔滨滨 哈尔滨医科大学附属肿瘤医院结直肠外科
符　炜 徐州医科大学附属医院胃肠外科
屠俊杰 方城县人民医院普外科
彭　正 北京市顺义区医院肝胆外科
董建文 诸城中医医院外二科
韩加刚 首都医科大学附属北京朝阳医院普外科
谢忠士 吉林大学中日联谊医院胃肠结直肠外科
蔡法亮 东山县医院泌尿外科
燕　速 青海大学附属医院胃肠肿瘤外科
鞠海星 浙江省肿瘤医院结直肠外科

编写秘书 沈可欣　罗　海　李瑞奇　王泽铭

主编简介

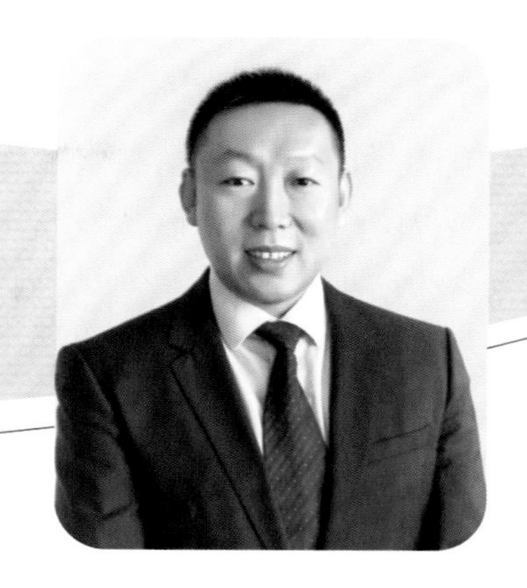

谢忠士

主任医师、副教授、医学博士、博士后、硕士研究生导师，现任吉林大学中日联谊医院胃肠结直肠外科副主任，瑞典卡罗林斯卡医学院胃肠中心访问学者，德国埃尔兰根大学医学院普通外科访问学者。

学术兼职：中国医师协会结直肠肿瘤专业委员会临床技能培训专业委员会秘书长、脏器联合切除与质量控制专业委员会委员，中国医师协会外科医师分会专业信息传播和教育专家工作组专家委员，中国医师协会外科医师分会微创外科专家工作组专家委员，中国医师协会外科医师分会经肛腔镜外科专家工作组专家委员，中国医师协会外科医师分会腹膜后及软组织肿瘤专家工作组专家委员；中华结直肠外科学院第一届学术委员会委员；国家卫生健康委能力建设和继续教育外科学专家委员会微创外科专业委员会委员；中国研究型医院学会精准医学与肿瘤 MDT 专业委员会青年委员会副主任委员、肿瘤临床协作组（东北）委员，中国研究型医院学会肿瘤外科专业委员会委员；中国微循环学会肿瘤学分会胃肠肿瘤学组副组长；中国中西医结合学会普通外科专业委员会直肠癌防治专家委员会常务委员，中国中西医结合学会普通外科专业委员会青年委员；中国经肛腔镜外科学院讲师团讲师；中国老年保健医学研究会老年胃肠外科分会委员；国家远程医疗与互联网医学中心专家委员会常务委员；《中华胃肠外科杂志》《中华消化外科杂志》通讯编委，《结直肠肛门外科》杂志编委等。

荣获2017年大中华腹腔镜结直肠手术达人赛年度达人，2016年上海陆家嘴国际大肠癌高峰论坛手术视频大赛结肠组和直肠组双料冠军，第一届“中国结直肠病学大会手术视频大赛”冠军，第十三届全国大肠癌年会结直肠手术视频比赛一等奖，2016年中国普通外科青年医师和基层医师手术规范化操作视频比赛第一名；美国Cancer Congress-2016特邀发言。2015年11月提出双腹腔镜辅助ELAPE手术；2016年4月提出腹腔镜右半结肠切除术外侧入路“互”字形游离技术，相关文章均被《中华胃肠外科杂志》收录。

序 一

欣闻谢忠士教授主编的新书《腹腔镜医生成长手册》即将出版,我欣然接受谢忠士教授的邀请写个序,作为腔镜外科的“年轻”的老专家,我见证了国内外腔镜外科从无到有、从有到强的曲折发展经历,从外科的微创化到微创外科理念的变化。今天看到在我国腔镜外科界活跃的各位中青年专家将他们的职业成长经历展现给大家,我感慨万千,又异常欣慰。我最初认识忠士教授是在一次会议上,之后看到了他的自媒体上发表的多篇文章,有讲手术的、有讲情怀的、有讲时事的……觉得他是个有文采的外科医生,有艺术感,手术做得也漂亮,他的腔镜大肠癌手术在我们大中华结直肠腔镜外科学院举办的年度手术比赛中获得一等奖,印象甚为深刻。在我们平时交流中,我发现他非常有思想、有情怀,同时又非常谦逊。该书正是忠士教授多年的成长感悟及手术经验的集锦,使我想起我自己艰难的但无法言表的成长经历,读来甚感亲切。

该书邀请了数十位青年外科医生跟大家分享在各自腔镜外科领域的成长经历,分为静夜医思、初窥门径、神兵利刃、“式”说“心”语、点滴精粹、谈镜论技、“互”字右半、轻松一刻八篇,非常全面地介绍了腔镜外科医生成长过程中的点点滴滴，既有成功的喜悦，也有失误的烦恼，还有无助时的迷茫，无论在哪方面都会给我们各级医生以提示和借鉴。

腹腔镜外科经过30余年的发展，微创手术深入人心，微创技术已经成为外科手术的主要技术平台，除了规范与普及微创手术外，如何创新、如何给患者提供优质、可及、价廉的微创手术成为我们青年医生思考的主要问题。未来的外科技术平台还会是什么？是技术还是术式引领外科的发展？外科疾病谱的发展与演变会是怎样？这些都是需要我们在未来的外科事件中来回答的问题。

希望广大的青年外科医生，特别是现在还在规范化培训的外科医生能够有机会阅读到此书，细细品味，感悟精髓，从中找到自己未来的发展之路与成长之道，也希望参与撰写的青年才俊们在今后的职业发展上能披荆斩棘、更上一层楼，踏上成功的飞船，驶向浩瀚的宇宙，更好地为患者服务。

郑民华

中华医学会外科学分会腹腔镜与内镜外科学组组长

上海交通大学医学院附属瑞金医院普外科

2022年7月于上海

序　二

在我国新型冠状病毒感染疫情防控取得了阶段性的胜利、各行各业积极复工复产的这个特殊的历史时期，我收到了谢忠士教授的邀请，为他的新书《腹腔镜医生成长手册》作序。谢忠士教授是近年来在我国胃肠外科领域非常活跃的一位中青年专家，自2015年瑞典访学归国后，在几次全国性的手术技巧大赛中屡屡夺冠，并在各种学术会议上推广自己创新性总结提出的“互”字式右半结肠切除术等，逐渐崭露头角，被更多地认识并喜爱。他也是一个自媒体的“网红”专家，个人公众号有上万的粉丝，在科普宣传和学术交流方面做了大量的工作。我作为相关比赛的评委和会议主席，因此和他有了很多接触交流，有了较深的了解，读完样书感触颇多。

随着时代的进步，信息更新和传播得越来越快，青年外科医生对技术的想法和领悟也一直都在改变。对于自己总是觉得不满意，觉得很多细节需要完善，这也成为很多青年外科医生的困惑。在这样的背景下，这本成长手册的问世也是水到渠成了。本书是一本针对年轻医生和基层医生的实战教程，各位编者也把自己成长成熟的心路历程拿出来与读者分享，文章文风诙谐又不失严谨，调侃又坚持原则，充分体现了谢忠士教授一贯的风格和特点，有这样一个主编带动节奏，这对于参与本书编写的其他专家也是一个非常有趣的体验。从书中章节的题目就可以有很直观的感受：腹腔镜十八般武器之——“得胜钩”“离别钩”“绝情剪”，实战技巧腹腔镜中“say hello”的小手，当膜解剖遇到“护皮”的鸡蛋等，不一而足。寓教于乐，读者阅读本书，不但交流学习了手术技术，还可以轻松一笑，不亦乐哉？！

最后借用谢忠士教授微信公众号的宣传语“以爱与专业为名，陪你一路成长；不失初心，不忘初衷”作为结束语，期冀这本非常实用的成长手册能够在带动中青年外科医生成长的过程中，也不断更新，继续再版！

张忠涛

首都医科大学附属北京友谊医院副院长

国家消化系统疾病临床医学研究中心副主任

中华医学会外科学分会副主任委员

中华医学会外科学分会结直肠外科学组组长

2022 年 6 月 30 日于北京

序　三

长江后浪推前浪，一代新人胜旧人。腹腔镜结直肠外科蓬勃发展，外科手术正在发生从传统开腹向腹腔镜微创的范式变革，涌现了一大批“后浪”和“新人”，谢忠士教授和编委会的几十位青年专家正是其中的杰出代表，在全国性学术会议手术视频大赛中屡夺桂冠，他们结合自身的成长经历，编写了《腹腔镜医生成长手册》，作为腹腔镜外科的“前浪”和“旧人”，我有幸先睹为快，有感于其真诚务实、文风独特、妙趣横生、技艺高超，欣然作序。

该书以不同的视角讲述了腹腔镜外科医生的成长经历，从八个方向阐释了不同阶段的技术领悟，在传播技术的同时，也引申出了对医学先进性和局限性的思考。有着对技术的执着追求，也有着对医学局限性的无奈；有着对新技术的热情渴望，也有着狂热背后的冷静思考；有喜悦，有忧伤；这不仅是一本腹腔镜技术丛书，也是一本年轻外科医生成长的心路历程，细细品读，这里面有着每一个努力前行的外科医生的缩影。书中分享了编者们的“武功秘籍”，各种手术技法和盘托出，还真诚而谦卑地戏说自己成长过程中的“心法”，腹腔镜结直肠外科的“术”与“道”得到了生动的诠释，是一本难得的、独特的青年腹腔镜医生“成长指引”！

外科医生需要不断学习、不断创新，我坚信该书一定能够帮助还在困惑和迷茫中的年轻医生，希望我国的腹腔镜外科事业在一代又一代有识之士的共同努力下，更好地为广大人民群众的卫生健康保驾护航！

李国新

南方医科大学南方医院副院长
英格兰皇家外科学院院士（FRCS）
2022年7月16日于广州

序　四

每一个年轻外科医生都有一个共同的梦想,那就是如何迅速成长为一名优秀的外科医生。

我国著名的外科学家裘法祖院士在《寄语——致青年外科医生》一文中说道:“……可以这样肯定,一个优秀外科医生的成功,取决于他的天赋和勤奋。”

我和谢忠士博士认识多年,他是我所遇见的外科青年才俊之一,他是一位勤于观摩、思考与动手的优秀外科医生。他的大作《腹腔镜医生成长手册》可以说就是许多优秀青年外科医生成长经历的写照。

一个外科医生成长的过程是痛苦和漫长的。在此过程中如何少走弯路、迅速成才,借鉴他人成长的宝贵经验是一种捷径。谢博士所著之书风格独特,绝对不同于正常手术学那样系统阐述某一外科疾病,从头到尾描述手术步骤,而是针对年轻外科医生在学习腹腔镜手术过程中不同阶段可能碰到、普通手术学又较少描述的特定手术技巧展开。例如巧妙扶好镜头、电钩的巧用、戳卡并发症的处理、Henle 干解剖技巧、taTME 的质量控制,从简到繁,从易到难,对年轻医生成长过程可能遇到的技术困难、精神困惑,逐一阐述个人的理解,尤其是作者古文学功底深厚,借古道今,对技巧的描述生动、优雅，引人入胜，是一本难得一见的好书。

“冰冻三尺非一日之寒”，想成为一名优秀的外科医生，诚实做人，勤思考、勤动手是成功的关键。祝愿所有的年轻外科医生都能梦想成真。

池畔

福建医科大学附属协和医院普通外科（结直肠外科）科主任

英格兰皇家外科学院院士（FRCS）

2022 年 6 月 17 日于福州

前言

在经历了多年的摸索和挫折之后，腹腔镜技术迎来了崭新的时代，全国范围内基本上二级甲等医院以上都已经常规开展腹腔镜结直肠手术了，随着各种传播手段和学习方式的进步，腹腔镜手术的学习曲线被极大缩短了，基本上足不出户就可以学习到知名专家的教学视频和手术演示。

然而，和所有年轻医生一样，我们通常都是看着容易上手难，尽管有先进的模拟器或动物实验去练习操作技能，但是当自己真正独立主刀之后，才发现还有许许多多的细节需要不断完善和领悟，为此笔者开始把自己的学习经历和感悟写到公众号上，有幸得到人民卫生出版社的垂青，应邀组稿完成《腹腔镜医生成长手册》，以帮助曾经像我这样的年轻医生少走弯路，尽快成长！

全书并没有像其他专著一样涵盖了腹腔镜结直肠手术的方方面面，而是试图寻找每一个技术点，应用一些简单的牵拉或游离技巧让手术变得更加简单和轻松，进而增加手术的安全性和可重复性。因为大部分文章内容来源于笔者的个人公众号，所以行文方式并不像教科书那样中规中矩，而是略显“粗俗”和青涩，不但记录了腹腔镜手术学习的辛酸和快乐，也记录了作为一名医者的情怀和无奈，本想找到一些华丽的辞藻去做替换，思虑万千，还是坚持了最初的想法，尽管有时会觉得很幼稚，但那毕竟是我们曾经经历过且现在有人还正在经历的，权且当作一份记录个人腹腔镜学习成长的流水账吧！

本书以不同的视角讲述了腹腔镜外科医生的成长经历，从八个方向阐释了不同阶段的技术领悟，在传播技术的同时，也引申出了对医学先进性和局限性的思考。在编写过程中邀请了多名国内结直肠领域的中青年优秀学者加盟，为本书增色不少，他们贡献了自己最为擅长领域的技术要领，读后让人茅塞顿开，相信他们的宝贵经验对我们的年轻医生和基层医生非常有帮助。

从接受约稿到组稿完成经历了 3 年多的时间，写写停停、停停写写，却始终不能满意，删了又改、改了又删，如此反复……总想拿出一部完美的毫无瑕疵的成长手册奉献给大家，却发现不会的、不懂的、不满意的越来越多，总想每一部手术作品都可以洁净如雪，却总有诸多变故让你无法如愿。

感谢郑民华老师等多位顶级专家的鼓励和支持，让我坚持完成这部拙作，希望能为迷茫中找不到方向的年轻医生点上一盏烛光，照亮他们前进的方向。感谢我的家人默默的支持和鼓励，感谢吉林大学中日联谊医院我的领导和同事们以及我的学生们，感谢百忙之中分享宝贵经验的战友们，是他们的无私奉献才为本书增色不少，在这里一并谢过！

希望我国的腹腔镜外科事业在一代又一代有识之士的共同努力下，更好地为广大人民群众的卫生健康保驾护航！

谢忠士

于吉林大学中日联谊医院胃肠结直肠外科副主任办公室

2023 年 6 月 14 日

目　录

腹腔镜医生成长手册

第一篇

静夜医思

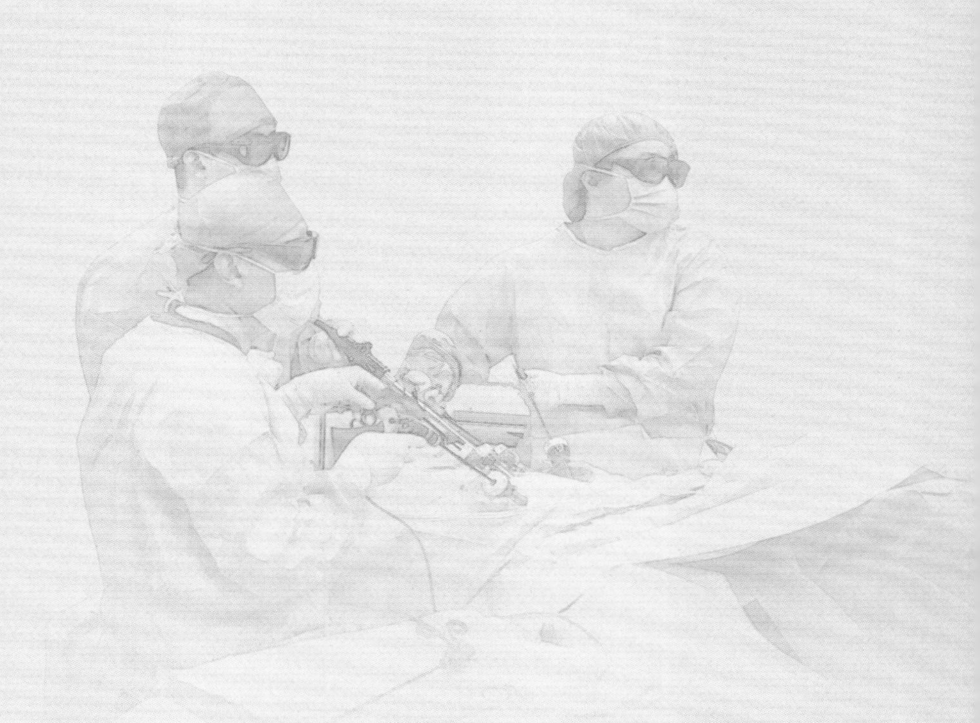

1 致患者——患者是医生最好的老师

患者到医院都希望遇到最好的医生，
同样医生也都希望遇到最好的患者，
事实上你永远都不会碰到最好的医生，
但你会碰到最希望你好的医生。

为什么这么说呢?

医生是“活到老,学到老”的职业,因为这个职业面临的是千变万化的疾病,而疾病又长在神秘、复杂的人体上,这就存在不计其数的组合。

相同的疾病在不同人身上表现会有所不同,这是客观事实,但既然是相同的疾病,它就存在某些共性,这就是疾病的“密码”,而医生就是在不同环境中去试图破解密码的人。

医生需要不停地更新自己的理论和实践知识,因为对疾病的认识今天是一个样,明天又是一个样。等到他觉得自己什么都会了,不需要学习的时候,你觉得他还是最好的医生吗?

这个完善的过程中一方面需要不断读书学习,另一方面经验的积累则来源于患者。

就以外科手术举例,从走出校门的那一天起,外科医生许多个第一次都是在不同患者身上实现的,第一次开皮、第一次缝合、第一次切除体表肿物、第一次切除阑尾、第一次完成更加复杂的手术……

医学是实践科学,上述情况是谁也无法避免的,我们唯一能避免的是:在第一次时不是盲目地操作,而是用规范化的操作去降低经验不足带来的潜在风险。

即使是权威专家,每次治疗也都是一次全新的尝试,相同的疾病、相同的治疗方案、相同的手术操作,可能会面对不同的身体状况、不同的疾病状态、不同的解剖变异、不同的预后转归，而谁又会说他是“实习生”呢？

我们应该由衷地感谢每一位外科医生成长过程中德艺双馨的师父，感谢舍身为医学事业发展而默默付出的每一名患者，感谢每一个善良的人所做出善良的选择！

作为医生，应该尊重你所救治的患者，没有患者的医生所获取的一切经验和理论不过是纸上谈兵而已。

作为学生，更应不耻下问，这不丢人，颜面与生命相比，孰轻孰重不言而喻。

作为患者，应该对您的医生多一些理解，不是每一位学生都能出自清华、北大，这是客观事实，名校之外也有努力刻苦的学生。

作为老师，应严格督教，因为生命非同儿戏，谨慎选择比顾及颜面更重要。

（谢忠士）

2　致医生——无大爱，难成大医！

2017 年笔者参加《中国实用外科杂志》编辑部举办的“中国普通外科青年学者攀登计划”，有幸聆听了黎介寿院士讲述关于外科医生养成的思考。

当时 94 岁高龄的黎老精神矍铄，风趣幽默的开场立即拉近了与所有学员之间的距离，“想想我也是 90 后，我是 90 后上的大学，既然大家都是 90 后，那就很好沟通了”。黎老的大学年代和今天同学们学习的状态有些相似，同样“无笔”“无纸”“无书”，现在只是多了个手机。

黎老演讲的主线把我们带回了 100 多年前的教科书上，那外科医生的最高标准是什么呢？

- Eagle's eye（鹰一样敏锐的眼睛）
- Lion's heart（狮子一样强大的心）
- Lady's hand（女士的手一样温柔、细致）

这些标准即使是在医疗科技高度发达的今天，依旧有着鲜活的生命力，外科医生真能做到这样，那应该算是完美的职业生涯了吧！

首先谈谈 Eagle's eye，外科医生应该具有鹰一样敏锐的眼睛，能够在细微之处见真功。但鹰之所以能搏击长空，与其个人的积淀是分不开的，这就需要外科医生不断积累理论及实践经验，这是每一位外科医生成长的基础。黎老每天都坚持文献学习。知识的积累为患者的救治提供了理论基础，既挽救了患者的生命，又决定了外科医生数十载的专业梦想。

然后谈谈 Lion's heart，即狮子一样强大的心。在外科医生从医生涯中要面临许许多多的挑战，甚至陷阱。怎样才能无往而不利呢？这需要一颗强大的心脏。我们无法预知明天甚至下一秒会发生什么，但是我们可以把握今天，可以用知识武装自己，这样才能在任何突发事件发生时第一时间做出正确的判断。

最后谈谈 Lady’s hand，要像女士的手一样温柔、细致，相信很多外科医生应该都有体会。温柔、细致的操作可以减少术中对组织损伤的概率，可以避免术中不必要的出血。例如日常的切口换药，是否有人换药会使患者感觉很疼？其实，我们工作中不仅要有一双温柔的手，更重要的是要有女性一样的细心，每一个点滴的困惑，每一次不一样的体验，每一次成功的短暂喜悦，都是宝贵的经历。将每一次成功的经验形成理论，形成规范，它就能治病，就能救命。

学有所思，思有所悟，悟有所行。黎老讲述了自己职业生涯中极为重要的两个经历：一个是 1962 年的 1 例全小肠扭转缺血患者，专职治疗 3 个月；另一个是 1967 年的 1 例脾破裂术后肠梗阻、肠瘘患者，治疗 4 年，进行了 15 次手术。机会始终属于有准备的头脑，也正因为对这些病例的思考和领悟，坚定了黎老“一根肠子走到底”的决心，也挽救了许许多多患者的生命。

怎样去践行外科医生的最高标准呢？那就是“爱”——人类永恒的主题，黎老行医 70 余载，是大爱无疆的践行者。无大爱，难成大医！

没有对患者疾苦的关心和爱护，很难发现自身的缺点和不足，把一切归因于客观因素，更是懒惰和不负责任的体现。

医生乐从何来？你的患者康复出院了，你会很欣慰；你的手术顺利完成了，你会很兴奋；难解的医疗问题找到答案了，你会很激动。每一个职业生涯中那一点一滴的积累和沉淀都让你内心无比满足，这就是医生！他们用手术刀诠释着对患者的大爱，用近乎偏执的执着去和疾病作斗争，用身体去争取挽救患者的分分秒秒。

做一个单纯的人，只做最单纯的事，努力做一名好医生，治愈患者，也就是乐之所在。

（谢忠士）

3　谁能点破玲珑棋局——浅谈外科手术与围棋之道

有时，我们都困在这黑白世界，看不清前方的路。回想起大学时代和寝室二哥的一局对弈，熄灯的时候没能下完，就把桌子搬到走廊里去下棋，最后结束时为了一目争得不可开交，年少时的执拗如今已伴随岁月流逝，但最初的梦想却从未改变。

世间万物皆息息相关，可触类旁通。究其根源，无外乎一个“理”字。围棋棋盘上有纵、横各19条直线，将棋盘分成361个交叉点，棋子走在交叉点上，双方交替行棋，落子后不能移动，以围地多者为胜。

个人粗浅的理解如下：

1. 大局观　只有把握全局，不拘泥于一边一角，才能决胜千里。临床工作同样如此，随着专科化的发展，很多医生目光局限到本专业，往往忽略了对其他器官和机体整体状态的评估。比如在肿瘤的治疗中，有些外科医生只关注手术治疗，忽略相关的辅助治疗，导致整体治疗的失败。

2. 金角银边草肚皮　大的方向把握好了，不代表就成功了，要知道细节决定成败，尤其是关键步骤的把握。就好比结直肠癌治疗过程中一直强调的全结肠系膜切除术（CME）和全直肠系膜切除术（TME），能够完全把握住这种标准的又有多少人？即使手术技术可以做到如庖丁解牛般游刃有余，但思想往往是限定个人发展的决定因素。

3. 打劫　与疾病的抗争过程，其实是此消彼长的过程。综合治疗措施强了，肿瘤就退缩了。但肿瘤是会复发的，我们应该树立一种新的观念，不再“谈癌色变”，把肿瘤当作高血压、糖尿病这样的慢性病去对待，建立战胜疾病的信心也是至关重要的。所以，同肿瘤斗争势必是一场拉锯战，可谓“寸土必争”，我们出一“招”，可能就赢得了一次机会。

4. 弃子求活　《围棋十诀》就提到“弃子争先”“舍小就大”“逢危需弃”三条与弃子有关的格言。对应到我们现实工作中，同样如此。对于低位直肠肿瘤无法行保肛手术的患者，每年都会遇到好几例，宁可舍弃生命，也不要挂着粪袋生活，他们觉得丧失了所有做人的尊严，有些患者无法接受这样的缺陷美。这就是我们医学科普教育的缺陷，事实上，目前造口的护理技术已经发展成为一个专业、一个分支学科，有许多综合措施使造口患者有尊严地活着。他们可以去工作、学习、参加聚会，甚至可以去游泳。

5. 收官　又称作官子，是围棋比赛中三个阶段（布局、中盘、官子）中的最后一个阶段，指双方经过中盘的战斗，地盘及死活已经大致确定之后，确立竞逐边界的阶段。同理在外科手术中，经过整个团队的努力配合，已经完成了肿瘤的切除和重建，但是往往这个时候大多数人就放松了，对引流的放置、局部张力的检查、血运的判断乃至切口的缝合放松了警惕，有时会造成很严重的后果，值得引起我们医生的重视。

（谢忠士）

4 静夜思｜手术技艺的修行往往在晚上

很多医生提起手术时，都十分羡慕大医院或者大中心的医生，因为那里有很多患者，自然参加的手术就很多，临床经验也就很丰富了。不可否认，毕竟外科手术需要一个学习到逐渐熟练的过程，这也是一个必须经历的阶段。但是，不同人的学习曲线是不一样的，有的人很短，有的人很长。大家都希望自己的学习曲线很短吧！既然患者数量有限，那么如何能做到短时间内提升自己的专业水平呢？这对于偶尔有 1 例患者的医生尤为重要，因为一年中，有可能你也就能遇到 10 例或者 20 例患者，基本上每月一次，这样白天你锻炼的机会就会很少，只能羡慕地看着别人的手术单。

如何能在间隔期内提高手术水平呢？这不仅需要反复学习别人的手术录像，也要反复观看自己的手术录像，查缺漏、找不足。

此外，还有很重要的一点，就是夜间的修行。在每一个深夜，入睡之前都把手术的流程像过电影一样在头脑中重现一下，思考尚需解决的技术细节。这样做的一个好处就是，你的大脑即使在入睡后还在持续工作，第二天也许你会豁然开朗。尤其在第二天有手术时，把可能出现的情况在大脑里都过一遍，不但可以更加熟悉手术的流程，还会查缺补漏，避免一些重要细节的遗漏。另外，还有一个好处是：天天都是手术、手术、手术……太无聊了，你很快就会入睡，是一剂治疗失眠的良药。如此反复数夜，你会在不知不觉中发现手术时间变短了，因为技艺增“长”了。

心理学家认为，人的智能有很大潜力，一般情况下只用了不到 1/4，另外的 3/4 潜藏在无意识之中，梦境可帮助你进行创造性思维，许多著名科学家、文学家的丰硕成果，不少亦得益于梦的启迪。

只睡没有思考是不行的，腹腔镜结直肠手术总共就 5 个孔洞，如何去利用，如何去践行自己的思考和领悟，依旧需要不断地实战摸索，静下心来、慢下脚步、用心去处理每一个技术细节，善莫大焉。

（谢忠士）

5 “开刀匠”——小众医生的偏执

时常听到一些同道调侃:“经常听到别人说,只会做手术只能算个匠,算不上师!”依稀记得刚踏出大学校门时,最羡慕如行云流水般做手术的老师,不知何时开始,这样的“崇拜”渐渐淡出了我们的视野。从手术室大门关上到手术顺利、康复出院的这个阶段,对于患者,是一次生与死的考验,对于医生而言却是“谁做都一样”。慢慢地,以前“虚无的崇拜”在现实面前一文不值,一些懒惰的只想开好刀的“开刀匠”内心失落甚至不平。为何会如此呢?

答案很简单,还是那一句“谁做都一样”。这是事实,每位医生的职业生涯都会有很多值得骄傲和自豪的成功案例,也会有很多惨痛的失败经历。这是客观规律!在医生的朋友圈里每天都有新鲜的“标本秀”,这都是该医生最满意的战果。即使是摆拍,也掩饰不了粗糙的外观、零落的系膜、牵强的切缘,在缺乏评价其质量的机制下,难以评判。

一个问题问得很好:“你们这些经常参加比赛拿奖的医生,怎么看待你手中的奖项?”你觉得是你做得好还是某种技术的改进让大家很是受益,或是比赛级别较低,有何判断标准吗?

这个问题很难回答,也无法回答。专家意见可以算作标准吗?

“开刀匠”到底该何去何从?

我们到底想要什么?

我们到底能做什么?

我们头上需要怎样的光环去取信于患者?

于是乎形成两个极端的医疗群体——“开刀匠”和“科研大牛”。

“开刀匠”瞧不起“科研大牛”,说他们不会做手术,只会“写”文章。

“科研大牛”也瞧不起“开刀匠”,说他们只会做点破手术,自己同样也会做。

相信这样的临床与科研之争还要持续很多年，做1000台手术，不如发一篇SCI，这样的抱怨也会一直都在。因为从手术室大门关上的那一刻起，真就是“谁做都一样了”。目前评判“好医生”的客观指标，还真的是文章、课题和奖项。

说了这么多，孰优孰劣，相信读者心中各有权衡。

我个人很喜欢日本学者奥田教授的做法。奥田教授说：“我一个人做得再好，一年也就能帮助几百位患者，但是，如果将这种技术教会广大医生，那就会有成千上万的患者因其而收益。”

本书旨在进行基本腹腔镜结直肠手术技术的推广，希望对小众的、临床一线的医生有所帮助。

（谢忠士）

6　吻合口漏：患者之殇、医者之痛

本文并不是从专业的角度上指导怎样去预防或根除吻合口漏，而是从人文的角度去阐释这个过程中患者和医者共同面临的痛苦抉择。

作为从事消化专业的医生，吻合口漏可以不夸张地说，会伴随着他（她）职业生涯的一生。

作为消化道出现问题需要手术的患者，切除病灶后消化道的重建，有一个挥之不去的阴影要伴随他（她）术后1周左右的时间。

目前国际上通过大宗病例分析得出的结论是，结直肠手术后吻合口漏的发生率为5%~10%，虽然每家医疗单位发生率会有些许不同，但是一个不争的事实就是，目前国内外还没有一家医疗中心或者一名医生能做到（吻合口漏）0概率。

它（吻合口漏）犹如鬼魅，如影随形，你不知道它什么时候会出现，也不知道它什么时候会离开。

作为患者：别人术后1周顺顺利利地康复了，我却要承受近1个月甚至更长时间的折磨。

作为医生：其他患者高高兴兴地和我握手言别，却有一人和整个家庭在病房的一角愁眉不展。

作为患者：1个月甚至更长时间的折磨，令人痛苦不堪，孱弱消瘦。

作为医生：1个月甚至更长时间里，身心俱疲，犹如惊弓之鸟。

作为患者：别人已经可以喝粥、吃鸡蛋糕了，我却每天挂着大白袋子滴水未进。

作为医生：我可以愉快地指导其他患者喝粥、吃鸡蛋糕、吃豆腐脑、吃龙须面了；却有一人，只能让其暂时喝水，或是吃一些无渣的肠内营养粉剂。

作为患者:术后前几天,别人不发热、不疼痛、不难受,我却要头贴退热贴、打着退热针、腹痛,浑身难受。

作为医生:术后前几天,其他患者术后体温偶尔会有波动,却有一人高热不退,精神萎靡,腹部胀痛不适。

作为患者:别人引流管干干净净,我却流出粪液。

作为医生:其他患者术后 7 天拔管出院,却有一人每天的引流量时刻牵着我的心。

作为患者:每一个难熬的夜晚都在唉声叹气,为何如此不幸。

作为医生:每一个睡梦中惊醒的夜晚都下意识地看电话,又会出现怎样的意外?没有消息就是最好的消息。

作为患者:躺在手术床上,将自己生命完全交给了信赖的医生。

作为医生:认真、细致地完成每一步操作后,反复观察吻合肠管的颜色、张力,是否需要加固缝合、预防性造口或拆除了重新吻合?去打气,去注水,去触摸,最后还要有一点运气!

作为患者:做完手术回到病房,每天按照程序化的治疗去完成每天的任务,期盼着早日康复出院。

作为医生:做完手术后每天例行查房,观察患者的变化,每天却被小小的引流管所折磨,不知它会一直被“眷顾”,还是会“掀风起浪”。

作为患者:出现了吻合口漏,可能要再次躺在手术床上。

作为医生:最不希望发生的事情就是自己的患者“二进宫”。

作为患者:出院后可以和亲人、朋友谈及自己手术如何成功,7 天就康复出院了。

作为医生:每一个成功的病例都感谢上天眷顾,甚至不敢轻言自诩,因为在欣喜自己几个月都没有吻合口漏的同时,担心幸运之神离你而去,非常担心出现惨痛的意外。

作为患者:会在身体遭遇变故的时候,思考是否应该相信命运!

作为医生:作为纯粹的无神论者、唯物主义者,每天却宁愿相信“我们是白衣天使,有一种力量在我们治病救人的双手上”。

作为患者:出现并发症是病痛之殇!
作为医生:遇到并发症是难为之痛!

(谢忠士)

7 浅谈腹腔镜外科医生的“台风”

一台成功的腹腔镜手术离不开设备、技术、配合等诸多因素，其中最为重要就是主刀医师优良的手术风格和完美的团队配合。郎景和院士曾说过：“手术风格是一名外科医生的素质、品格、特性、技术和经验的综合体现，也是其个人风格和全部特质最突出、最集中的展示”。培养良好的手术风格才能造就一名好的外科医生，手术台是外科医生的主要战场，只有好的手术风格才能带领团队所向披靡、百战不殆。优良的手术风格必须融科学、艺术、哲学和人文修养于一体。

手术速度在一定程度上可以反映外科医生的熟练程度，但速度并不是衡量一台手术成功的唯一指标，尤其是肿瘤外科手术，规范的清扫范围、细致的操作层面才是最重要的。外科医生不应一味求快，为了贪图速度，呈现忙乱无序状态，给人一种不安定、不可靠的感觉。有些外科医生为了赶速度，一台手术还未完成就急于赶下一台，疏于思考，容易忙中出错，造成术中、术后难以处理的被动局面。真正的外科大师无一不是操作行云流水，看似不慌不忙，实则进退有序，手术时间反而大大缩短。高效、干净的手术操作，给人一种美的享受。只有术者对解剖非常熟悉，每个步骤都经过千锤百炼，加上整个团队的高效配合，才能在安全的基础上提高手术速度。某次会议现场手术直播一台腹腔镜胃癌根治、全胃切除术，尽管患者肥胖，给手术增加一定难度，但术者操作不疾不徐，解剖层次清晰，每个步骤稳扎稳打，几乎没有走回头路，2 小时余即顺利完成手术，给与会者留下深刻印象。手术数量和质量也存在一定辩证关系，实践出真知，磨炼出本领。没有一定数量的手术积累很难保证手术质量，但仅有数量而不加思考也很难完成高质量的手术。

手术台上情势复杂、风云变幻，经常会出现各种意外情况，如大出血等，优秀的外科医生必须沉着稳重、准确判断、迅速反应、果断处理。笔者某次观看网络直播手术，腹腔巨大肿瘤包绕腹主动脉及左肾血管，手术极为复杂，术中数次出现难以控制的大出血，总出血量超过上万毫升，主刀医师处事不惊，泰山崩于前而面不改色，或阻断腹主动脉、缝合止血，或纱布填压、分析与判断出血部位，最终在极其困难的情况下扭转战局，转危为安。看这样的外科医生做手术，你会感觉非常可靠、踏实、放心，值得信赖。

主刀医生是手术的主体，是这场战斗的指挥和主要实施者，但手术也是一项集体劳作，任何一个角色都是不可或缺的，整个手术团队必须是一个和谐的战斗集体，要密切配合、彼此尊重。主刀医生必须注重团队精神，有集体观念，尊重助手和护士，尊重麻醉医师，重视他们的意见和提醒。优秀的外科医生同时必须谦和、具有协作精神，而不能我行我素、随心所欲。器械及巡回护士也是团队的重要成员，要体谅，甚至应该给予更多的宽容。有的主刀医师在手术台上总是难以控制自己的情绪，稍遇到些困难便抱怨助手，甚至大发雷霆，对助手大声呵斥，会给人缺乏修养的感觉。这样往往会造成助手战战兢兢、无所适从，从而进一步影响整台手术的配合。一旦发生意外，更容易忙中出错，场面混乱，整个手术室看上去在上演一出“恐怖、悬疑、血腥、暴力片”。真正的外科大师恰恰相反，往往谦和、友善，遇事并不指责、埋怨别人，良好的合作是靠相互尊重维系的。主刀医生在手术台上所展现的不仅是一种技术，也是一种艺术，一种胸有成竹的大将风度，能在手术过程中营造出一种团结、紧张、舒畅、和谐的工作气氛，和他搭台的麻醉医师、助手和护士也会受此感染而对其敬佩有加，使手术配合更加默契、高效，减少手术中各个步骤空间与时间的衔接，从而提高手术速度、缩短手术时间。即便是手术过程出现一些小插曲，团队间成员也会相互鼓励、积极配合，很快便能走出困境、化险为夷，因此有配合良好的团队，在手术室里往往上演的是鼓舞人心的“励志大片”。

手术还有示教、表演的意味。外科医生在完成手术的同时也要牢记教学使命，要为下级医师讲解手术技巧，对术中遇到的问题谈谈经验与教训。手术台是外科医生最为生动和印象深刻的教学场所，能很好地调动助手和旁观者的参与意识、积极性和活跃情绪。笔者数年前在日本学习时，手术台上给我留下深刻印象的除了外科医师操作精细、清扫规范外，还有就是他们对年轻医师的培养与教育理念。术中如住院医师有不懂之处，手术医生有时会停止操作，反复讲解，直到对方理解为止，某次术中教授主动向住院医师提问有关手术入路的选择与关键部位的解剖标志，住院医师因为准备不足而无法回答，教授并未当场解答，只是嘱其术中认真观察，同时要求住院医师术后结合术中情况画出示意图，同时查阅相关资料文献，态度以鼓励为多而又不失威严。到了下次手术，教授再次提问，住院医师就能从容作答，待其经过模拟器训练掌握基本手术技巧并熟悉手术步骤后，就开始带领其进行腹腔镜操作，一两年后住院医师的手术操作往往像模像样、有板有眼。日本的年轻医师必须经过全国性审查委员会的审核才能获得内镜外科手术资格，结直肠外科医师的基本要求是要提交一份独立操作的腹腔镜乙状结肠癌根治术，每场手术分为若干个要点进行评分，有些错误操作如损伤大血管或输尿管则是一票否决。每年的内镜外科手术审核非常严格，通过率不到70%。住院医师如无法通过考核，固然有其自身原因，但也会影响其指导教师及医院的声誉，所以日本的外科医师普遍重视手术操作教学，正是经过这种手把手的教学和严格的考核机制，住院医师在完成研修后即具备独立手术的能力和资质。反观国内，一些医院不太重视教学，把住院医师当成干活的劳动力，甚至有部分医师抱有“教会徒弟，饿死师父”的错误观念，抗拒教学，殊不知在信息时代的当今，各种学术会议和手术直播都能为年轻医师提供多种学习途径，不应抱有这种狭隘的观点。另外，外科医师在教学的同时，对自己也提出更高的要求，自己也在成长，如果没这点自信，那也不是一个好医生！

对年轻医师的带教必须有耐心，把理论知识和手术操作结合起来，深入浅出、循循善诱。以笔者所在单位为例，由于人员紧缺，经常只能是规范化培训或轮转学员来扶镜，他们技术生疏在所难免。这时需以鼓励为主，同时尽量以简单易懂的方式加以培训，告知其腹腔镜操作犹如射击游戏，假设屏幕中央有个十字准星，要将其和超声刀等操作器械重叠，另外还有前后、左右和旋转的移动，再逐渐告知其相关解剖标志作为路标，如腹主动脉或子宫、膀胱等，帮助其保持手术视野的平衡，往往经过数台手术培训和实践后，他们大多可以掌握扶镜的要领。腹腔镜手术对助手的立体空间感有很高的要求，作为新手常见的问题就是找不到自己的器械，这时最快速、有效的策略就是让其观察下腹腔镜镜头的位置和方向，将其器械送至腹腔镜镜头的延长线上也就是腹腔镜的观察区域内，就能很快找到自己的器械，时间久了立体空间感就自然建立起来，配合也会更加得心应手。

“大海航行靠舵手”，成熟的外科医生在手术台上就如同船长驾驶船舶在海上航行，必须依靠其自身的技术能力和个人魄力，同时营造出一种团结、紧张、舒畅、和谐的工作氛围，只有这样，才能形成良好的手术风格，组成优秀的手术团队。

（鞠海星）

8　与世界接轨——变身“海龟”攻略

有人说，世界现在就是个“地球村”。但是，对于很多人来说，这只是形容航空以及路面交通便利的一个夸张说法而已。其实，把人与人之间拉近的，除了飞机和火车外，还需要有共同的语言、共同的文化。而对医生而言，还要有共同的专业，这往往更为重要。有时候甚至能使两个语言不通的专家，借助零碎的语言和画图，跨越文化和一切，聊得兴致勃勃，只为专业。

毋庸置疑，现代医学国际化愈演愈烈，医生国际交流也越来越重要。试问，目前国内哪个大型学术会议没有邀请国外的专家？有时为了提升会议的档次，还会特意邀请国外专家。同样，目前国内哪个国内知名专家不是国际交流的活跃分子？国际交流与国内交流本质是一样的，都是为了释疑解惑，开阔眼界，积累经验，解决实际临床问题。不管是临床，还是科研，目前国内的医学都逐步走向国际化，这包括了“请进来”，也包括了“走出去”。交流只是个开始，最终的目的是合作，是共赢。

于是，如何获得、如何抓住国际交流的机会就成了大家的关注点之一。本文就是为了跟大家聊聊这个话题。

一、明确出国目的

出国有短期的，有长期的；有想做基础科研博士后的，也有想做临床科研的，也有想单纯临床参观的。目的一定要明确。这直接关系到如何寻求联系，联系谁、使用什么签证等一系列问题。出国临床参观访问一般是短期的，1~3个月，不超过6个月。到美国是使用B签证（持有者的子女一般不能在当地上学），按照美国目前的政策，可以自行申请，无需邀请函。做研究的无论是临床研究还是基础研究，至少1年，美国一般是持J签证（持有者的子女可在当地上学），需要美国机构提供相关文件才能申请。

二、如何寻找“猎物”？

如果自身没有国际交流机会的平台和条件，怎样寻找机会建立联系呢？其实现在国家已经非常重视国际交流了，也有很多资助项目，但往往都需要自行联系。如何主动出击、建立联系？这是很多人苦恼的一个问题。笔者结合自身的经验，给大家探讨几个可能的途径，供大家参考。

第一，可以通过学术会议结识专家。前面谈到，国内不少医学会议都会邀请国外专家。有心出国交流的朋友可以多关注国内的学术会议，发现有邀请国外专家的会议，可以争取参加，创造结识的机会。笔者就是在 2005 年中华医学会外科学分会结直肠外科学组珠海年会上结识了导师 Victor Fazio（美国克利夫兰医学中心结直肠外科主任，2015 年病逝），才获得出国学习的机会。

第二，可以多结识国际交流比较活跃的同行。这部分人往往有较好的国外资源，在国外专家那里有良好的信誉度，通过他们去联系和推荐，往往事半功倍。这些人往往具有海外留学或访问学者的背景、会议的组织者、大会翻译。当然不仅限于这些人，高手往往深藏不露。

第三，参加国际会议。与我们胃肠外科专业相关的美国会议有美国外科医师学会（American College of Surgeons，ACS）年会、美国结直肠外科医师学会（American Society of Colon and Rectal Surgeons，ASCRS）年会、美国消化疾病周（Digestive Disease Week，DDW）、美国胃肠病协会（American Gastroenterological Association，ACG）年会、美国克罗恩病和结肠炎基金会（Crohn's and Colitis Foundation of America，CCFA）年会等，欧洲有欧洲肿瘤内科学会（European Society for Medical Oncology，ESMO）年会、欧洲克罗恩病和结肠炎组织（European Crohn's and Colitis Organisation，ECCO）年会等。到国外参加学术会议是一举多得的，既可以到国外感受国外文化，又可以接触国际前沿医学进展、结识国外专家、建立联系。

第四，通过在网站有目的地搜索，比如通过 PubMed 数据库某方面的文章，从而找到这方面的专家，然后进行电子邮件的联系。

三、如何明确“猎物”？

发现“猎物”不能立马就上，要先想想是否值得下手。这里首先要讲讲，发现“猎物”后如何确定这是否适合你？

这点非常重要，而且准备工作一定要做在前面，不要盲目接触，在着手安排会议行程之前就须确定，否则到了会议现场才发现“货不对板”，就浪费时间与精力了。国际交流是为了专业，不是多交个外国朋友平时可以聊

Facebook。此处要强调的是，怎样明确候选的国外专家是否与自己专业对口，换而言之，是否能够满足自己的专业需求。比如我是胃肠外科专业，去跟一位心脏外科专家建立联系，显然不太合适。明确专业对口很简单，但对于国内学术会议出现的专家，有时仅根据专家讲课的内容并不足够，因为专家讲课的内容可能是大会的安排布置，还需要查询专家简历及其发表的文章，当然只有通过实际交流才能最终明确。对于国外的学术年会一类会议，主要看讲课内容，尤其是 keynote speech（主题演讲或专题报告）一类的讲课。能在学术年会上做主题演讲的一般都是俗称“大牛”“大款”“大神”这个级别的人物，如果你专门做减肥手术，看到在 ACS 年会上作减肥手术的专题报告，那恭喜你，肯定是你的“菜”了。国外学术年会一般还会有 presentation（报告），分为 podium（口头报告）和 poster（壁报展示），汇报者一般是“小虾”“小鲜肉”“小朋友”这个级别的人物，当然也有少数例外的。这些人也是可发展对象，因为“大神”也是从“小虾”过来的，而且也可以通过“小虾”了解如何获得到国外当“小虾”的机会，也可以联系到“大神”。

四、明确“猎物”后如何下手?

首先，要平复激动的心情，整理思路，建立自信，保持微笑。孙子曰：“知己知彼，百战不殆。”意思就是不打无准备之仗。上前打声招呼、递个名片、合张影就足够了？当然不是！必须要有交流，给对方留下印象。要准备好可交流的话题，结合专家的讲课，最好还能结合专家发表的文章。例如，要问具体的问题，聚焦到一个论点上，而且自己要有观点，观点也要有理论和实践的支撑，不能问“您觉得直肠癌的化疗效果怎么样”这种让人不知道如何回答的过于宽泛的问题。如果是为了出国做科研，则需要更深入了解对方目前的研究方向。偶尔套个近乎也很重要，外国人也讲 connection，也就是我们所说的“关系”，聊聊共同的朋友、共同的经历、共同的爱好等。建立联系后，就要明确表达自己的目的，比如计划什么时候想出国做什么，是临床参观还是基础科研。

其次，说说语言。虽然语言不一定就是障碍，语言不通但聊得火热的场景屡见不鲜，但是语言往往很重要。良好的语言能力不仅可以给国外专家以良好的印象，更加可以提高沟通效率，避免误解。提高语言水平当然不是一朝一夕所能够解决的，需要平时的积累和练习。医学英语其实相对比较简单，这里介绍一种简单的方法：专题式阅读多篇高质量英文 SCI 文章，并从中总结出常用的词汇和句式，摘抄下来。俗话说，好记性不如烂笔头，抄下来后不要束之高阁，而是反复地背诵。通过这种方式，我们可以发现，在医学观点的表达中，有很多固定的常用的句式，背下来以后基本可以满足日常学术交流。

进行初步的学术交流后，增加相互的了解。如果有意向到对方所在医院学习，可以当时就表达自己的想法，然后就可以通过邮件进一步联系交流了。联系时准备英文的简历非常重要。简历一般叫 CV，是 curriculum vitae 的缩写。CV 就是门面，要把简历准备得整齐、美观。笔者随后附上一个 CV 模板，供大家参考。

以上是笔者结合自身经验，给大家写的一点“参考消息”。最后说一句，出国学习和交流并非一劳永逸，起了个头，更要坚持。世界医学在不断进步，也不要拘泥于某个国家，有条件可以到各个国家的不同医院参观访问，不断地与世界前沿接触，不断提高自身国际化水平。

附：英文简历模板

CURRICULUM VITAE

XXX, M.D.

Ⅰ. PERSONAL

Gender	
Date of Birth	
Place of Birth	
Marital status	
Child	
Email	
Address	

Ⅱ. EDUCATION

Ⅲ. POSTGRADUATE RESEARCH

Ⅳ. CURRENT POSITION

Ⅴ. SPECIAL ASSIGNMENTS

Ⅵ. AWARDS

Ⅶ. LANGUAGE

Ⅷ. COMPUTER SKILLS

Ⅸ. RESEARCH GRANT

Closed:	
Ongoing:	

Ⅹ. PEER-REVIEWED JOURNALS-*PUBLISHED*

Ⅺ. PEER-REVIEWED JOURNALS-*IN PRESS*

Ⅻ. PEER-REVIEWED JOURNALS-*IN SUBMISSION*

XⅢ. PUBLICATION-ABSTRACTS

XⅣ. PRESENTATION

1) Podium presentation (Presenters are underlined)

2) Poster presentation (Presenters are underlined)

XⅤ. PUBLICATION IN CHINESE

XⅥ. BOOK CHAPTERS

XⅦ. Invited articles

XⅧ. Invited Book Chapters

（练　磊）

9　外科医生——转起来就停不下来的陀螺!

作为外科医生，好多人一年中都有不顺利的黑色月份，那样的日子会压得你喘不过气，会磨灭你所有的激情，甚至会怀疑人生、怀疑自己引以为傲的技术，而后胆战心惊，犹如惊弓之鸟。看这里不放心，看那里也不放心，甚至说话都要思量再三。

可是，我们能放弃吗?

我爱人一句话点破了我："外科医生是一群转起来就停不下来的陀螺！"

陀螺最美的时刻是转起来的时候，鼓励的鞭策或残酷的抽打都会让他越发努力地旋转，去绽放生命的精彩。每一次华丽的旋转，都是内在美和外力的完美结合。每一个陀螺都期待着刻上美丽的花纹，慢慢开始旋转……而后越转越快，看不清周边美丽的风景，因为他们已经停不下来了，周围关注、羡慕的目光证实了他们存在的价值。

这是压抑多年的释放！
这是沉淀多年的爆发！
这是彷徨多年的得意！
这是藏拙多年的炫耀！

内心的不放弃和外力的交互作用，让他越转越快、越转越停不下来、越转越不敢停下来。

因为他们内心有停不下来的火，
也有不敢停下来的冰，
冰火两重天的桎梏牢牢地捆绑着他们！
这样的煎熬只属于他们自己，

这样的华丽也只属于他们自己，
好多外科医生应该都是极端“自私”的人吧！

就如完美的手术可以消除奋战几小时的疲惫，同道的认可与支持可以消除舟车劳顿的辛苦，微信群热烈的学术讨论可以让他捧着手机笑得像得到玩具的孩子，台上 15 分钟的高声阔论可以让他刷满在这个行业的存在感！

当然，陀螺也有大有小，但是无论大小都可以“孤芳自赏”。小陀螺可以轻松自在一些，转起来很容易，停下来也可以再次旋转；可以走走停停，自在随心。大的陀螺转起来需要更大的努力和积淀，往往是顶尖平台打造的精品，一旦转起来，其影响力极大，其引发的“漩涡”会带动许多小陀螺一起旋转，能力越大，责任越大。当然就越不敢也不能停下来，越没有时间和精力去留意和关心工作之外的事。

小的想变大，大的想变得更大；没转起来的想要转起来，转得慢的想要转得快些，转得快的想要转得久些。

但是，谁也不想停下来，也不敢停下来。因为时代会把抽打他们的“鞭子”交给下一代手中，他们将如流星划过，完美地照亮天际而后销声匿迹。

努力旋转的小陀螺内心独白：

行医路漫漫，
痛并快乐着。
致亲人、爱人、孩子！

（谢忠士）

10　四月｜踌躇的医生中年

思考了好久，要不要把这篇流水账似的文章放在这样普及技术的书中，后来想想，既然我们这本书是小医生的成长手册，那么成长过程中的烦恼就不该略去，本文截取临床工作中的一个片段，分享自己的心路历程，与同道们共勉。

四月，本该是草长莺飞的日子，却有好多个不期而遇接踵而至。家人生病，患者意外频出，各项计划好的日程不断更改、取消；拖拉了许久的手头工作都到了上交的最后节点，新书还没最后完成组稿，新的课题需要申请，新的文章还需要撰写、修改、投稿。看看未来一段时间的工作安排，看来今年周末的钓鱼计划又要取消了，只能期待明年。还有许多同道热情的邀请因为日程冲突也只能遗憾爽约。

岳母生病打乱了我们规律的生活节奏，爱人只能请假照顾岳母，同时宝宝们幼儿园的接送也成了问题。好在亲戚、朋友们的帮忙使这些问题都一一解决，而且令人欣慰的是，术后的病理也无异常，最初的担心都是多余的。亲人生病的时候，才发现自己也只是一名患者家属，医学知识的复杂和不断的更新变化，让自己无所适从，唯一能做的就是听专科医生的话。

经过一个假期的心理斗争和纠结，家人们心里也达成了默契，决定手术治疗。岳母手术那天正赶上我出门诊，一上午近50位患者，忙忙碌碌中也算是有条不紊，除了一位看结果想要插队的大娘骂我没有“医德”之外，其他的还算满意。结束了门诊，我急急忙忙赶到手术室门口，等待岳母手术结束，病理科的小伙伴已经提前向我汇报了喜讯：病理没事！门口等待的家人们也都长长地松了一口气。麻醉师、手术室护士和经治医生小妹妹一起送出了岳母，和我讲述了老人家如何胆小，好在麻醉前大家一直陪她聊天，这也许就算是医生对家人的一些补偿吧！

本以为，被打乱的生活节奏很快就会恢复回来，却不想还要面对许多不期而遇的意外。

清明节假期夜晚的一个电话，打破了几个月来的平静，术后第二天的患者突发状况，本来术后恢复得挺好，已经可以离床活动、少量进水了，回到病房后患者自己都说："感觉一点儿也不疼，也排气了，就和没做手术一样。"下午，老伴儿又领着他在走廊里走了好几圈，自己说还挺有劲儿，没什么不舒服。

谁知道，刚回病房躺到床上，患者就开始浑身发抖，寒战、高热，很快就出现了意识障碍！心率200次/min，血压测不出，血氧测不出！患者马上被推到了ICU，各个学科的会诊医生纷纷赶来，是输液反应、肺栓塞、急性心肌梗死还是脑血管意外？各种可能被逐一考虑，又都不能确定，抽血、心电图、彩超等便携式检查都查了一遍。麻醉师紧急的气管插管及呼吸机辅助呼吸在关键时刻起到了至关重要的作用，她当机立断，近乎在清醒状态完成了气管插管，这里由衷感谢我们医院培养出这样一群敢于担当的好同事，否则缺氧时间再延长一会儿，这位患者的结局恐怕很难预料。

我们无法预知会遇到怎样的患者家属，他们是否能理解这样的变故，是否能接受意外带来的高额的医疗支出，是否能感谢所有医务人员彻夜不眠为抢救所做的努力，是否觉得医生就该从死亡线上把他拉回来，是否这一切的一切都是医生带给他的，毕竟……他是活蹦乱跳地走进医院、走进病房的！

非常幸运的是，我们遇到了质朴的、通情达理的人，他们能理解我们所付出的努力和我们所共同经历的无奈。患者老伴儿不失幽默地说："起先还活蹦乱跳的，突然两眼锃亮、瞪得溜圆，他就是清明节被鬼给挠了！"坚持唯物主义和无神论的我，在那一刻竟然被她的话"感染"，隐隐中决定清明节前不再做手术，避免手术患者出现不测。

而后患者的恢复还算顺利，病理结果也让人非常欣慰——$T_1N_0M_0$，很早期的肿瘤。该患者昨天高高兴兴地出院回家了。

同时出院的还有肠道多原发癌二次手术的患者，肠管局部条件特别不好，我担心了近半个月，他终于没漏且痊愈出院了。

医院就是这样，有人治好出院了，然后又有人患病住了进来，周而复始。生老病死在这里看似稀松平常，却关乎每一个参与者的命运和心情，而医生每一次都在其中。

又一天来临了。

第一台手术还算顺利，第二台左半结肠患者的手术异常困难，患者体重指数近30kg/m^2，术前明确双原发肿瘤，降结肠和乙状结肠各1处，而且降结肠处内镜不能通过，近端还存在肿瘤的概率非常大，已经完成了预期的手术，术中肠镜结果却又发现了多枚肠道息肉，而且内镜下判断无法切除，也不能排除是否已经恶变。

此时给我们的选择已不多，如果按原计划行切除吻合+内镜引导下局部切除，若那几处是癌该怎么办？如果行结肠次全切除，若近端病理不是癌，是否手术范围过大了？

患者家属商量后决定做结肠次全切除术，而后又多出了近2小时的手术时间，吻合和术后创面的检查情况还算满意，关闭辅助切口和戳卡口后患者安全返回病房，唯一异常的是患者有些躁动，但各方面生命体征都很平稳。

我下台的时候已经下午3点多了，数小时没喝水，嘴唇已经干涩、爆皮了，一直想养成涂点润唇膏的习惯，不过感觉到有死皮就想撕下去，撕下去后又很后悔，因为局部破了有时会出血，也会很疼。静下来想起我的学生一整天都在跑来跑去，于是打了很多电话给他的师兄询问缘由，但仍不知具体情况。他没有来找我，应该不是什么大事，想来只要医疗安全，患者没事，后面不会有麻烦。后来才知道，原来是一位化疗的患者家属坚决要医生为他支付900元医保启动资金，因为肿瘤患者大病医保这部分启动资金是可以报销的，我也是这一次知道，看来医保政策的学习还不到位。

事情缘由是这样的：患者比较年轻，家人因为担心她知道自己的病情，所以让医生在入院通知单上别体现恶性肿瘤术后化疗的字样，这样的要求大家都会通融的，所以只要家人要求，我们很多医生都会帮这个忙。但是问题就出在这里，因为领患者入院的是她的母亲，而来办理出院的是她的丈夫，她的母亲要求医生不写上述字样，但她的丈夫不承认。所以，在整个医疗组忙着做手术、处理新患者、换药、办理出院的时候，他跟着这位家属跑了一天。幸运的是，医院负责医保的同事妥善地处理了此次“突发事件”。因为这位同学一天都在为这件事忙碌，所以只能贪黑完成白天欠下的工作。反思这次事件，源于我们对政策掌握不够熟练，还须多多学习各方面的知识。

继续第三台手术，结束的时候晚上7点多了，再去查看我负责的患者和明天手术患者的资料，就8点多了，想到岳母和爱人应该准备休息了，便发了条信息给爱人，开车回家了。

到家后洗漱完毕，看会儿手机就快到10点了，便迷迷糊糊地睡着了。突然电话响起，一看时间晚上11点多，组里兄弟汇报，第二台的患者引流管里突然引出好多新鲜血，心率100次/min，血压100/60mmHg左右，血红蛋白已经69g/L了，而且患者意识越来越不好，很淡漠！当时，破皮的嘴唇已经冒出来两个小白疱，痛痒得难受，我知道又是讨厌的疱疹病毒，又不争气地上火了。我马上告诉他们紧急备血、输血，随时准备进手术室止血。而后我穿上衣服，马上赶往医院,突发的状况让患者家属也完全慌了,一时也很难拿定主意。的确,作为医生有时也很难下决心如何走下一步。

输血科同事知道这种状况,二话没说,给急备 20U 红细胞,我甚至不敢相信我的耳朵,这是哪位大侠?要知道“血荒”的时候临床用血比登天都难!看来以前误会你们了,多多包涵呀!红细胞悬液、血浆、冷沉淀通通取了回来,大家用双手和腋窝去握暖血,怀着宝宝的护士妹妹不停地给药、冲管,建立更加顺畅的静脉通道!慢慢地输上血以后,外加引流管内止血药物的使用,近 2 小时的努力,引流量逐渐减少了,患者意识也恢复了,医生看到了希望,患者家属也是如此。紧张的气氛略有缓解,再稳定一下,这一夜应该可以挺过去了。

凌晨 3 点多患者状态再度不好,引流量又增多、增快了,看来保守治疗已经不行了,必须当机立断马上手术!和患者家属说明情况,待其签字后我马上进手术室探查止血,还算幸运,很快就找到了出血点,结扎止血,解决了问题。告诉患者家属血止住了那一刹那,看到每一个人眼里激动的泪水时,何尝不想和她们一起哭个痛快。

手术结束时已经是凌晨 4:30 了,第二天,不对,是这一天,还有 3 台手术,于是我赶紧回到办公室眯一小会儿,也不知道睡没睡着就被 6 点钟起床的闹钟叫醒了,值班室已没有空地,同组的兄弟们歪歪扭扭地趴在办公桌上睡着了,他们有人已经连续 48 小时没合眼了。

新的一天开始了,希望今天一切顺利吧!

这一天的手术还是很顺利的,虽然最后一台的经肛全直肠系膜切除术(taTME)难度大了一些,这些天折磨得我已经没有心情在朋友圈晒同道们津津乐道、外行看着很恐怖的手术作品了。下台后看到爱人的留言,说:“宝宝感冒了,有点发热,老师打电话让从幼儿园早早接回了”。

本以为,上天设置的障碍太多了!就像麻醉师说的那样,很少见到我半夜来,“二进宫”是所有外科医生最不想发生的事情。所以,我们努力去完善每一个细节,就为了患者可以顺顺利利地康复,而我们可以睡一个安稳觉。

然而,祸不单行!

又一位术后 10 天的患者突然出现迟发性腹腔内出血,超声引导下穿刺引流近 3 000ml,输血、止血治疗,经历了一夜,出血暂时控制了下来,患者状态也好转了。

下一步该何去何从?是继续保守治疗,还是开腹探查?真的很难抉择!

这位患者先天性心脏病 60 多年,心功能 4 级,乙状结肠肿瘤造成的梗阻和出血,把我们共同推到了手术的节点。长年的肺动脉高压,内脏血液回流的受阻，造成了内脏血管扩张、迂曲，稍有不慎都可能造成难以预料的大出血。

麻醉难度高、手术风险未知，老人和儿女的一再坚持和执着，甚至是签订“生死状”的决心，让我们再也无法选择拒绝。于是在硬膜外麻醉下，开腹切除肿瘤，行 Hartmann 手术，术中一切顺利，术后转入重症 ICU 病房；患者心脏的老问题时好时坏，以强心、利尿维持；造口早期水肿，用高渗盐水湿敷；逐渐可以进水、进食，正常造口排便，一切比想象的要顺利很多，如此看来过了这个周末患者就可以出院回家了。突然的腹腔内出血打破了所有的沉静，患者的状态急转直下，对于这样身体状态的患者，简直就是雪上加霜！幸好，经过一夜的努力，暂时控制了出血。但是，谁知道下一秒会发生什么？

老人很清楚自己的身体和病情，今早提出想要回家，说要回家附近的医院继续治疗，我们无法确定他走出医院的那一刹那结局是死是活，除了倍感惋惜外又无能为力。但是，如果他留下来，我们就能治好他吗？我们难道还有勇气和把握去开第二刀？

我们只能微笑着嘱咐他，2 个月后一定回来复诊，我们要努力把造口给他还回去，我想这是他坚持生活下去最大的希望和动力。

他答应了，我们相信他一定会回来。

但是我们出于善意地“骗”了他，那个造口真的没有把握帮他还纳，尽管技术可行。

就让一场四月的春雨荡涤所有的不快和不安，去洗刷岁月所必须经历的苦痛！

（谢忠士）

腹腔镜医生成长手册

第二篇

初窥门径

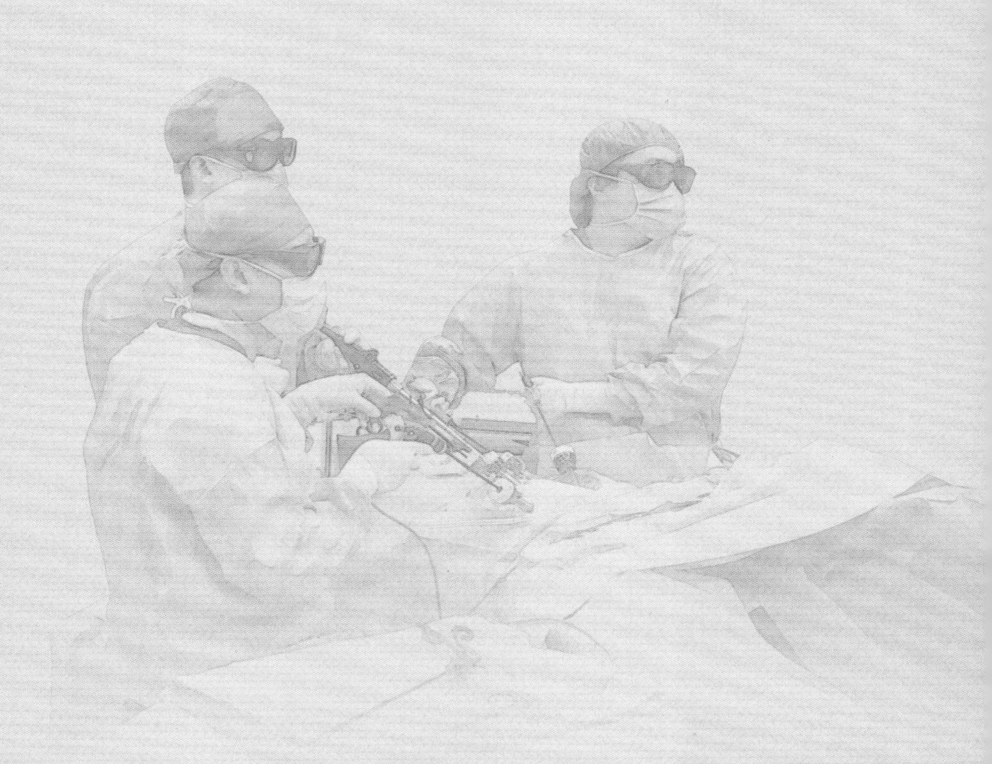

1 腹腔镜手术的操作规范:重力线原则

外科诞生以来,形成了很多学科和相应的技术方式,但万变不离其宗,有一些基本操作原则是必须遵守的,比如打结的原则、手术入路的选择、解剖层面原则等。腹腔镜手术是新生的外科技术,其特点决定了必然有特殊的原则需要加以总结。笔者通过研究术中损伤的病例,总结出腹腔镜屏幕术野的操作规范,命名为“重力线原则”,现介绍如下,供探讨。

一、腹腔镜手术的视觉特点

电影和电视的诞生改变了人类的视觉习惯,比如距离的远近、方向的颠倒和时间次序的穿插。与其相似,腹腔镜也改变了传统手术的视觉习惯。可能关注最多的是 3D 视野向 2D 视野的转变,实际上远远不止于此。笔者总结后发现有如下视觉改变。

腹腔镜手术的视觉特点包括间接视野、单向视野、屏幕视野依赖、视野缺失、术野旋转。

1. 间接视野(indirectly view) 不同于开放手术的直视术野,腹腔镜的术野是通过镜头捕获画面然后投射到屏幕上,这有别于开放手术的“直接视野”,我们可以称之为“间接视野”。在重建的术野图像中,物体比例、颜色和景深都会发生改变,使得术者不容易准确判断物体的大小,也会失去或增加图像细节,更为常见的是解剖毗邻关系的改变。

2. 单向视野和视野缺失 腹腔镜手术中大多仅有一个观察孔,因此观察方向固定,这就形成了“单向视野”,使得远处的解剖结构可能被遮挡。而在开放手术可以多个角度观察解剖毗邻。“视野缺失”也可以称为“不完整的视野”。由于腹腔镜镜头的视角是固定的,而屏幕的显示面积有限,故推进或后撤镜头会导致视野改变,虽然可以获得放大的精细视野,但同时造成了外周视野的缺失。而在开放手术，通过不同角度和远近的观察，大脑的记忆加工过程可以形成更为完整的立体视野，这是优于腹腔镜的。

3. 屏幕视野依赖和术野旋转　前者是指术者完全依赖于屏幕的术野画面进行操作，而且扶镜手和助手也是如此，无法像开放手术般从不同的角度观察。在此情况下，扶镜手如果旋转镜身，就会导致屏幕上的术野画面发生旋转，呈现为“倾斜的画面”，即“术野旋转”。而在开放手术，由于是直接视野，人脑在重力环境下形成的固定参考方向是“重力方向”，故不会产生“倾斜的画面”，而这恰恰是初学者容易忽视的情况。

术野旋转的危害：由于镜身的旋转造成术野画面倾斜，这会导致术者对参照方向的误判，进而影响到解剖毗邻的判断，最终导致术中的误伤。笔者总结了近 400 例腹腔镜直肠手术，比较了画面旋转与术中误伤的统计学关系，发现画面旋转可以显著增加术中损伤的发生率。有意思的是，误伤风险和旋转角度并不呈线性相关。研究表明，在旋转 15°~30° 时误伤的风险最大，而<15° 和>30° 时误伤风险反而较小。分析其原因为，在旋转 15° 范围以内，通过术者的倾斜头部和记忆矫正适应画面倾斜。而在旋转超过 30° 时，术者因无法适应而会意识到镜头的旋转，大多会及时矫正扶镜手的操作。而倾斜角度在 15°~30° 时，术者最容易忽视镜身存在旋转，从而导致误判和误伤。下面举例说明，图 2-1-1~图 2-1-4 为盆腔视野（旋转前和旋转后）比较及输尿管误伤示例。

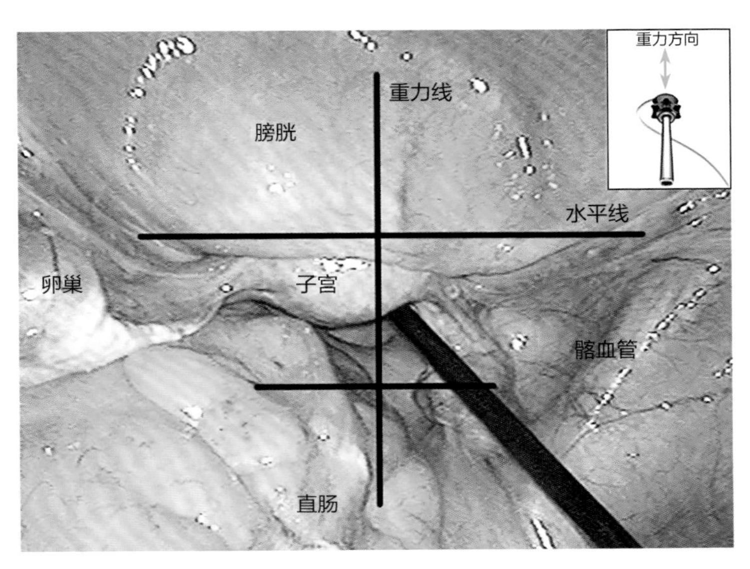

图 2-1-1　**标志线**

盆腔手术（直肠手术），水平参照线作为基线（0°）。

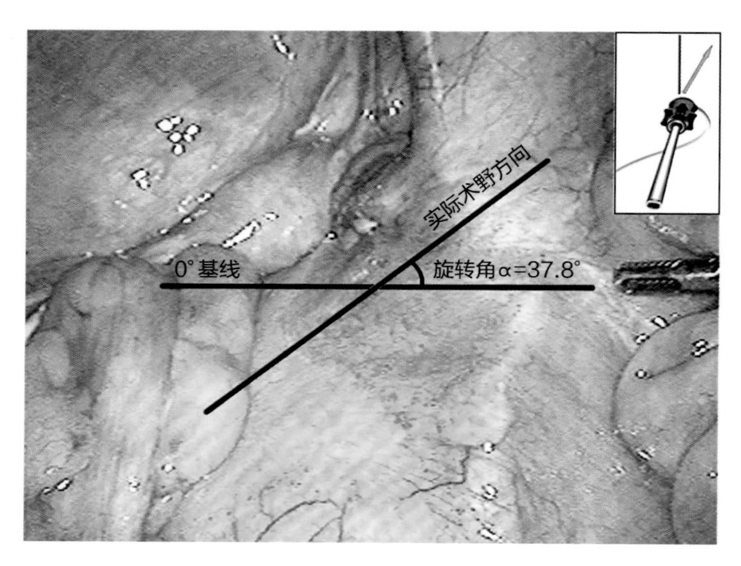

图 2-1-2 **测量旋转角度**

测量腹腔镜镜头旋转角度，斜线代表实际术野方向，与水平参照线的夹角即为旋转角度。

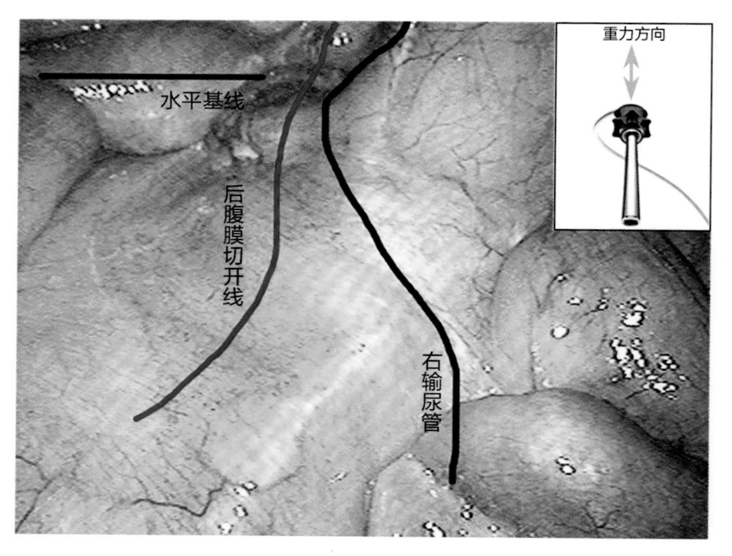

图 2-1-3 **重力线画面**

腹腔镜镜头无旋转：黑色曲线为右侧输尿管走行路径，蓝色曲线为正确的后腹膜切开线，黑色直线为实际术野方向。

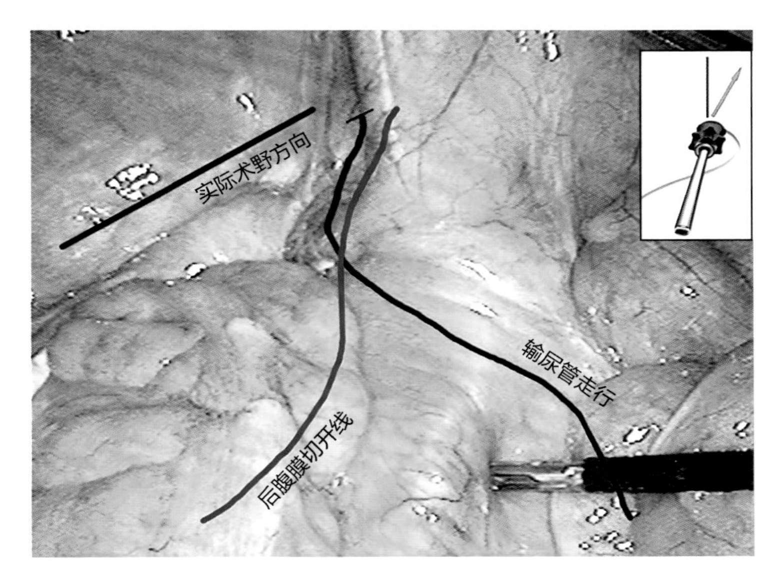

图 2-1-4　**旋转后的画面**

腹腔镜镜头旋转后：黑色曲线为旋转后的右侧输尿管走行路径，蓝色曲线为后腹膜切开线，黑色直线为实际术野方向。

二、重力线原则

意识到镜身旋转带来的风险，笔者提出了腹腔镜操作的规范——重力线原则。具体内容如下：①对于术者，显示屏上的术野图像应始终保持与重力方向一致；②对于扶镜手，腹腔镜镜身应始终保持与重力方向一致；③如果无法保持与重力方向绝对一致，应保证旋转角度<15°。

理解了重力线原则后，如何在临床实践中准确应用呢？笔者建议按以下两点应用重力线原则：①扶镜手可通过腹腔镜镜身上的“零点”标记确定重力方向；②术者和扶镜手可通过解剖结构确定重力方向，如膀胱、子宫、直肠的横轴、骶骨嵴、降结肠的长轴、前腹壁的下缘线等。

手术经验和学习曲线也是发生术中损伤的影响因素，而“重力线原则”有效加速了术者腹腔镜直肠手术经验的积累。

综上所述，推荐将“重力线原则”作为腹腔镜手术操作的基本原则加以遵循，这有助于避免镜头旋转，预防术中损伤，快速提高和稳定手术水平。

（朱安龙）

参考文献

[1] ZHU A, YUAN C, PIAO D, et al. Gravity line strategy may reduce risks of intraoperative injury during laparoscopic surgery [J]. Surg Endosc, 2013, 27(12): 4478-4484.

[2] 官文龙, 车忠广, 朱跃坤, 等. 重力线原则在腹腔镜结直肠手术中应用价值研究(附504例报告)[J]. 中国实用外科杂志, 2015, 35(2): 183-186.

[3] AUTORINO R, HABER G P, STEIN R J, et al. Laparoscopic training in urology critical analysis of current evidence [J]. J Endourol, 2010, 24(9): 1377-1390.

[4] VETTORETTO N, SARONNI C, HARBI A, et al. Critical view of safety during laparoscopic cholecystectomy [J]. JSLS, 2010, 15(3): 322-325.

[5] MACHADO N O. Biliary complications post laparoscopic cholecystectomy: mechanism, preventive measures, and approach to management: a review [J]. Diagn Ther Endosc, 2011, 2011: 967017.

2　腹腔镜直肠手术中 30° 镜头的灵活应用

众所周知，在腹腔镜手术中，扶镜手是术者的“眼睛”，有经验的扶镜手可以在术者和助手的配合下，使整个术野 360° 无死角，这也是腹腔镜手术与开放手术相比，最显著的优势之一。然而很多结直肠外科医生在腹腔镜结直肠手术中经常会遇到，在某一较深区域或空间狭小的部位，进行操作时无法获得满意的视角。下面我们以腹腔镜直肠癌根治术中两处常见问题为例一一进行说明。

一、对肠系膜下动脉后方盲区的操作

腹腔镜直肠癌根治术中处理肠系膜下动脉根部时，术野经常如图 2-2-1 所示。

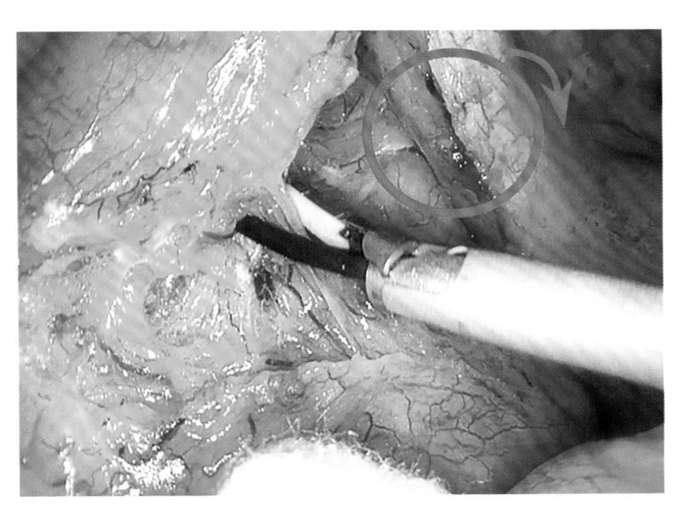

图 2-2-1　肠系膜下动脉后方盲区

然而，大家是否注意到，肠系膜下动脉根部的内后方是一个视觉“盲区”。很多外科医生在这种情况下，通常会对该部位进行非直视下的操作，比如清扫淋巴结或血管裸化，然而盲目地进行血管根部操作，经常会损伤肠系膜下动脉根部周围的神经丛，甚至有损伤血管导致中转开腹的可能。

我们可以通过以下几个步骤，使该区域操作实现全程直视化。

操作要点：扶镜手将镜头沿图 2-2-1 中红色圆圈所示的方向进镜。将图 2-2-2 所示镜头手柄部分的方向轮，沿图 2-2-1 所示红色箭头方向顺时针旋转 90°（注意：只旋转手柄部分的方向轮，而手柄保持固有方向不变），即呈图 2-2-3 所示全新视角。此时术者可以对肠系膜下动脉根部内后方的视觉“盲区”进行直视下游离。

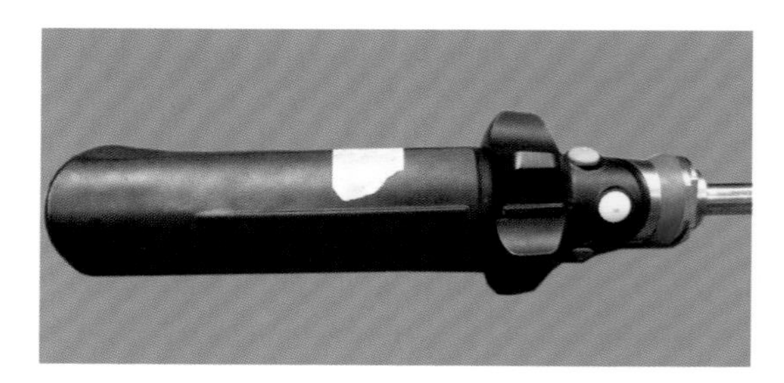

图 2-2-2　**镜头旋转标识**

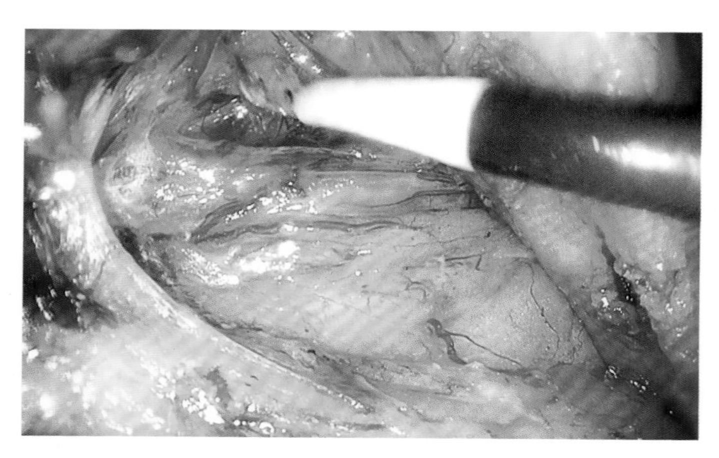

图 2-2-3　**镜头旋转后效果图**

二、对低位或超低位直肠癌手术视野的操作

处理低位或超低位直肠癌，为达到 TME 的标准，游离至直肠后壁近肛提肌区域时，由于盆底区域狭窄，经常出现镜头与术者或助手的器械“打架”，无法直视该区域术野进行手术操作，这也是低位或超低位直肠癌手术中最常遇到的难题之一。我们同样可通过以下几个步骤，使该区域操作实现全程直视化。

操作要点：

1. 第一助手将已经游离的直肠向头侧牵拉，同时术者左手器械将直肠后壁推向前方，形成图 2-2-4 所示的效果，右手超声刀（或电钩等）准备跟随镜头进入游离的直肠后间隙进行操作。

2. 扶镜手将镜头沿图 2-2-4 所示红色圆圈方向，向骶前进镜，同时将镜头手柄部分的方向轮按红色箭头方向顺时针旋转 180°（upside down），呈图 2-2-5 的视野，此时术者可在直视下对直肠后壁进行精细操作。

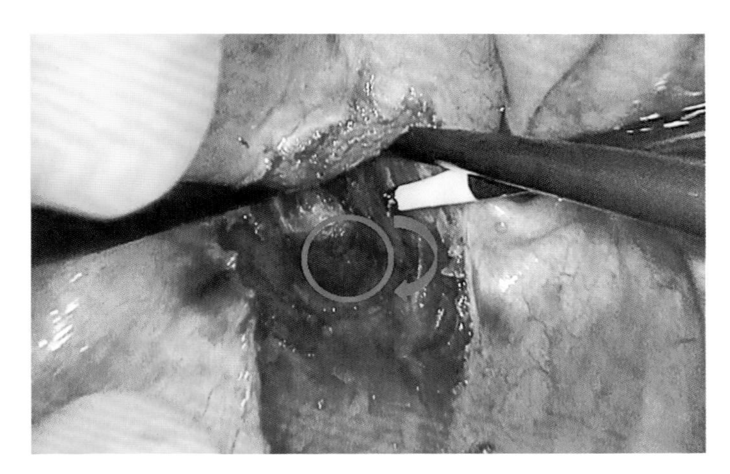

图 2-2-4　**直肠后壁镜头旋转前术中截图**

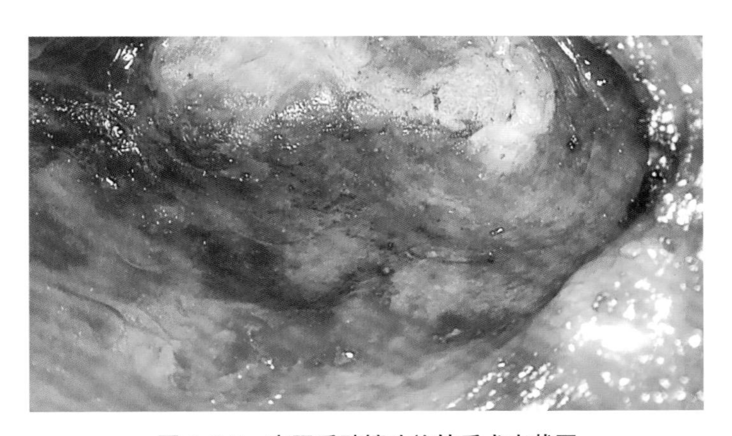

图 2-2-5　**直肠后壁镜头旋转后术中截图**

（张怀宇）

3 对扶镜手说：不会玩 CS 怎么能把好腹腔镜？

扶镜手，对于腹腔镜手术来说，至关重要。正如一首歌中唱到“你是我的眼”，很多外科医生把扶镜手当作手术中的第一助手，但问题是很多医院并没有固定的手术团队，扶镜手这个重要的位置往往由初学者来担任，这就不得不多做功课了。很多时候对第一次做扶镜手的同学，我都会问他会不会玩 CS，夸张一点说：会玩的就不会太离谱，至少他知道准星在哪里，那就是能量器械刀头（图 2-3-1）。

大多数初学者还是建议从 B31（美国海军陆战队特别定制的 MP5-Navy）学起，知道准星在哪里，哪里是前方、哪里是后方、哪里是上面、哪里是下面。这些基本概念明确了，就不会看着太困难。没事的时候可以按照图 2-3-2 练一练，做直肠时上方瞄着膀胱/子宫的方向，下方瞄着髂血管的方向，准星在正中间。

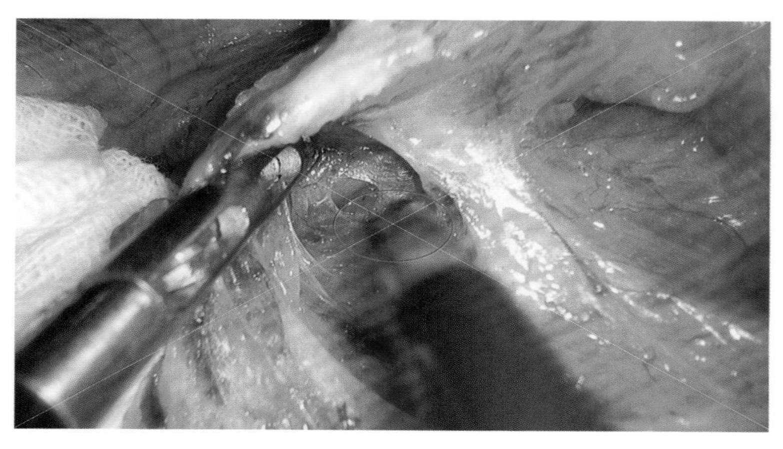

图 2-3-1 **准星**

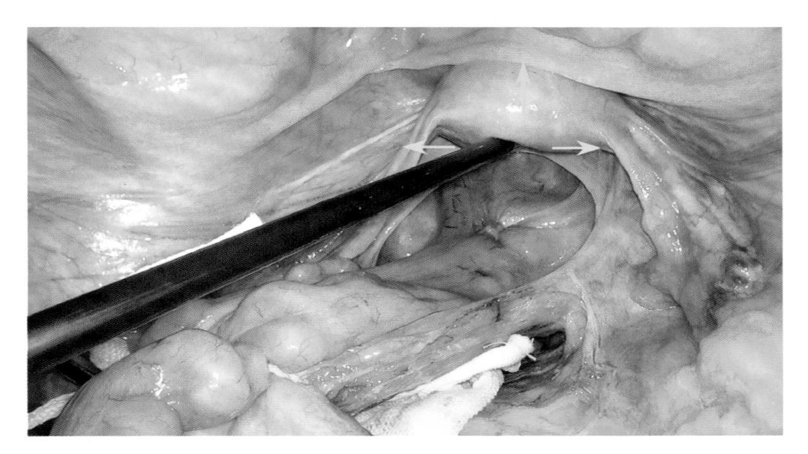

图 2-3-2 **定位图**

有些扶镜手手抖得就像拿着 B51(重机枪,抖动非常厉害),几乎所有术者都会被晃晕,所以别紧张、放轻松。

好的扶镜手应该是个擅长用“大狙”(狙击步枪)的选手,可以随意地切换远近视角,精确瞄准,一击即中,但它的缺点是移动缓慢。你跟进放大视角,必然移动缓慢,需击发时刻果断后撤,也就是超声刀切割时要后撤镜头,免得烟雾污染镜头,还得浪费时间擦拭镜头(下一篇文章中有视频展示)。

如果能灵活使用到用“鸟狙”爆头(快、稳、准),则十分不易,这应该是扶镜手努力的方向。

我们更加推荐入门者能够达到使用 B43(M4A1,子弹轨迹稳定,而且有消声器的功能)的境界,兼具灵活、远近视角的切换,关键是消音,不需要术者告诉你该看哪里。

等到你技艺精进到可以从容使用“甩狙”(随心所欲,转换视角),说明你对整体局势的预判已精进到随心所欲,那么你也就了解这个手术了,知道哪里是重点、哪里需要仔细看、哪里需要全景定位,此时武器的选择已不再重要。

世间事均可触类旁通,所谓玩物而不丧志值得推荐,来吧!兄弟们,一起来一场 bloodstrike!(血战,反恐精英游戏中一个场景)

注:不建议扶着腹腔镜一动不动(图 2-3-3)。

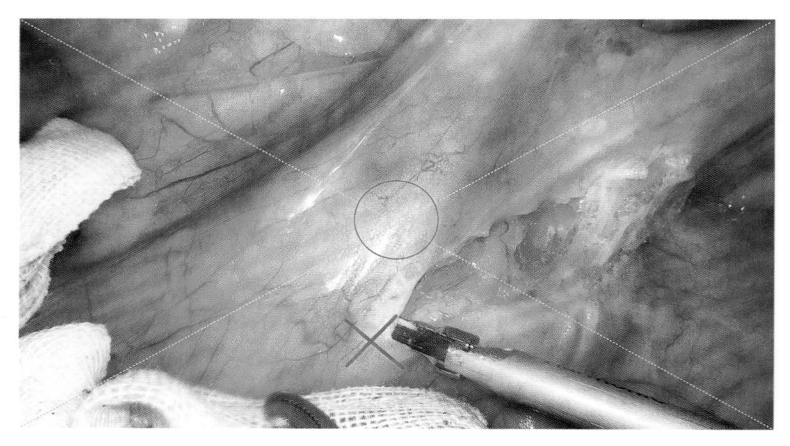

图 2-3-3 镜头脱离操作中心点

（谢忠士）

精彩点评

王 波：经常拜读谢老师的文章，幽默风趣，同时又传道、授业、解惑；手术细致入微，视频展示恰到好处，受益良多。对于扶镜手，“镜”与“扶”都是重点。腹腔镜，有些类似机动车，要提前了解方向盘、油门、刹车等部件的基本工作原理，才有资格操控。正所谓学知识要追根溯源，才能真正掌握，而不是照猫画虎。所以，腹腔镜的基本工作原理必须掌握，才能照得见、看得清，犹如身临其境，让主刀医生忘记扶镜手的存在。说到此，就不得不提“扶”了。怎么扶？看似难，实则简单。了解主刀医生的手术流程（习惯），先他半步，则成。所以，难不在扶，而在于手术知识的掌握和主刀医生习惯的把握，这也是为什么国内手术演示多为团队参加。当然，除生理原因（镜下就是晕）外，只要稍加用心，我觉得每个人都是好的扶镜手，因为主刀医生固定，手术步骤多半也是固定的，如您的“互”字法右半结肠手术。以上仅是个人拙见，待谢老师的书推陈出新，抑或见解独到，学生定会拜读。实在惭愧，虽是“80后”，却只玩过红警。

4 实战技巧｜腹腔镜手术中的“上帝视角”

“上帝视角”，顾名思义如上帝一般，一眼便能看清世界上的任何事，最早指的是在一些游戏作品中从上往下俯视的游戏视角。

腹腔镜手术中同样如此，一个良好的视角可以让手术更加顺畅。上一篇文章可当作入门篇，如果刚开始扶镜，这种程度只能说是应付了，但是如果能够给术者和助手创造完美的视觉画面，那么就需要对整个手术过程有所感知和理解。

我们借鉴游戏中的上帝视角，用以描述扶镜手对整个手术视野的整体把握。

1. 运筹帷幄 从整体上运筹帷幄，上帝可以纵观全局，扶镜手也应该有这样的临床思维。如果你不了解整个手术的过程和细节，就不会成为一名好的扶镜手。

实用技巧：将进镜的戳卡位置固定于内口贴近腹膜的位置，这样可以获得最大的视角范围，只有进行深部游离镜身不够长时，再考虑深入戳卡（图 2-4-1）。

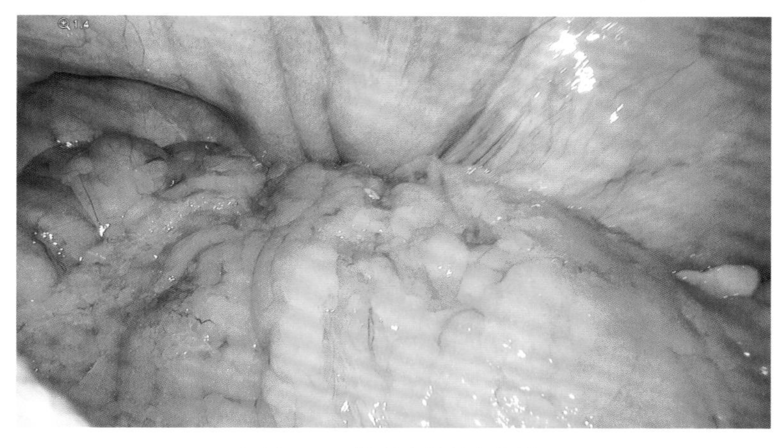

图 2-4-1 纵观全局精细探查

2. 若即若离 运动时应若即若离。这时需要一些润滑剂，有些扶镜手喜欢把碘伏涂抹在镜身上，这样就可以抽插自如。

当如胶似漆时，你来了(细节游离)。

当一刀两断时，你走了(超声刀离断，防止雾化污染镜头)。

犹如一个"偷窥狂"，不动声色地躲在那里。

假如在整个手术过程中，所有人都忽略了你的存在，你就成功了(图 2-4-2，视频 2-4-1)。

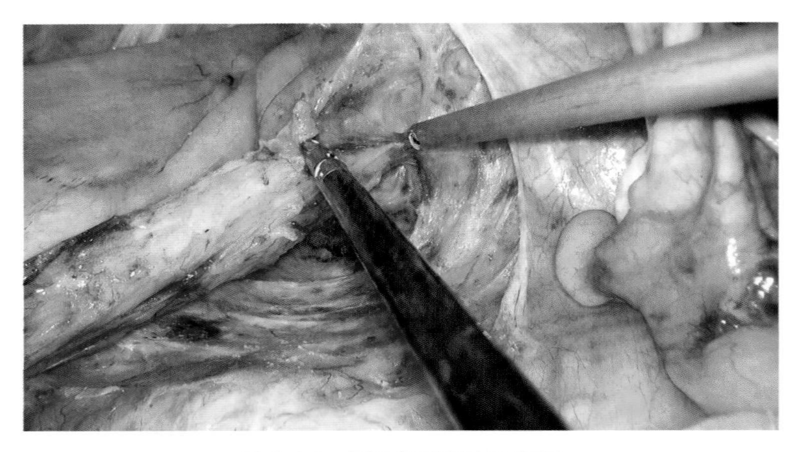

图 2-4-2 **镜头躲避超声刀烟雾**

视频 2-4-1

3. 纤毫毕现 一些重要位置的解剖，需要拉近镜头，从各个角度进行观察。在游戏中，我们通过鼠标的滚轮和移动来调整到最佳的视角，手术也如此，这样才能保证手术在正确的解剖平面上。例如，血管的处理、神经的保护、膜结构的辨识(图 2-4-3)。

4. 完美呈现 定格时应完美呈现。就如游戏中一些精彩的画面我们通常会截图保存起来，手术中也一样，当一些重要的结构显露完毕后，最好要定格在这样的画面几秒时间，便于收集重要的临床资料(图 2-4-4)。

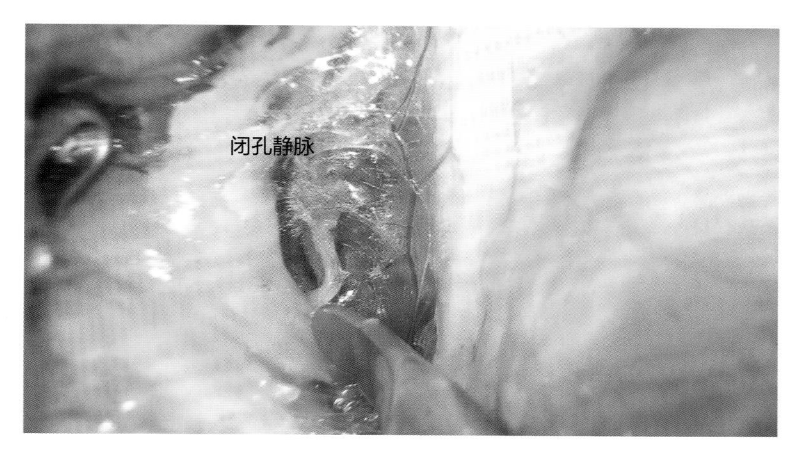

图 2-4-3　**辨别细微结构**

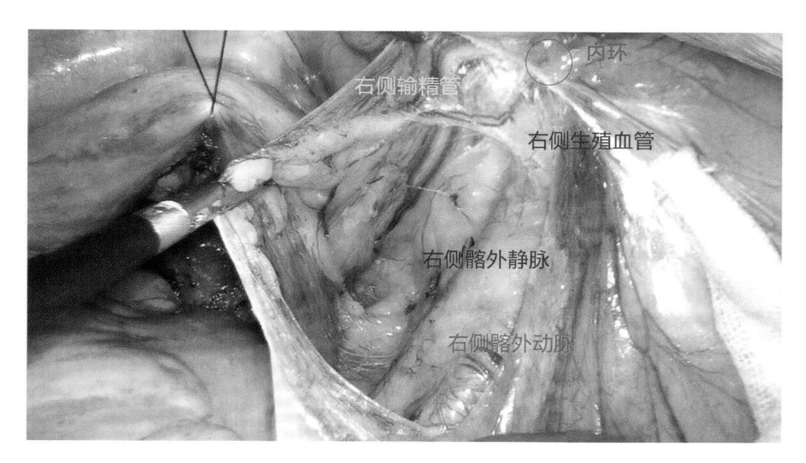

图 2-4-4　**画面定格**

（刘晓洋　谢忠士）

5 最远的你是我最近的爱——谈谈扶镜手如何做到若即若离

已经从不同角度介绍扶镜手的扶镜技巧，依旧有一些细节的问题值得思考。

我们经常会遇到这样的情形，有的扶镜手从头到尾几乎没有擦过镜头，有的几乎一步一擦，单纯从手术的流畅性而言，前者肯定会让你赏心悦目，操作行云流水；对于后者，即使术者脾气再好，也会心情不畅。

我们一直强调要用脑去扶镜，而不单单用手！

要做到“你懂我的欢喜”，能跟上术者的思路尤为重要。需要调整整体步骤和流程时，退至最远（图 2-5-1）；仔细分离辨别时，跟到最近（图 2-5-2）；超声刀夹紧时，适度后退（图 2-5-3）；空间狭窄时，缓慢钻进；观察受限时，旋转角度（图 2-5-4）；与术者器械“打架”时，要利用 30°镜视角改变器械位置。

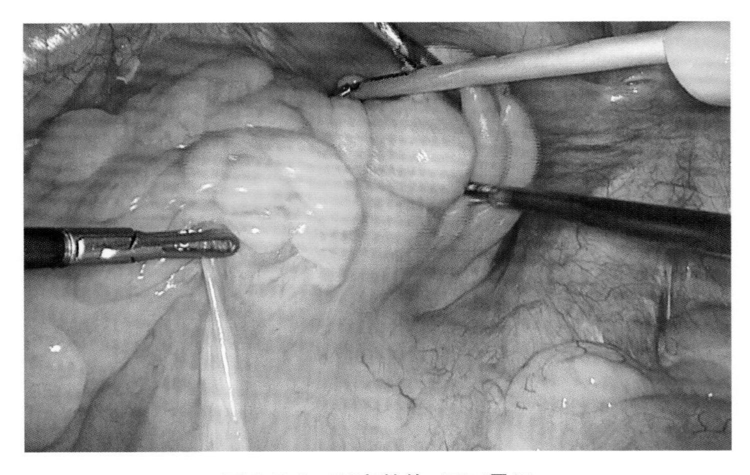

图 2-5-1 **观察整体，退至最远**

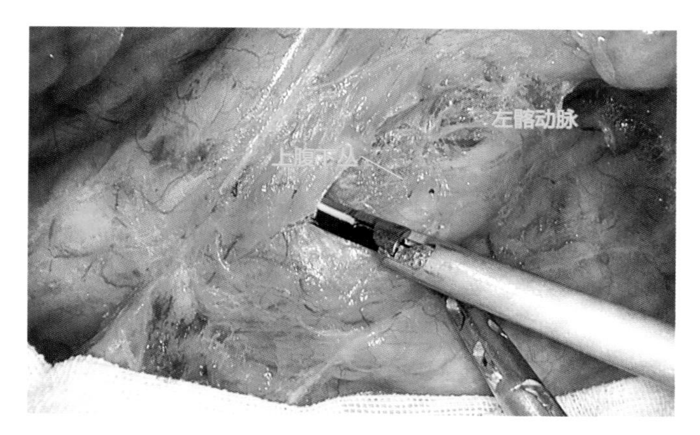

图 2-5-2　仔细分离，跟到最近

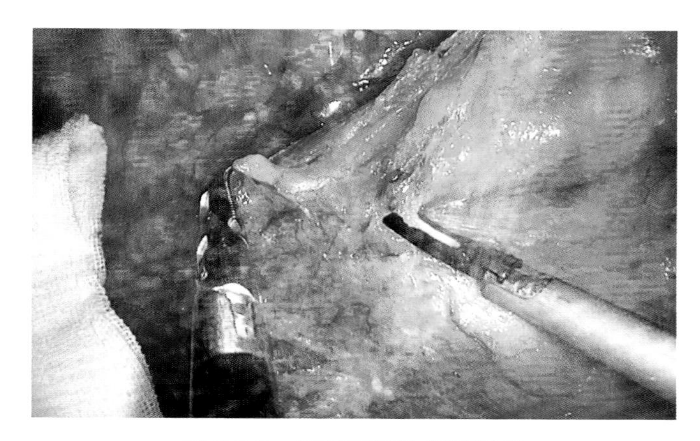

图 2-5-3　超声刀夹紧，适度后退

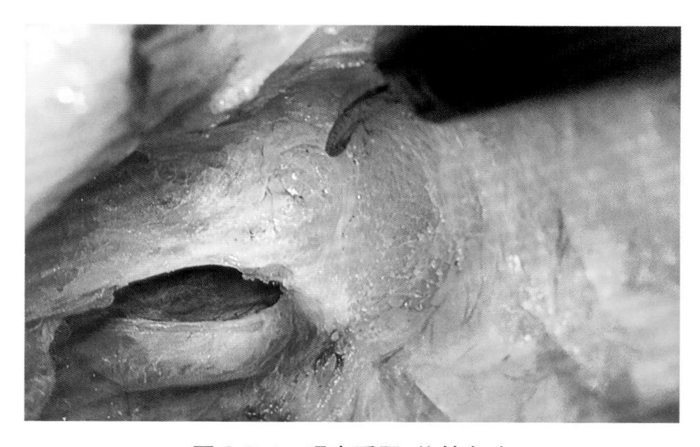

图 2-5-4　观察受限，旋转角度

以上总结为：

器械调整宜最远，仔细辨别要跟进。
超刀夹紧赶紧跑，要不溅你一身油。
狭窄空间缓慢进，碰到旁边还得擦。
三十度镜灵活用，观察受限调角度。
视野维持正中间，上下左右别跑偏。
巧调视角别打架，否则你还得挨骂。
缓进缓出似无形，若即若离方最佳。

此外，配合是互相的，不是一个人的战斗。竟然还有人扶镜睡着，想想以前也经常有拉钩睡着的，估计患者朋友看到这一切后会心头一紧，好在术者没睡着，踢他一脚马上就精神了。

最后赠送扶镜手两句话：心无旁骛似明镜，无风何处起涟漪。

（谢忠士）

精彩点评

董建文：小技巧，用心感受你的主刀医生。他若刀有迟疑，一般要调整视野。他若伸着脖子看屏幕，镜头要近一点。长时间近距离操作，适时放大一眼视野，远近结合，他有数，你也不迷路。双手扶镜，稳定性好，注重细微，心情舒畅。明白目前手术难点，主刀医生在前冲锋陷阵，你帮他照看好左右。腹腔容积小，目标距离远，进出器械时帮看一下器械。有参与意识，重在配合。心若游离，镜头必乱，上下左右前后不合拍，等着挨骂吧！

彭　正：现在年轻医生的成长与过去有同异之处：相同的方面，需要医学基础，需要医学职业操守。相异的方面，以往都是开放手术，现在在一定级别的医院，绝大部分手术都是微创，作为助手首先须扶好镜，其中的要点专家都说过了，核心是了解与领会手术的过程，跟上主刀医生思维，让主刀医生一直处于“爽”的状态，说明扶镜达到了一定的境界，也反映了对手术和解剖的认识程度。

6 不打无准备之仗——谈谈腹腔镜结直肠手术中的定位问题

随着腹腔镜结直肠手术迅速发展，结直肠手术的术中定位成为经常遇到的问题，在肠镜检查过程中，需要将远端结肠套叠到肠镜上，这样就会对肠道病变的位置判断造成影响，肠镜的长度与患者肛缘之间的实际距离会存在一定的误差。

受到腹腔镜自身局限性的制约，术者不能直接触摸肿瘤，在缺乏手的触感情况下，腹腔镜手术过程中对于较小肿瘤（尤其是未侵及浆膜面）的位置判断就成了外科医生必须面对的问题。

如何克服这样的困难，完美地施行腹腔镜手术呢？

总结了以下几点，供同道们交流讨论。

一、双镜联合

比较直接的办法就是：术中腹腔镜联合结肠镜进行探查，而后在病变局部钛夹标记即可（图 2-6-1）。

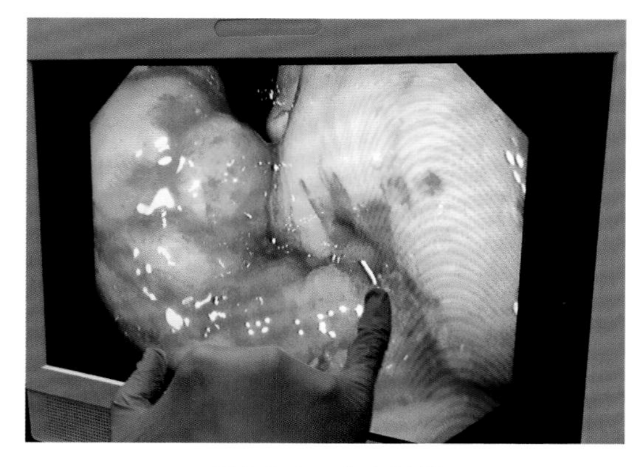

图 2-6-1 **术中肠镜**

优点：直接可以观察到病变部位，较准确。

缺点：①术中肠镜需要结肠内充气，影响术中操作，避免的办法是进镜之前用肠钳阻断近端肠管，退镜时充分吸出气体；②增加手术时间；③术前无法准确评估切除范围。

二、钡灌肠造影（图 2-6-2）

优点：①不影响手术时间；②如行气钡双重对比造影，定位准确；③可术前明确切除范围。

缺点：①对较小病灶和肠道准备不充分者易漏诊；②对操作者技术要求较高；③对直肠疾病的定位准确率较高，而对横结肠、乙状结肠等疾病定位的准确率较低。

三、手助腹腔镜（图 2-6-3）

优点：从辅助切口直接触摸肠管，效果可以等同于开腹手术。

缺点：①对较小病灶有可能触及不到；②手助装置价格昂贵；③增加了患者的创伤。

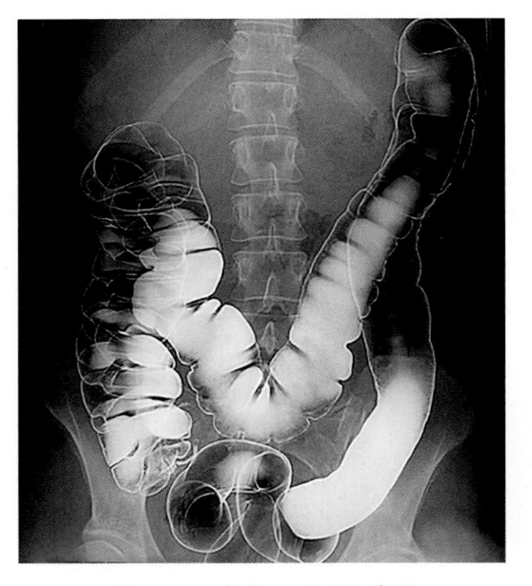

图 2-6-2 气钡双重对比造影

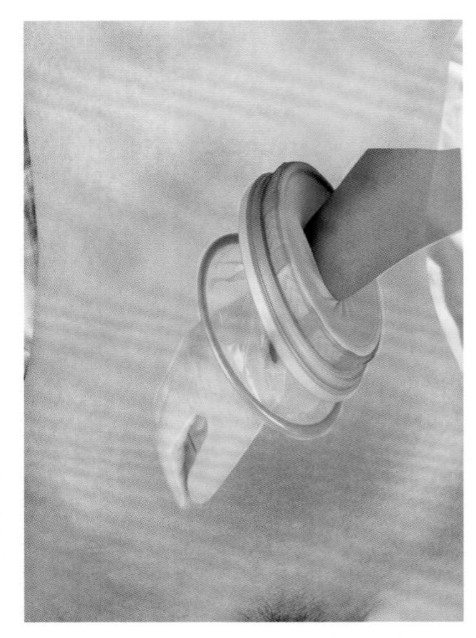

图 2-6-3 手助腹腔镜

四、腹部 CT/磁共振（图 2-6-4）

优点：直接可以观察到病变部位，较准确。

缺点：①对较小病灶可能观察不到；②可见的病灶无须术前定位范围。

五、三维 CT 仿真肠镜(图 2-6-5)

优点:适合存在梗阻、纤维结肠镜不能通过的病例,有时可观察梗阻近段肠管的情况。

缺点:①对较小病灶可能观察不到;②费用及技术要求高。

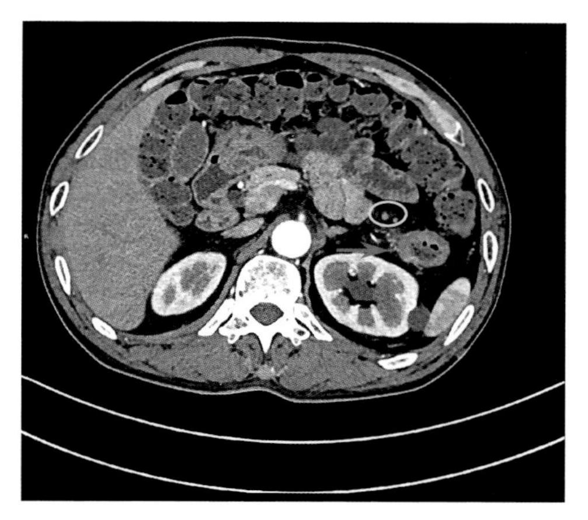

图 2-6-4　腹部 CT 提示肠壁局部增厚

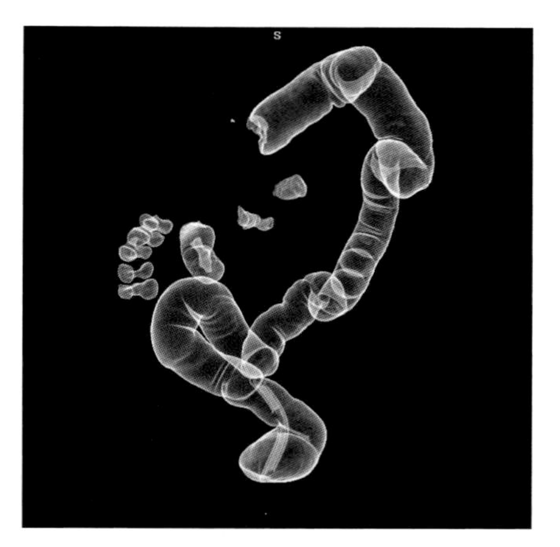

图 2-6-5　三维 CT 仿真肠镜

六、钛夹定位(图 2-6-6,图 2-6-7)

优点:实施腹部 X 线片拍摄可以对钛夹的部位进行确定,可术前准确定位。

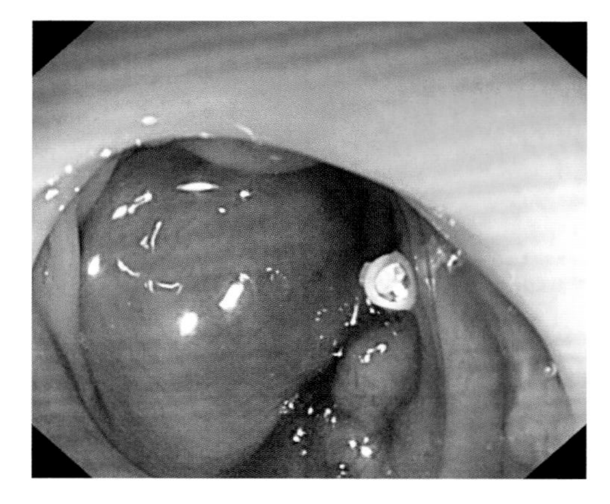

图 2-6-6　肠镜检查术中实拍图

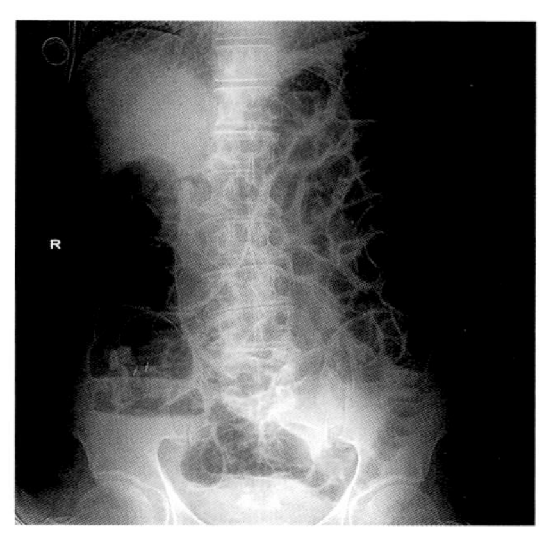

图 2-6-7　腹部 X 线检查确定钛夹位置

缺点：①钛夹脱落，无法找到；②术中肠管浆膜没有显示，需配合染料标记。

七、术前结肠镜注射染料定位（图 2-6-8）

优点：术中辨别准确、容易。

缺点：①对操作人员技术要求高。②注射部位不正确，术中观察不到，需要多点及对系膜面注射。③大片蓝染，不容易判断局部切除范围。④常用染料为亚甲蓝，排出快，须尽快手术，否则褪色无法观察；可选择纳米碳代替，作用持久，且可标识淋巴结走向。

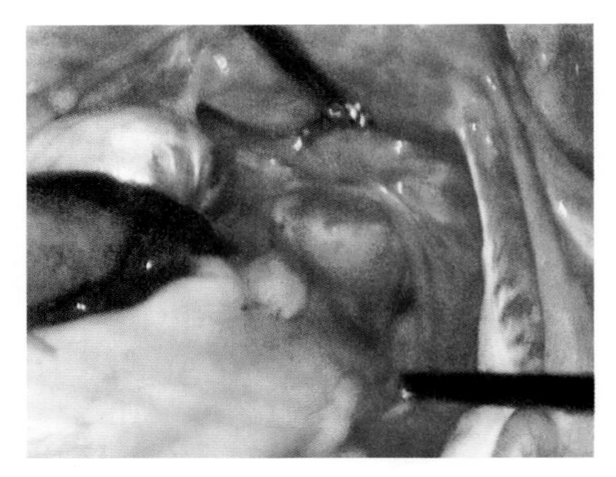

图 2-6-8 术中实拍示意图

综上所述，笔者比较推荐术前结肠镜病变部位注射纳米碳 + 钛夹定位 + 腹部 X 线片。

（谢忠士）

精彩点评

卢传辉：关于结直肠纳米碳定位，我们的经验是，在定位点注射量不宜过多，0.05ml 即可，最多不超过 0.1ml，注射 1~2 个点。因为注射容易穿透肠壁而导致腹腔内染色，为了避免注射穿透肠壁，我们总结了一个经验，先在黏膜下层或肌层注射生理盐水形成一个皮丘，以确定没有穿透肠壁，然后再在皮丘里面注射纳米碳，这样效果更好。关于纳米碳的染色存留时间，经过我们的观察，如果没有切除染色区域，即使 1 年后染色都不会消失，所以在术前 1 周到 1 个月先定位都没问题。

7　腹腔镜手术中助手找不到北怎么办?

对于新手来说,腹腔镜手术的配合的确很不容易,假如主刀医生脾气不太好,他们就更紧张了,一声呵斥,马上就找不到北,器械使用乱作一团、毫无章法。我们试图分析其中的原因,简单归结以下几种:

1. 基本功不过关　这样的同志收拾他就对啦!平常不努力,考试就发蒙。现在腹腔镜模拟训练的器材很多,网络上均可购买。勤能补拙,多思考、多锻炼,自然会得心应手(图 2-7-1)。

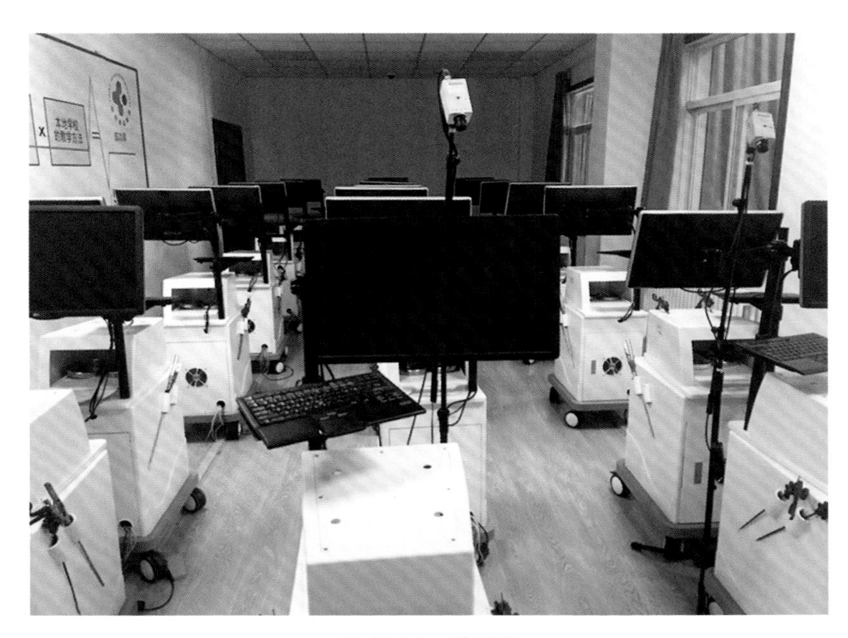

图 2-7-1　**模拟器**

2. 角色转换　现在许多外科学术会议都会邀请专家做腹腔镜手术表演，便于现场学习与交流，为了体现最高的技术水平，主办方通常都会派上最强的阵容，但有时效果并不是很好，配合得总是差强人意，因为很多配合的医生都是第一次做助手，习惯了从一个视角看，尽管他们主刀时做得不错，但是换了方向和位置，有时真就找不着北了。

3. 扶镜手因素　扶镜手只顾主刀医生，忽略了第一助手的感受，要善于利用远近视角的调节，适时后退镜头可以避免很多操作上的盲目性，这是大局观的体现。扶镜手是所有参与手术人的眼睛，不能只顾及主刀医生，第一助手器械的位置也必须兼顾到。具体扶镜技巧在相关文章已有叙述，这里不再赘述。

4. 显示器位置偏移　显示器位置的偏差导致不能准确定位。这个客观原因相信许多医院都会碰到，没有两个显示器同步，很多时候只能顾及主刀医生的视角，助手位置很难受，明明是操作结肠左曲（脾曲），却要看着下方的显示器，再加之反向操作，必然难上加难。

3D腹腔镜可以很好地解决这一问题，它解决了器械2D画面定位不准确的问题，客观上说可以缩短学习曲线，但是价格却是限定许多医院开展的一个重要因素（图2-7-2）。

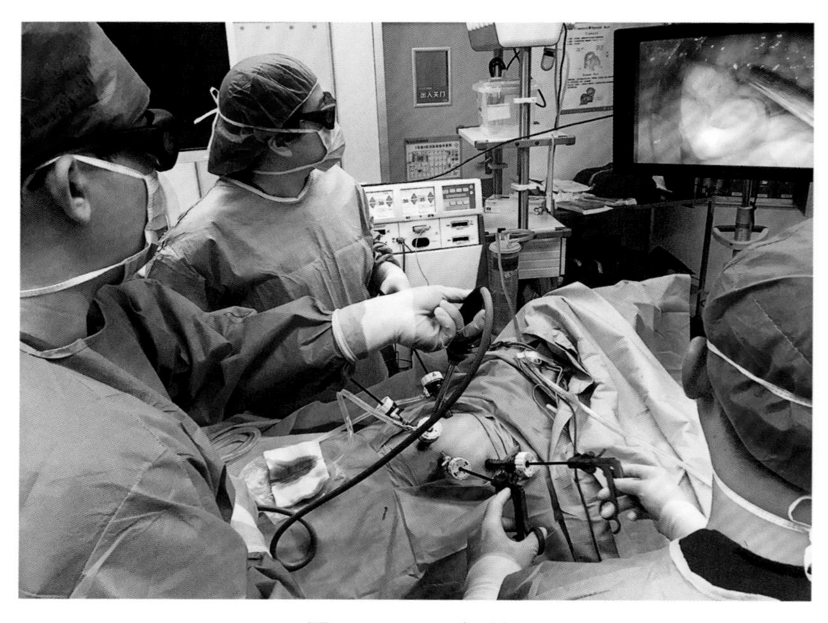

图2-7-2　3D腹腔镜

实用小技巧:对于配合次数不多的团队,有一条很常见,那就是变换操作位置或者方向时,助手两个器械操作得没有章法。此时最好的办法就是,静下心来,按照当前操作区域的解剖位置在腹壁上定位,只看腹壁,不看显示器,为了避免盲目操作可能造成的损伤,扶镜手首先把视角拉到最远,然后助手贴腹壁进器械,快到预定位置向腹腔探下器械,这样基本上都可以找到正确的位置(图 2-7-3)。

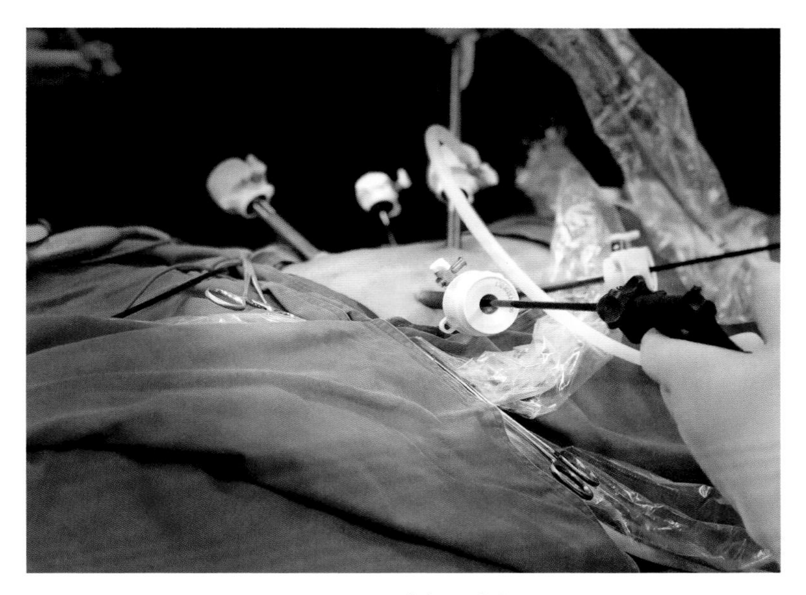

图 2-7-3　直视下定位

(谢忠士)

8　基层医院开展腹腔镜结直肠癌手术必备器械

一、必备器械

1. 超声刀
2. 12mm 戳卡
3. 腔镜下闭合器
4. 3 把肠钳(或无损伤钳)

二、锦上添花

1. 腔镜下纱布
2. 切口保护套
3. 钉砧把持器
4. 生物蛋白胶

以上武器装备为个人喜好,故而命名“蟹八件”。具体清单详见图 2-8-1~图 2-8-7。

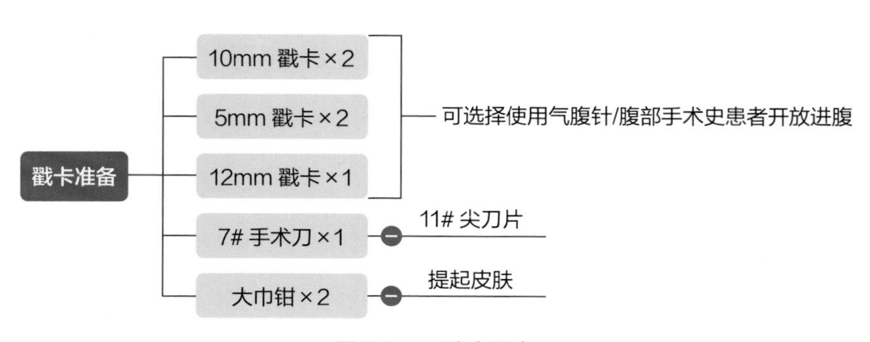

图 2-8-1　**戳卡准备**

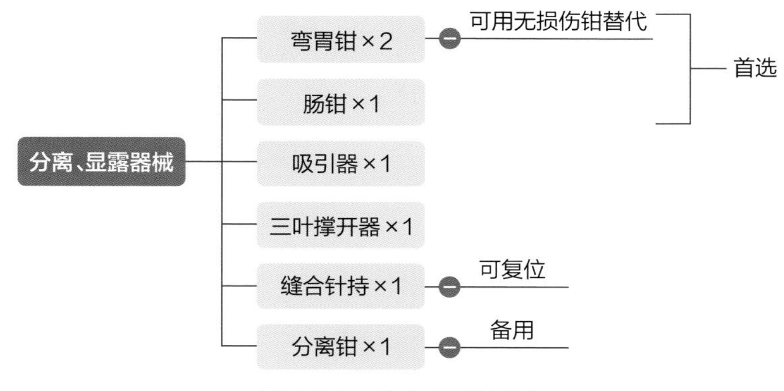

图 2-8-2 **分离、显露器械**

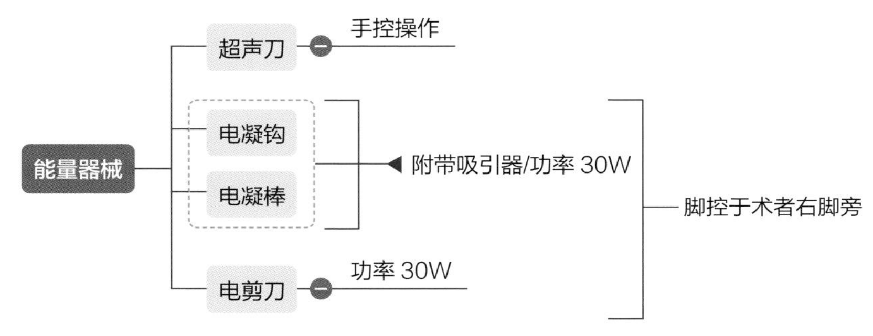

图 2-8-3 **能量器械**

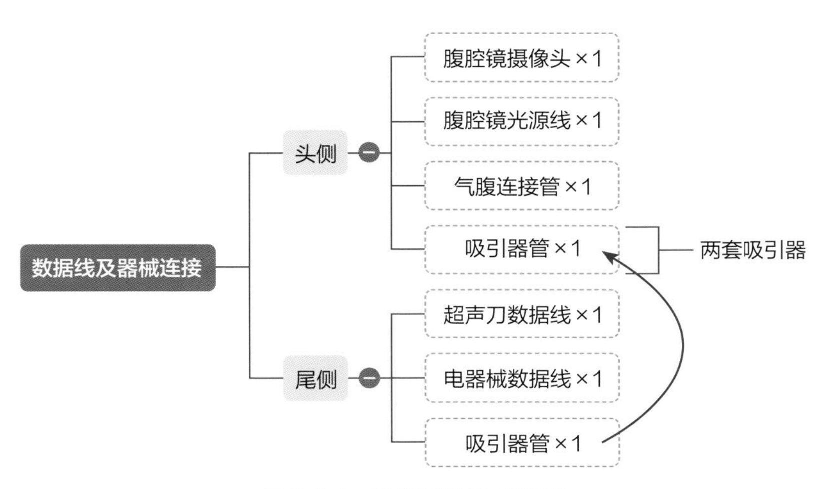

图 2-8-4 **数据线及器械连接**

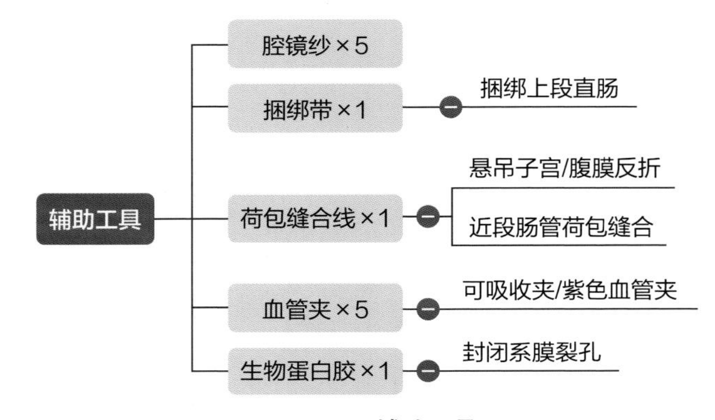

图 2-8-5 **辅助工具**

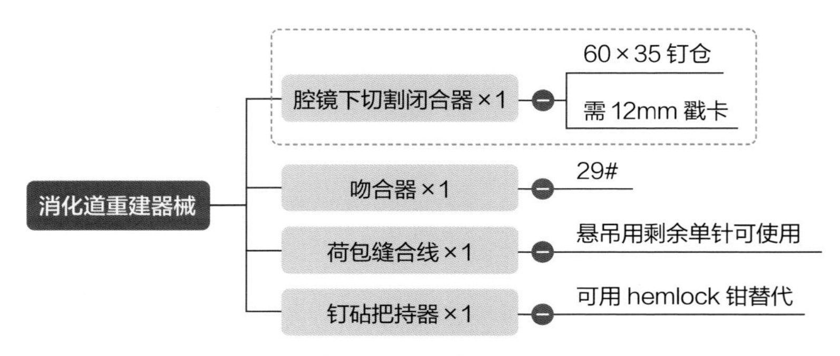

图 2-8-6 **消化道重建器械**

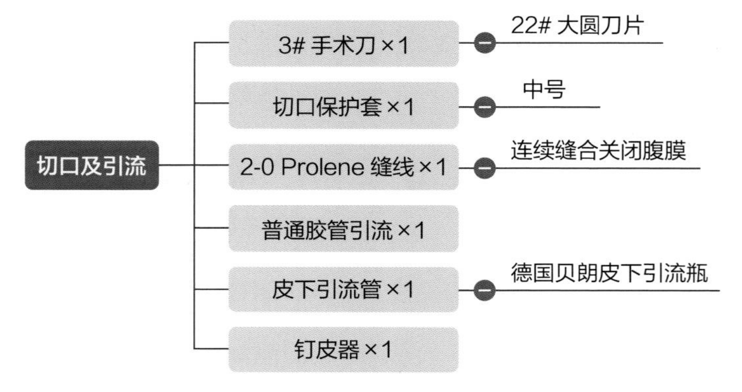

图 2-8-7 **辅助切口及引流**

（谢忠士）

9　万事开头难——腹腔镜戳卡并发症分析及处理

腹腔镜戳卡的放置，对于从事腹腔镜事业的医生，可以说是再普通不过了，但是越是简单的问题越容易被忽视，有时会造成难以处理的局面，为了避免一些低级错误，本文简单总结几条常见的意外情况，给同道们提个醒。

一、脐部进镜戳孔并发症

为操作相对盲区：并发症包括出血、大网膜损伤、胃损伤、肠管损伤、肠系膜损伤、腹部大血管损伤。

总体对策：

1. 无论是气腹针还是戳卡直接穿刺，均应仔细体会两个落空感，第一个是突破腹直肌腱膜时，第二个是突破腹膜时（图 2-9-1）。

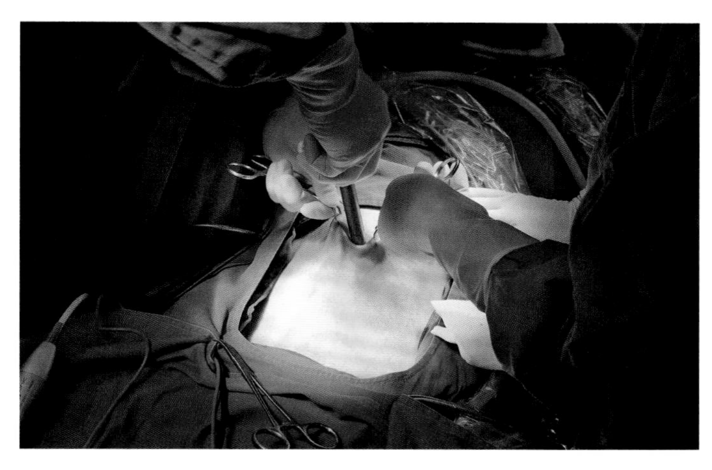

图 2-9-1　免气腹针戳卡直接穿刺

2. 有腹部手术史/初次穿刺不成功，可考虑开放方法或者可视化戳卡引导穿刺，也可以避开原切口处先取辅助切口，置入切口保护套建立单孔操作平台后再游离腹腔内粘连（图 2-9-2）。

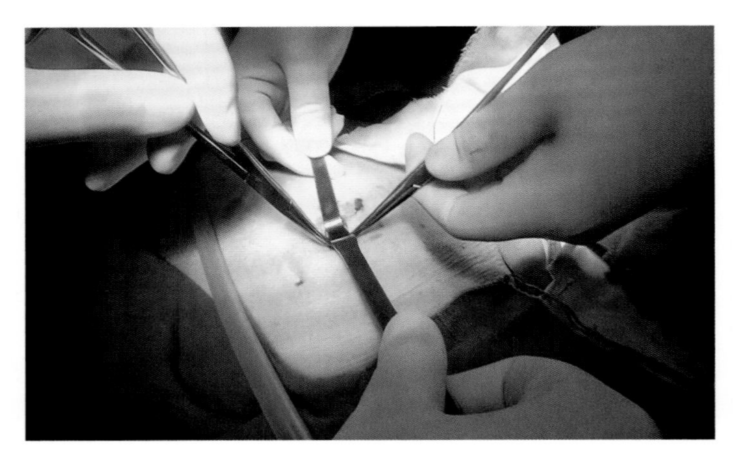

图 2-9-2　**开放直视下建立气腹**

二、脐部进镜戳孔胃损伤

脐部进镜戳孔胃损伤（图 2-9-3）多见于麻醉过程中扣面罩吸氧，将气体吹入胃内，导致胃膨胀扩张，穿刺过程中划破胃壁。

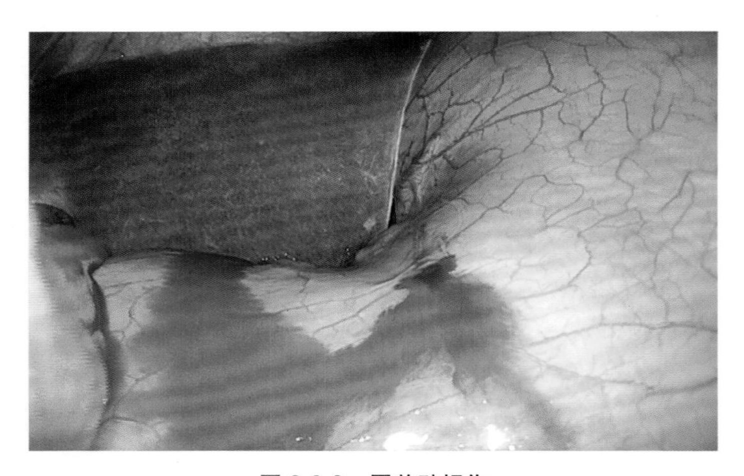

图 2-9-3　**胃前壁损伤**

对策：麻醉过程中辅助按压胃部。

三、脐部进镜戳孔腹部大血管损伤

此类并发症尤为严重，有时是致命的。

对策：

1. 术前进行充分的影像学评估，确定有无腹部血管动脉瘤形成。
2. 体形偏瘦患者要充分估计进戳卡的深度，必要时开放进入。

四、腹壁血管出血

有些患者术中立刻就会发现自皮肤戳孔血液流出或者血液流到腹腔内（图 2-9-4）。

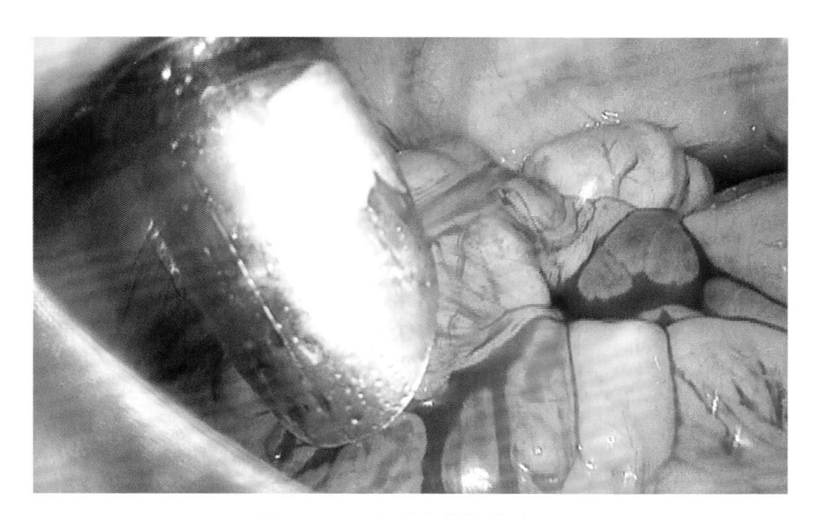

图 2-9-4　**腹壁血管损伤出血**

许多戳孔出血在术后才被发现，因为虽然穿刺损伤了腹壁血管，但是由于穿刺鞘压迫，被损伤的血管可能不显著出血，术毕拔除穿刺鞘后发生大出血。

对策：采用透光法穿刺时，可利用光源观察腹壁血管走行（图 2-9-5）。如果已经出现该情况，可全层缝合止血（图 2-9-6）。

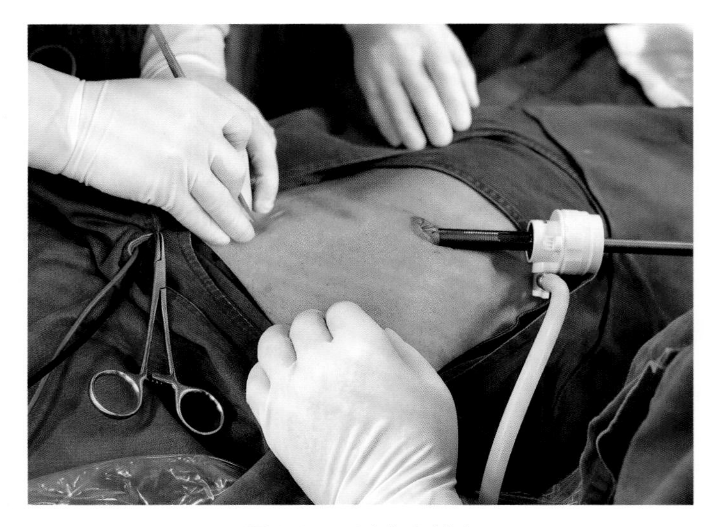

图 2-9-5 透光穿刺法

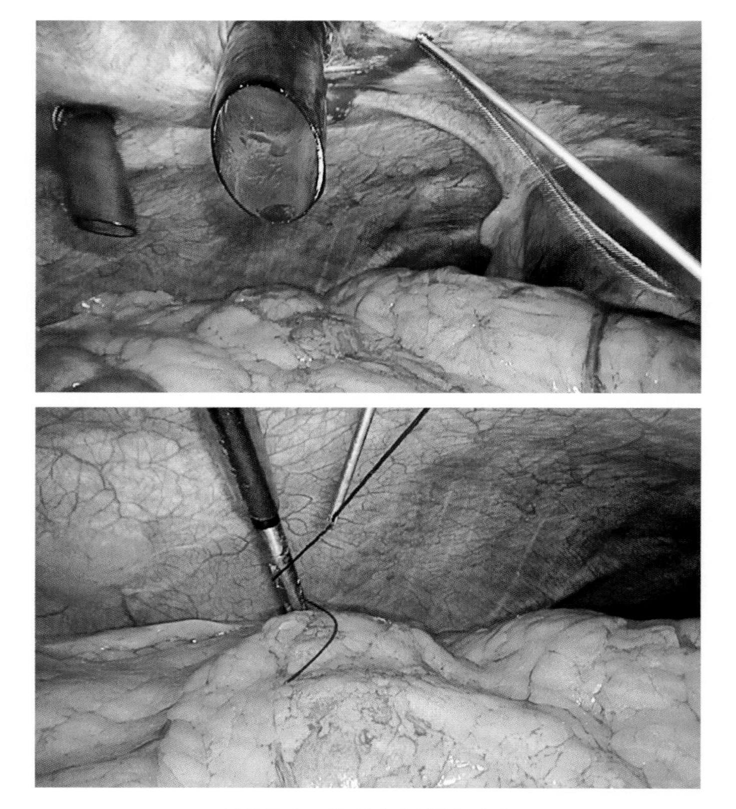

图 2-9-6 钩针全层缝合止血

五、皮下气肿

对策：

1. 在穿刺过程避免在皮下潜行，应垂直进戳卡，在腹膜内看到戳卡头时再斜行避开肠管等。

2. 出现 CO_2 分压增加时，可暂时中止手术，或调低气腹压力。

（谢忠士）

10 腹腔镜手术体位改变对机体的影响及处理

随着微创外科的兴起，相关技术及理念得到了广泛关注和应用。与传统开腹手术相比，腹腔镜手术具有创伤小、恢复快、并发症少的优点，已被广泛应用于临床。腹腔镜术中常需借助气腹及特殊体位来改善术野，这些特殊的体位会对机体造成不良影响，甚至导致并发症。本文就腹腔镜手术体位变化对呼吸、循环、眼内压、颅内压的影响，相应预防及处理进行综述。

一、体位对呼吸系统的影响和处理

多项临床研究均发现，特殊手术体位改变对呼吸功能有较大影响。与直立位相比，仰卧位时腹肌对下胸壁的牵拉及腹腔脏器对膈肌的向上压力，导致肺顺应性下降，潮气量、无效腔气量、功能性残气量均减少。与仰卧位相比，泌尿外科手术所需的侧卧位对患者气道与胸腹压迫程度更大，对患者的通气功能影响也更为显著。与仰卧位相比，头高位时气道压下降，头低位时气道压升高，这与两种相反体位下腹腔脏器对膈肌压迫方向及程度的差异有关。头低位时，膈肌每向头侧移动 1cm，肺通气量大约减少 300ml。头低位联合气腹可使 $PETCO_2$ 显著升高，解除气腹仅单纯头低位时，$PETCO_2$ 可逐渐恢复。头低脚高倾斜角越大，气道峰压和 $PETCO_2$ 增加越明显，且与倾斜角度呈正相关。过度头低位增加膈肌受压程度，严重影响肺顺应性，导致高碳酸血症。

处理措施：与容量控制通气（VCV）相比，压力控制通气（PCV）能够提供更好的肺动态顺应性；气腹压力应不高于 14mmHg，床体向下倾斜的角度控制在 30° 以内；注气初期，压力不宜过大，速度不宜过快，以便机体充分适应及代偿。

二、体位对循环系统的影响和预防处理

体位改变干扰机体自身的压力调节机制，可引起血流动力学变化，心肌氧耗量增加，但对健康人群预后并无明显影响。而对于冠状动脉疾病尤其是伴有心室功能差的患者，体位改变所引起的中心静脉血流量和心肌氧耗变化更为明显，更易诱发心脑血管意外。Hofer 等研究发现，腹内压为 13mmHg 时，相比于仰卧位，头低位时全身血管阻力增加 14%，心脏指数下降 11%。相比于仰卧位组，头低位组冠状动脉左前降支直径和血流量显著下降，与其他临床研究相符。

预防及处理措施：在头低位倾斜的程度越小越好，最好不超过 15°~20°。手术结束时，为了预防血压剧烈反弹，应逐渐改变体位；尤其是将下肢放回原位时，应分侧进行，从而避免因回心血量的骤变而发生心脑血管意外；术中对下肢加压以及间歇性低腹压等方式，可有效预防静脉血栓的发生。

三、体位对眼内压的影响和预防

在腹腔镜手术中，眼内压的变化是多种因素综合作用的结果。从直立位改为仰卧位时，眼动脉压和眼内压均上升。头低位腹腔镜手术时，随着头低位和气腹时间的延长，眼内压显著升高并超过高限，导致已有视野狭窄和/或眼内压升高的患者视神经功能受损。头高位时，眼内压值较麻醉后升高，但仍然低于基础值。因此，在实际腹腔镜手术中，应尽量避免长时间头低位，避免因静脉淤血及眼底动脉收缩导致的视网膜缺血、缺氧。

四、体位对颅内压的影响和预防

在腹腔镜外科手术中，颈静脉窦压力与颅内压具有良好的相关性，可作为间接观测指标。在头高位腹腔镜手术时，颈静脉窦压力增高是颅内静脉回流阻力增高所致，且在气腹及头高位即刻达到高峰，随时间延长无明显改变。头低位气腹时颈静脉窦增高的主要也是颅内静脉回流阻力增高所致，同样在气腹及头低位即刻达到高峰，并不随时间延长而改变。与正常头高脚低位相比，改良抬胸体位（应用定制的体位垫）在气腹开始 30 分钟时颅内压升高不明显，气腹结束后恢复正常，有利于长时间手术的安全。正常人均可耐受轻度颅内压增高，但在已有脑血管或颅内占位性病变的患者进行腹腔镜手术时，应慎重改变体位，加强相关监测，选择能减少脑血流以及颅内压的麻醉药物。

临床开展腹腔镜手术时，外科医生及麻醉科医生应齐心协力，充分认识体

位变化引起的病理生理改变及影响，积极对症处理，合理摆放手术体位，以促进微创外科的快速发展。

（李凯 周巍）

参考文献

[1] 黄玉珊. 腹腔镜手术体位相关的并发症分析与预防措施[J]. 中国医药指南，2013，5(15)：643-644.

[2] 方翔. 腹腔镜手术体位变化对患者呼吸功能的影响[D]. 石家庄：河北医科大学，2013.

[3] 张嘉新，郑永辉，陈建颜，等. 腹腔镜胆囊切除术与腹腔镜妇科手术中麻醉、体位、CO_2气腹对血流动力学及呼吸动力学影响的比较研究[J]. 河南外科学杂志，2004，10(3)：1-2.

[4] 赵丽青. 妇科腹腔镜术中不同T体位对呼吸动力学的影响[D]. 太原：山西医科大学，2008.

[5] 肖天涯. 腹腔镜直肠癌手术体位角度变化对患者通气和循环功能的影响[D]. 福州：福建医科大学，2015.

[6] 韩雪. Meta分析：压力控制通气和容量控制通气在腹腔镜手术中的比较[D]. 大连：大连医科大学，2015.

[7] HOFER C K，ZALUNARDO M P，KLAGHOFER R，et al. Changes in intrathoracic blood volume associated with pneumoperitoneum and positioning [J]. Acta Anaesthesial Scand，2002，46(3)：303-308.

[8] 杜江. 腹腔镜手术中头低脚高体位气腹建立后对冠状动脉血流量的影响分析[J]. 中华普外科手术学杂志(电子版)，2017，11(2)：154-157.

[9] 秦晨光，高鸿，翁浩. 在腹腔镜手术中头低脚高位和气腹对冠状动脉血流量的影响[J]. 上海医学，2016，39(2)：67-71.

[10] 周逸刚，廖春胜，张悍平，等. 两种体位腹腔镜手术中$PetCO_2$和$PaCO_2$比较与处理[J]. 武警后勤学院学报(医学版)，2013，22(5)：429-430.

[11] 祁涛. 腹腔镜手术CO_2气腹及体位改变对眼内压的影响[D]. 南京：南京医科大学，2009.

[12] 刘焕成，杜玉花，李胜德. 胆囊腹腔镜手术中颈静脉球压力及相关因素对颅内压的影响[J]. 泰山医学院学报，2006，27(3)：231-232.

[13] 侯景利，徐世元，许平，等. 妇科腹腔镜手术中颈静脉球压力及相关因素对颅内压的影响[J]. 临床麻醉学杂志，2004，20(9)：523-524.

[14] 施峰，李金宝，邓小明，等. 可视化观察改良抬胸对妇科腹腔镜手术老年患者颅内压和脑循环的影响[J]. 中国临床医学，2016，23(1)：63-66.

11 二氧化碳气腹对机体的影响及处理策略

腔镜技术由于其创伤小、恢复快、缩短住院时间等优点已被广泛应用，尤其是在妇科、泌尿外科、胃肠外科等领域，已经成为主流外科技术。虽然二氧化碳（CO_2）气腹提供了更好的视野，但其会对诸多器官产生不良影响，对小儿患者尤为明显。本文综述了 CO_2 气腹对机体的影响及处理策略。

一、二氧化碳气腹对机体的影响

1. 二氧化碳气腹对呼吸系统的影响 气腹建立后，腹内压的增高引起膈肌上移，加上腹腔内脏器的推压，导致膈肌上移及运动受限，胸廓扩张受限，肺容量减少，功能残气量下降，肺顺应性下降，气道压力显著增加，影响通气功能，导致低氧血症和高碳酸血症的发生。气腹还通过干扰肺内气体分布和通气/血流比而影响氧合。气腹后动脉血氧分压、动脉血氧饱和度及经皮氧饱和度均显著低于气腹前。腹膜对 CO_2 的吸收是导致高碳酸血症的主要原因。与腹腔镜手术相比，后腹腔镜手术气腹期间对 CO_2 吸收更显著。

2. 二氧化碳气腹对循环系统的影响 气腹时腹内压显著增高，静脉管壁受压，静脉阻力上升，影响静脉回流，增加体循环阻力，导致血压增高，心脏后负荷增大。膈肌上移引起胸内压升高，静脉回流受阻，回心血量减少，心输出量减少，反射性提高交感神经活性，造成平均动脉压及心率增加。高碳酸血症间接刺激化学感受器，激活下丘脑-垂体-肾上腺轴，引起神经内分泌激素释放，血浆中儿茶酚胺、去甲肾上腺素、多巴胺、抗利尿激素及血管升压素均明显升高，从而进一步收缩外周血管。上述不良影响在小儿 CO_2 气腹手术中出现更早且更为严重。

3. 二氧化碳气腹对消化系统的影响 CO_2 气腹增加腹内压，压迫门静脉、腔静脉、肝静脉，减少静脉回流血量。同时 CO_2 刺激交感神经，引起反应性血管收缩，进一步减少肝脏血供。另外，气腹也会以相同的模式影响胃肠道的血供，破坏胃肠黏膜屏障，肠道细菌移位，导致革兰氏阴性菌繁殖，内毒素一过性生成并经门静脉进入肝脏，进一步加重肝细胞损伤。

4. 二氧化碳气腹对其他系统的影响 随着 CO_2 气腹时间的延长，脑血流明显增加，脑组织氧摄取和利用减少，导致脑缺氧，颅内压增高。当 $PaCO_2$ 达 16kPa 时，甚至有颅内压增高形成脑疝的病例。气腹对围绝经期患者凝血及纤溶系统的影响表现为术后即刻凝血酶原时间（PT）、活化部分凝血活酶时间（APTT）、凝血酶时间（TT）指标均显著缩短，血小板（PLT）水平降低，上述变化在术后 48 小时自行缓解。CO_2 气腹导致的其他并发症包括促进肿瘤细胞生长、静脉气体栓塞、体温降低、术后疼痛、皮下气肿等。

二、处理策略

传统观念认为应该通过增加潮气量或增加呼吸频率以提高通气量，但该方法可因潮气量过大、气道压过高导致支气管和肺泡损伤，加重术后呼吸功能不全。低潮气量和高呼吸频率通气的肺保护性通气策略已成为新的共识。近年来，反比通气（IRV）也成为新的热门，该方法通过增加气体在肺内的停留时间，产生类似呼气末正压的作用，同时增加功能残气量，减少肺血分流，增加肺顺应性，降低通气阻力。呼气末正压通气（PEEP）能增高肺容量和改善呼吸力学，但对肺氧合功能无明显改善。PEEP 联合肺复张能明显改善肺氧合功能，增加 PaO_2 与呼气末肺容积、生理无效腔与潮气量比率，尤其对于肺容量减少者效果明显。压力控制模式（PCV）下，吸气末测量的平均气道压和气道峰压均明显低于吸气开始时的瞬间压力，是肥胖患者妇科腹腔镜手术较理想的通气模式。妇科腹腔镜手术肥胖患者也可采用允许性高碳酸血症保护性通气策略。糖皮质激素、抑肽酶、乌司他丁、西维来司钠等药物能抑制炎症因子的产生或分泌，减轻或避免炎性介质导致的肺损伤。总之，适当降低气腹压，采取更合理的通气模式是必要的手段，但如何更好地避免气腹对机体的不良影响有待进一步探讨。

（李 凯 张 特）

参 考 文 献

[1] 冯继峰. 腹腔镜手术二氧化碳气腹的生理效应和肺功能保护的研究进展[J]. 中国临床新医学，2011，4(4)：387-389.

[2] 阴颖，刘爱英，陈国锋. 腹腔镜手术中二氧化碳气腹对动脉血二氧化碳分压和气道压变化的观察[J]. 医学信息（中旬刊），2009，22(11)：1059-1060.

[3] 艾登斌. 简明麻醉学[M]. 北京:人民卫生出版社,2003:267-290.
[4] 周维德,魏昕,谢志琼,等. 后腹腔镜和腹腔镜手术二氧化碳气腹对患者二氧化碳吸收的影响[J]. 临床麻醉学杂志,2010,26(9):756-758.
[5] 杜怀清. 二氧化碳气腹对不同年龄腹腔镜手术小儿血液动力学及肺通气的影响[J]. 临床麻醉学,2005,25(11):863-864.
[6] 屈明明. 不同气腹持续时间对术后患者肝功能影响的临床观察[J]. 腹腔镜外科杂志,2014,19(5):385-388.
[7] 石凌云. 腹膜后腹腔镜手术中二氧化碳气腹对脑血流的影响[J]. 海南医学,2006,17(6):101-102.
[8] 刘宿. 腹腔镜手术期间二氧化碳气腹对脑氧供的影响[J]. 中华麻醉学杂志,1997,17(6):339-341.
[9] 胡海燕. 加温二氧化碳气腹对围绝经期患者凝血纤溶系统影响的研究[J]. 实用医学杂志,2013,29(8):1288-1290.
[10] 孙剑. 妇科腹腔镜手术二氧化碳气腹对肾功能影响的临床研究[J]. 中国医刊,2015,50(1):46-48.
[11] 苏利伟. 不同通气量配合低压力二氧化碳气腹在后腹腔镜手术中的运用[J]. 西部医学,2016,28(2):251-253.
[12] 东利宁. 妇科腹腔镜手术通气策略的研究进展[J]. 华西医学,2017,23(7):1104-1107.
[13] 刘晶. 允许性高碳酸血症在肥胖患者妇科腹腔镜手术中的应用[J]. 广东医学,2016,37(14):2120-2122.

12 结直肠手术中的肢体固定技巧及留置针位置

一、结直肠手术中的肢体固定技巧

1. 左半结肠、直肠手术——改良截石位 腹腔镜下左半结肠、直肠手术时，体位为改良后的截石位。在患者清醒的状态下，指导患者屈膝、屈髋放于腿架上，腿架高度与患者屈髋高度相当，两腿外展不超过生理跨度，腿架高度及外展度固定好后，让患者自己确定体位摆放后有无局部受压及机体牵拉不适感，确认合适后麻醉，约束带固定于肩部，松紧适宜（防止术中左右调整体位时坠床）。双上肢放于身体两侧用中单固定，肩部垫一软垫，肩托固定（防止术中头低足高位时坠床），输液通路妥善固定，防止脱落扭曲（图 2-12-1）。

2. 右半结肠手术——人字位 腹腔镜下右半结肠手术体位为人字位，双上肢内收于身体两侧，注意肩部保暖，肩部垫一软垫，肩托固定，约束带固定，两腿分开不超过 60°，以站立一人的角度为宜，避免会阴部组织过度牵拉，防止腿板折叠处夹伤患者，腘窝下垫一软垫，使膝关节处于放松状态，双下肢约束带固定，松紧适宜（图 2-12-2）。

二、留置针穿刺位置

1. 腹腔镜直肠手术静脉留置针位置 腹腔镜直肠手术取截石头高脚底位，一般行左手静脉留置针穿刺，将左手手臂置于壁板上并固定，角度小于 90°（防止手术过程中调节体位损伤臂丛神经），连接延长管，方便术中麻醉师给药，选择相对充盈、有弹性的血管进行穿刺。行左手静脉穿刺更有利于医生的站位，在手术过程中第一助手站在患者左侧，术者与扶镜手站在患者右侧，这样既不影响医生手术，又避免术中体位变化对患者带来的损伤。

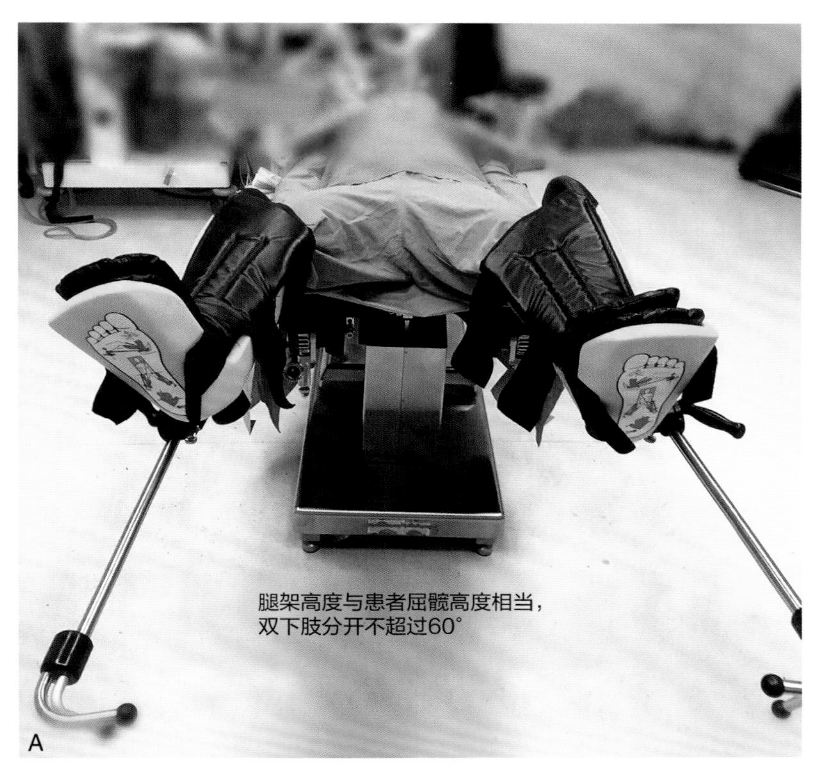

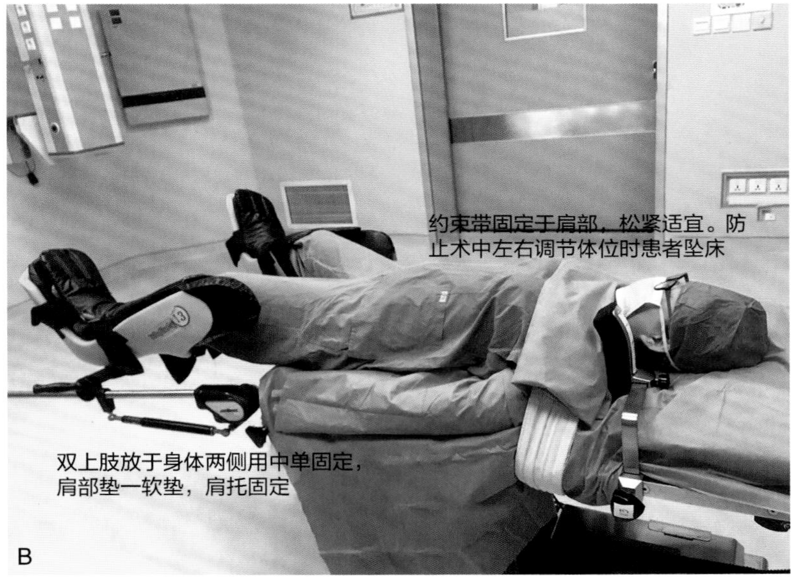

图 2-12-1　**左半结肠、直肠手术取改良截石位**

A. 正面实拍示意图；B. 侧面实拍示意图。

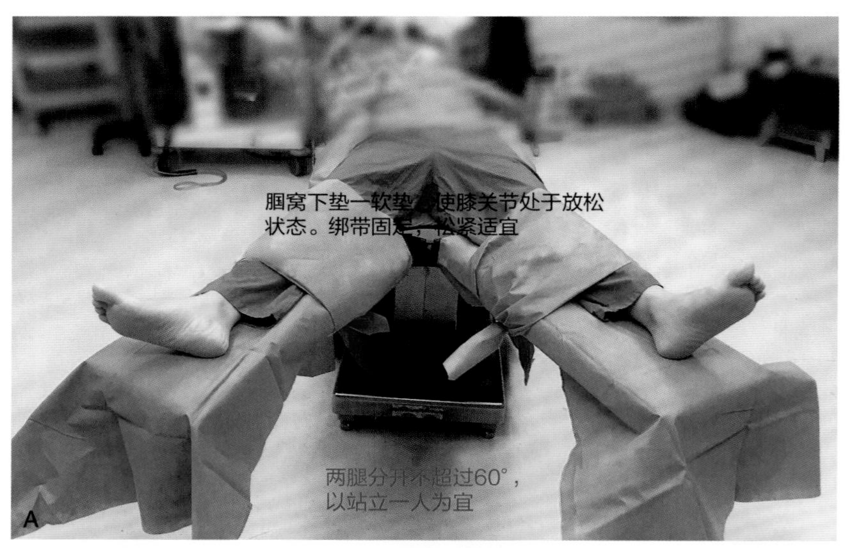

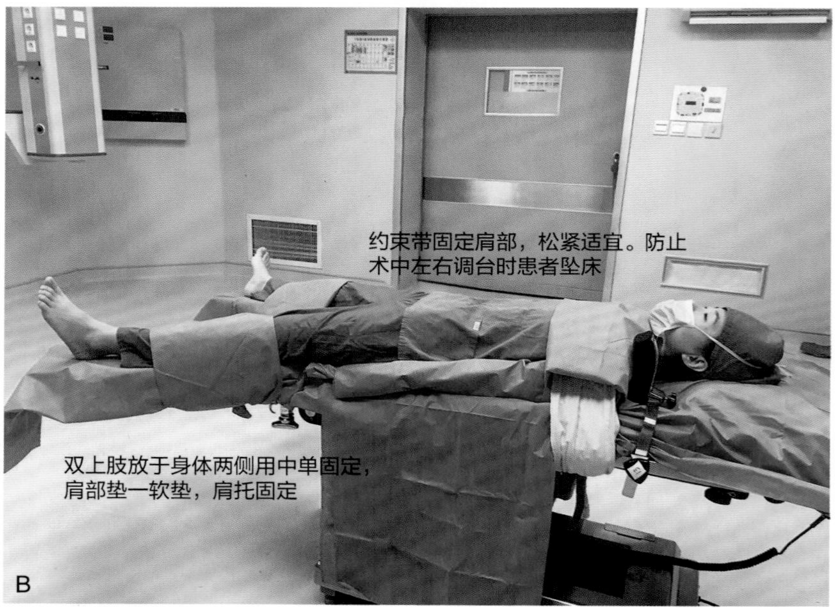

图 2-12-2　**右半结肠手术取人字位**

A. 正面实拍示意图；B. 侧面实拍示意图。

2. 腹腔镜左半结肠手术静脉留置针位置　腹腔镜左半结肠手术与直肠手术相同,行左手静脉留置针穿刺,应时刻观察套管针穿刺部位及手臂位置的改变。

3. 腹腔镜右半结肠手术静脉留置针位置　腹腔镜右半结肠手术取人字位,行右手静脉留置针穿刺,将右手手臂置于壁板上固定,角度小于 90°,连接延长管,方便术中麻醉师给药,随时监测血管情况。手术过程中术者通常站在患者两腿之间,在不影响手术和保护患者的前提下,通常选择右手进行穿刺。

(姜晓薇　郭　雪)

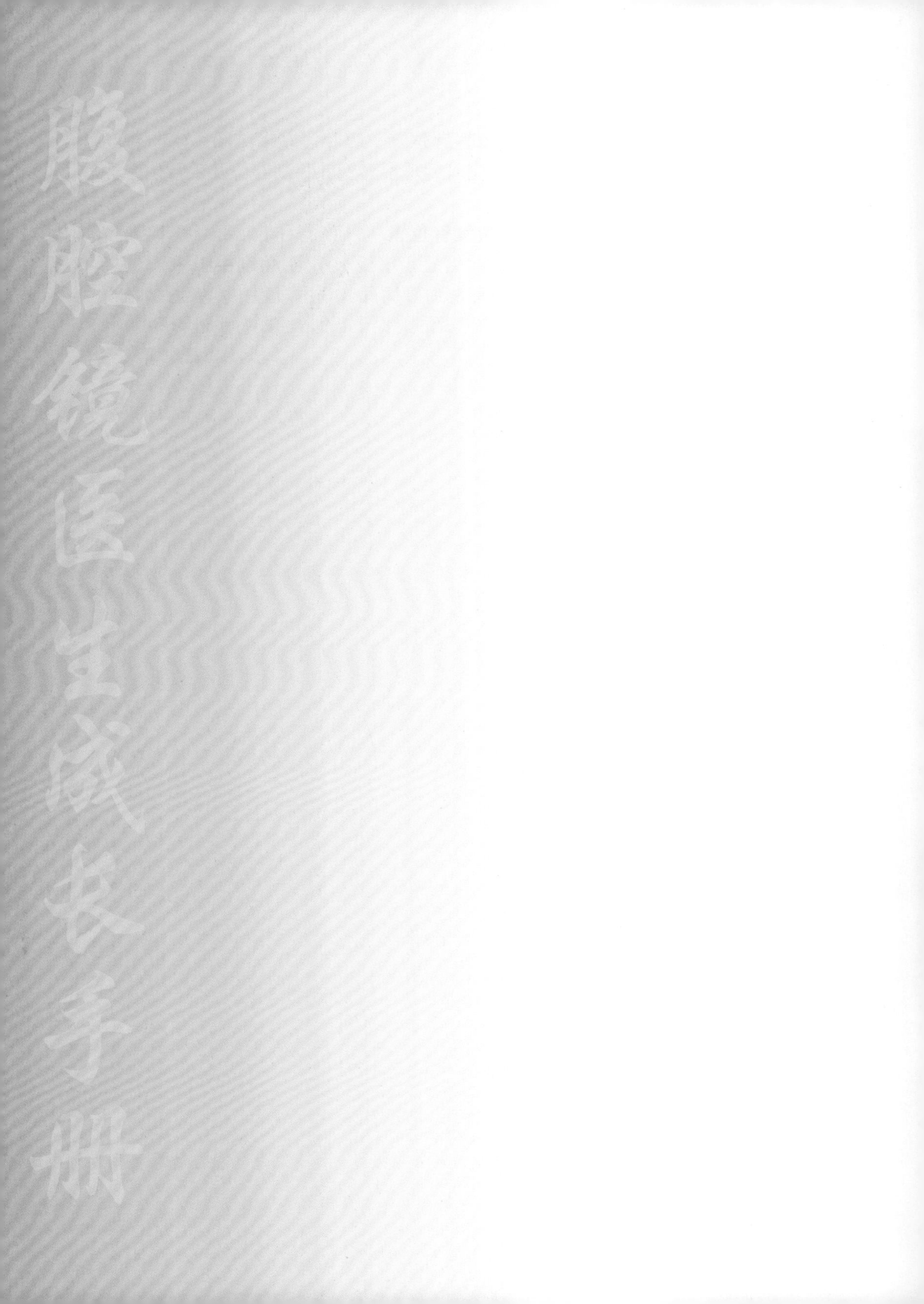
腹腔镜医生成长手册

第三篇

神兵利刃

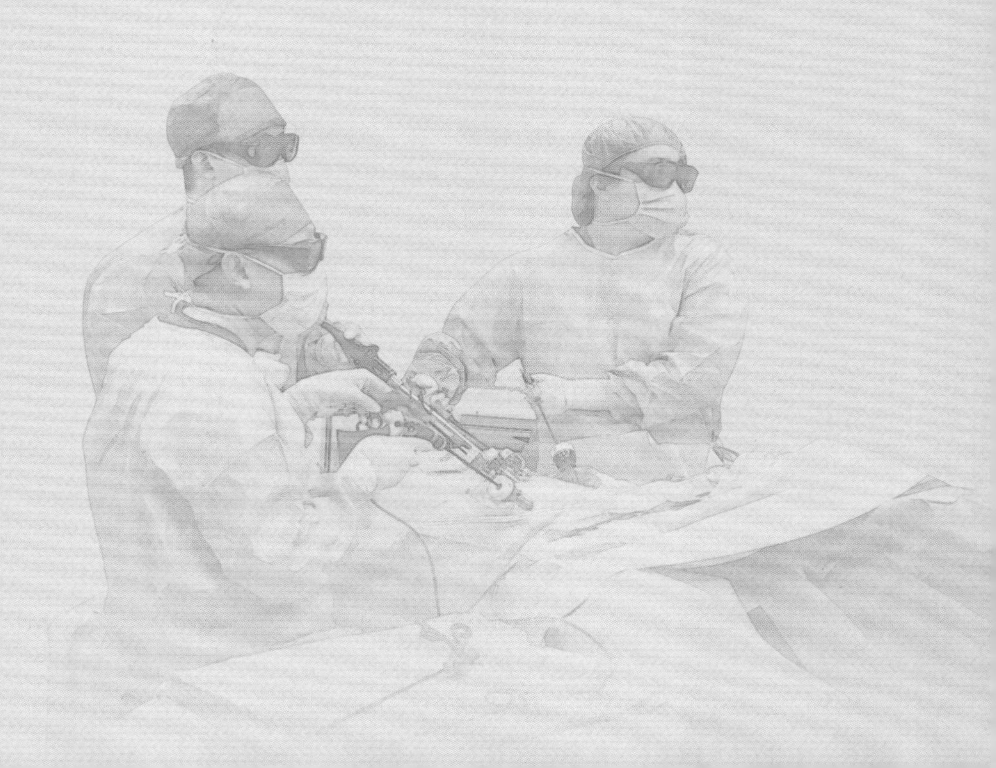

1 工欲善其事，必先利其器：探究能量平台的差异与特性

任何一种外科手术的发展都与手术器械、设备的发展分不开，结直肠外科的发展更是如此，没有腹腔镜设备、器械和能量平台的进步与完善，就没有腹腔镜结直肠手术的快速发展与普及。各类能量平台的产生是科技和医学发展的必然结果，极大地提高了手术的效率，减少了术中出血。作为结直肠外科医师，如果不了解设备的特性，就如同不了解人体解剖一样，一头雾水地胡乱使用将可能带来的灾难性的后果，笔者结合自己的点滴临床经验，与各位分享能量平台的差异与特性。

一、普通单极电外科器械

普通单极电外科器械包括电钩（图 3-1-1）、电铲和电剪刀等，其原理和开放手术普遍采用的电刀一样，是用一条完整的电路来切割和凝固组织，该电路由高频发生器、患者极板、接连导线和电极组成。

对于电外科器械的使用，主要需要注意以下几点：

1. 功率适中。一般设置到操作需要的最小功率，电切和电凝功率不超过40W。

2. 电器械和超声刀不一样。超声刀需要直接接触，而电钩等器械需要与组织保持很小的距离，产生均匀的小火花即可，避免直接接触或压迫造成组织损伤。

3. 止血时借助血管钳提起钳夹，使用电凝挡效果更好。

4. 避免非直视下操作，特别要防止裸露的金属电击到小肠、血管、神经、输尿管等邻近结构。

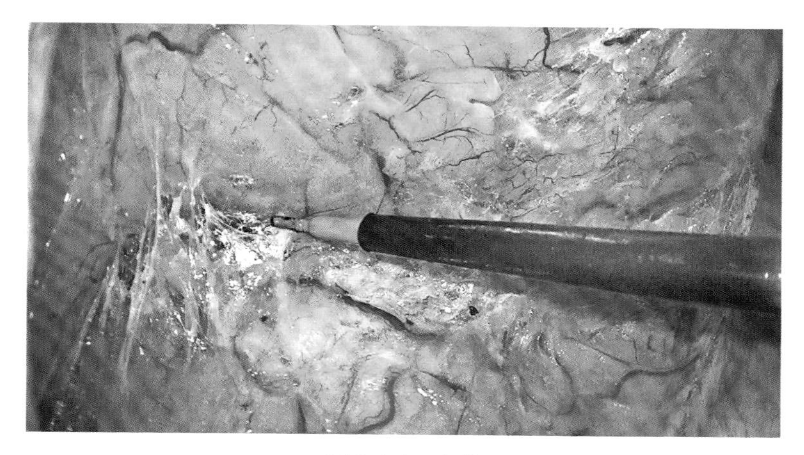

图 3-1-1 电钩

二、普通双极电外科器械

普通双极电外科器械的特性是无须与患者人体形成回路，发挥功能的部位是在两片电极之间，相对于单极器械来说更安全，凝血的效果更好。最具代表性的是 LigaSure，全称为反馈控制双极电刀系统（feedback-controlled bipolar）。LigaSure 容许更大的电流通过，在电脑系统的反馈控制下可以实时计算出刀片之间靶组织的电阻抗，当组织凝固到最佳程度时，系统自动断电并发出提示音。与常规的双极设备相比，LigaSure 可闭合直径较大的血管（直径在 7mm 以内），减少了血管夹的使用，闭合速度快、不产生烟和异味，并且局部温度不高，热扩散少，更加安全。在使用的过程中，钳夹组织不宜过多，最好为刀头 1/2~3/4 的长度（图 3-1-2）。对于直径较粗的血管，推荐应用 LigaSure 闭合两次，在需要切开组织的近端再进行一次电凝。在一些精细的操作中，比如淋巴结清扫，LigaSure 的 10mm 刀头过于钝圆，而 5mm 刀头又较为尖直，因此超声刀在分离和解剖时可能更具有优势。

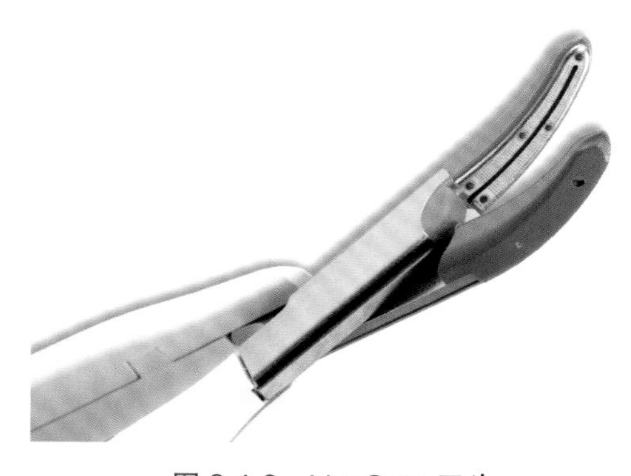

图 3-1-2 LigaSure 刀头

三、超声刀

超声刀(图 3-1-3)作为腹腔镜结直肠手术应用最为广泛的能量平台之一,其原理是通过能量转换装置,将电能转化为机械能,使刀头产生高频机械性振荡,从而使所接触组织的细胞内水汽化,蛋白氢键断裂,蛋白质变性,组织凝固被切开。超声刀工作产生的热能对周围组织的损伤远小于电设备,使它可安全地在重要的脏器和大血管表面进行精确分离与切割,减少了并发症和副损伤的发生。

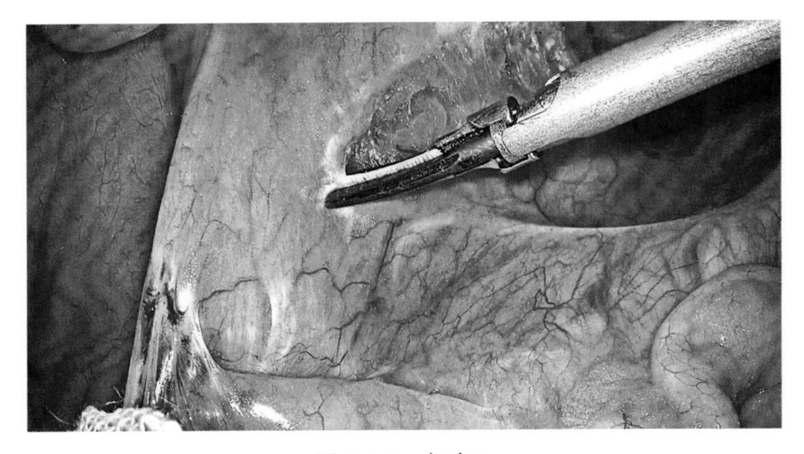

图 3-1-3 超声刀

对于处于学习曲线中的新手来讲,在超声刀的使用中需要注意:

1. 始终在自己的直视下操作。

2. 虽然超声刀热量低,但仍然要避免切割之后立即接触输尿管和血管等"娇嫩"的器官和组织。

3. 利用工作面和非工作面的差别,切割之前轻轻地挑起组织,避免工作面直接接触需要保留的组织。

4. 不建议大块钳夹组织。虽然看似切割速度快,但止血效果不佳,气雾多,影响术野。

5. 避免接触分离钳等金属器械。

6. 减少长时间持续激发,及时清理刀头的焦痂,提高刀头工作效率。

当然,任何器械都是在外科医师的全面掌握下才能发挥最大作用,在充分掌握其原理的情况下,不断积累临床实践经验,选择最适合和最习惯的器械才能达到庖丁解牛的手术效果。

(刘 正)

2 膜外科时代:冷兵器与热兵器的选择

腹腔镜外科在中国经历了 20 余年的发展,“旧时王谢堂前燕,飞入寻常百姓家”,很多基层医院也逐渐开展了腹腔镜辅助的高难度手术,这种技术的进步离不开分离工具的发明和使用,正所谓“工欲善其事,必先利其器”。

一、热兵器

1. 超声刀 超声刀首屈一指成为腹腔镜技术的推动者,这一点毋庸置疑。胃肠外科医生离开超声刀去做腹腔镜胃癌、肠癌手术,似乎只有少数顶级高手才做得到,这不在我们讨论范围内(图 3-2-1)。

科室会议上一位师妹讲:“腹腔镜的学习应该首先是一场模仿秀。”很有道理,那什么样的手术才值得我们去模仿?一定是最安全、有效的,也许受“中庸之道”的影响,还是对有些让人胆战心惊的炫技不敢苟同,提高手术的绝对或相对安全性才是大多数外科医生需要认真思考的。

关于超声刀的使用,我国李国新、池畔等都总结了非常实用的技巧,许多

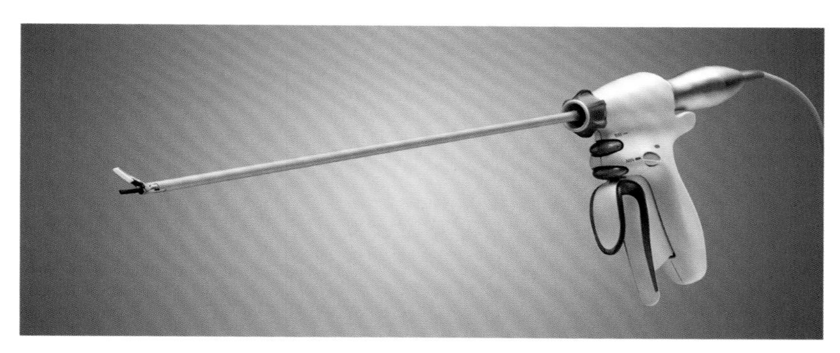

图 3-2-1 超声刀实拍示意图

外科医生也有着各自的应用体会，这里不再赘述，后续内容也有详细的介绍。

简单针对其实用性和安全性讨论几点：

（1）工作刀头和非工作刀头需谨记：看到有些外科医生做右半结肠时工作刀头贴着肠系膜上静脉表面游离，着实为他捏了一把汗，可能是艺高人胆大的缘故才能如此操作，这里只能劝诫初学者这种方法不可取，建议谨慎效仿。

（2）工作刀头可不可以贴着血管去游离呢？个人认为动脉是可以的，我们都知道有的动脉鞘是很厚的，就以肠系膜下动脉来说，不打开血管鞘而只用超声刀工作刀头去剔除其表面的淋巴、脂肪组织也是不错的选择，建议使用小步轻削的技法。

请记住，前提是不打开血管鞘，打开血管鞘后禁忌这样的操作，即使当时不出血，后续也有形成假性动脉瘤的概率，造成迟发性出血。

（3）超声刀的优点是可以实现全程手术的无血操作，但其优点被乱用，就变成破坏解剖平面的帮凶了，这也是许多人一直纠结如何取舍电器械和超声刀的原因之一，过去都觉得腹腔镜辅助直肠癌手术处理肠系膜下血管很难，如何裸化血管、清扫第三站淋巴结等，但现在看来最难的还是我们一直强调的——TME 质量。

我们很多外科医生在下段的游离上仍做不到 TME，因为大多数医院缺乏评价 TME 质量的机制，这就导致有些人盲目使用超声刀，一气呵成，毫无层面和解剖可言，虽然可以做到无血操作，但却是自己创作的解剖间隙，他创造了“holy plane”（神圣平面）。回头再看标本，难听一点说“就像狗啃过的一样”。

2. 电器械 电器械包括电钩、电铲、电剪刀等，至于孰优孰劣，仁者见仁，智者见智。谨记，发挥其优势、避免乱用是正道（图 3-2-2）。

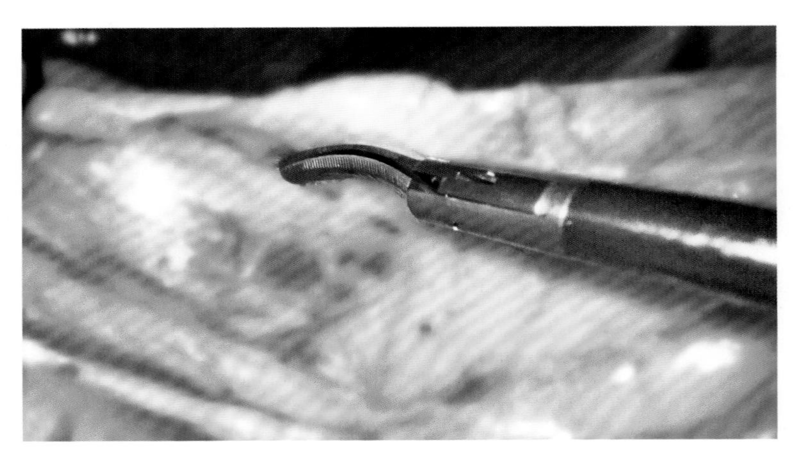

图 3-2-2 电剪刀术中实拍示意图

（1）个人体会：电器械应该在良好的张力下使用，通过主刀医生和助手的对抗牵引，形成良好的操作空间，在组织间隙中顺势而为才是其发挥优势的地方。

（2）血管及重要器官周围的操作，因其尖端 360° 工作面，所以没有非工作保护面，应在良好显露的情况下使用，而且应注意其隔离保护材料是否破损，笔者曾遇到保护材料破损损伤血管的情况。

建议初学者如不必要，还是选择超声刀为好。

二、冷兵器

1. 分离钳（图 3-2-3）　锐性解剖的时代，并不是完全摒弃钝性分离的，以腹腔镜右半结肠切除术为例，如果术者选择左侧站位，左手分离钳、右手超声刀是很不错的分离方式。

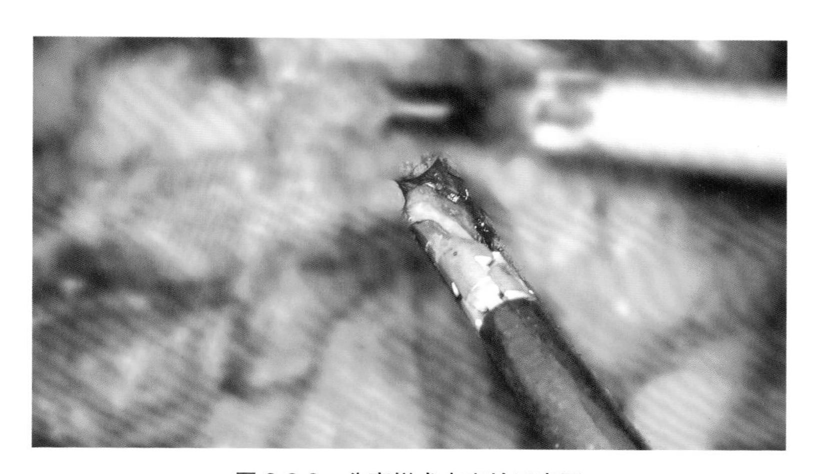

图 3-2-3　**分离钳术中实拍示意图**

2. 胃钳（图 3-2-4）　对比分离钳，头端较为圆润，造成不慎误伤正常组织的概率不大，是许多外科医生喜欢的左手抓持器械，头端带弧度的弯胃钳使用起来更加方便，只是各个医院叫法不一，有的称为“鸭嘴钳”，有的称为“雪橇钳”。

3. “花生米”（图 3-2-5）　大家习惯了超声刀锐性和钝性交替使用的分离方式，有时“花生米”也是不错的选择，同理用小纱布分离也是不错的选择。

4. 吸引器（图 3-2-6）　这是冷兵器里不得不提的器械，不仅仅用来吸烟、吸水、吸血。在各种复杂的情况处理上，吸引器使用得当，会起到意想不到的效果。

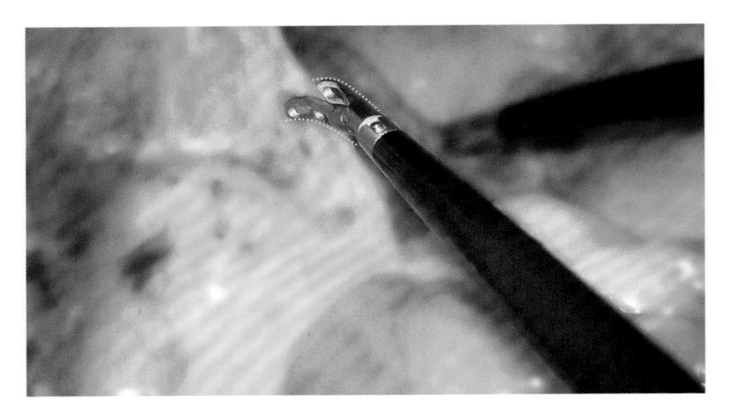

图 3-2-4 胃钳术中实拍示意图

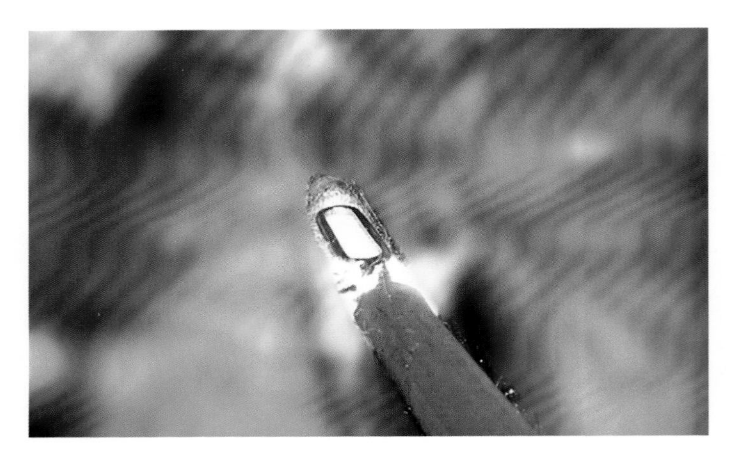

图 3-2-5 “花生米”术中实拍示意图

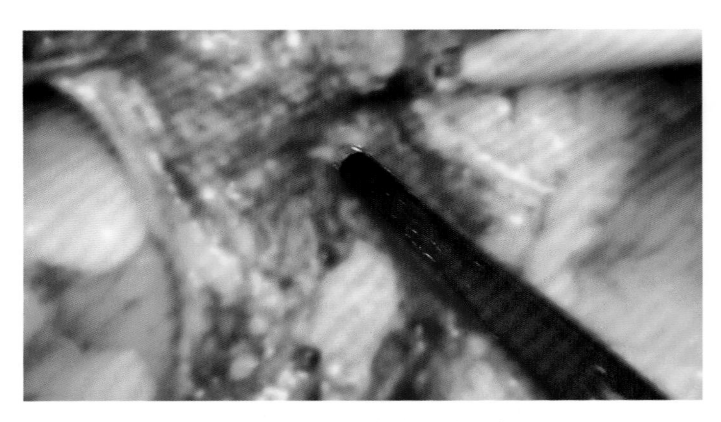

图 3-2-6 吸引器术中实拍示意图

本文只是简要作一概述,所有兵器的使用后续文章都有介绍,这里不一一赘述了。

希望对腔镜路上还有些迷茫的同道有些许帮助。

（谢忠士）

3 超声刀实用技巧——顺竿爬

著名作家赵树理在《李有才板话》中，对那个“顺杆爬”式的人物——阎恒元的“尾巴”张德贵做了惟妙惟肖的刻画：张德贵，真好汉，跟着恒元舌头转。恒元说个“长”，德贵说“不短”；恒元说个“方”，德贵说“不圆”；恒元说“砂锅能捣蒜”，德贵就说“捣不烂”……

万物息息相通，人文的领悟同样适用于自然科学，顺竿爬在手术中也同样有其存在的道理，实际上不是任何使用技巧，而是对手术次序的一点思考而已，做任何事情无外乎“章法”，不要东一耙子西一扫帚，要抓住主线。

首先我们要清楚竿在哪里，如果不知道竿在哪里，我们也就无从顺竿爬了。局部解剖位置的投影是必须熟稔于心的，然后应用一些小技巧，找出方向（图 3-3-1）。但是我们都知道能瘦成图 3-3-1 这样的人并不多，我们面对的大

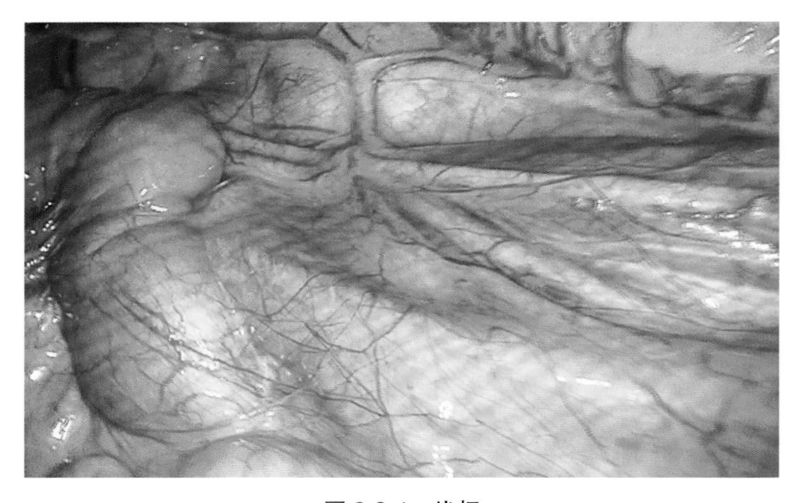

图 3-3-1 找杆

多数是肥胖人群。

找到竿了,下一步就需要考虑如何爬。很简单,那就选择最容易上手、最安全有效的办法,超声刀非工作刀头贴合血管,逐层解剖,顺势而上。我个人喜欢沿着血管长轴自近心端向远心端分离,但是由于受到戳卡位置的限制,超声刀不一定都能完全与血管长轴平行,有时术者左手的器械同样也可以做到顺竿分离(图 3-3-2)。

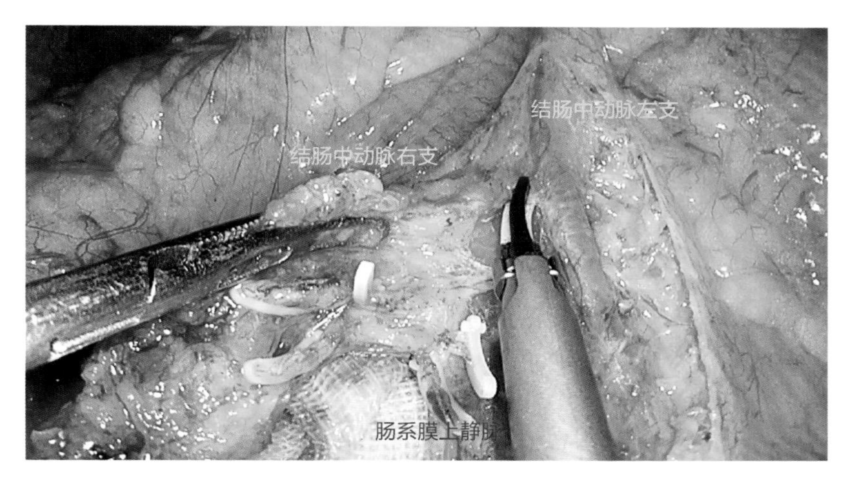

图 3-3-2　**爬杆**

这个小感受尤其适用于右半结肠手术中的血管游离,外科干的解剖、结肠中血管的解剖、胃结肠干的解剖,都可以从中有所借鉴,也就是顺着血管走行游离即可。

最佳的状态应该是若即若离,不过分亲近,也不避而远之,往往最危险的地方是最安全的。

当然,顺竿爬也得有时有晌,不能一味地走着一条道,解剖变异的出现是随时的,如果不知变通,后果往往非常严重。

此外,还要充分估计"竿"的状态,简单地说就是结不结实。不考虑受体而一味地采用自以为有效的办法是行不通的。因为很多处理都是围绕着静脉进行的,静脉壁很薄,组织韧性不强,我们只需要判断位置进行离断即可,完全分支静脉的 360° 解剖并无必要,有时反而容易造成不必要的损伤(图 3-3-3)。

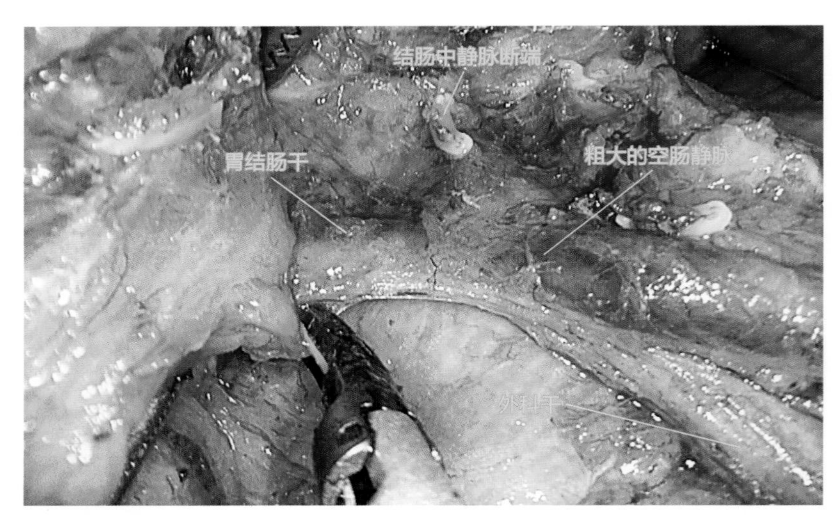

图 3-3-3 “评”杆

（谢忠士）

4 “超声刀逐层解剖技术”在腹腔镜血管游离中的应用

人体组织器官从发生时各个胚层的演变，到形成最终的形态，可以比喻成一只香喷喷的粽子，外科医生则是那个细细解开粽叶，满是渴望的食客。

大的层面就不多说了，大家已经熟稔于心，比如直肠手术中前后几个间隙的拓展、结肠手术中 Toldt 筋膜间隙的游离和把握，这些都是层次解剖的一种。今天我们着重讨论血管的逐层解剖技术。

超声刀作为腹腔镜胃肠手术中的必备神器，拓展了外科医生的技术范围，突破了许多技术的极限。李国新、池畔等教授均总结了超声刀的许多使用技巧，简单概括其主要功能——两个刀头，即工作刀头和非工作刀头，一面热情似火，一面冷如冰霜。我们就着重体验这种冰火两重天的感觉（图 3-4-1）。

超声刀逐层解剖技巧，或称一种游离习惯，对于体重指数（BMI）正常和偏下的患者，内脏脂肪较少，许多血管清晰可见，作用可能不大；但是对于肥胖的患者，放眼望去一片“黄”，逐层解剖就显得很重要了。

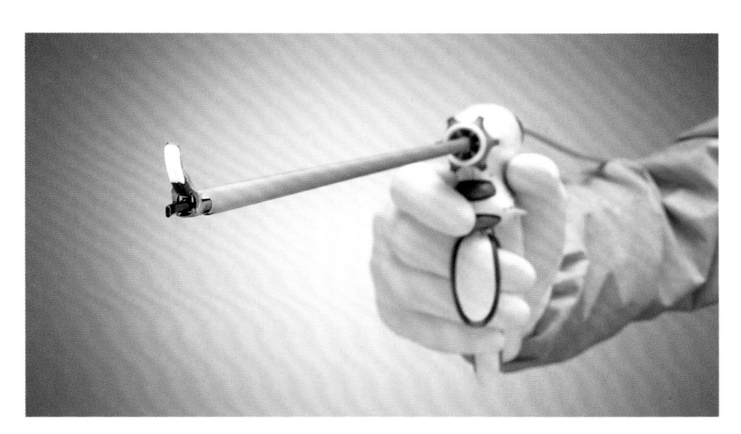

图 3-4-1　超声刀实拍示意图

很多外科医生都是急性子，无论是直肠手术还是结肠手术，很多时候都喜欢直奔主题，估计血管的位置就直接扎进去，往往欲速则不达，要记住细致解剖以显露结构！

以右半结肠的血管游离为例讲解其操作要点：

1. 细致解剖 超声刀非工作刀头轻轻地在系膜表面滑动，不知不觉中，膜就被破开了（图 3-4-2）。

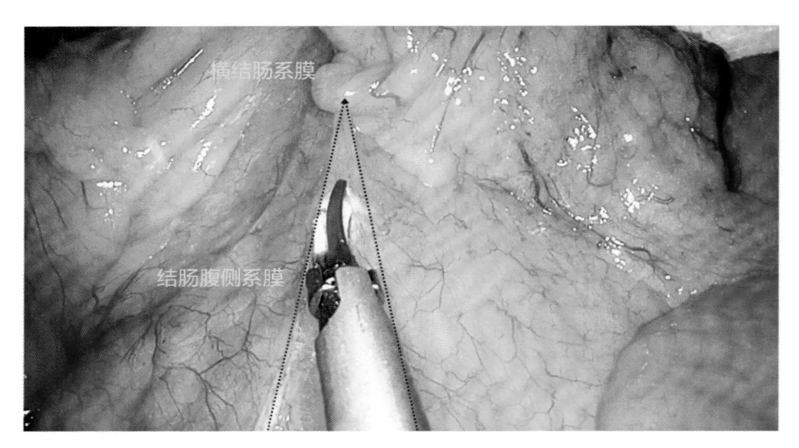

图 3-4-2 **细致解剖**

2. 层层深入 肥胖患者的脂肪组织会堆积很多层，而且里面还会有很多细小的血管，切忌大块钳夹、盲目推进，要小步快走、层层深入（图 3-4-3）。

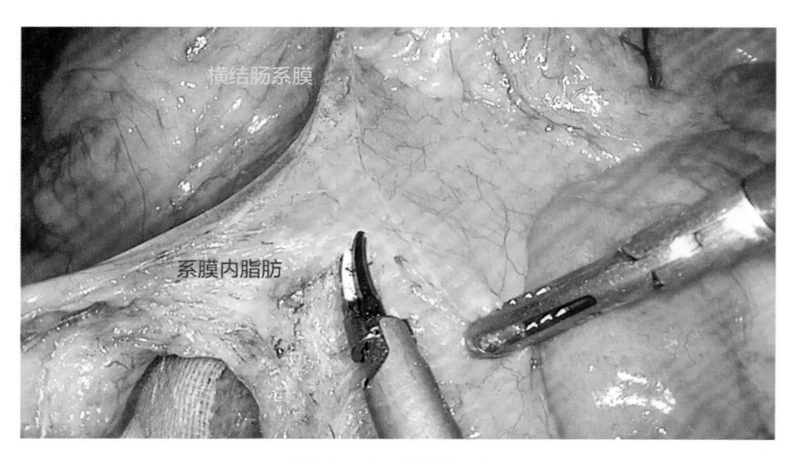

图 3-4-3 **层层深入**

3. 欲擒故纵　看到血管的影子，不要马上针对其进行处理，而是继续拓展其周围组织，便于意外出血时可以有效控制，避免意外损伤（图 3-4-4）。

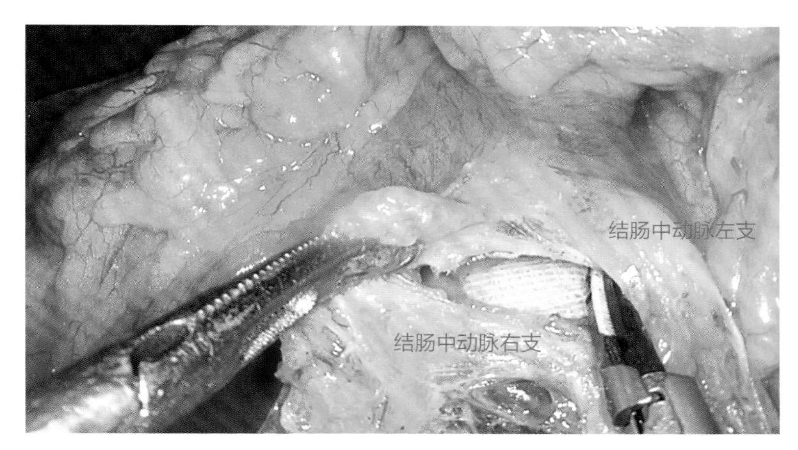

图 3-4-4　**欲擒故纵**

4. 一刀两断　来时像雾像雨又像风，走时从不拖泥带水，做好决定后，须干脆利落。准确辨识正确的血管走向，及时结扎切断（图 3-4-5，视频 3-4-1）。

视频 3-4-1　超声刀逐层解剖技巧

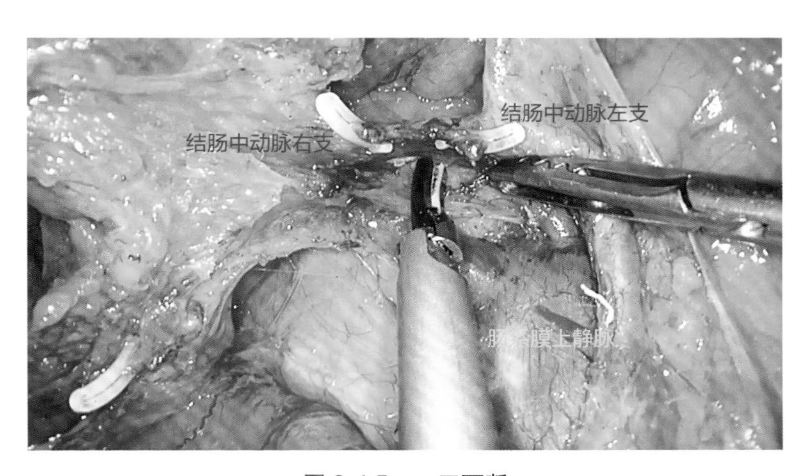

图 3-4-5　**一刀两断**

（谢忠士）

5 腹腔镜十八般武器之“绝情剪”

长在身体内的肿瘤犹如螃蟹，只有彻底斩断其“蟹脚”，才能防止复发、转移。外科手术作为最直接的手段，其工具可谓五花八门，前文已经介绍了常用器械超声刀、电钩的使用，本文我们谈谈“绝情剪”的使用，手起剪落，绝不留情，斩妖除魔。

金庸小说《天龙八部》中记载，武林中唯一使用剪刀的名人就是段誉的徒弟——南海鳄神岳老三。

我们先来看看岳老三：岳老三在南海为尊，人人叫岳老三老祖宗、老爷爷，脑子是直通到底的，但为人极讲信用，说到做到。有时会为小小的一句话不想失约而被骗，武功高强、力气大，对自己声誉极为重视。使用的兵器为鳄尾鞭及鳄嘴剪。

那么，外科医生的剪刀又是何种用法呢？我们简单总结一二，与同道们共同学习。

粗略将剪刀的用法大致归纳成以下几种：

1. 剪 明确目标，干净利落地剪断（图 3-5-1，视频 3-5-1）。

2. 破 有些膜是一定要破的，这样更干脆一点（图 3-5-2，视频 3-5-2）。

3. 扫 如秋风扫落叶，如行云流水（图 3-5-3，视频 3-5-3）。

4. 挡 双手器械配合使用，敞开间隙（图 3-5-4，视频 3-5-4）。

5. 推 钝锐结合，自在随心（图 3-5-5，视频 3-5-5）。

6. 分 双叶分开，游离显露（图 3-5-6，视频 3-5-6）。

7. 凝 剪刀背侧预凝（图 3-5-7，视频 3-5-7）。

8. 刮 双叶微张，轻刮轻剪（图 3-5-8，视频 3-5-8）。

文后自评：任何器械的使用技法都可以根据个人的使用习惯进行许多种衍生，但是应该在安全、实用的基础上进行发挥，盲目炫技是可怕的甚至是危险的。故而回头再看当时所写的这篇文章，有些技法难免有牵强附会之嫌疑，不变的还是要坚持认真、细致地分离。

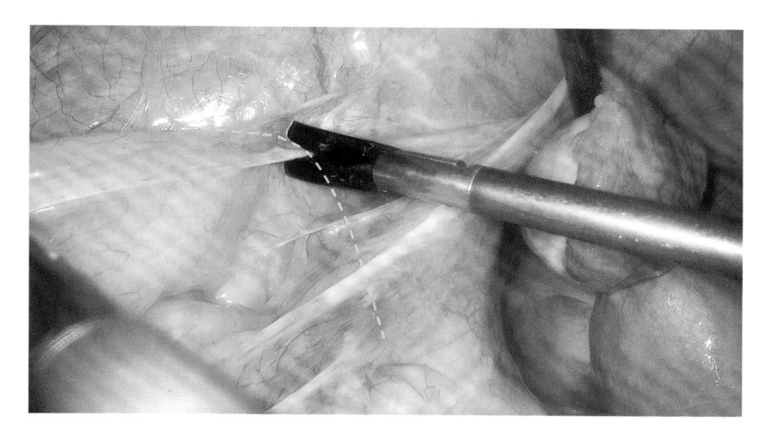

图 3-5-1　绝情剪之“剪”

视频 3-5-1

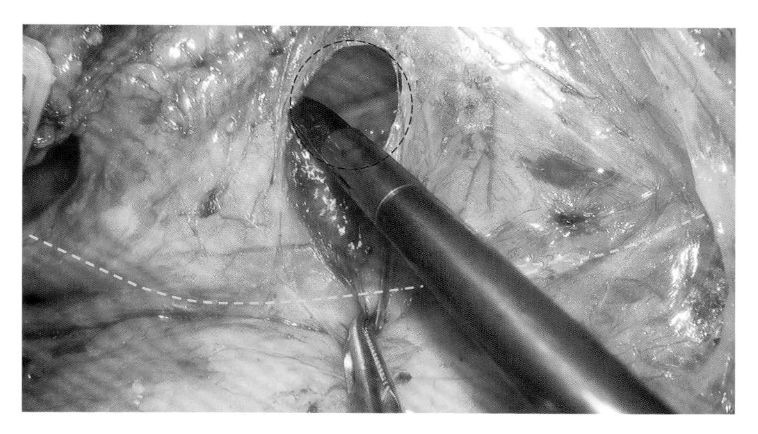

图 3-5-2　绝情剪之“破”

视频 3-5-2

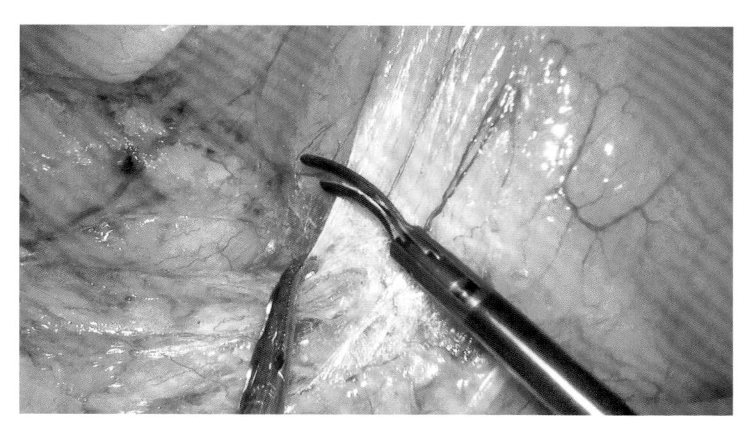

图 3-5-3　绝情剪之“扫”

视频 3-5-3

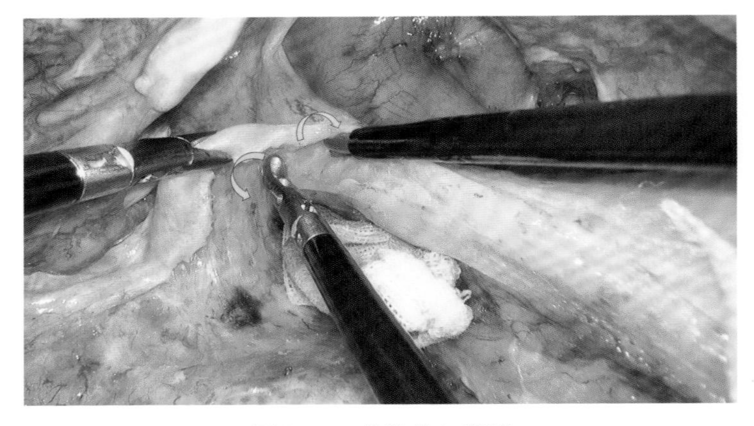

图 3-5-4 绝情剪之“挡”

视频 3-5-4

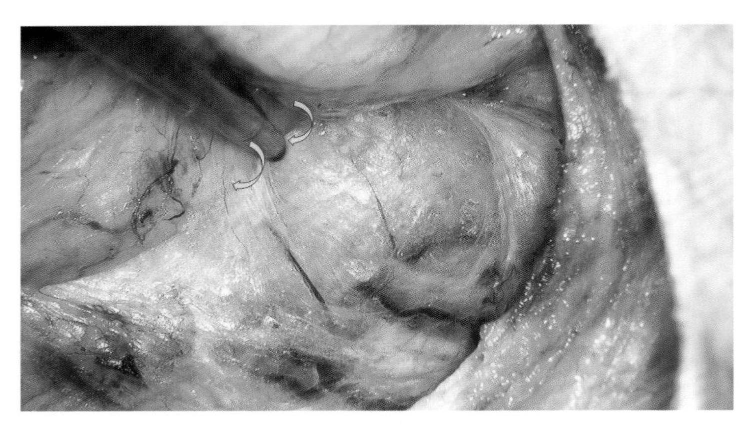

图 3-5-5 绝情剪之“推”

视频 3-5-5

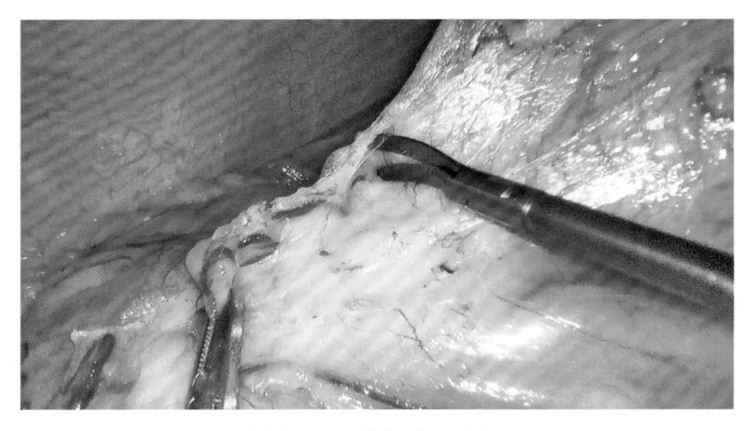

图 3-5-6 绝情剪之“分”

视频 3-5-6

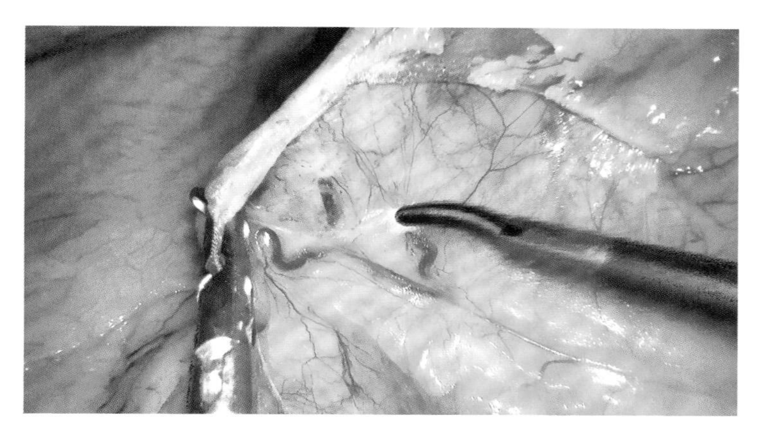

图 3-5-7　**绝情剪之"凝"**

视频 3-5-7

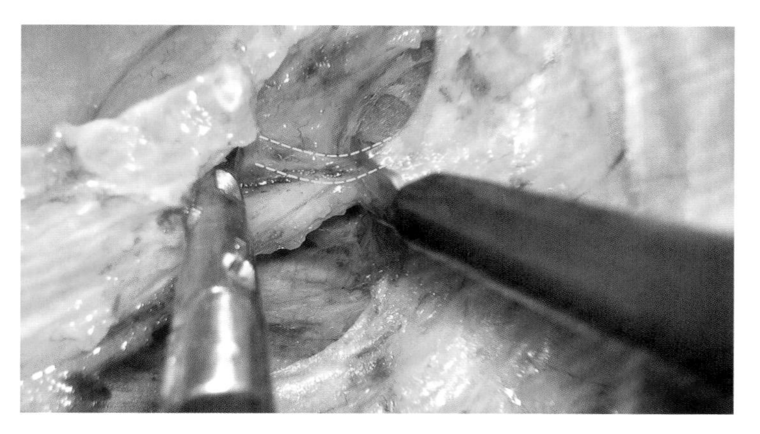

图 3-5-8　**绝情剪之"刮"**

视频 3-5-8

（谢忠士）

6　腹腔镜十八般武器之“离别钩”

十八般武器泛指多种技艺，其内容在各个时期有所不同。其名称，始见于元曲。近代戏曲界有人称之为刀、枪、剑、戟、斧、钺、钩、叉、鞭、锏、锤、戈、镋、棍、槊、棒、矛、钯十八种兵器。

钩是一种多刃的兵器，由古兵器戈演变而来。颜师古注：“钩亦兵器也，似剑而曲，所以钩杀人也。”两晋时，英勇善战的冉闵就“左操双刃矛，右执钩戟，以击燕兵，斩者三百余级”。“钩”的技法有推钩、挫钩、撕钩、提钩、钯钩、分钩、搭钩、行钩、云钩、托钩、献月等。要求有起伏吞吐的身法来配合，走钩似飞轮，转体如旋风，吞吐沉浮，劲力刚猛，连绵不断，气势雄伟，因此有“钩起浪势”之说。

要说把钩使得出神入化的莫过于铁画银钩张五侠：张翠山写到“锋”字的最后一笔，银钩和铁笔同时在石壁上一撑，翻身落地，轻轻巧巧地落在殷素素身旁。谢逊凝视着石壁上那三行大字，良久没有作声，终于叹了一口气，说道：“我写不出，是我输了。”要知“武林至尊”以至“谁与争锋”这二十四个字，乃张三丰意到神会、反复推敲而创出了全套笔意，一横一直、一点一挑，尽是融会着最精妙的武功（引自金庸小说《倚天屠龙记》）。

腹腔镜手术中使用“离别钩”，应该了解钩的习性，正如前面介绍的“钩起浪势”。下面简单介绍钩的技法：

1. 推钩　利用钩的钝性推开组织间的粘连，创造游离平面，犹如轻轻推开一扇窗（图 3-6-1，视频 3-6-1）。

2. 挫钩　要求做到“出手如挫，回手如钩”。所谓“挫”，由上而下碾压而进；所谓“钩”，由上而下抓击，实际上走的都是圈（图 3-6-2，视频 3-6-2）。

3. 撕钩　双手配合，在组织间隙用钩的电流和钝力，撕开细丝状结构即可，不可操之过急、操作过深（图 3-6-3，视频 3-6-3）。

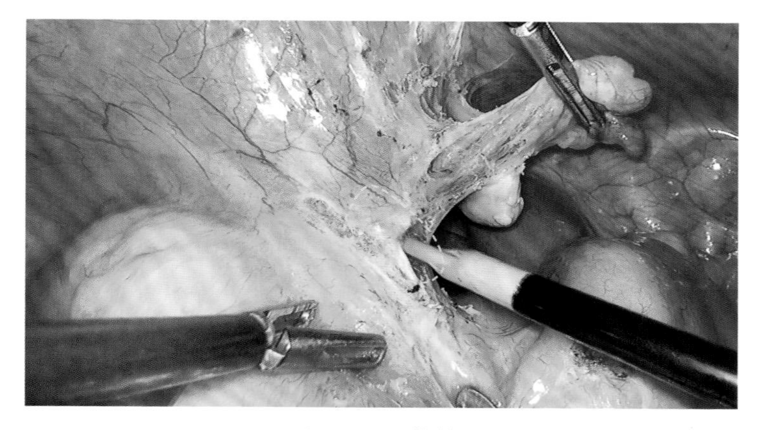

图 3-6-1　推钩

视频 3-6-1

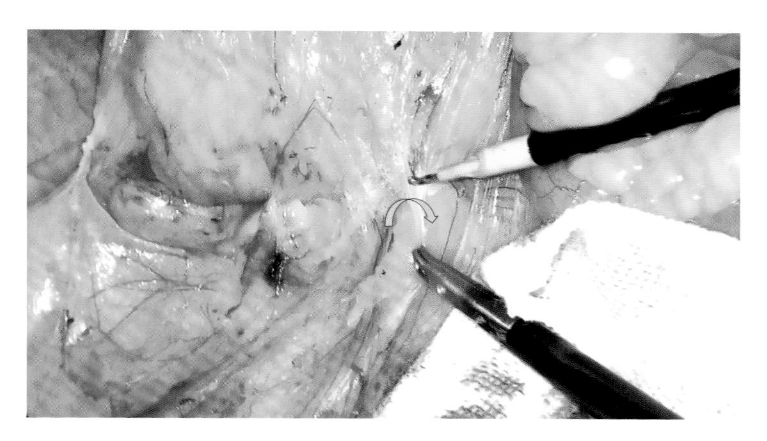

图 3-6-2　挫钩

视频 3-6-2

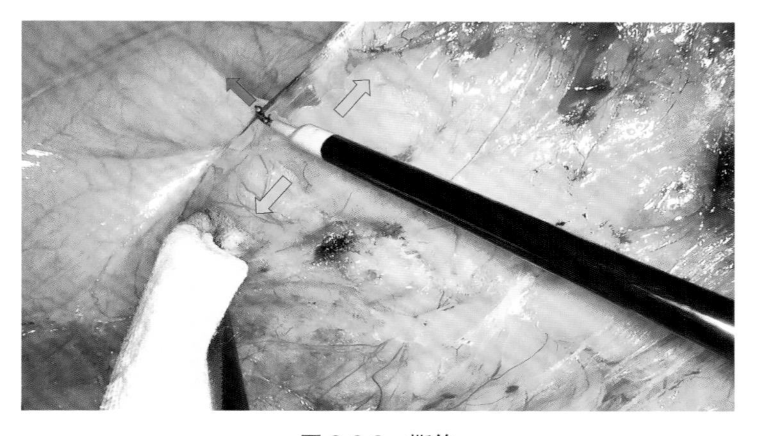

图 3-6-3　撕钩

视频 3-6-3

4. 提钩　犹如孤军深入，而后全身而退，又名“倒挂金钩”（图 3-6-4，视频 3-6-4）。

5. 钯钩　钩端朝下，犹如钉耙，可协助拨开组织（图 3-6-5，视频 3-6-5）。

6. 分钩　原意是两钩分开，这里延伸为靠钩背用力钝性分离，然后再行切开（图 3-6-6，视频 3-6-6）。

7. 搭钩　搭住组织，便于左手钳或者助手钳抓持（图 3-6-7，视频 3-6-7）。

8. 行钩　注重一个“行”字，行云流水，保持组织张力，在表面用钩背一划而过，切开膜状组织即可（图 3-6-8，视频 3-6-8）。

9. 托钩　用钩背边分离边托起组织，也是钝锐结合分离的办法（图 3-6-9，视频 3-6-9）。

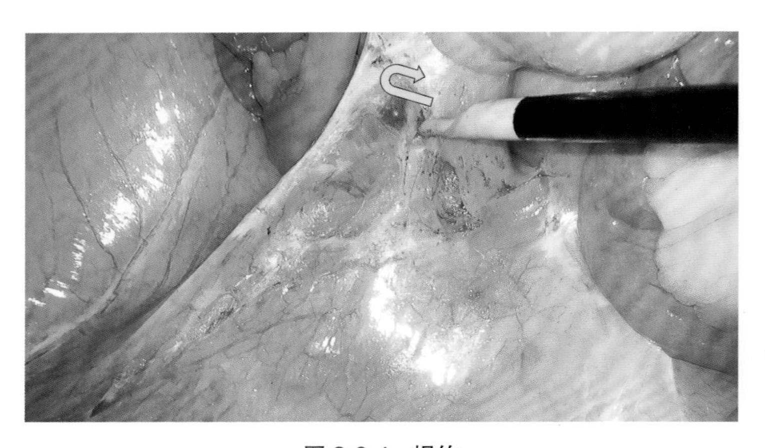

图 3-6-4　**提钩**

视频 3-6-4

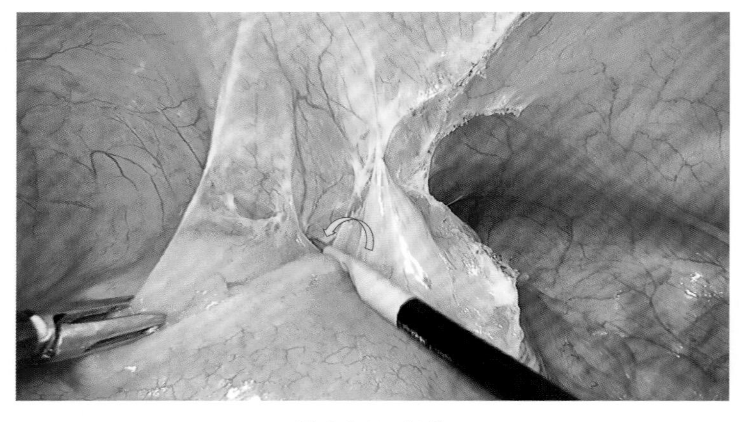

图 3-6-5　**钯钩**

视频 3-6-5

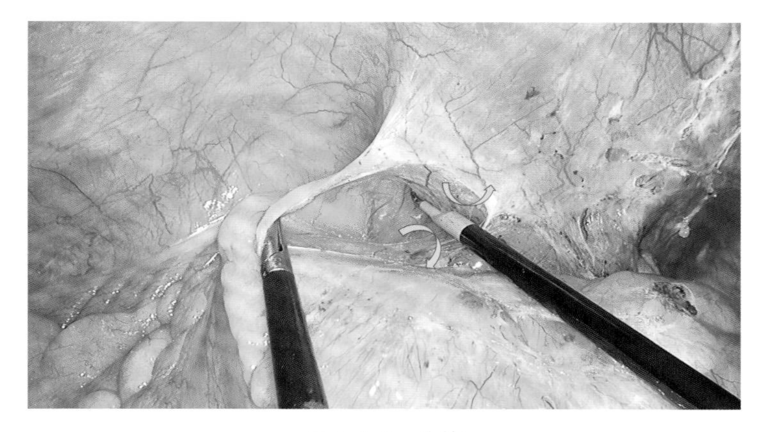

图 3-6-6　分钩

视频 3-6-6

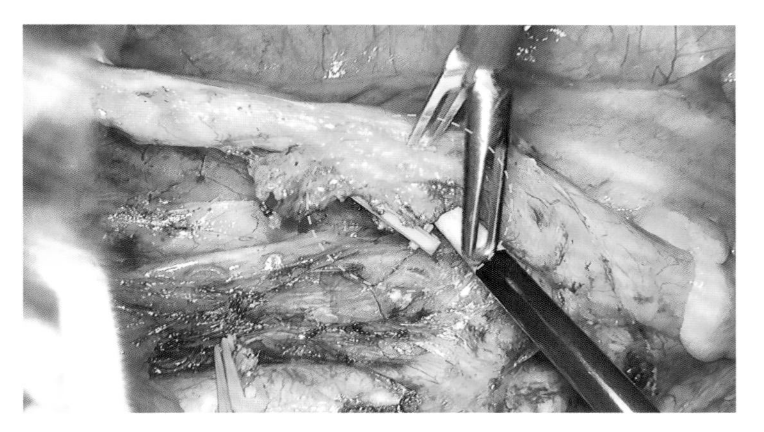

图 3-6-7　搭钩

视频 3-6-7

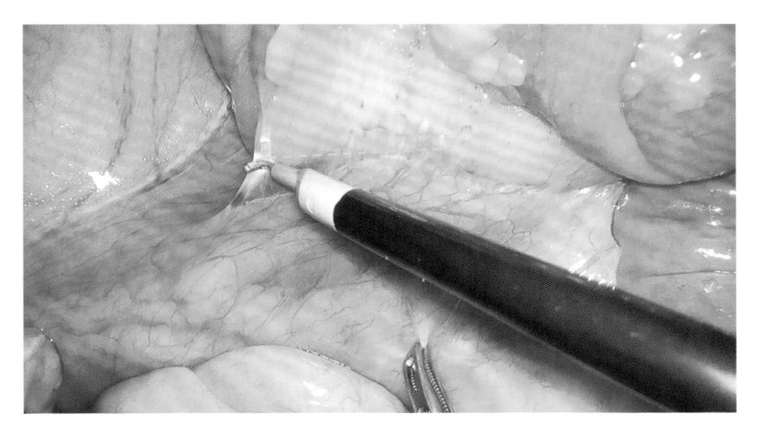

图 3-6-8　行钩

视频 3-6-8

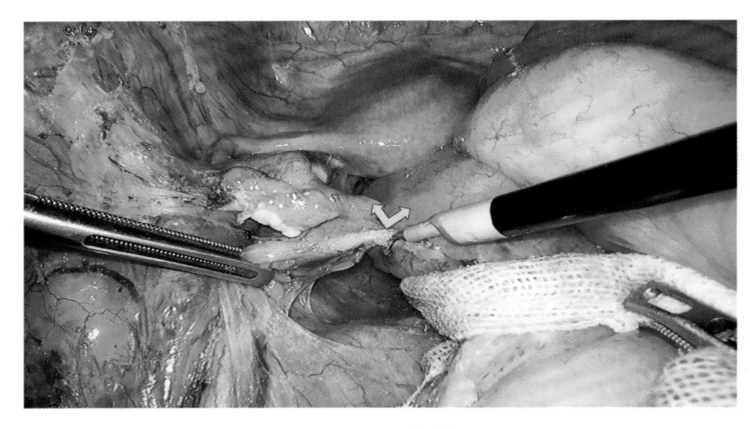

图 3-6-9　**托钩**

视频 3-6-9

钩断组织之间丝丝缕缕的联系，是为了能治愈疾病，让患者能和家人再相聚。跨步追星，挥钩揽月；身如残影，夺魄追魂。把世间万物统统甩在身后的孤高，是唯有使钩武人才能体会的豪情。

文后自评：再整理这篇文章的图片和视频耗费了我几个夜晚的时间，我都不知道当初怎么天马行空地想象出那么多招数。回归使用器械的本质，本文未提及最基础的分离和预凝血等功能，而这些是器械使用的根本，须知其更为重要。

（谢忠士）

7 腹腔镜十八般武器之“得胜钩”

马鞍上安装了挂兵器的架子，让骑兵在行军或用马刀格斗时可以挂起长兵器，称为得胜钩。形状就是钩状，能钩住一把长兵器。另外，亦有环状金属结构，武器长柄可插入，起固定悬挂作用（图 3-7-1）。

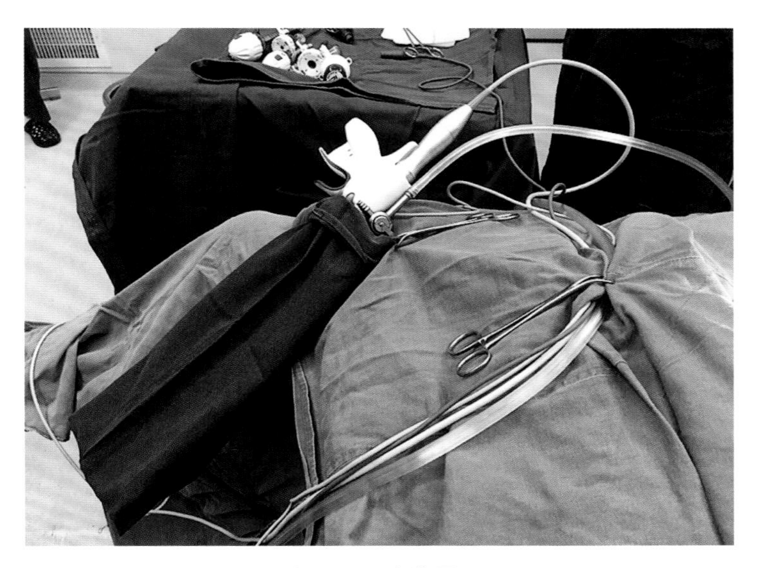

图 3-7-1 实物图示

腹腔镜手术中也需要类似的装备来固定器械，其形状有时候更像一个“箭袋”，但既然都是固定武器用的，我们还是起了一个好名字。“得胜钩”寓意为旗开得胜、马到成功，承载了医生希望“手术顺顺利利，患者早日康复”的美好愿景。

技术上没什么特殊之处，就是用开刀巾做一个小袋子，把超声刀、电刀、吸引器等放进去，保持台面规整，防止器械掉落（图 3-7-2~图 3-7-6）。

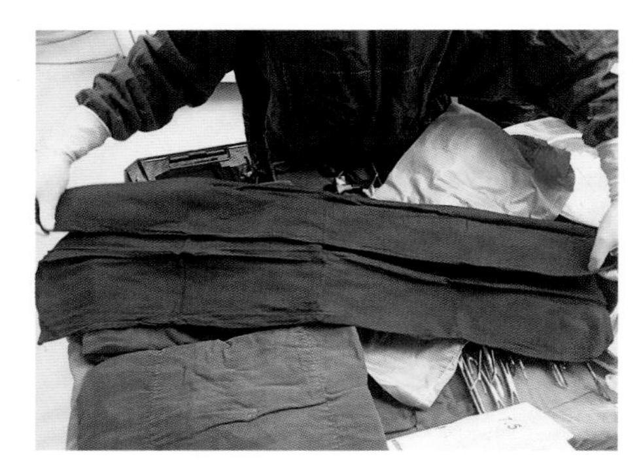
图 3-7-2 展开

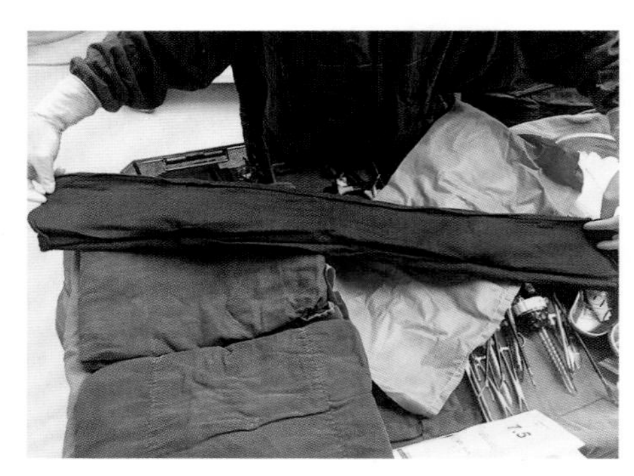
图 3-7-3 折叠

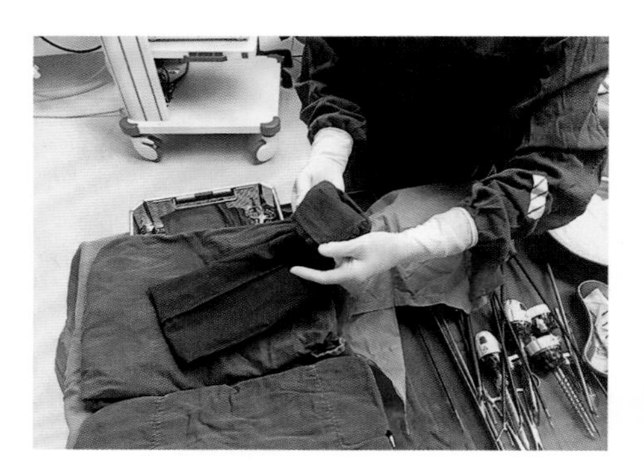
图 3-7-4 叠口

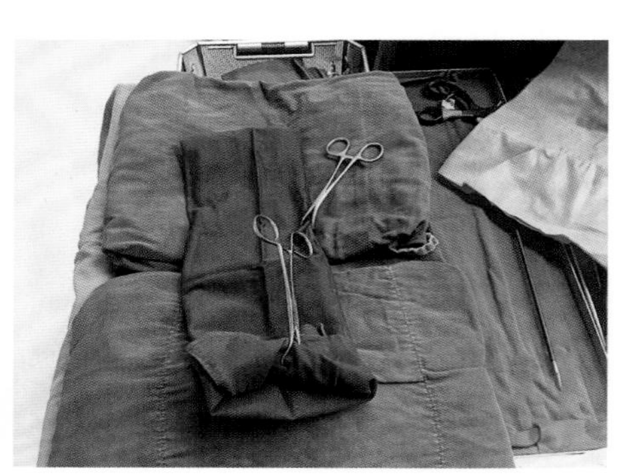
图 3-7-5 钳夹

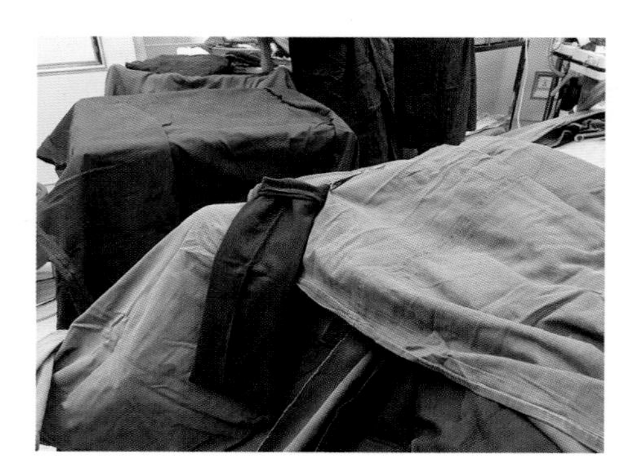
图 3-7-6 固定

详细制作流程如下（视频 3-7-1，图 3-7-7~图 3-7-17）：

视频 3-7-1　器械袋制作

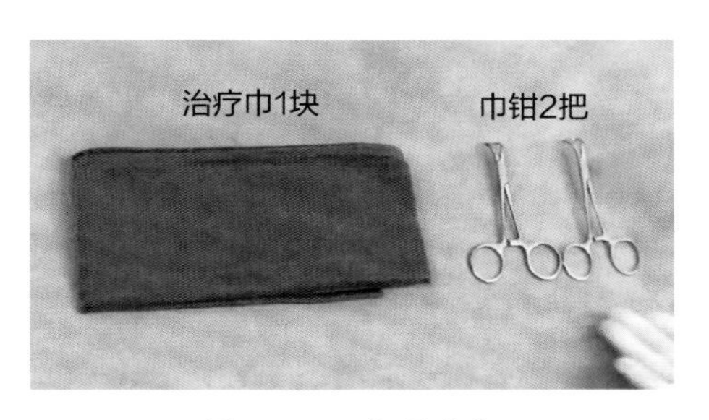

图 3-7-7　备品准备

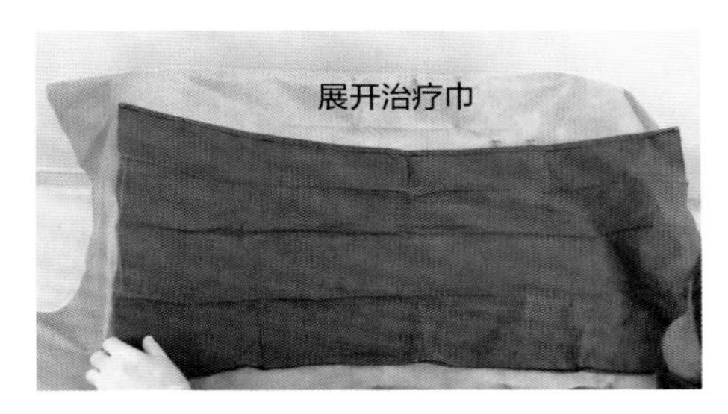

图 3-7-8　展开

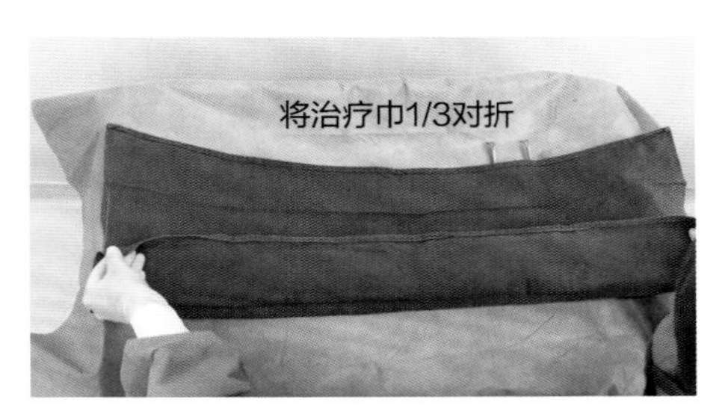

图 3-7-9　对折

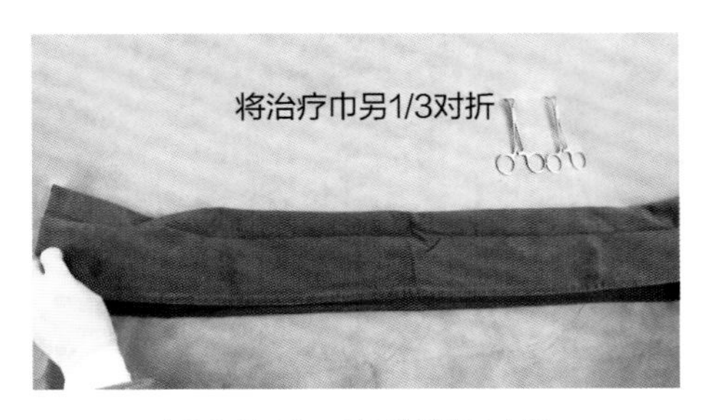

图 3-7-10　完成长轴对折

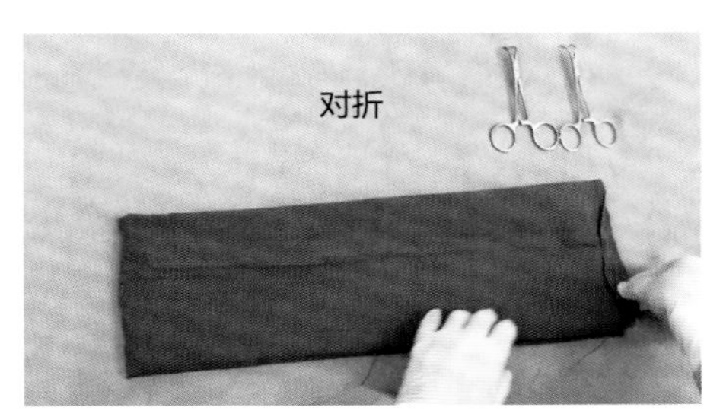

图 3-7-11　完成短轴对折

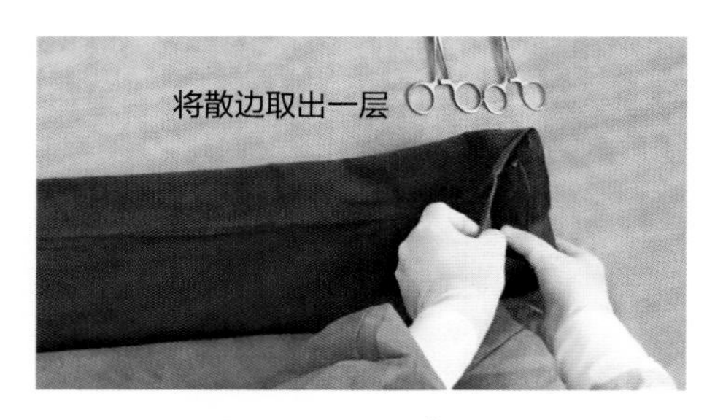

图 3-7-12 **取出散边**

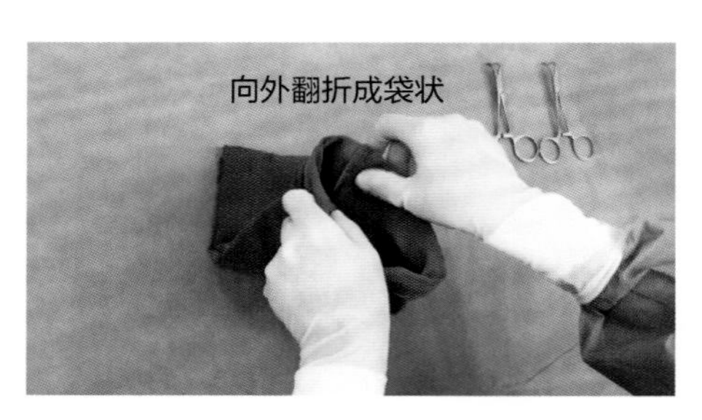

图 3-7-13 **外翻折成袋装**

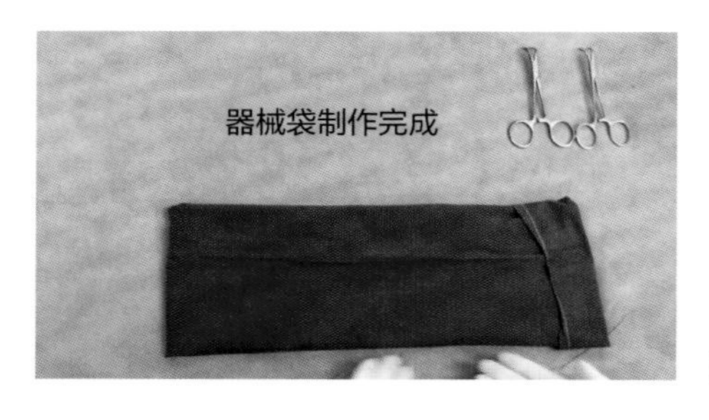

图 3-7-14 **制作完成**

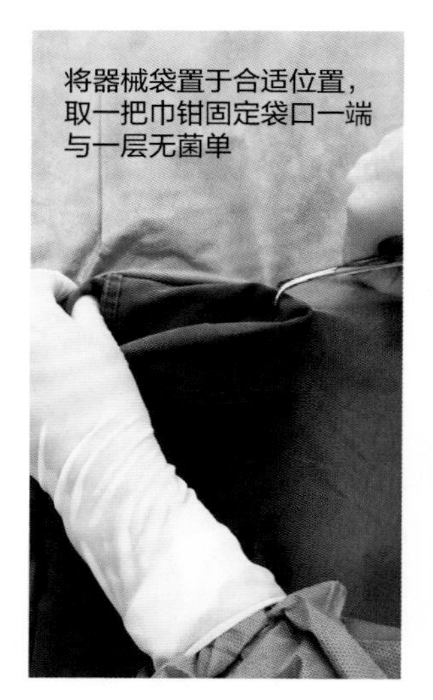

图 3-7-15 **根据不同术式选取不同位置固定**

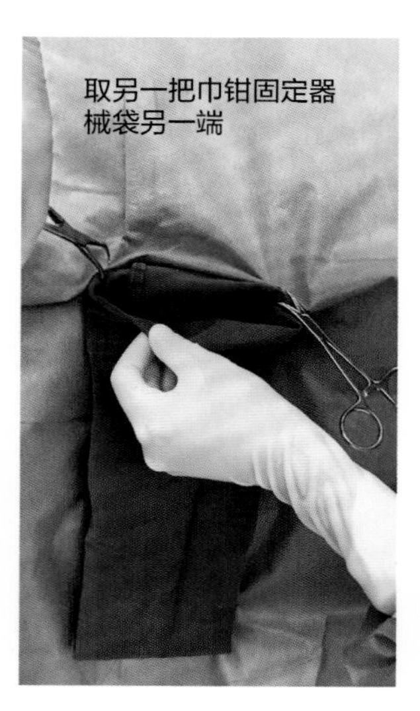

图 3-7-16 **双重固定**

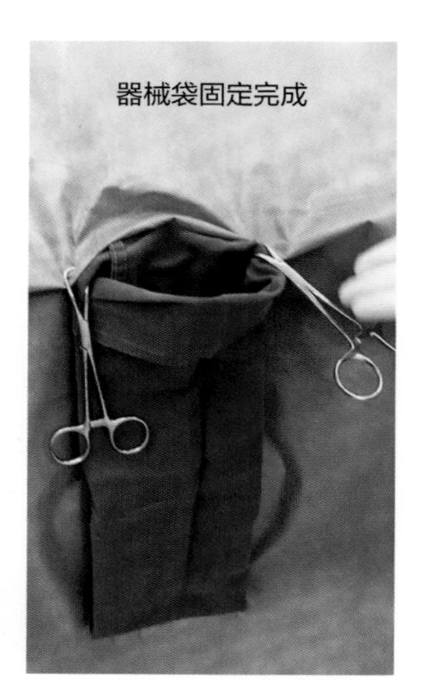

图 3-7-17 **固定完成**

（张 磊 谢忠士）

8　低位直肠癌 TME 盆腔游离技巧——巧用吸引器

“掀起了你的盖头来，让我来看看你的脸儿……”王洛宾的这首情歌让我们联想到了羞涩少女的盖头被哥哥轻轻掀起的美好瞬间。

低位直肠癌行全直肠系膜切除术（TME）或者括约肌间切除术（ISR）时，常需要游离的层面很低，到达盆底肌或肛提肌上平面，既要保持直肠系膜的完整性，又要方便进行肠管吻合。而盆腔因为空间狭小，尤其是男性骨盆，超声刀或电铲的使用会产生大量烟雾，甚至当进入不正确的层面时易造成出血，给手术带来困难。吸引器的使用解决了上述难题。在进入盆腔深处时，助手右手持吸引器或者主刀医生左手持吸引器，利用吸引器“吸、压、挑、推、挡”的手法协助完成盆腔的游离（图 3-8-1，图 3-8-2）。

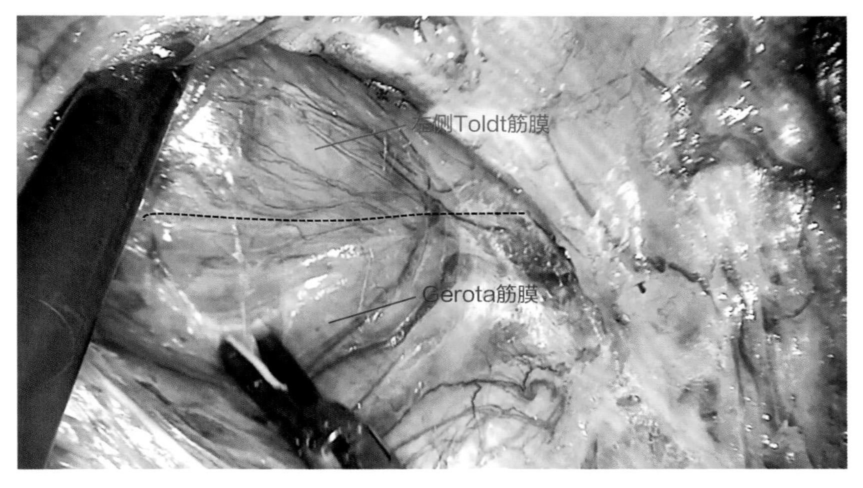

图 3-8-1　左侧 Toldt 筋膜间隙

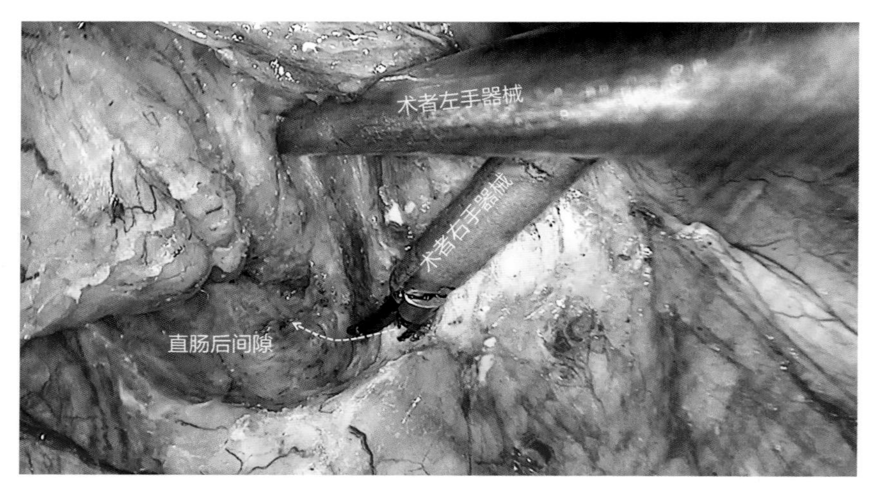

图 3-8-2 直肠后间隙的游离

首先，进入直肠后间隙，助手左手将乙状结肠向头侧牵引，右手抓钳将直肠向腹侧挑起，此时，主刀医生左手持吸引器亦可帮助助手一起挑起直肠系膜后壁，超声刀沿着发丝样结构逐渐向尾侧游离，激发超声刀时吸引器及时吸除烟雾，始终保持盆腔无血化的手术野。助手右手钳继续挑起直肠侧方韧带样结构，主刀医生左手持吸引器逐渐向尾侧推进，直至游离至两侧肛提肌上平面，显露肛提肌。超声刀切断 Hiatal 韧带，向尾侧及腹侧游离，左手吸引器与助手右手钳始终保持适度张力，以发丝样结构的显露为标准，切忌用力过度而造成解剖层面的偏离，此时可以要求扶镜手后退保持中距视野，同时调整牵引的力度，校正进入正确的解剖层面。侧方形成一薄层系膜时，用超声刀前 1/3 钳夹推切到腹膜反折处，此处需要助手右手顶起前方膀胱壁，主刀医生左手持吸引器向背侧下压直肠，保持张力，在盆腔腹膜反折前 1cm 处切开腹膜，沿着发丝样结构逐渐向尾侧解剖，注意保持邓氏筋膜（Denonvilliers' fascia）的完整性，紧贴邓氏筋膜后叶进行解剖，向两侧注意保持精囊腺固有筋膜的完整性，在绕到侧方时，助手右手钳最好钳夹一块小纱布垫，轻轻向两侧适度牵引，与主刀医生左手吸引器保持一定张力，注意保护两侧盆神经丛和进入精囊腺尾部的神经血管束。解剖要点：张力适中，层次分明，动作连贯，一气呵成（图 3-8-3~图 3-8-5）。

此外，在游离乙状结肠背侧系膜或者右半结肠背侧系膜时，亦可利用手中的吸引器，主刀医生左手将吸引器伸入 Toldt 筋膜间隙中，配合右手超声刀进行解剖，完成左、右 Toldt 筋膜间隙的游离。此操作的优势在于，既可保持适度张力，显露发丝样结构，又可及时吸除筋膜间隙内的烟雾，始终保持手术野的无血化（图 3-8-6~图 3-8-8）。

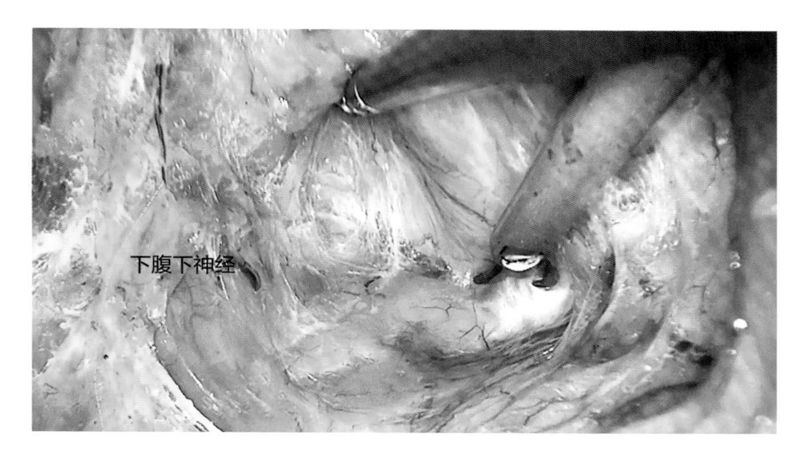

图 3-8-3　盆底筋膜间隙

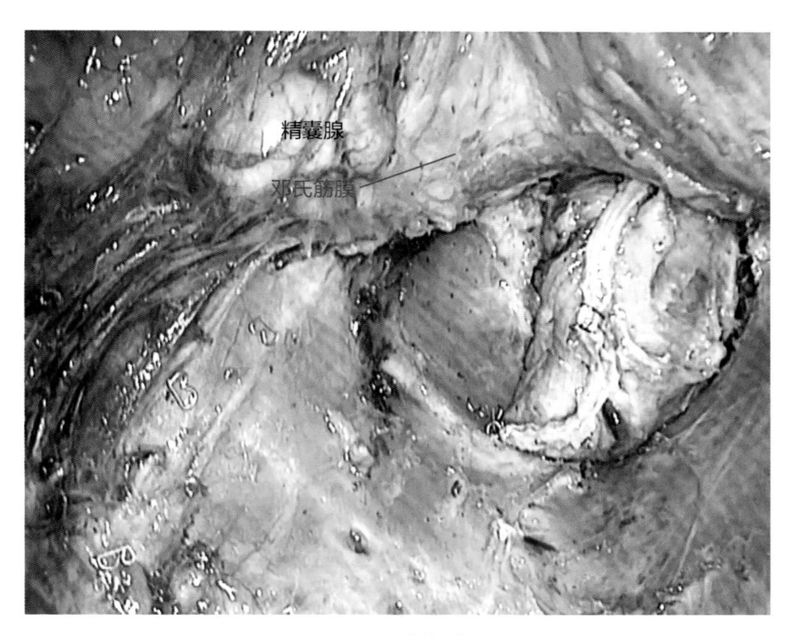

图 3-8-4　邓氏筋膜的展示

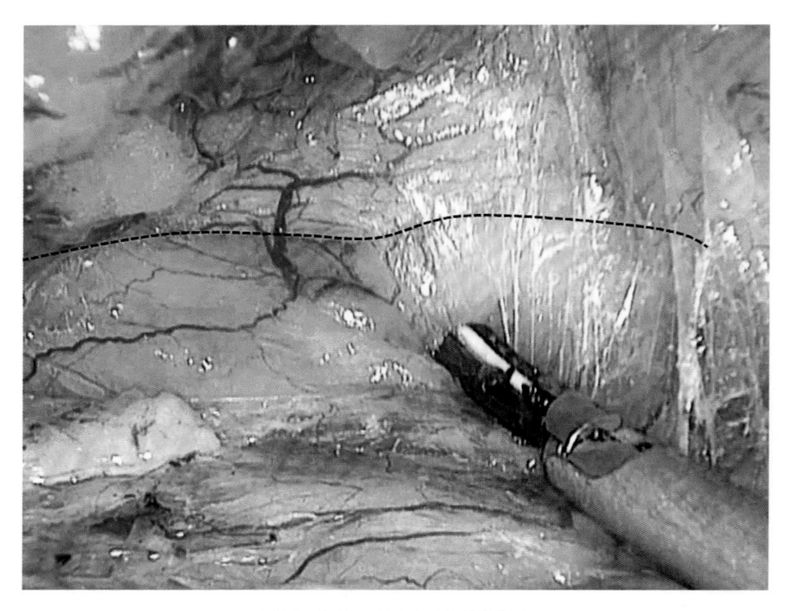

图 3-8-5 Toldt 筋膜间隙

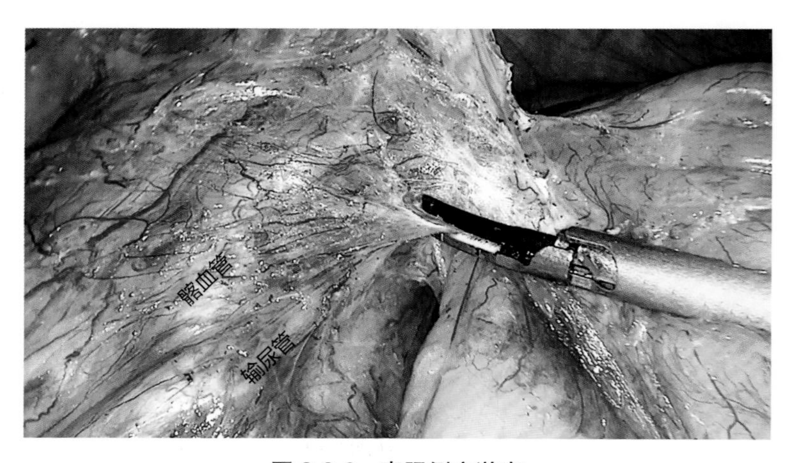

图 3-8-6 直肠侧方游离

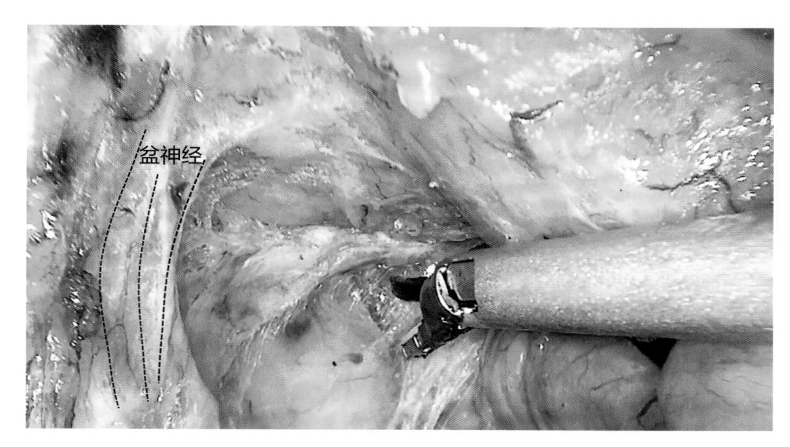

图 3-8-7　**直肠左侧方神经的保护**

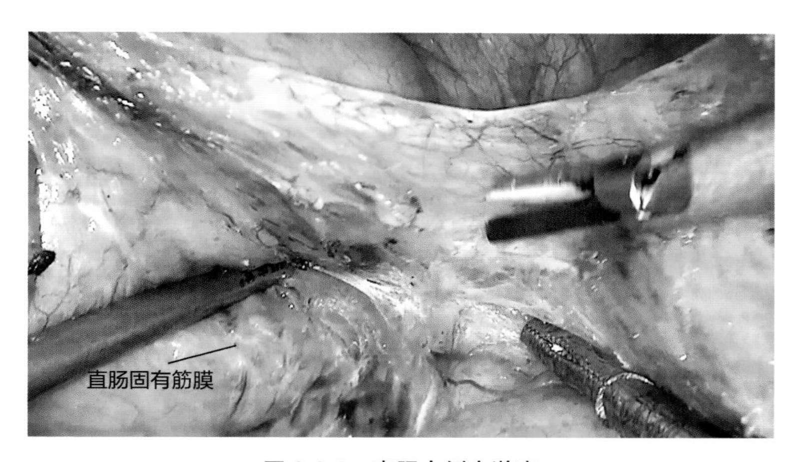

图 3-8-8　**直肠右侧方游离**

小结

1. 吸　超声刀激发的同时打开吸引器小流量吸除烟雾，主要用于胰腺上区域和盆腔底部空间狭小的部位，如遇出血可以及时吸除血液，有利于止血。

2. 压　轻轻按压胰腺、直肠等与助手右手对抗牵引，保持适度张力，顺利进入正确间隙。

3. 挑　挑起乙状结肠背侧系膜、升结肠背侧系膜或者直肠背侧系膜，有利于充分游离和拓展左、右 Toldt 筋膜间隙或直肠后间隙。

4. 推　利用吸引器头的钝头，推开筋膜间隙内的发丝样结构，完成对幽门上区域或者胰腺上区域的局部分离和解剖。

5. 挡　协助助手挡住胃壁、大网膜或者直肠系膜等肥厚组织，防止上述组织进入手术野而影响手术操作。

（燕　速）

9　腹腔镜结直肠手术中小纱布的妙用

腹腔镜手术目前以其精细化、极致化的特质，基本可以实现“无血化”的操作，那么纱布就不单单用作擦血了，更多时候它成为我们的助手、我们的眼睛、我们的航标。现简单归结为以下几条：

1. 阻隔作用　利用纱布的摩擦性，把光滑的小肠阻隔开来，以免影响术野（图 3-9-1）。

2. 保护和指引作用　直肠手术中，拓展开内侧的 Toldt 筋膜间隙后，把小纱布放在输尿管和生殖血管之上，可以在切开乙状结肠左侧粘连时，避免损伤上述组织器官（图 3-9-2，图 3-9-3）。

3. 钝性支撑作用　有时用小纱布衬垫后牵拉肠管，可以避免器械直接牵拉造成的误损伤（图 3-9-4）。

4. 航标作用　右半结肠外侧入路游离过程中，可以在游离至确定位置后局部衬垫纱布，便于会师的时候能够作为指引（图 3-9-5，图 3-9-6）。

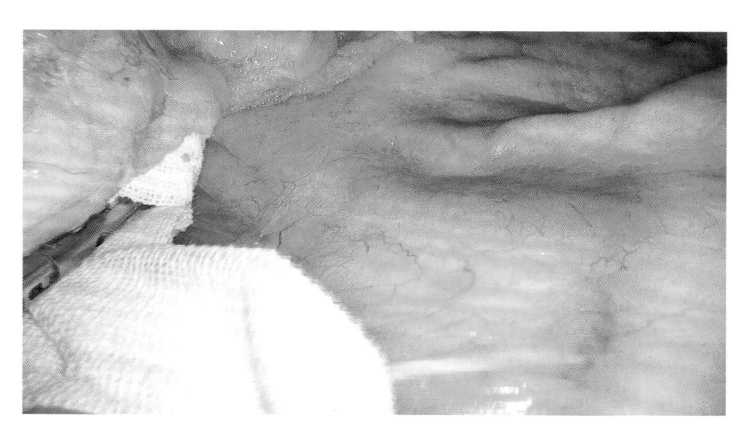

图 3-9-1　阻隔作用

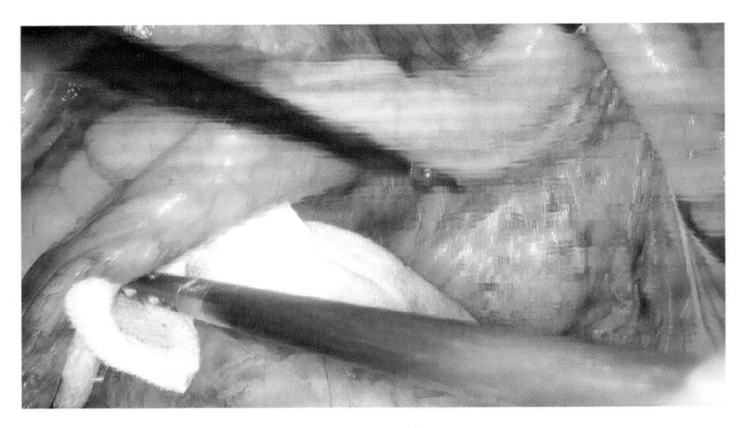

图 3-9-2 保护作用

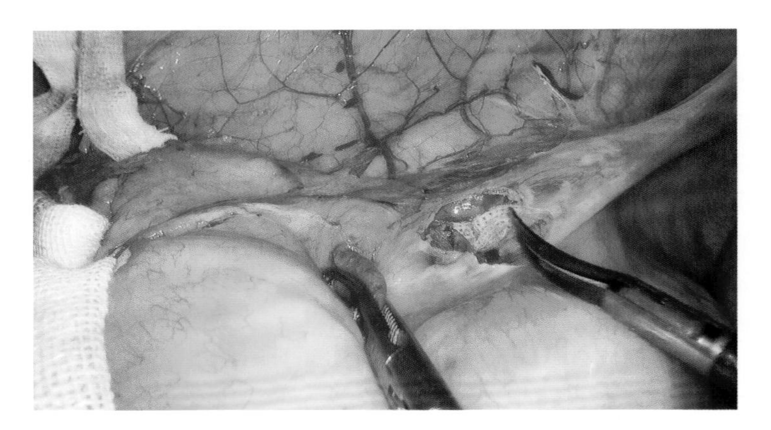

图 3-9-3 指引作用

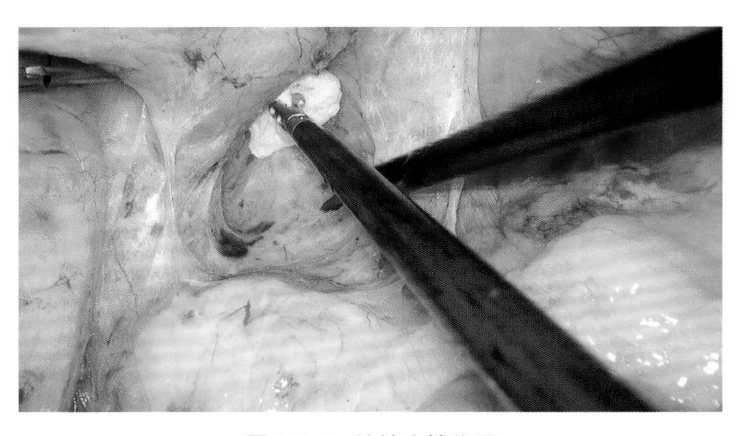

图 3-9-4 钝性支撑作用

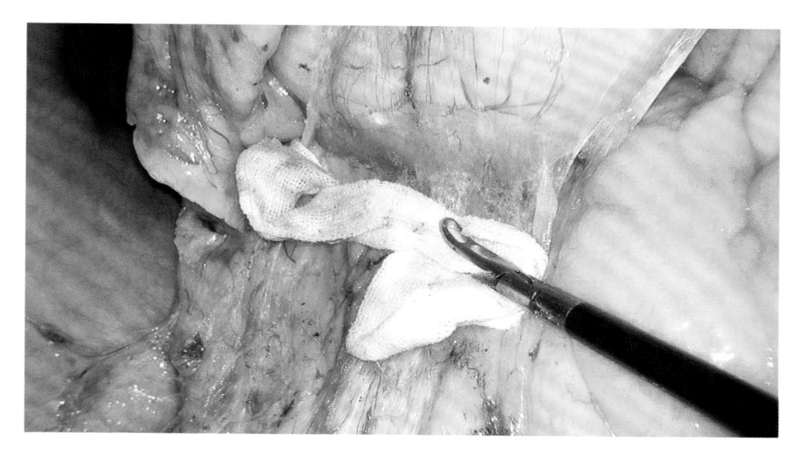

图 3-9-5　**尾侧指引区**

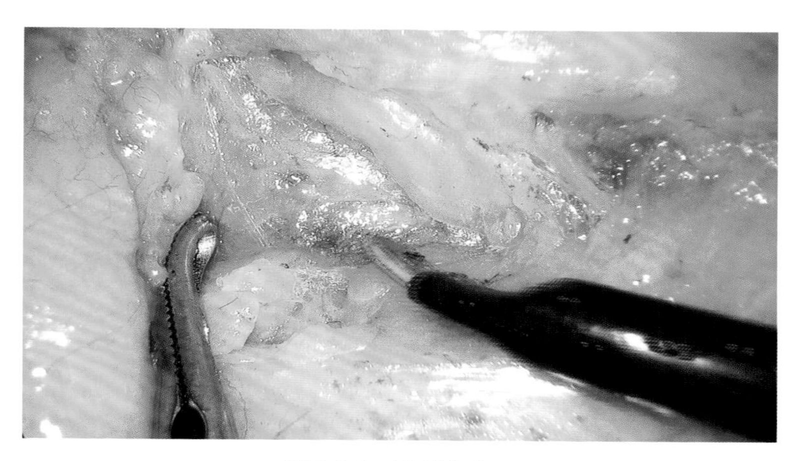

图 3-9-6　**腹侧会合区**

5. 辅助分离　利用纱布辅助在正确的解剖间隙内进行钝性分离，也是不错的选择（图 3-9-7）。

6. 视觉对比作用　有时候放一块“白色的纱布”可以起到非常舒适的视觉效果，同样道理，小的出血点应该及时处理，避免影响术野。

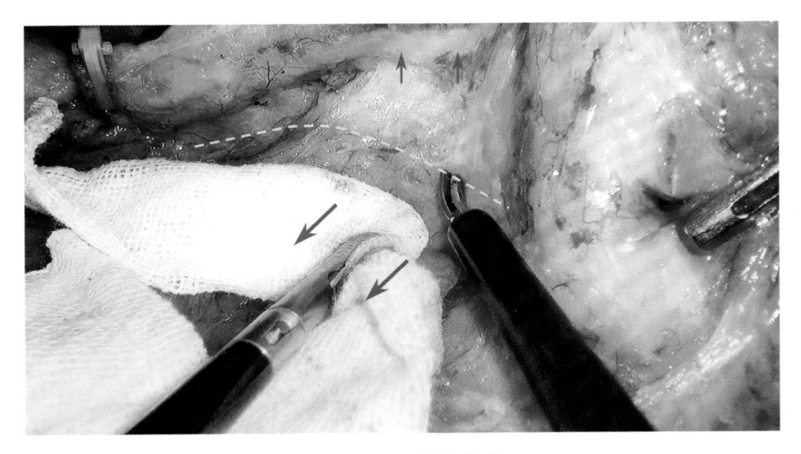

图 3-9-7 **辅助分离**

（谢忠士）

精彩点评

金 鹤:(1) 腹腔镜手术中,腔镜镜头经常被污染而需频繁擦拭,是一个费时又费力的动作,且大大延长了手术时间。而这时观察孔戳卡也多半被污染了,插入干净的镜头时遭受再次污染,需重新擦拭镜头。如何节省操作时间,扶镜手及器械护士的默契配合是关键。当主刀医生指示"擦镜"时,扶镜手拔出镜头后,器械护士立即钳夹一块长条状小纱布插入观察孔戳卡,抽出钳子再夹住小纱布尾端,快速纵深插入观察孔戳卡后抽出,并协助扶镜手插入镜头。通过这个一气呵成的协调动作,观察孔戳卡就是干净的了,可避免反复擦拭镜头。

(2) 腹腔镜胃肠手术中,脾的损伤时有发生。虽大多不太严重,如撕裂伤、脾被膜划伤等,但腔镜下看起来出血较多且不易止血,更有甚者须中转开腹。一旦脾损伤出血,立即用一块浸透生理盐水的小纱布覆盖于创面,强力电凝开至最大功率,电凝该盐水纱布,待小纱布干燥后,出血就止住了。

(3) 腹腔镜手术结束行腹腔冲洗时,将一块小纱布置于骶前、盆底、易出血创面或冲洗液较深处,吸引器顶住小纱布吸引,可有效避免骶前损伤、创面出血、肠管及其他组织阻挡吸引,还能观察冲洗是否干净(冲洗干净时小纱布是白色的)。

第四篇

“式”说“心”语

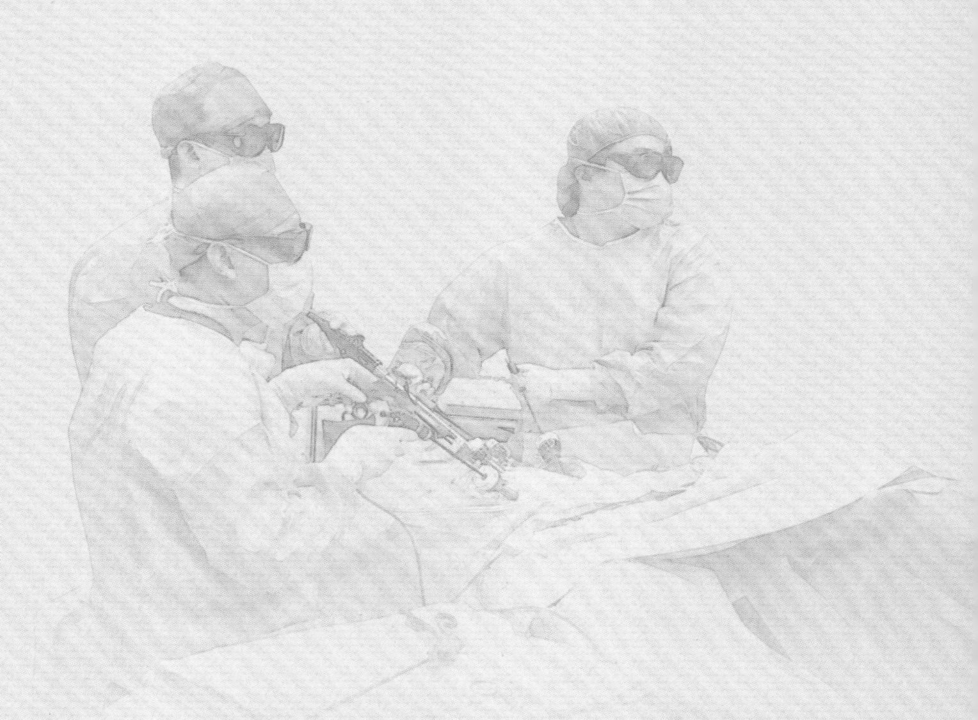

1 “微创”不是把大手术变成小手术

“微创”经历了40多年的发展,渐渐从医生和患者的集体抵制转变成了广泛的接受,成为一种趋势。

什么东西火了,必然就要被消费、炒作。

于是乎,各种媒体的宣传上,随处可看见、听见:微创、微创,还是微创!

老百姓已经被洗脑得忘了还有微创之外的手术,于是形成了一种观念:凡事必微创!

鼓了疖子、胳膊腿摔折了、任何疾病都要微创,于是才有了2019年春节联欢晚会葛大爷的梗:“用了这个东西,脑袋可以长出新的来!”

诚然,近年来随着腹腔镜技术的普及和加速康复外科的发展,明显改善了患者的就医体验,缩短了住院时间,过去要住上十天半个月甚至数月的疾病,现在1周甚至几天就可以出院回家了。

再加上刀口的缩小,除了几个戳卡孔外,辅助切口几乎和过去的阑尾炎手术差不多,尤其是经自然腔道取标本手术(NOSES)的普及,腹部已经没有辅助切口了,患者术后的疼痛明显减轻,可以早期离床活动、早期进食、早期拔管出院……

于是,很多医生和患者都形成了一种误解:结肠癌、直肠癌等手术与阑尾炎手术没什么区别,都是小手术。通常也会有患者家属说:“胃癌、结肠癌、直肠癌之类的,就是个小手术,没什么可担心的。”患者和家属毕竟医学知识匮乏,只能从极其片面的角度去了解医学知识。亲戚朋友、邻里邻居的经验是一方面,铺天盖地的媒体宣传是另一方面,此外还有各个级别的医生为了不同目的的宣传和夸大。

多种因素共同把患者和家属又领进了一个误区:凡是微创手术,都是小手术。殊不知无论采用各种手术方式,想要摘除体内的顽疾(肿瘤),必要的手术操作都是一样的,只是入路和方式不同而已,人体受到的应激和创伤都没有变。这个过程不仅是对手术操作部位的考量,还是对患者整体机能状态的考量,心、肝、脾、肺、肾一个都不能少。所以,术前医生才会做许多检查去评估、去处理;术中麻醉医生也会系统地检测和及时处理各种突发状况;术后医护人员还要密切观察和处理可能的情况。如此这般,才有可能换来患者的顺利康复。

另外,一个残酷的现实告诉我们:虽然医学发展到今天,还有许多医生看不懂、治不了的疾病,还有许多无法预防的并发症,还有许多未知的领域我们不曾了解,这就是医学的局限性。

还有一个误区:并不是所有东西都可以用钱能买到,包括生命!

此外,疾病无大小,阑尾炎同样会致人死亡。

外科手术是一把双刃剑,可以治病,也可以致病,无论选择何种方式。但我们始终要饱含信心:病魔是我们共同的敌人,我们要在战略上蔑视敌人,战术上重视敌人,才能攻无不克、战无不胜!

(谢忠士)

2 消失的缝针——1 例腹腔镜直肠癌根治术中遗失缝针的惨痛经历

这是 1 例腹腔镜低位直肠癌保肛手术，肿瘤距离肛门 3.5cm，位于后壁，术前临床分期（cTNM）为 $T_2N_0M_0$。患者 BMI 为 29.6kg/m^2。

手术过程很顺利，完成吻合时，吻合口处发现少量出血，遂决定局部加固缝合一针。

就这一针掀开了一场近 2.5 小时的“捉迷藏”大幕。从吻合口远端肠管进针，分离钳夹持针尖拔针时没能拔出来，结果在针尾持住缝针向外拔针时，针线分离了（图 4-2-1）。

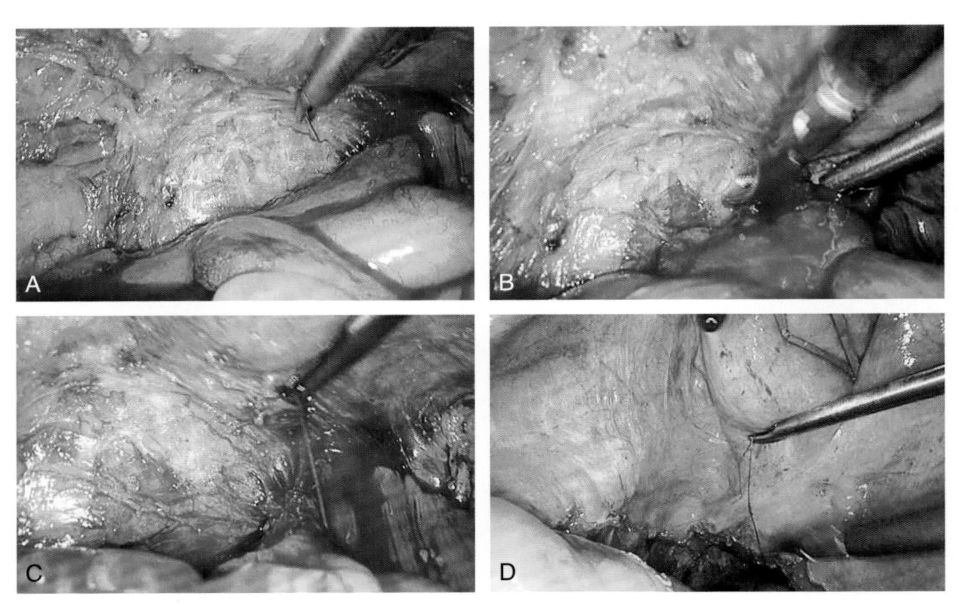

图 4-2-1　**针线分离过程**

A. 缝合；B. 拔针失败；C. 夹持线尾拉拽；D. 针线分离。

错误判断:因为是低位直肠癌,远端残余肠管也就 2cm,缝针没入直肠,从肛门处可以取出。

错误处理:没能马上在针线分离处进行寻找,而是在加固缝合结束后再行寻找,结果已经完全失去了针的踪迹。

尝试

第 1 次尝试:直肠指诊靠触觉寻找缝针,失败。

第 2 次尝试:肛门镜显露,在吻合线远端观察,没有踪迹。

第 3 次尝试:重新回到腹腔寻找,显露吻合口远端肠管,在进针、出针点位寻找,依旧没有发现踪迹。

第 4 次尝试:C 形臂 X 线机,局部透视见不到缝针。

第 5 次尝试:移动式 DR,终于发现缝针踪迹。

第 6 次尝试:经腹腔肠钳尖端定位与缝针的距离。明确上下位置,反复拍片确定肠钳尖端位置与缝针尾部重合(图 4-2-2)。

第 7 次尝试:固定住定位上下位置的肠钳,在其左侧旁开 1cm 放置另一枚分离钳,反复拍片确定其与针尖部重合(图 4-2-3)。

第 8 次尝试:经腹腔在两把定位钳之间进行寻找,没能成功!

第 9 次尝试:在两把定位钳之间的位置,经会阴放置一枚注射器针头。确定缝针在肠管内的深度(图 4-2-4)。

第 10 次尝试:再次经腹腔,向远端肠管外侧游离,依旧没有成功。

第 11 次尝试:显露牵开肛门,放置鼠齿钳,继续拍片,寻找止血钳与两枚定位长钳以及注射器针头的关系。发现缝针就在鼠齿钳尖与两枚定位肠钳之间的位置。

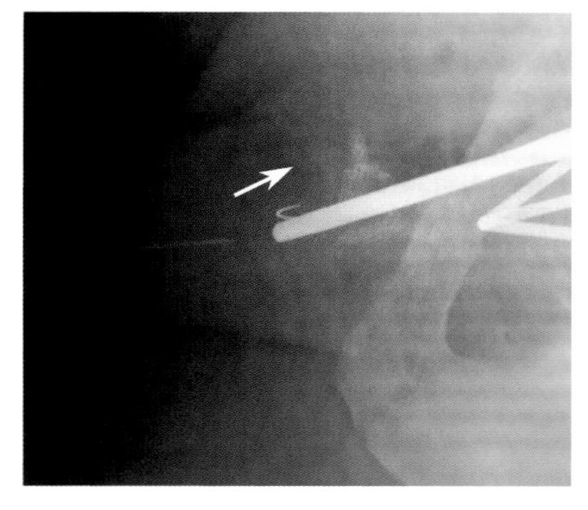

图 4-2-2 器械标识缝针位置

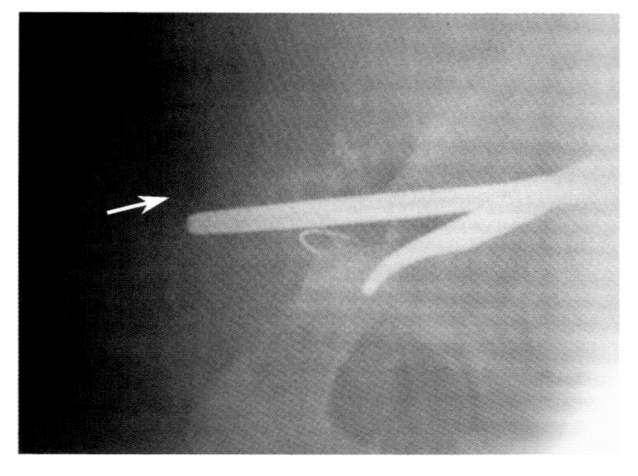

图 4-2-3 器械双重标识缝针位置

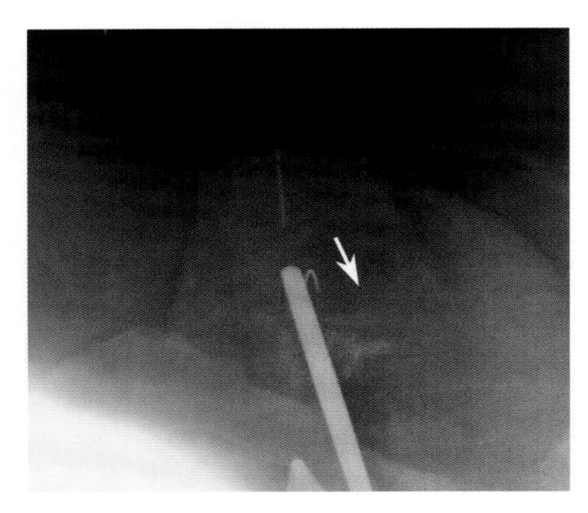

图 4-2-4 经肛引导标识缝针位置

第 12 次尝试:在鼠齿钳尖剖开直肠壁,发现缝针的踪迹,它已经跑到内、外括约肌之间的位置。

把它取出来的那一刹那,可谓百感交集。虽说总结了 12 次尝试,其中何止 12 次,反复拍片、定位,一点一点地移动定位肠钳。最开始,大家把器械摆放好后离开躲避放射线,后来所有人都一动不动地站在那里把持着器械,就在那里一遍一遍地拍。

所有好的结果都离不开患者家属的理解和全体医护人员不懈的努力,向所有人致敬!

(谢忠士)

3 taTME 不仅是一种术式的改变，而且是一个视野的改变

全直肠系膜切除术（TME）提出了 30 余年，它改变了许多医生对直肠周围解剖的理解。随着高清腹腔镜的出现，外科医生的视野又延伸了一步，过去解剖学上的名词，现在已经走进了我们的视线之内。

然而，就在腹膜反折以下至肛提肌裂孔这样的方寸之间，时时刻刻困扰着许多外科医生，TME 质量如何保证与这个区域的理解和处理息息相关。放眼众多手术录像、标本截图，真能做到 A 级 TME 标本的又有几人？

不过，我们讨论的不只是 TME 质量优劣的问题，不夸张地说，完全需要经肛才能完成 TME 的病例并不多，大多数我们都可以经腹完成得很好。那么，我们为什么要做经肛全直肠系膜切除术（taTME）？

因为它改变了我们传统的解剖视野，加深了我们对这方寸之间的理解。而反过来再经腹操作时，你的理解会更加深刻，TME 质量会随之提高。

另外，还有一个重要的问题：经肛可以将曾经我们一直模棱两可、时有时无的一些解剖结构暴露无遗，直肠中动脉就是其一，而沿着这根血管逆流而上，清扫和处理的侧方淋巴结也就有了确实的依据。

近日，看到了日本学者已经开始进行了这样的工作，或许他们也是刚刚进行技术尝试，还没有形成系统理论。但是不可否认，他们又走到了前列，所幸我们团队也开始了这项工作的尝试。

大胆猜测一下：侵及直肠中血管附近的肿瘤更易造成侧方淋巴结的转移，或许将来这附近的淋巴结可以算作区域淋巴结。

所以，经肛侧方淋巴结清扫不仅是一种可行的技术，而且给了我们一个崭新的视野，如同乳腺癌前哨淋巴结检测一样，或许我们离断的直肠中动脉远心端就是一枚重要的前哨淋巴结。

经历了完整的学习曲线，以及临床病例的积累，我们会发现越来越多细微的解剖结构，未来在该领域我们还有许多工作需要探索。如果这个区域研究

得深入，可以解决侧方淋巴结清扫的盲目性问题，就可以让患者少在手术台上躺几小时，医生也不用多耗费几小时去做无用的工作了。

无他，我们只是换个角度看风景！

（谢忠士）

4 保护性回肠造口后肠梗阻

随着新辅助治疗措施的普及和超低位保肛技术的开展，许多低位直肠癌患者不用再被挖去肛门了，这是低位直肠癌患者的福音，极大地改善了他们的生活质量。

但是由于超低位保肛后吻合难度的增加和局部解剖位置的限制，导致这个区域吻合口漏的发生率增加，为了避免漏发生后造成的一系列严重并发症和影响进一步治疗，许多医生倾向于行回肠末端预防性造口，无漏发生或者造口愈合后再行还纳，通常术后 3~6 个月可行还纳手术。

回肠末端造口的方法很多，笔者喜欢用支架法造口，具体操作详见第五篇“5 支架法回肠末端预防性造口”。对于皮肤和腹直肌腱膜的切开长度此处再强调一下：切口与肠管壁之间容纳术者一指即可，不能太大，也不能太小，太大则肠管容易疝出，太小则容易造成卡压。

即使采用这样的处理办法，仍旧有一些患者术后会出现肠梗阻，通常术后第 1~2 天肠蠕动未完全恢复时表现不明显，造口袋会有一些肠液排出；待到第 3~4 天部分患者会出现腹胀、恶心等不适症状，严重者可出现呕吐等症状。

最明显的改变是造口排出东西很少，腹部 CT 提示肠梗阻表现，造口近段肠管扩张明显，远端空虚。该病诊断不难，处理也不复杂，只是有些认识和处理的误区需要着重提醒。

大多数医生采用的手段是直肠指检扩张造口，通常会立即有效，有大量肠内容物排出，而后很快又会出现梗阻，需要反反复复地扩张造口。

我们分析造成这种现象的原因，通常发生这种状况的患者都是腹部肌肉比较发达的，再就是相对比较肥胖的，多半都是腹直肌卡压，加上局部水肿，造成造口近段肠管的梗阻，梗阻后又加重了局部的水肿，形成一个恶性循环，所以直肠指检扩张造口只能解决一时的困难，而且反复扩张还会加重局部的水肿。

简单的做法是充分扩张近段肠管后注入 50ml 石蜡油,充分润滑,防止戳穿肠管,而后在近段放置一个吸引器管,头端剪两个侧孔。当然选择这个是因为取材方便,缺点是有点硬,有胸腔闭式引流管最好,放进去有肠液流出后固定,直接引流到污物盆里即可,腹胀会在几小时后消退,然后可以口服一些消胀止(草木犀流浸液片),通常支撑 1 周以后就没事了。

注意:一定要顺势置入,不可暴力,否则极易戳穿近段肠管,造成难以处理的后果!

许多同道只是从水肿的角度去解决这个问题,而不解决卡压的问题,只是输白蛋白、用利尿药,以致患者拖延了很长时间不能进食,更加重了体内蛋白的流失,有的甚至持续 1 个月之久。

谨记:用引流管通了,就可让患者进食。

(谢忠士)

5 被“开枪”医生误伤的阴道

作为经常在骨盆内进行操作的外科医生，阴道不得不被时常提起，因为这附近疾病的病期不同，都或多或少与阴道有点关系。

然而，我们今天重点讨论的不是疾病造成的问题，而是术中操作容易造成的问题。中低位直肠和阴道密切的毗邻关系，就容易出现一些操作引起的损伤。有一次和同道聊天交流，谈及了误将阴道和结肠吻合的问题。几乎每位胃肠外科医生都遇到过这样的状况，看来这个问题还需要多次重申，提醒年轻的同道们引起注意。

尽管有经验的医生一眼就能看出来吻合器置入的不是直肠，但是一些经验欠缺的医生或者在局部解剖不清的情况下，将阴道和结肠进行吻合的状况还是客观存在的。假如术中发现，可以及时进行修正；假如没被发现，后果将是灾难性的。对医生而言，这肯定是技术事故了，被告、赔钱是肯定的；对患者而言，这就是无妄之灾，谁愿无端承受这样的痛苦呢？

问题的严重性不用过多渲染，相信每个人都清楚，我们回到重点——如何预防和解救。

最好的办法就是看清楚。但是由于铺单以及体位的限制，影响了吻合操作医生的视野，所以建议摆放体位和铺单时一定要充分考虑会阴部的显露，要按照可能做 Miles 手术来考虑，臀部适当悬出。再就是手的触觉，吻合之前都要冲洗和扩肛的。对于肥胖的患者，是无法完全看清的，为了不干扰手术操作医生的视野，很多时候吻合医生都是把头钻进布单下，很是难受。这时可以尝试从尾骨方向进入，辨别清楚后，可以在肛门缘夹持两把组织钳，这样对于置入吻合器也有很大帮助。另外，就是置入吻合器的感觉了，尽管你进行了充分的扩肛，假如毫无阻力地置入了吻合器，就要警惕了，因为通过肛门括约肌还是会有阻力的，没阻力肯定有问题。

腹腔内的标识是纠错的最后一个环节了，假如吻合器置入后，头端看不到闭合线，你就要小心了，可以让助手上、下、左、右变换角度，而且一定要确保盆腔的显露，不要吝惜辅助切口处再放置戳卡，充分显露后，这个问题就根本不会出现了（图 4-5-1）。

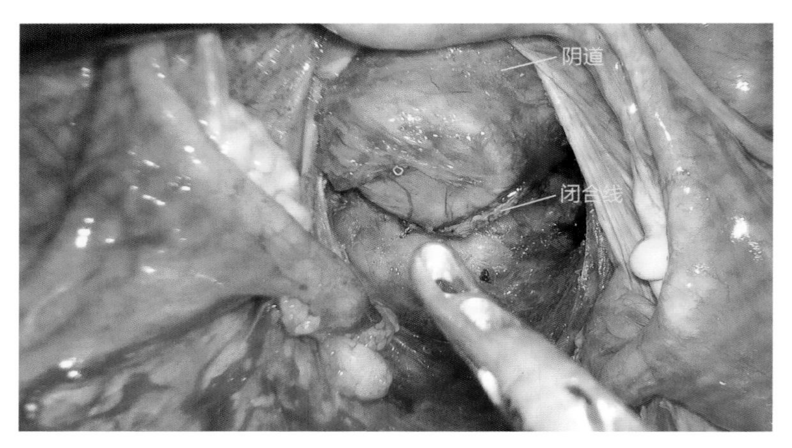

图 4-5-1 **闭合线**

接下来我们谈谈真的钉上了怎么办，当然说的是术中及时发现错误的情况，如果术后才发现，只有再做手术了。

术中发现后，肯定要拆除这个吻合口，然后把阴道上所有缝钉全部清理干净，用可吸收线进行缝合，不太胖的患者经腹、经阴道应该都可以操作。问题是如何重新吻合，说实话我没遇到过这样的情况，只是听同道们说起，大多数的选择是直接吻合而后再行预防性造口，这样同样也存在吻合口漏的风险，而且漏了会形成直肠阴道瘘，处理起来相当棘手。似乎 Bacon 手术（保留肛管内外括约肌，结肠经肛门拉出术）是一个好的选择，没有了吻合口，而且可以很好地填补阴道缺损处，只是暂时要拖着一个"小尾巴"。

总之，不要出现这样的意外为妙，外科医生的成长可以通过学习规避许多错误，没必要将所有低级的错误都犯一遍，患者伤不起，你自己同样也伤不起。

（谢忠士）

6　部分外科医生的“罕见”思维

很多医生喜欢分享自己碰到的疑难杂症或解剖变异，有些的确让你眼前一亮，有些却没有参考价值。

记得曾有这么一位同道，十分热爱学习，毫不夸张地说案头堆积的医学书籍有几米高。单单一个阑尾炎的鉴别诊断，他都可以细数出数十种甚至上百种，这样烦恼就来了，如何才能短时间把阑尾炎这个常见病、多发病从几百种干扰疾病中鉴别出来呢？

贫穷限制了我们的想象，知识的匮乏同样也限制了我们的想象。对于阑尾炎，我们普通医生通常都停留在输尿管结石、女性和妇科疾病鉴别、老年人要警惕肿瘤的层面，至于盆腔炎、黄体破裂、卵巢囊肿蒂扭转、异位妊娠等，妇科医生会判断的。

鉴别诊断是如此，外科手术的解剖变异更是如此。

为什么那么多的疑难杂症和解剖变异都让你一个人碰到了？而且天天碰、月月碰、年年碰，只要是你遇到的手术都是解剖变异，都是极度复杂的，都是超乎常人的。难道钢铁侠、蜘蛛侠、绿巨人都是你的患者？！

这样的医生不在少数，这个问题恐怕要仔细分析了，不仅仅是单纯的临床上遇到了什么问题，而是临床思维出现了问题。

解剖变异是客观存在的，这给外科手术带来了诸多的不确定性和不安全性，同时也增加了外科手术的魅力。围棋有言：“千古无同局”，手术过程也差不多，即使是同样的疾病，在不同的人身上都不一样。

那么，就没有规律可言了吗？答案当然是否定的，人体解剖学经历了上百年的发展，几乎已经从动物解剖的粗略探讨过渡到了系统的人体解剖，这极大地促成了外科治疗技术的发展。尤其是走进了腹腔镜直视化手术的时代，你可以通过认真、细致的解剖寻找到每一根血管和神经的来龙去脉，有些部位的解剖有许多种变异的组合，有些部位则相对恒定（图 4-6-1）。

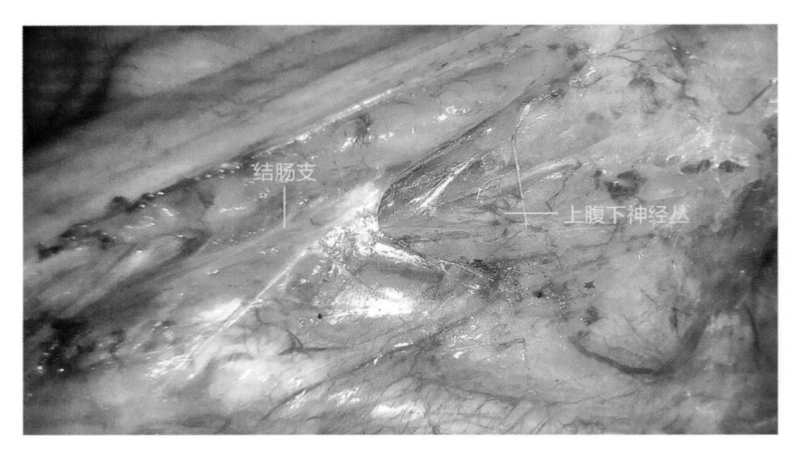

图 4-6-1 **上腹下神经丛及分支显露**

变异最多的莫过于右半结肠手术中 Henle 干的解剖，上海交通大学医学院附属瑞金医院冯波教授贴切地将之比喻为“指纹”，可见其变异的普遍性，这也增加了腹腔镜右半结肠切除术的无穷魅力。此外，这种变异和人种竟然还有关系，2 年前参加俄罗斯结直肠年会时，会上演示的日本专家耗时 1 小时竟然没能找到回结肠动脉，要知道在我们的意识中这根血管是恒定存在的，后来现场主持的俄罗斯专家忍不住提醒了一下，高加索地区的人有时候回结肠动脉是缺如的（图 4-6-2）。

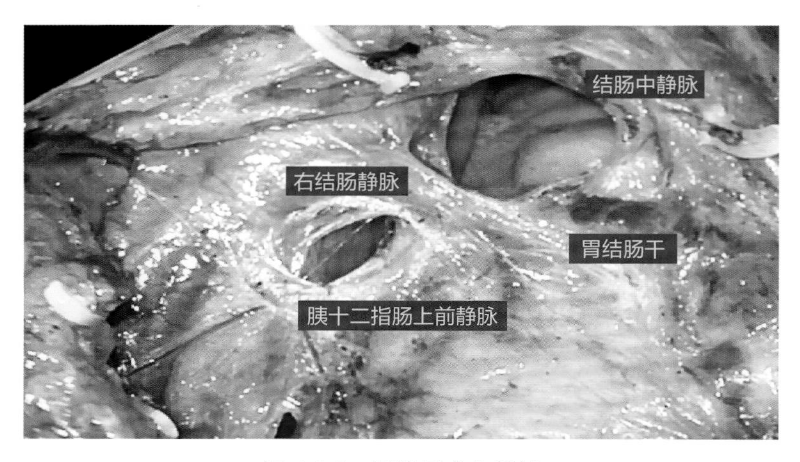

图 4-6-2 **胃结干术中解剖**

话又说回来，作为东方人种的国人，可能你也会遇到回结肠动脉缺如的患者，但绝对不会经常遇到。同理，有人也经常会说肠系膜下动脉缺如，我只回答他一句话：“你确定你真见到腹主动脉了？”如果在髂血管平面努力寻找肠系膜下动脉（IMA），岂不是天方夜谭（图 4-6-3）。

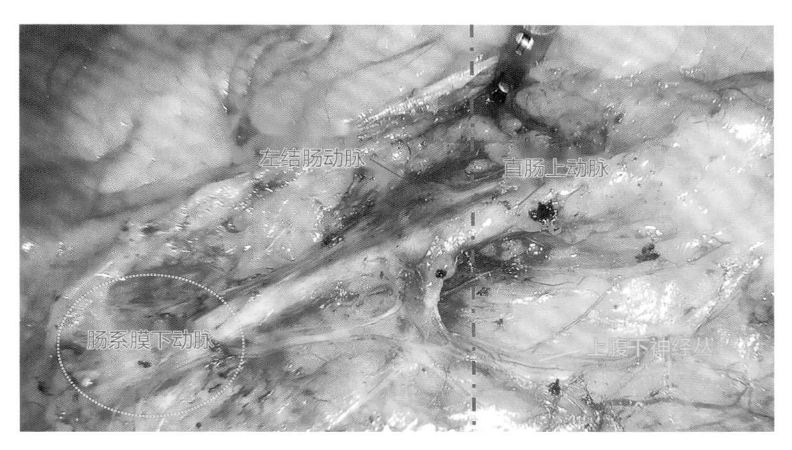

图 4-6-3 **肠系膜下动脉离断平面解析**

最后，奉劝大家一句：“做学问还是要精益求精！”不要像被害妄想一样，认为随处都会遇到解剖变异。你没见到的事情不代表没发生过，你找不到的解剖结构不代表患者身上没有。

（谢忠士）

7　当膜解剖遇到“护皮”的鸡蛋

膜解剖作为手术的另一层境界，可以说基本洞悉了手术解剖的根本，然而能掌握这种技术和理念的人少之又少，即使理论上熟稔于心，能够复制这种操作的尚属少数。

不是说膜解剖不好，这是手术的另一层境界。充分理解和践行这个理论，可以极大地加深自己的手术感悟。但是对于初学者，即便膜在那里，他也无法判断，这是客观事实。何况还有一个问题，那就是个体差异。

组织之间的粘连、融合千变万化，不可一概而论，如何确保每次都能准确无误地进入膜间隙，这的确需要很长时间的学习，而且这个学习周期短不了。

碰到组织层次好、组织韧性好的患者，我们都可以做到无血手术，那么是否所有都可以呢？想要每场手术都这样顺畅无血，相信极少数人才能做到，而这就是我们要思考的重点。

有些组织由于先天或者后天的关系，彼此互相粘连、融合，就如同“护皮”的鸡蛋，你想要完完整整地把鸡蛋扒出来，需要狠下一番功夫（图 4-7-1）。

尤其是肿瘤，它如同螃蟹一样将脚伸向四周。在现实工作中，并不会总有那么多早期的患者，即使新辅助治疗后局部降期，退缩后的水肿、纤维化也增加了局部膜结构认知和把控的难度。

那么我们就该放弃努力吗？

当然不是，膜结构辨别困难，大体的解剖毗邻还是存在的，只要磁共振成像（magnetic resonance imaging，MRI）可见、直肠环周切缘（circumferential resection margin，CRM）阴性，我们都会寻找到正确的游离平面，而需要做的无非就是慢下来，一点一点地扒开“护皮”的鸡蛋，因为蛋清、蛋黄、蛋膜都看得见、摸得着，关键看你怎样去把控。

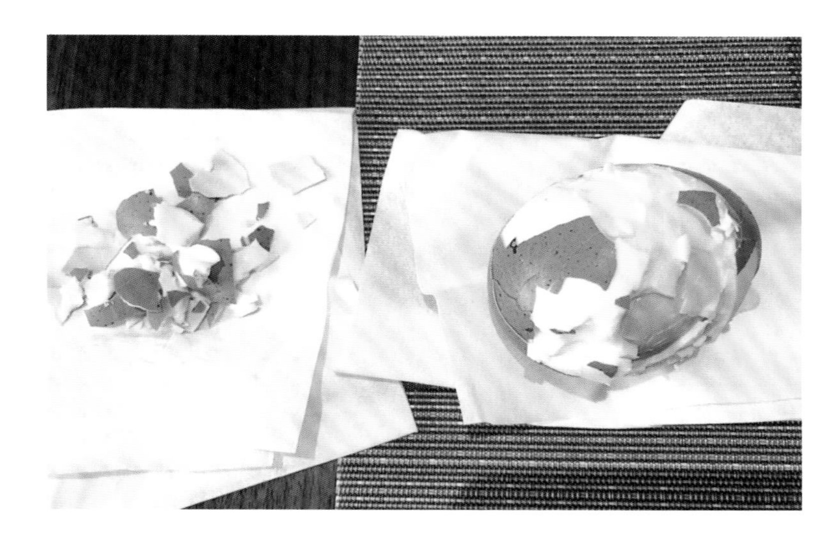

图 4-7-1 **“护皮”的鸡蛋**

膜：
她不会无缘无故地存在，
也不会无缘无故地消失！

（谢忠士）

8 漂亮的手术就有漂亮的结局吗?

在各类学术活动和各种学术交流场合,经常听同道们谈及这位或那位医生手术做得如何漂亮,洁白如雪、干净如画,可以给人一种赏心悦目的感觉,看后觉得特别舒服、过瘾,赞叹不已。当然这种谈论要是背地里、私底下的,似乎更发自内心,公开场合的赞扬需要打个折扣,但肯定谁也不想听到别人说自己的手术做得一塌糊涂,外科医生这点“自尊心”还是蛮强的,手术做得漂亮估计是所有外科医生的追求。

那在同行眼里什么样的手术才称得上漂亮?

大致来说,手术漂亮与否,受许多客观条件影响,唯一能主观把控的大概只有“天赋”了。但放眼望去,手术被公认为做得漂亮的人少之又少,极端一点说是屈指可数,因此“天赋”只能随缘,不必过分强求。“天赋”和“悟性”是许多人所不具备的,幸而很多时候我们需要比拼的是努力,还不到拼天赋的程度。个人观点:只要是坚持规范和原则,大多数人的手术还是不错的,不漂亮也不难看,至少是符合规范、安全的。

在所有客观条件中,患者是非常重要的一个决定性条件,不同的组织状态和局部肿瘤的侵犯程度至关重要。想要在局部状况非常复杂的患者身上做出滴血未流的手术,目前技术手段应该还达不到。因此,与同道们谈及手术演示和视频比赛的病例选择,要想获得好的效果,我常戏称那就选择“年轻貌美、情窦初开”的患者。什么意思呢? “年轻”意味着患者组织层次好、韧性好,局部小血管出血污染术野的情况不多;“貌美”是说这个肿瘤长得“漂亮”,分期早、侵袭少,不会造成解剖间隙的破坏;“情窦初开”是指第一次手术的患者,且由于分期早,没经过放化疗等综合治疗,也没经过其他手术造成粘连等,也就是局部粘连、水肿等概率不大。这就是许多大型会议手术演示时,术者要挑选患者的缘故,一是要达到理想的示范效果,二是谁也不想砸了自己的“招牌”。

那么问题又来了，这样漂亮的手术与预后又有怎样的必然联系？是否这种所谓的漂亮只是简单地停留在视觉之上？或者说是“炫技”？别人做就不行吗？

对于分期早、组织层次好的病例，换成低年资医生去做，只要培训合理，按照规范和原则处理，估计结果不会太差，即使操作慢一点，画面难看点，也不会影响患者的整体预后。因为只要切除干净了，患者生存预后就比较好。

对于那些初始不能切除，需要经过一系列治疗才可以达到手术条件的病例，你想要做得非常漂亮就很难了。以侧方淋巴结清扫为例，如果是高度怀疑转移的患者，须经过术前放化疗才进行手术清扫，此时组织层次通常比较清晰，也就有机会把这个局部清理得干干净净、漂漂亮亮，几乎是教科书级别的手术。但是如果术后病理评判淋巴结为阴性，很可能就意味着我们所有的努力都是徒劳，也就是说你耗费的这些时间和承担的风险可能都是无用功。当然，目前还没有哪项检查能 100% 判别阳性淋巴结。

反之，若真碰到肿大、融合的淋巴结，你想干干净净地收工都不容易，想切得漂亮是不可能的，因为这才是真正考验实力的时候，此时如何安全、有效地去除病灶，避免误损伤才是需要认真考虑的事情。通常这样的手术画面都不会太漂亮，但往往就是这样不漂亮的手术对患者的生存预后才更有意义。

无论你手术做成什么模样，每位外科医生都有几个令自己和别人满意的作品；每位外科医生也都有下不来台的时候，无论你技术如何精湛。相信每位外科医生都会有这样的经历，觉得非常满意的手术过程，后来却出现一系列不解的并发症，结局让人出乎意料。

可能没有几名患者能上手术台前了解医生手术水平，几乎都是从门诊或者别人推荐来的，即使换了多位医生，也无法确定哪位才是最好的。其实，“最好”也是相对来说的，患者不必过于纠结。

每位医生在诊治自己的患者时都是全力以赴的，但受制于目前的科学技术发展和医疗水平，有时漂亮的手术也难免出现复发。局部复发患者再次手术的难度肯定会非常大，因为没有了正常的解剖间隙可供选择，那些第一次手术时清扫不到位的可能二次手术反而会容易一些，因为正常的解剖结构没有被破坏。这样原封不动的局部解剖是再次手术的医生所喜欢的，因为还有可供寻找的解剖层次，还有保留的正常组织，有利于寻找目标淋巴结和血管。

此种情况下再来讨论第一次手术是否漂亮，往往有两种不同的说法。可以说不漂亮，因为患者需要接受二次手术。不过，二次切除的范围小、涉及重要的结构少，尽管是在系膜内穿行，但是凭借着先进的能量器械可以从容地完成手术，而且这样的局部切除通常也不会有太多的术后并发症发生，因为毕竟创伤小，肠管的张力小、血运好，患者通常能顺利出院，这也是所有患者家属所期待的结局。

若要说漂亮,是否这例患者本该可以做到 R0 切除,也许不需要开第二刀? 临床决策过程非常复杂,往往具有多个思考角度,例如:患者得病了、花钱了,挨了一刀,必须保证顺顺利利出院;医生治病了、省钱了,给你一刀,必须保证你顺顺利利出院。可话又说回来,假如第一次手术为了追求极致,出现了一系列的术中、术后并发症,甚至患者因此失去了生命,这手术还能算漂亮吗? 如果让我们在手术效果以存活 10 天或存活 10 年这一简单的逻辑去选择,许多人肯定毫不犹豫地选择存活 10 年,那么你是否愿意为了存活 10 年付出应有的代价、承担未知的风险?

很多时候患者都把决定权交到了医生手中,那么医生该如何选择? 这个问题恐怕永远没有答案,这也许就是许多医生选择保守治疗的原因。

说了这么多,实际上我的内心也没有答案,外科医生总是在不断地经历挑战和思辨。但有一点医生和患者目的必定是一致的,那就是"好的结局"。

(谢忠士)

9 浅谈手术中的快与慢

谈及手术的快慢，对外科医生来说，恐怕几天几夜也说不完，每个人在不同的阶段都有不同的领悟。

“干净利索”——这是所有外科医生的追求，你看别人手起刀落，干净利索，谈笑间肿瘤灰飞烟灭。但是，现实中能达到这种境界的并不多。同时，也要排除助手、护士配合等其他因素。

我们重点讨论普通主刀医生怎样安全、有效地进行手术，这就涉及快与慢的辩证思考。通常我们都是把快、慢对立起来讨论，对于大多数手术医生而言，快成了“褒义词”，慢成了“贬义词”。

估计没有哪位外科医生会喜欢别人称他为“X 慢慢”，尤其麻醉科医生和护士也怕和这样的主刀医生配台，因为太“耽误”时间了。

同样不理解的还有患者家属，别人 2 小时完成的手术，你用了 4~5 小时还没出来，等在外面的家属肯定会心急火燎，不知道里面到底发生了什么事，过去有些地方也时常发生患者家属要闯进手术室的事件。

实际上，随着现代麻醉技术和理念的进步，只要不是大量失血造成的手术时间延长，正常操作需要多长时间已经不是首要问题了。许多国外的手术都是“all day case”（一整天只做一台手术），动辄十几小时，术后患者依旧可以快速康复。

我们不是推崇这种方式，这也不适合中国的国情。这方面可以向日本学者学习，他们推崇手术标准时间，就是这个手术要在规定的时间完成规定的动作，当然这需要大量的基础训练才能够达到。同时，术前精确的评估也不能少，不可能所有患者都一概而论。而我们很多医生一上来就喜欢“快”，一方面可能是性格的问题，就是急性子；另一方面可能是内心的虚荣在作怪，担忧别人的看法。

每位外科医生的成长都要经历这个过程，担忧别人的看法与手术安全相比，根本不值一提。有可能盲目的“快”1秒，就要用几十分钟甚至几小时来弥补，还要术后一直担心很多天。

当然，也不能无限制的“慢”。手术耽误时间绝对不是操作的快慢，而是整体流程把控的问题，是对手术不够熟练的问题，是对意外状况应急处理的问题，也是术前评估不充分的问题，翻来覆去地处理一个部位，犹豫不决，肯定快不了。

快与慢最完美的结合应该是“太极拳”。太极拳在行功走架时要求快慢相间。转关折迭处宜慢，过了转关处要逐渐加快，过了力点再转慢，慢能慢到十分，快能快到十分。这样的快慢相间运动，使太极拳气势磅礴，运用时达到“动急则急应，动缓则缓随”的境界。

手术亦是如此。重要的解剖节点需要慢下来仔细分离，尤其是重要的神经、血管的解剖，确保万无一失。对可能出现意外出血的部位要充分预判，即使用超声刀一小点一小点地磨下来，也未尝不可。而已经拓展开的间隙贯通则需要一气呵成，再拖拖拉拉毫无意义。

无论何时，动作都要轻柔平缓，切忌盲目下刀、慌乱止血。有些看似飞快的动作实际上是暴力撕扯，毫无顾忌地一味向前，结局通常是在血泊中奋战。100多年前没有能量器械，需要的就是“快”，因为时间就是生命，尽快去除病灶，患者就会有一线生机。现代多种能量器械的配合，就无须再执拗地追求“快”了。

医学未知和不解的领域还有很多，唯愿吾辈手术均能行云流水、张弛有度。

（谢忠士）

10 治疗“跟风”时代的思考

2019 年 11 月，结直肠外科医生的朋友圈被两个报道刷屏了，简单总结为：一内一外！

内科相关的是：中国 FOWARC 研究的最终结果出来了，这是中国人自己的数据，由衷地值得骄傲和自豪。FOWARC 研究表明，与氟尿嘧啶联合放射治疗局部进展期直肠癌相比，mFOLFOX6 无论是否联合放疗，3 年无病生存率（DFS）无明显改善；未联合放疗的 mFOLFOX6 方案与联合放疗的氟尿嘧啶方案的长期随访结果相似，值得进一步研究放疗在这些治疗方案中的作用。

外科相关的是：挪威结直肠癌协会于 2018 年 12 月建议暂时停止 taTME 对直肠癌的治疗，挪威卫生管理部门也宣布暂停 taTME 在直肠癌中使用，直到国家审核完成。

这两个重磅消息无疑是给 taTME 技术的开展和放疗在直肠癌治疗中的作用泼了一盆冷水，这与 2 年前 taTME 的火热形成了鲜明的对比，也与我们视为治疗准则的 NCCN 指南和 ESMO 指南有了一些出入。

如何看待这两个互相独立又相对统一的问题呢？

有一点毋庸置疑，我们的初衷都是好的，都希望患者获得最大的治愈率和最大限度的功能保护。但是，有一些无心之过就不得不深入思考了。

记得在 2 年前，国内外都近乎狂热地开展着 taTME 技术，主要还是源于 TME 鼻祖 Heald 教授的一句话：“A new solution to some old problems.”（老题新解）这位老教授恐怕自己也没想到会在暮年再火一次，一句话彻底点燃了一个新技术，而且估计是他自己都不会做的技术（本人猜测而已）。于是，许多医生群体都动了起来，觉得不会这门技术就像不会做直肠手术一样。另外，有一些同道在没有任何技术积累的前提下，盲目开展，结果可想而知，有一些甚至造成了难以处理的不良结局，一部分不敢再做下去了，一部分开始反思谨慎开展。

直到挪威的这篇报道出来，许多人终于找到了坚决反对这项技术的理由，还有一些人终于找到了鼓励自己放弃的借口，还有一些跟风的，开始群起而攻之，诸如学习曲线是外科创新的“阿喀琉斯之踵”之类的。

再讨论 FOWARC 研究，作为外科医生，我深受放疗后一系列术中、术后问题的困扰，却又无从取舍，因为这是必要的辅助和补充治疗手段。若没有它，有一些患者局部根本无法获得良好的控制，此外还有一部分患者只能切除肛门、永久性造口。

原本想写自己对这方面的看法，在翻朋友圈时看到中国医科大学附属盛京医院梁逸超教授的理解正合我意，便摘录出来，与大家分享。

“这篇文章一定得理性看，对于高危直肠癌，放疗目前无法替代，即使是完美的手术。另外，新辅助的强度可能需要更大，全程新辅助治疗（TNT）会成趋势。而对于低危的、高位的，单独新辅助化疗与直接手术相比是否获益也需要进一步的证据。可能最有意思的是，那些低位或者极低位的、复发风险不是很高的患者，未来的趋势是放化疗后等待观察治疗，或直接手术治疗（牺牲患者的部分功能），或新辅助化疗后行保留功能的手术，更需要进一步探索。”

综上，我想表达的只有一点——“理性！”

千万不要对自己没见过、没听过、没做过的事情妄加评论，因为这不客观；也千万不要对未来没有发生的事情妄下结论，因为我们都不知道未来到底会变成什么样子。我们不敢想象 100 年前的手术是什么样子，同理，100 年后的手术我们依旧无法想象。

这都是事物发展的客观规律，只有在质疑、反思中技术才能进步，没有任何一种方法可以通吃天下。同样，任何技术的存在都是合理的，也是存在弊端的，均需要辩证地去考量。

（谢忠士）

11　治愈性手术随便做，姑息性手术费力做

一次听及一位前辈医生的讲座，“治愈性手术随便做，姑息性手术费力做”——这句话点破了目前医疗圈的一些怪现象，不知从何时开始，一些莫名的虚荣笼罩着医生圈。

对于分期相对较早的肿瘤，局部浸润不严重，标准的手术本可以获得根治，这是外科手术介入的最佳时机，但许多医生并没有充分认识到这样宝贵的机会，而是逐本求末，抛却了对手术质量的把握，把大量时间用到了其他方面，随随便便就完成了“根治术”。

岂不知，目前肿瘤的综合治疗中，真能用得着咱们外科医生这把刀的机会越来越少。这样难得的、可以彰显外科技术获得根治的机会，却被白白浪费了，着实可惜。

同时，许多医生又陷入了另一个怪圈，对于无法通过手术获得根治的患者，反而格外重视肿瘤的根治程度。局部处理得堪称完美，殊不知远在肝、肺的肿瘤正在冷眼看着你这场徒劳的表演，然后乘虚而入，一发不可收拾。

手术很成功，但患者死了。

可能是因为技术和器械的发展和进步，许多过去被认为是禁区的手术，已经可以被很多医生掌握，累及的器官、组织、血管等，几乎我们都可以切除或者离断，然后再进行重建。许多人经常“自豪”地说：“别问我切掉了什么，要问我留下了什么。”那么，这样做错了吗？没错，只要可以获得肿瘤的根治，最大限度地保留功能，这样做是没有问题的。但是，前提是“获得肿瘤的根治”，而不是姑息性治疗。所以我们不得不问，对于切不干净的肿瘤，这样做是否值得？

一例肿瘤周身转移的患者，因为梗阻、出血或穿孔而不得已采取的急诊手术，再用极端的手段来达到局部可能的根治是否有意义，这需要外科医生认真思考。

医学的局限性，让我们无法估算患者的生死时间，我们有时也无从判断每一种治疗方法的选择是否都属最优，但是终究还有一些规范可供遵循。

客观上，我国广袤的大地和遍布的不同级别的医院，决定了医疗水平无法整齐划一，想要规范一系列的诊疗流程更是难上加难，只能寄期望于从事肿瘤外科工作的医生可以做到自省，准确、客观地判断患者的疾病状态。

唯有把握好手中这把刀，把它用在“刀刃”上。

（谢忠士）

12 十八线小医生的腔镜成长历程

我出生在河南省的一个十八线小城市，长在红旗下，活在祖国和医院温暖的怀抱里。刚上班那会儿，我们小县级医院腹腔镜刚刚起步，仅限于做胆囊和阑尾，消化道肿瘤还需要开腹完成，所以我的职业生涯初期就是在持续性拉钩、间断性挨骂中度过的。

2014 年，我有幸被单位派到大城市——郑州学习。在河南省人民医院，胃肠道肿瘤已经常规行腹腔镜手术。腹腔镜胃肠道手术使我见识到了另一番天地。我第一次见识了胃后血管和左膈下血管的走行，第一次看到了邓氏筋膜和血管神经束（NVB）的存在，在家乡医院的开腹手术中，主刀医生都难以看到这些结构，更何况我这种懵懂无知的小医生？所以说，我相当珍惜这次学习的机会，如同见到神灯的阿拉丁，为了梦想义无反顾地扑上去，如饥似渴，吮吸着知识的乳汁。

在当时，腹腔镜技术是新技术，本院医生都趋之若鹜，对于进修生来说，扶镜的机会寥寥可数，更别提当助手了。所以，基本上进手术室就是看电视。通过观摩手术录像，验证解剖书上描述的解剖结构，验证以前学习到的操作技巧，看变幻莫测的手术入路，看花样繁多的吻合方法。

除了进手术室观摩手术外，我最喜欢做的事就是收集手术录像，“嘿，哥们儿，要手术视频吗？我有 100G 的，很多大咖的都有，高清无码，花式翻新，不接受询价，只接受交换，如果有手术演示直播的最好。”的确，群众的力量是无穷的，通过在网络上寻找和难友间的交换，进修结束，我也积攒了满满两大盘手术录像，而且是未经剪辑的视频，各位专家在手术中的风姿全部原生态呈现。

经历了 3 个月省医进修的热闹，回到我们十八线小城市的小医院，一切依旧。风依旧，水依旧，山依旧，树依旧。上级主任的烦躁依旧，配台妹妹的美丽依旧，主刀医生依旧自己完成腹腔镜胆囊、阑尾手术而不需要帮助，我依旧默默地扶镜、看电视插不上手。

但作为有理想、有抱负的新青年，我不想“依旧”，我想凭借腹腔镜技术实现弯道超车。如果想要提高腔镜技术，就需要系统训练。目前单位没有腔镜练习器，但没有条件就去创造条件，没有机会就去创造机会。我网购了腔镜练习器和器械，在完成临床的工作之后，将自己锁在一片寂静之中，一遍遍练习夹豆子、递米粒、剥葡萄、缝柚子。无数次重复持针、调针、进针、出针、打结、剪线，陪伴我的只有一盏孤灯和窗外的蝉鸣。如何在寂寞中磨砺自己？科比说：“你见过凌晨四点的洛杉矶吗？”

在模拟器的世界中，我可以随心所欲地假定自己是任何角色。我可以扮演术者，或运筹帷幄，或提刀上马；可以演绎助手，与主刀医生心有灵犀、如影随形。但现实是，在开始阶段，我只能做扶镜手。关于如何成为一名优秀的扶镜手，虽然也读过一些文章，但更重要的是自己在实战操作中感悟的点滴积累和经验的无形增加。作为资深的扶镜手，我总结扶镜的要点就是：清晰稳定，平面居中，进退追踪，人镜合一。镜头要清晰且稳定，找好解剖标志作平面，操作器械放置中央，精细操作进镜、广角退镜，跟着器械追踪同步运动，最终达到人镜合一的境界。

经历了扶镜手的日久磨砺，挑剔的主任终于把我提了一级，升为助手了。如果说扶镜手是主刀医生的眼，那么助手就是主刀医生的第三只手了。在腹腔镜时代，由于镜头的放大作用，更重视无血管间隙的分离。通过对专家手术录像的无数次观摩，我认为间隙不是分出来的，而是拉出来的。所以，助手最重要的任务就是牵拉暴露，选择合适的位置牵拉组织，选择合适的位置进入间隙，最是考究主刀医生和第一助手的眼界和水平。在腹腔镜手术中，第一助手的工作 90% 是在调整牵拉的位置和力度。牵拉乙状结肠系膜，帮助暴露结直肠系膜与右侧下腹下神经之间的间隙；牵拉肠系膜下动静脉，帮助暴露 Toldt 筋膜间隙。其实，手术台上第一助手随着主刀医生操作的配合调整，就是在讨论如何牵拉中度过的，从千言万语，到寡言少语，再到不言不语，主刀医生和第一助手心有灵犀。

机会总是留给有准备的人，5 年的历练沉淀，从扶镜手到助手，终于成为主刀医生。基层医院较多的还是胆囊、疝、阑尾等手术，但无论是什么手术，都要规范化标准化操作。从配合手术到主导手术，从军中小卒到指挥官，需要考虑的问题更多了，从患者体位到术者站位，从切口位置到器械选择，从手术入路到吻合方式，主刀医生属实太操心了。做一名合格的主刀医生，首先自己意志要坚定，思路要清晰，指导助手、扶镜手团队配合。将手术做规范后，将流程固定下来。例如，腹腔镜经腹膜前补片植入术，固定补片时我院没有用于固定的医用胶水，一般用钉枪固定，我就用可吸收缝合线缝合固定补片。阑尾传统开腹手术采用荷包缝合,腔镜阑尾手术为什么就单纯结扎? 于是,我就在腔镜阑尾手术中采用荷包缝合。腔镜阑尾手术做熟练后,练习单孔手术操作,就尝试做单孔腹腔镜阑尾切除。后来在团队的共同努力配合下,我们完成我院首例腹腔镜辅助乙状结肠根治术、腹腔镜辅助右半结肠切除术。

我对一次术后腹腔出血的经历印象深刻,二次手术中找寻原因,居然是5mm穿刺器引起的腹壁出血。所以,主刀医生不仅要对手术流程烂熟于胸,而且对于气腹建立、引流管放置等细节更不能忽视。因为飓风起于青萍之末,千里之堤溃于蚁穴,细节决定成败。所以,创建气腹,也是腹腔镜并发症的一大风险因素。用气腹针法创建气腹是一种广泛开展的气腹创建法,在穿刺腹壁时可能损伤血管和内脏。另外,尽管打第二和第三个孔是在“直视”下进行的,手术结束前也一定要检查每个戳卡(trocar)孔。结束时需要缓慢放气,切勿直接拔除trocar,可能二氧化碳气体从trocar孔涌出而形成“烟囱效应”,使大网膜甚至小肠涌入trocar孔,如果缝合时再粗心大意,有可能把大网膜甚至小肠缝合上,到时候真的出现了肠瘘,会让你百思不得其解。

经过做主刀医生的锻炼,我的感觉就是:痛并快乐着。此外,我也积攒了手术视频,手有余粮,心中不慌。在闲暇之时,我也可以泡一杯香茗,回看自己的手术视频,反复纠错,规避自己的废动作。然后与专家手术视频对比,找到不足之处。可以欢呼自己和专家的妙笔之处,更应该训诫自己和专家的翻车之地。

个人总结:手术学习,关注细节,善于总结,勇于创新,熟练器械,模仿手法,思考问题,去伪存真,学以致用。因为志存高远,所以“镜”无止境。

(屠俊杰)

腹腔镜医生成长手册

第五篇

点滴精粹

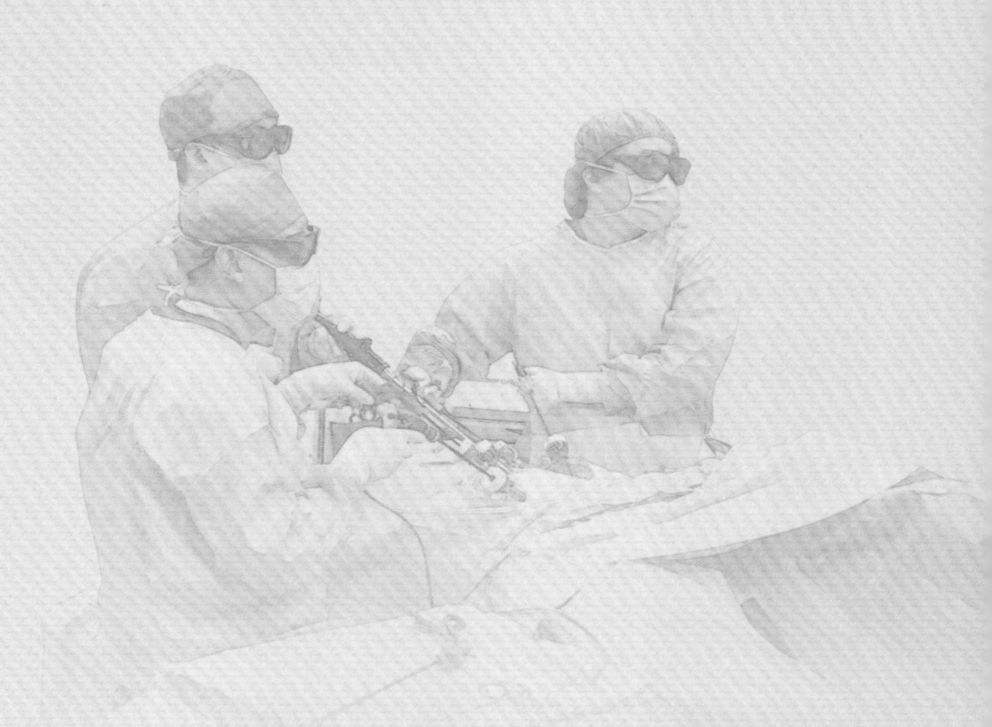

1 关气腹、拔戳卡的注意事项

随着腹腔镜技术的普及，许多腹部疾病都可以通过腹腔镜进行治疗。但是，偶尔也会发生一些发生在腹腔镜戳卡附近的并发症，让本来顺利的手术蒙上了阴影，也给患者的康复造成了不好的影响。

那是什么原因？又如何避免呢？

我们很多人习惯手术结束后一关闭气腹，马上就拔除戳卡，其实这个过程中腹腔内还是处于一个高压的状态，戳卡突然撤出就会导致腹腔内脏器，尤其是小肠和大网膜被卡压在戳卡口上，如缝合戳卡孔时未予注意，就会造成小肠疝入等后果。虽然发生率不高，而且原因也有很多，但是这种状况是客观存在的（图 5-1-1）。

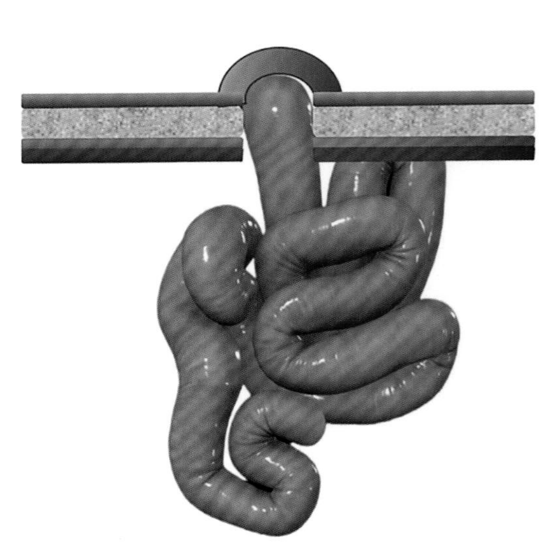

图 5-1-1 小肠疝入

此外，引流管在气腹情况下和无气腹状态下位置会发生变化，有时术后发生的吻合口漏迟迟不能愈合，检查时就发现是引流管钻进了吻合口里。这种情况还有一个原因是气腹状态下，引流管摆放在最佳位置，但是气腹关闭后引流管位置发生折叠、变化，有时会卡压在吻合口附近。

总结为以下几个步骤：

一、先关气，再观察

先关闭气腹，然后利用5mm戳卡缓慢排气，使腹腔的气腹压力缓慢下降，观察肠管位置变化（图5-1-2，图5-1-3，视频5-1-1）。

注意：一定要缓慢放气，避免用连接吸引器的戳卡放气，以免误吸肠管。

视频5-1-1　观察关闭气腹后肠管状态

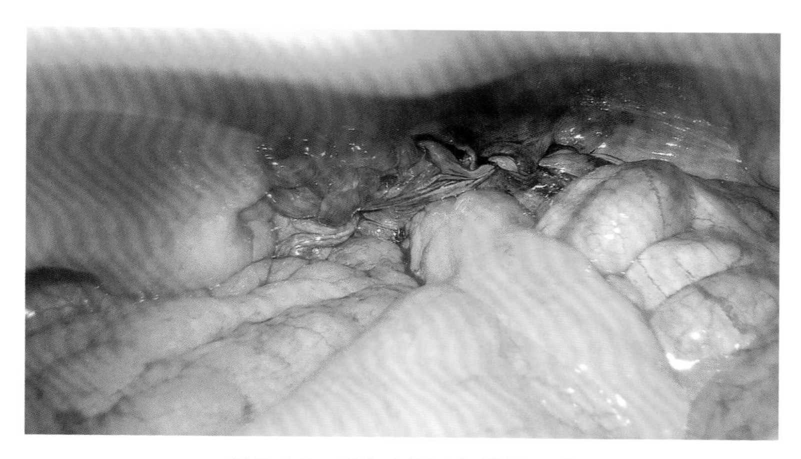

图5-1-2　避免小肠疝入缺损区域

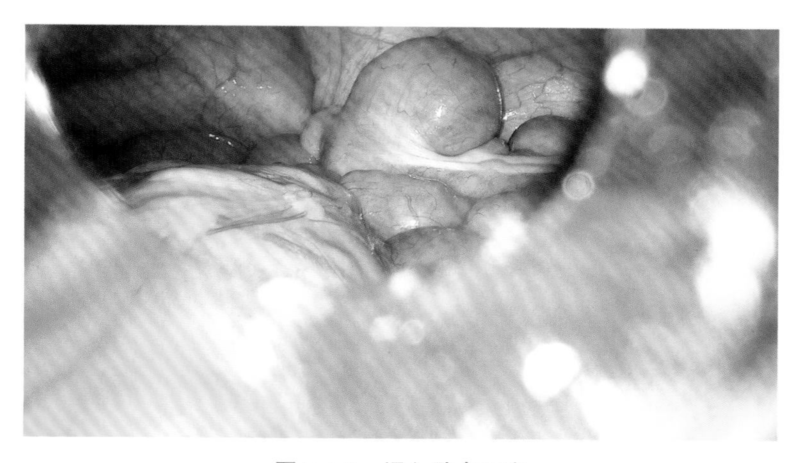

图5-1-3　退入戳卡观察

二、看肠管，摆引流

观察小肠随着气腹压力下降是否钻入到系膜裂孔之中，还有引流管是否折曲、改变位置（图 5-1-4，图 5-1-5）。

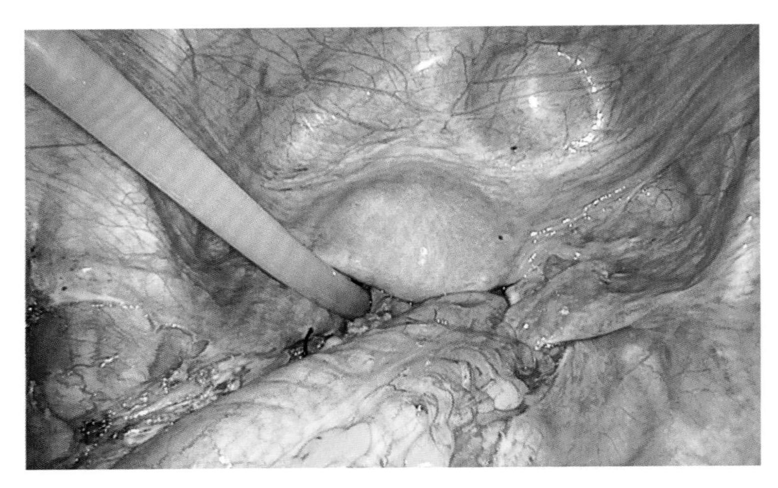

图 5-1-4 确认引流管位置

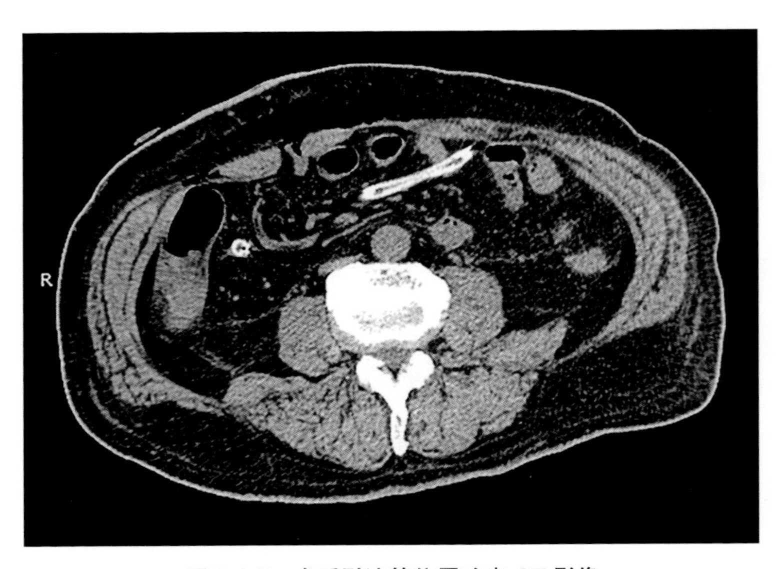

图 5-1-5 术后引流管位置改变 CT 影像

注意：直肠术后引流管自盆腔移位至中腹，无法起到引流及观察作用。

三、眼看着，缓拔卡

腹腔镜观察腹腔内情况，缓慢拔除其他操作戳卡（视频 5-1-2）。

视频 5-1-2　直视下拔除戳卡

四、辅助口，摸一摸

然后通过辅助切口，用手指触摸其他戳卡口下方，这是通过触觉感知的最后一道防线了。

五、提起来，抖一抖

最后再提起腹壁，抖一抖，确保不会有网膜疝入戳卡孔，至于术后疝入的小肠或网膜，概率应该不大。

当然，现在已经有专门用于关闭戳卡孔的缝合线设备，以上推荐适用于没有该设备的单位。

（谢忠士）

精彩点评

蔡法亮：有次手术结束时，助手没有缓慢放气，而是将吸引器伸入辅助孔抽气，边抽气边退戳卡，气腹马上消失；抽气的同时撤退腹腔镜，在撤镜时突然看到小肠被吸引器吸附并部分带入辅助孔。赶紧将腹腔镜再次进腹查看，证实小肠被吸附到肌层。后来小心地将小肠还纳至腹腔，缓慢放气，退出腹腔镜，缝合各孔。此次的经验教训是，手术结束时，放气不能太快，缝合时尽量上提皮肤，直视下安全缝合。

2 直肠后间隙游离三步提拉法

后间隙游离提拉方法很多，但是怎样能做到有效、容易操作值得思考。

针对熟练的助手，可以说不需要特殊注意，但是新手掌握一定的提拉技巧可以事半功倍。

第 1 步 助手左手肠钳钳夹乙状结肠内侧切开的系膜（图 5-2-1）。

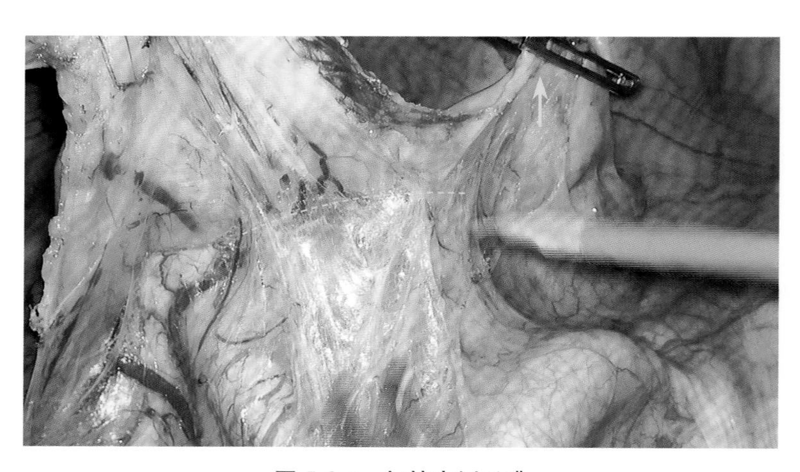

图 5-2-1 **加持内侧系膜**

注意：助手左手肠钳夹持乙状结肠内侧系膜后，向腹侧、尾侧方向提拉。

第 2 步 助手右手肠钳伸入乙状结肠左侧，抵达盆底水平，向下按压器械，借助戳卡在腹壁的杠杆作用将近端直肠抬向腹壁（左手钳可根据暴露情况适度加力，右手钳负责平面展开和方向控制，切忌盲目用力撕破系膜）（图 5-2-2）。

第 3 步 术者左手器械夹持小块腔镜纱做对抗牵引，或协助推挡直肠系膜（图 5-2-3）。

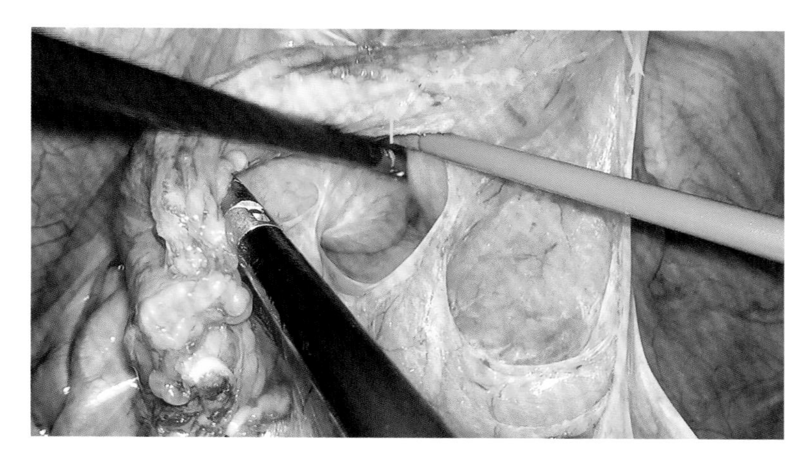

图 5-2-2　挑起乙状结肠

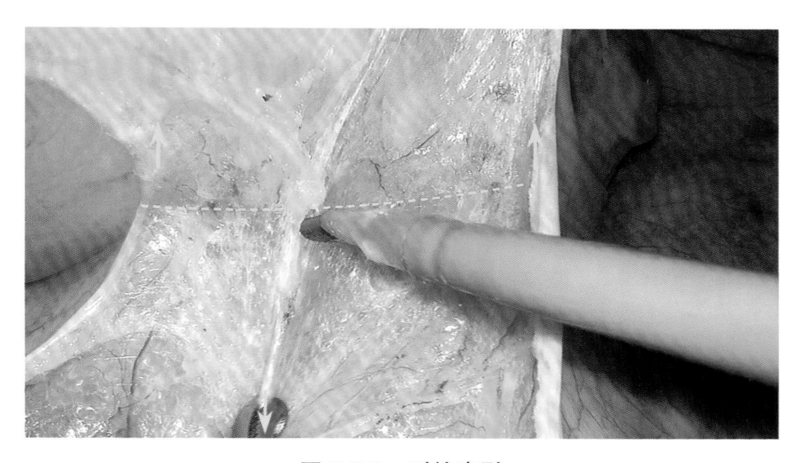

图 5-2-3　对抗牵引

（谢忠士）

3 内侧入路三步提拉法

腹腔镜直肠癌根治术中，许多同道都习惯采用内侧入路的方法，乙状结肠系膜内侧的黄白交界线是明确的进入标志，但是对于一些肥胖的患者来说，有时很难确定黄白交界线的位置，尤其是在助手提拉不到位的情况下，就更加困难了。

我们发现很多医生在内侧进入 Toldt 筋膜间隙的过程中都或多或少会偏离正确的解剖层面，进而造成出血甚至更严重副损伤的情况。

助手的正确提拉可以起到事半功倍的效果，各家实用技巧不同，目的只有一个，那就是进入到正确的解剖层次，本文简要介绍我们的操作小技巧，抛砖引玉，希望同道们不吝赐教、积极交流。

第 1 步 助手左手肠钳拉直直肠向腹壁方向提起（图 5-3-1）。

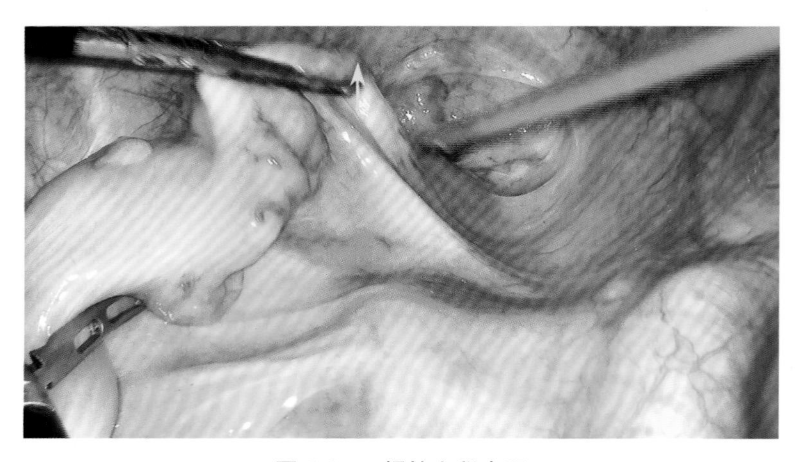

图 5-3-1 提拉上段直肠

第 2 步　助手右手肠钳钳夹肠系膜下血管和直肠上血管的血管蒂(图 5-3-2)。

第 3 步　术者协助助手左手肠钳提拉乙状结肠内侧系膜(通常情况提拉效果与第 1 步重复,适用于肥胖等腹腔空间狭小的患者)(图 5-3-3,视频 5-3-1)。

视频 5-3-1　内侧入路三步提拉法

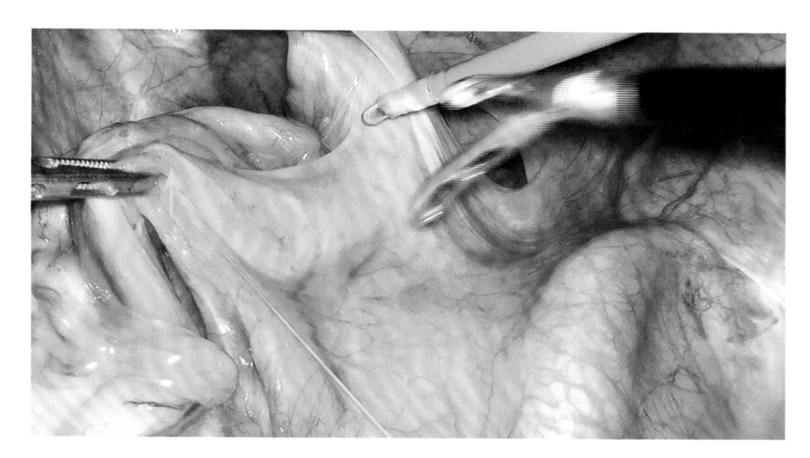

图 5-3-2　提拉血管蒂

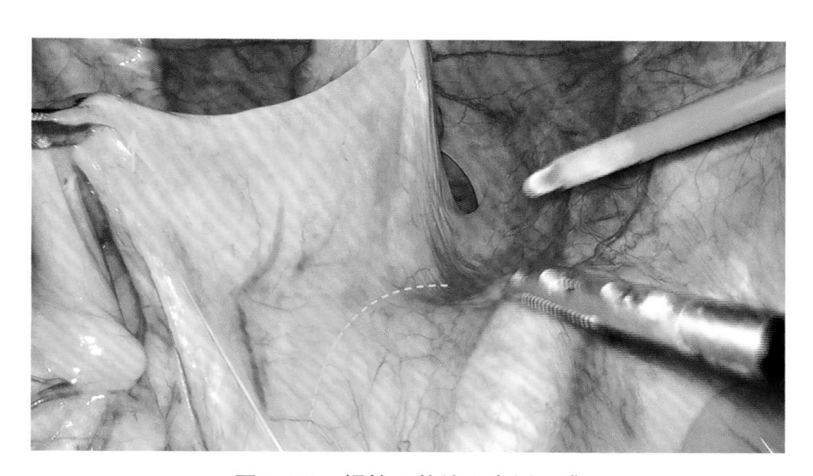

图 5-3-3　提拉乙状结肠内侧系膜

(谢忠士)

4 直肠前侧壁游离的捆绑牵拉法

操作非常简单，用一个腔镜套的绳子，在完成直肠后间隙游离后，用绳子捆绑上段直肠，这个步骤就结束了，剩下的就是如何使用了。

捆绑的办法非常简单，熟练打结的可以结扎捆绑（图 5-4-1），也可以体外系成一个圈套，体内套上肠管（图 5-4-2，图 5-4-3）。

助手左手器械牵引捆绑绳，可以选择弹簧钳或者持针器，只要能扣住绳结的就可以。

使用方法：

1. 游离右侧壁时，向头侧和左侧牵引（图 5-4-4）。

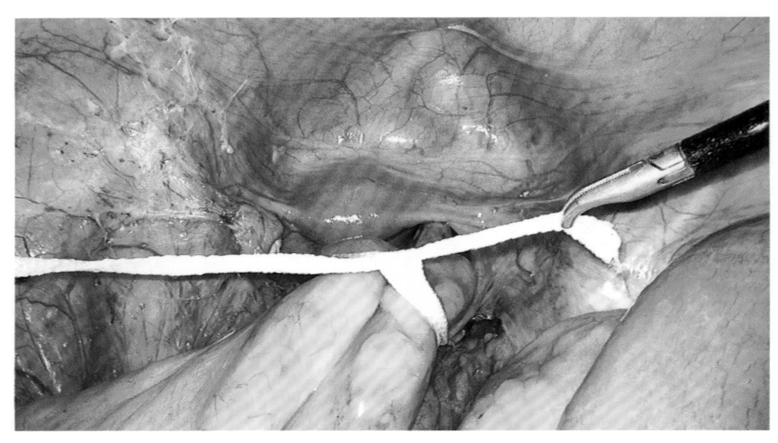

图 5-4-1　**结扎捆绑法**

尽可能靠近中段直肠，避免牵拉过程中绳结松脱，影响显露效果。

2. 游离左侧壁时，向头侧和右侧牵引（图 5-4-5）。

3. 游离前壁时，向头侧牵拉，根据术者游离路径的改变向左右偏移（图 5-4-6）。

4. 闭合肠管时，向头侧牵拉，闭合器械就位后左右摆动调整闭合线（图 5-4-7，视频 5-4-1）。

视频 5-4-1　**捆绑牵拉法**

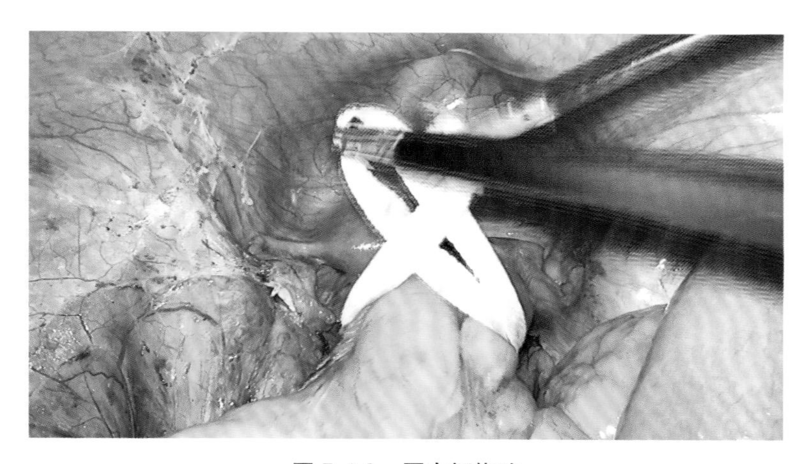

图 5-4-2　**圈套捆绑法**

需在套圈根部收紧，避免松脱。

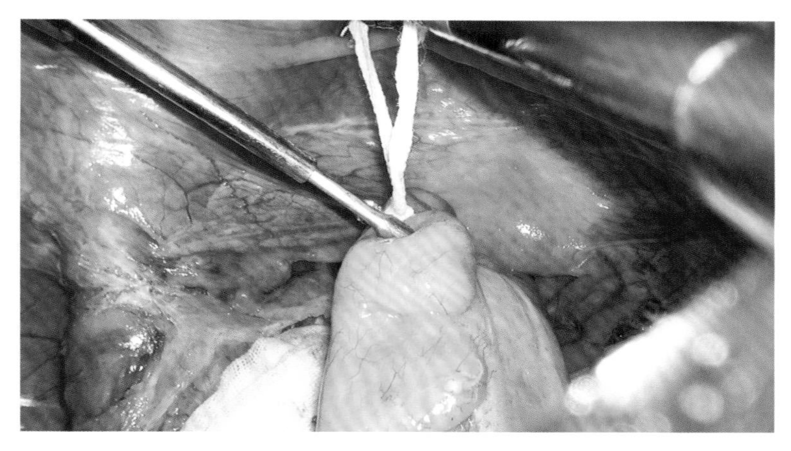

图 5-4-3　**钳夹牵拉**

需钳夹线结基底部。

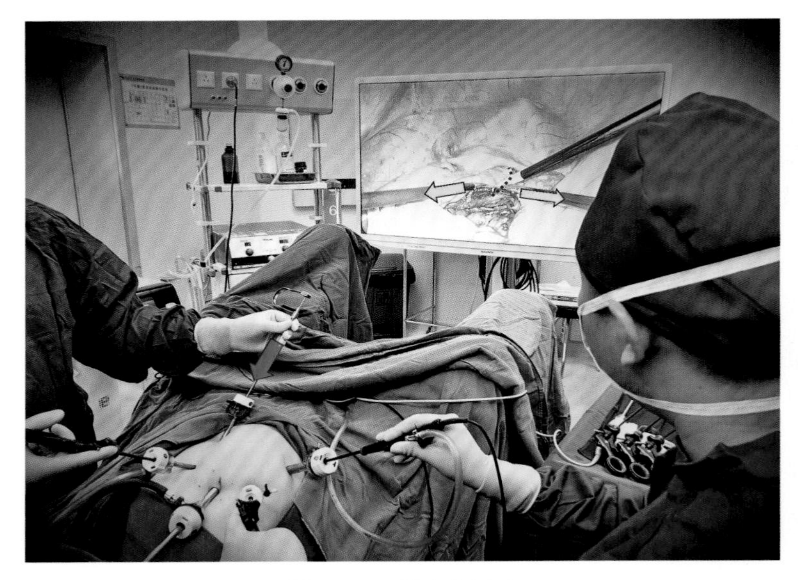

图 5-4-4 **游离右侧壁**

助手左手钳将直肠牵拉至左侧，右手钳于直肠右侧协助牵拉，与术者左手钳形成张力对抗。

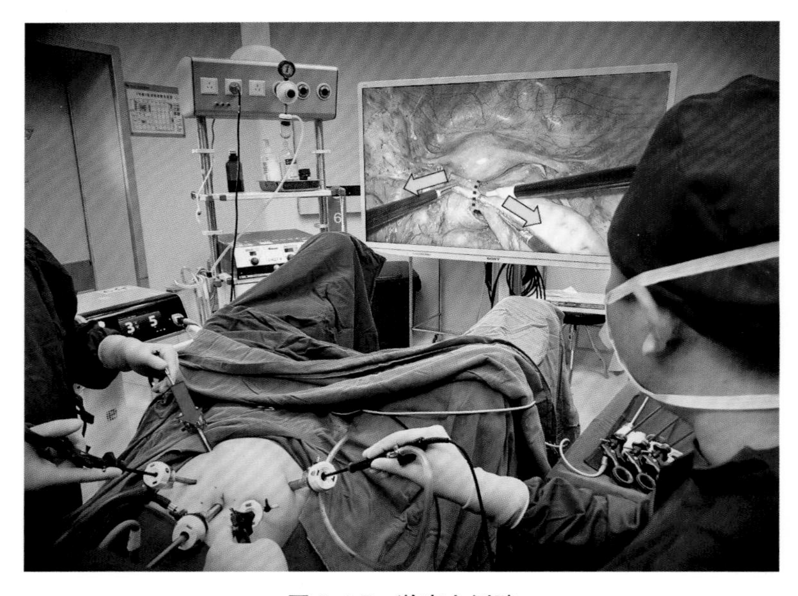

图 5-4-5 **游离左侧壁**

助手左手钳将直肠牵拉至右侧，右手钳于左侧盆壁腹膜协助牵拉，与术者左手钳形成张力对抗。

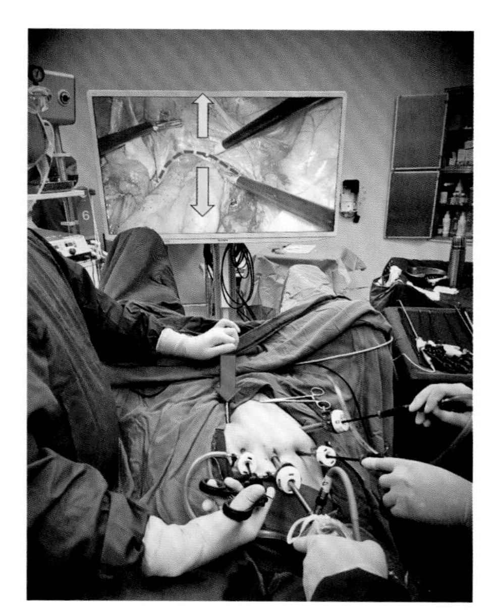

图 5-4-6　**游离前壁**

助手左手钳将直肠牵拉向头侧,右手钳于前壁协助牵拉,与术者左手钳形成张力对抗。

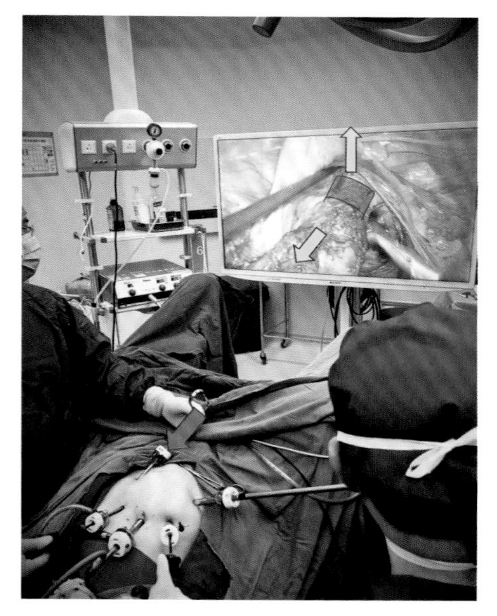

图 5-4-7　**闭合肠管**

助手左手钳将直肠牵拉向头侧,右手钳于前壁协助牵拉,与术者置入时应适度放松,待器械到达预定位置后,向头侧拉直肠管,而后左右调整闭合位置。

（谢忠士）

5 支架法回肠末端预防性造口

超低位直肠癌根治术后，许多患者需要行回肠末端预防性造口，尤其新辅助治疗以后的患者，对于其必要性争论了很久，短时间内也很难有定论。

本文只是简单介绍一种回肠末端造口的方式——通过硅胶管支架支撑的造口方法，供同道们参考。

1. 镜下定位，标记远端（图 5-5-1，图 5-5-2）

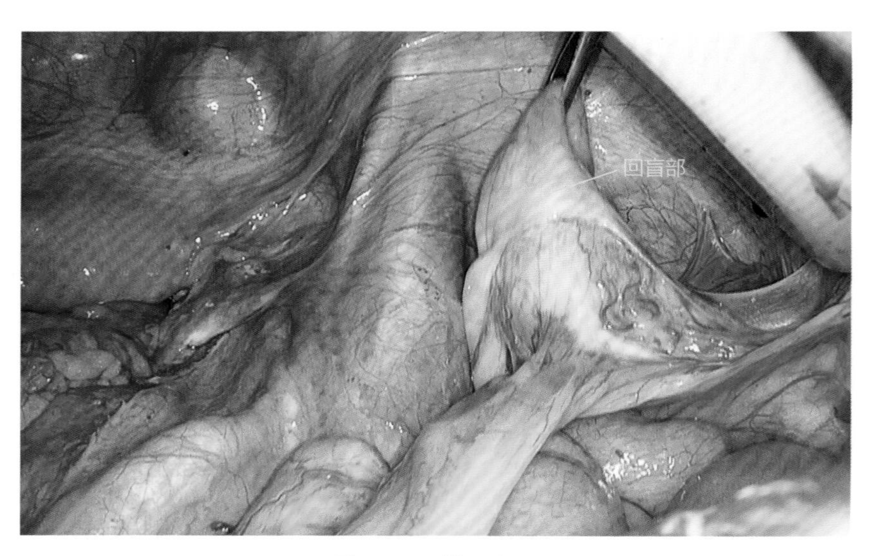

图 5-5-1 镜下定位

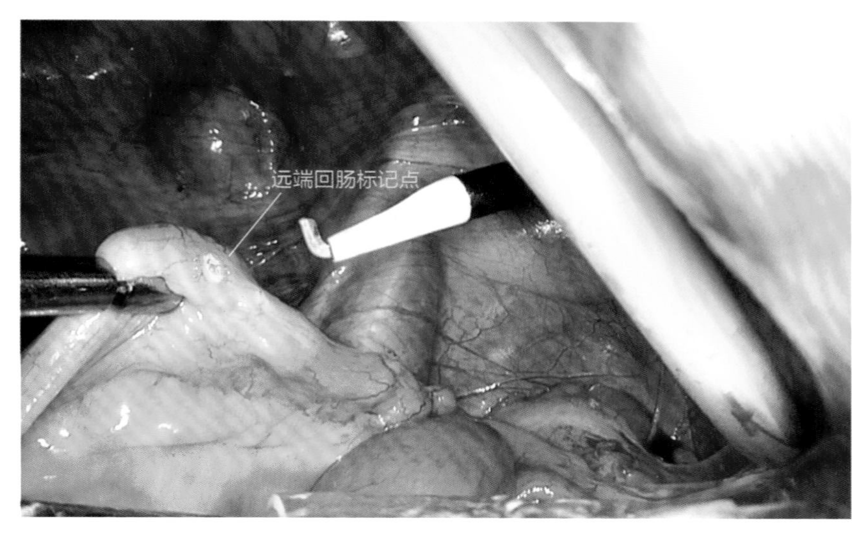

图 5-5-2　**确认预防性造口的回肠，标记造口处远端**

因为提出腹壁后缝合固定方法不同，明确定位非常重要，防止术后无法判定造口远近端的问题。

2. 提出腹外，胶管支撑（图 5-5-3，图 5-5-4）

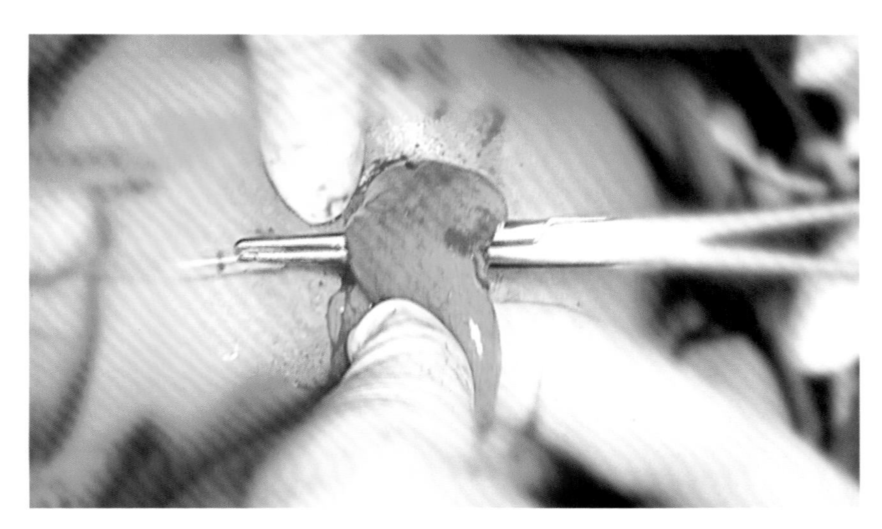

图 5-5-3　**止血钳在小肠系膜无血管区穿过**

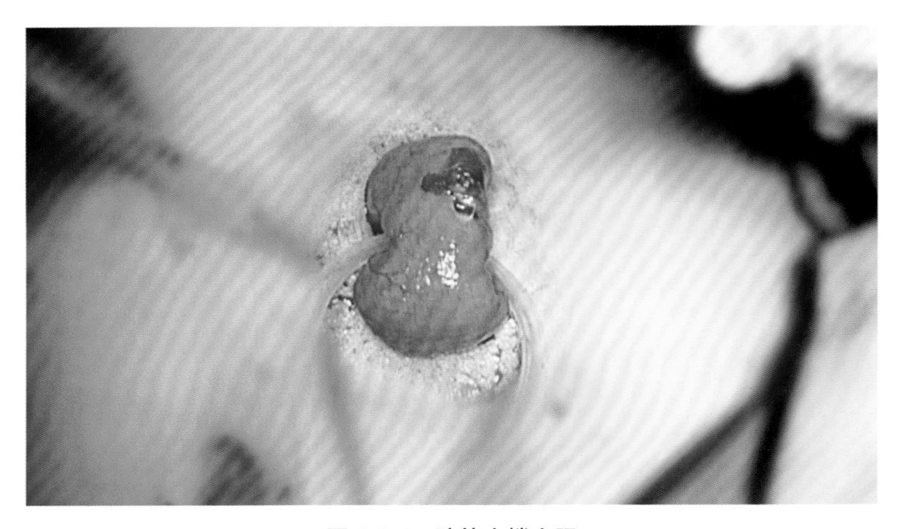

图 5-5-4 胶管支撑小肠

优点:可以提高手术效率,避免了浆肌层缝合与腹壁腱膜腹膜的缝合,固定完毕,直接与皮肤缝合即可。胶管选择 12# 脑室引流管。

3. 横行切开,长约 1cm(图 5-5-5)

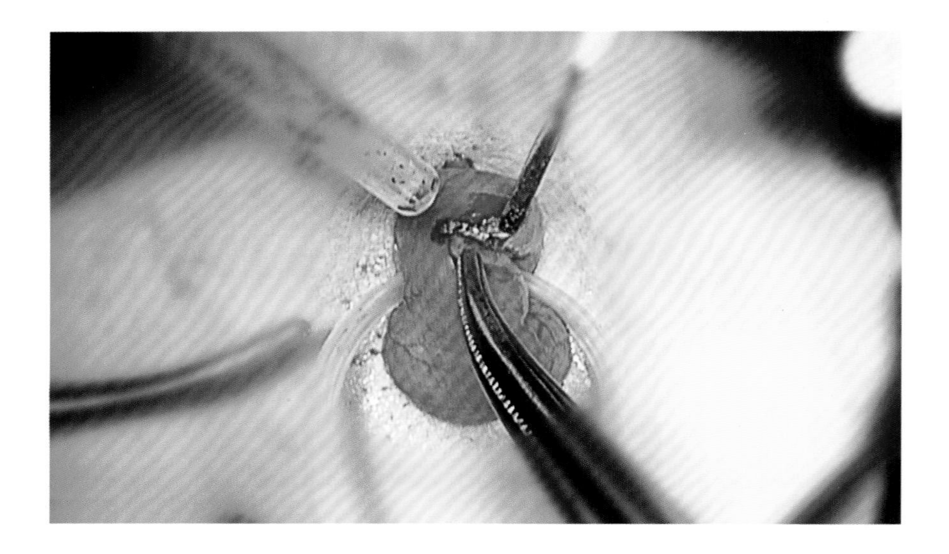

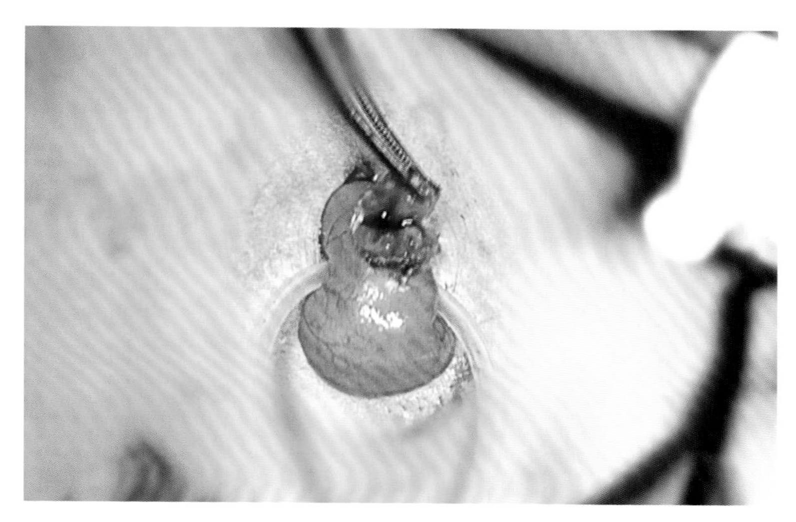

图 5-5-5　作 1cm 长的切口

1cm 的肠管壁切口长度很重要，一方面可以远端 3 针固定后形成潜在的闭合，防止粪便流入；另一方面可以完成近段肠管的翻出，过宽或者过窄都不利于这两步操作。

4. 远端 3 针，开合如线（图 5-5-6）

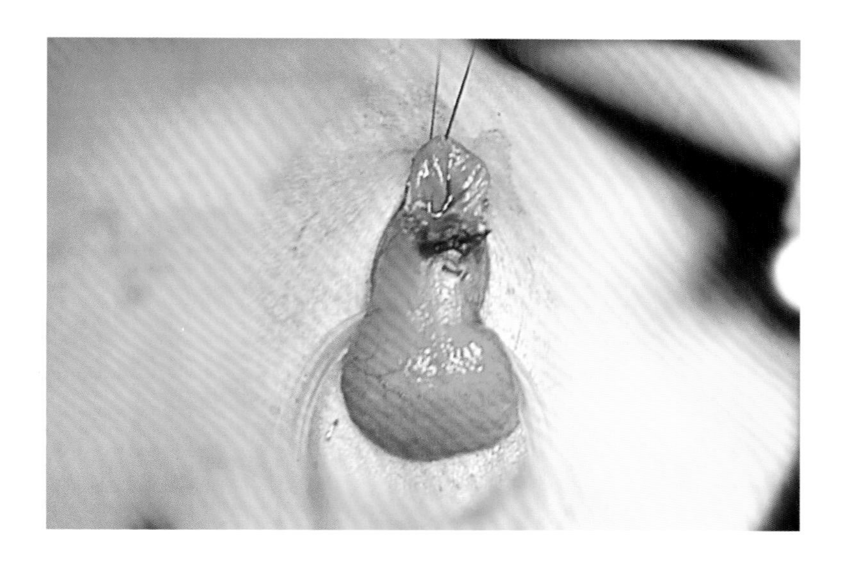

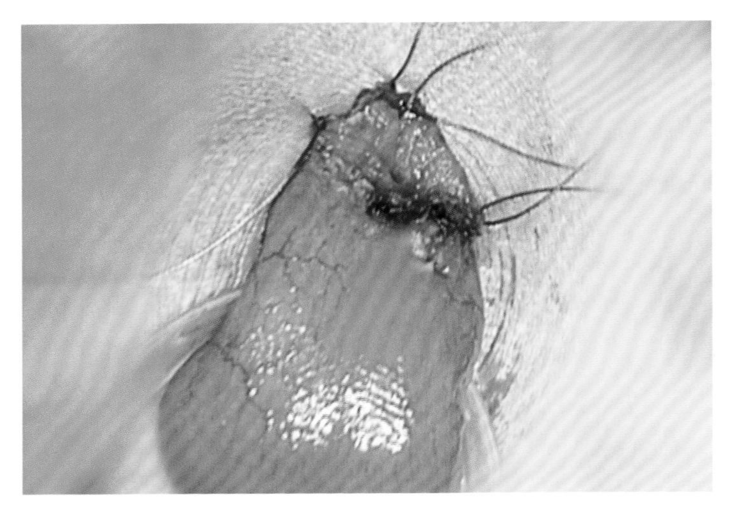

图 5-5-6 远端 3 针

同上所述，3 针固定后，形成线状的远端肠管闭合缘。

5. 远取近翻，如同宝塔（图 5-5-7）

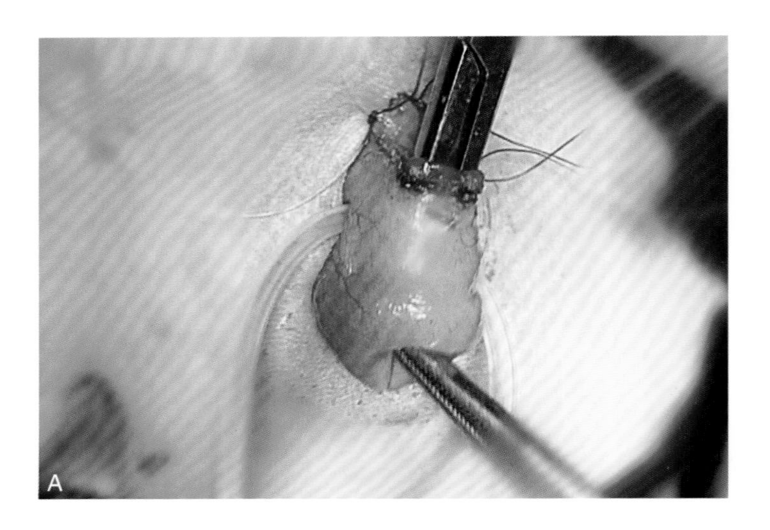

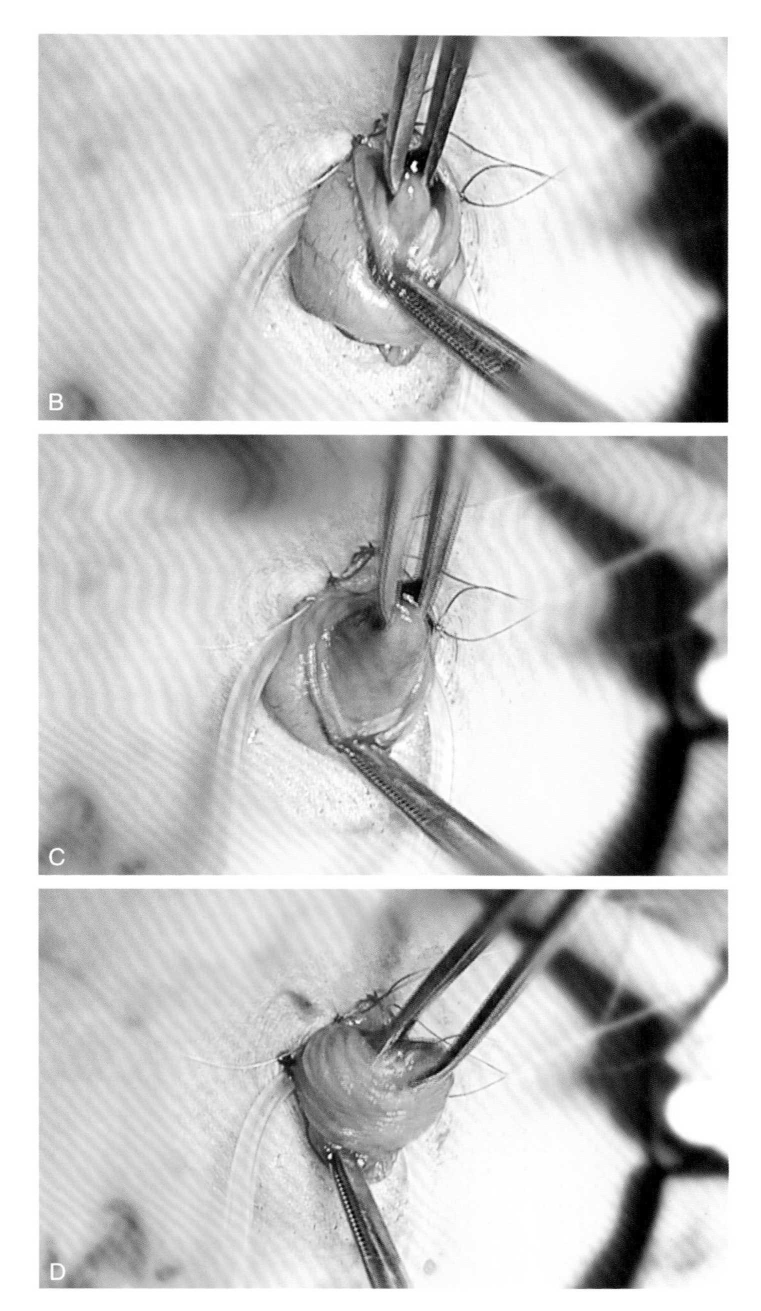

图 5-5-7　**远取近翻**

A. 夹;B. 提;C. 拉;D. 翻。此四步动作需一气呵成,术者右手鼠齿钳伸入近段回肠,距离切开线 2cm 处夹持肠管全层,而后垂直腹壁方向提起,左手大镊子配合反向牵拉,将近段回肠翻出,使之突出于皮肤表面。

6. 固定支架，防肠脱落（图 5-5-8）

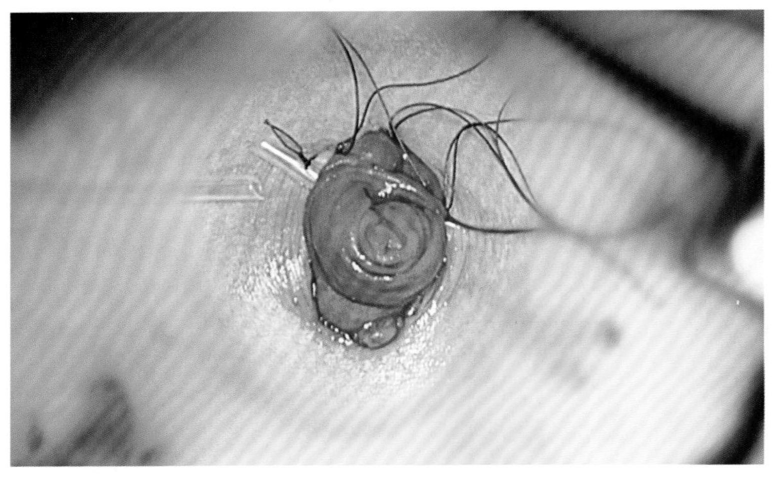

图 5-5-8 **两端固定支架**

靠近造口处皮肤缝合支架管，距离造口皮肤两端 1cm 处剪断支撑管。

7. 间断缝合，完成造口（图 5-5-9，图 5-5-10）

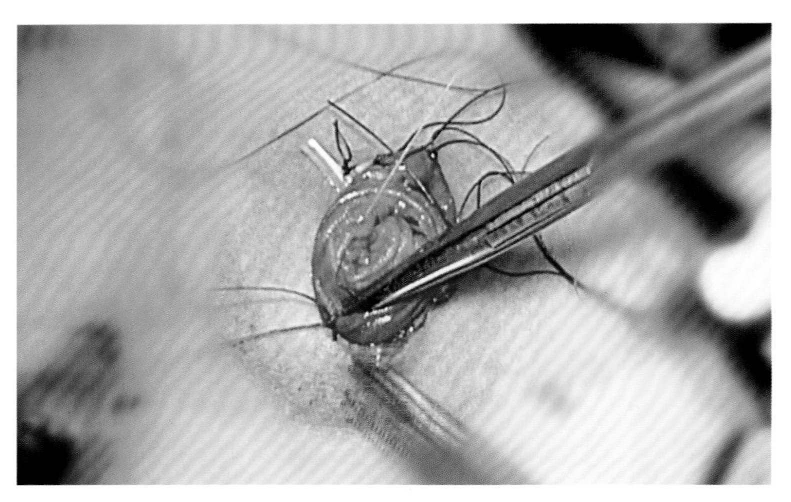

图 5-5-9 **间断缝合**

间断缝合近段外翻回肠于皮肤上。

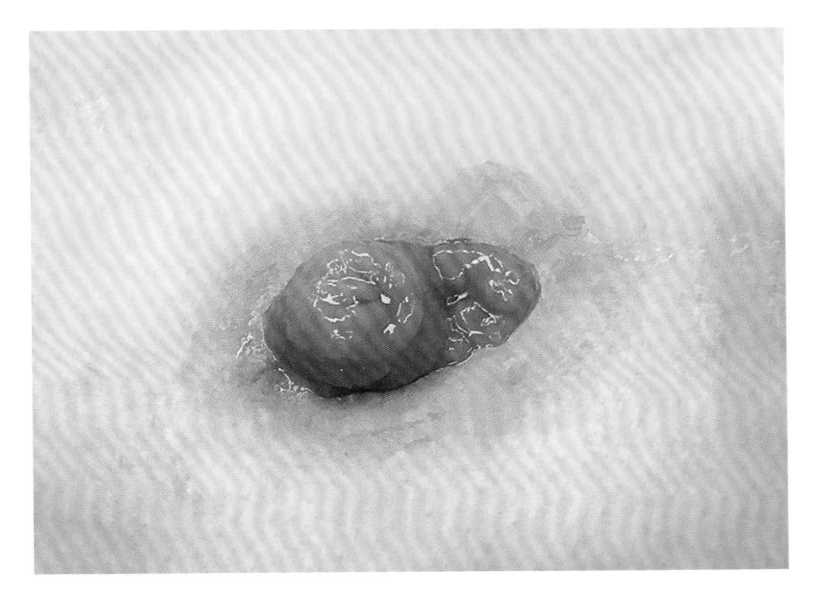

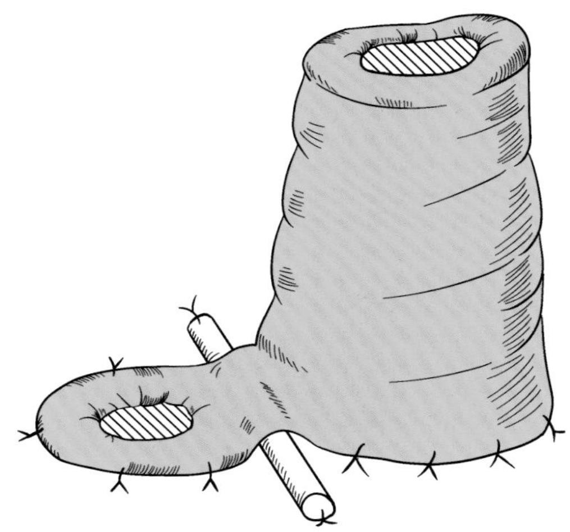

图 5-5-10 造口术后实拍及效果图

（谢忠士）

6 有腹部手术史的患者能否行腹腔镜手术?

经常会有医生同道和患者朋友问这样的问题:腹部做过手术的患者(图 5-6-1)能否行腹腔镜手术?在腹腔镜开展初期,这一部分患者是被排除在外的,随着技术的成熟,指征也就被逐渐放开了。

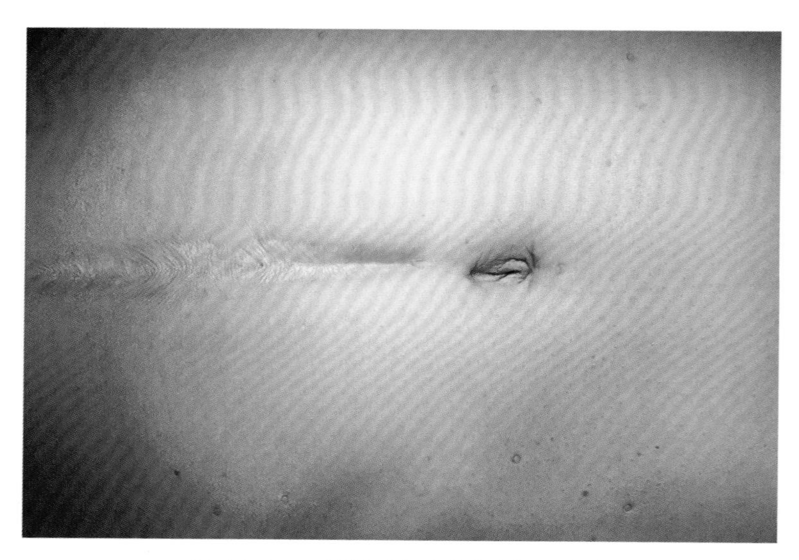

图 5-6-1 有腹部手术史的患者切口瘢痕

目前来看,这应该不是腹腔镜手术的绝对禁区,当然所有事物均需要从多个方面去考量,每位患者的具体情况以及医生的技术水平等,都是干扰因素。

经腹部手术以后腹腔内很可能会有粘连,这一点是客观存在的,做过手术后一点粘连都没有的患者的确不是很多,那么怎么解决呢?

归根到底，我们还是需要把腹腔镜安全地放进去，下面列举几种建立气腹的方法。

1. 原则上戳卡位置不变，这样不会影响拟定手术，剩下的就是如何进镜口（图 5-6-2）。

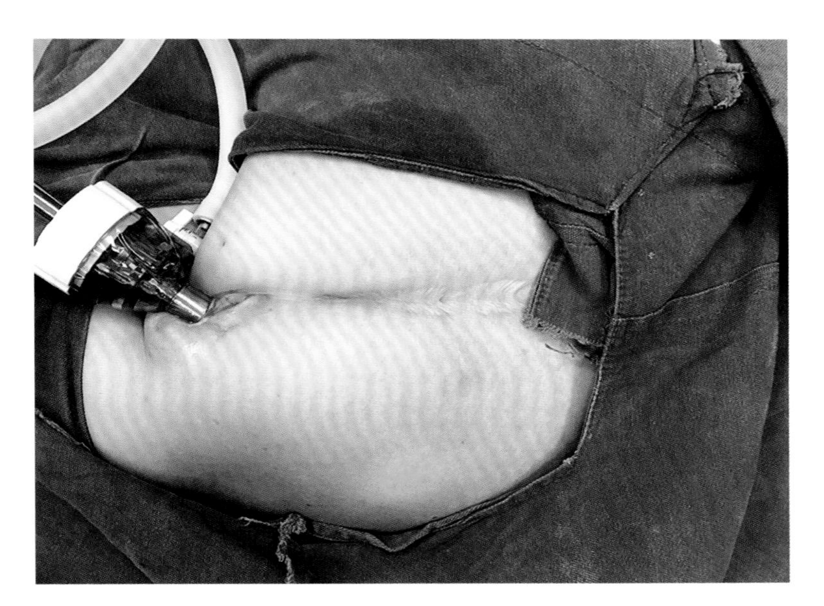

图 5-6-2 **脐上进镜戳卡不变**

2. 对于女性患者，很多都有剖宫产或妇科手术史，以做直肠为例，进镜戳卡位置还是打到脐上，通常和切口瘢痕有点距离，戳口下粘连组织概率不大，唯独大网膜可能粘下去。安全的做法是用开放法建立气腹。进腹后分离盆腔的粘连，没有患过盆腔炎的女性通常粘连不会太严重，对整体手术影响不大。

当然，在其他操作孔的位置进镜也是不错的选择（图 5-6-3）。

3. 切除过阑尾的患者，根据当时病情轻重，右下腹会有一些粘连，但是通常对整体手术干扰不大，可根据第一次手术时切口长短初步判断，对于粘连重的患者，无论是做直肠还是做右半结肠，这部分腹腔内的粘连都是需要分离的，否则会影响视野的显露。

随着目前腹腔镜阑尾切除术的普及，这部分腹腔粘连的患者越来越少了（图 5-6-4）。

4. 对于一部分广泛腹膜炎而手术探查过的患者，例如坏死性胰腺炎或消化道穿孔，应该慎重，因为腹腔内粘连十分紧密，尤其过去的做法是清创后留

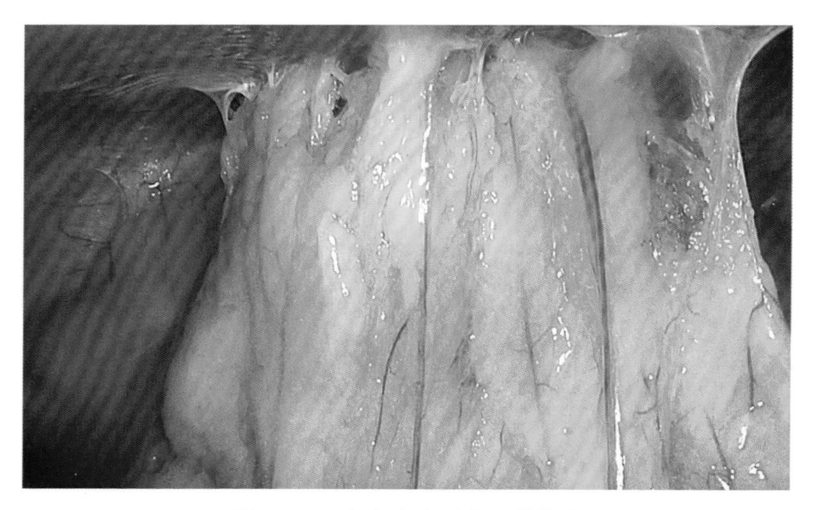

图 5-6-3 剖宫产术后大网膜粘连

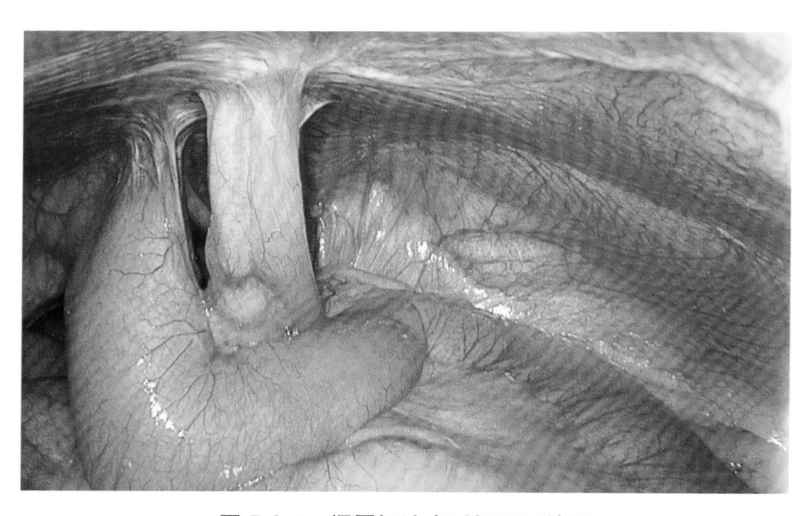

图 5-6-4 阑尾切除术后切口下粘连

置多枚引流管，我们有时戏称为“栽葱术”，这样的患者胰腺区域的解剖结构几乎完全破坏了，右半结肠或横结肠手术不适合，不要强求为了微创而微创（图 5-6-5）。

5. 多次腹部手术史的患者，腹腔内情况不明，可以事先估计腹腔内粘连较轻的部位作为辅助切口，然后套上手套和戳卡，自制成单孔 port，可以分离粘连于腹壁的组织，然后置入其他戳卡。

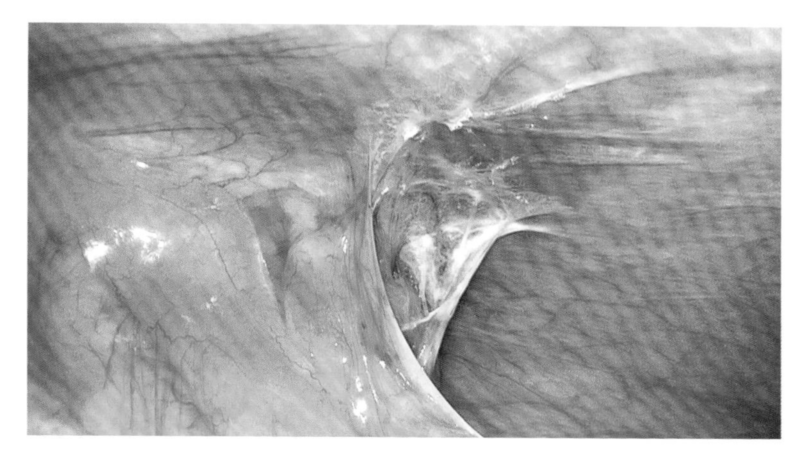

图 5-6-5　腹腔广泛粘连实物图示

这个办法可以轻松地解决多次腹部手术史行再次腹腔镜手术的问题，但是最好不要选择原切口，只能牺牲美观了，毕竟我们强调的是“微创手术”而不是“美容手术”。

6. 戳卡建立了，粘连的分离需酌情处理。原则是没有过肠梗阻的发病，不强求分离开所有粘连，只要解决干扰术野的问题即可。切记，过犹不及。

通常分离开粘连于腹壁上的组织即可（图 5-6-6）。

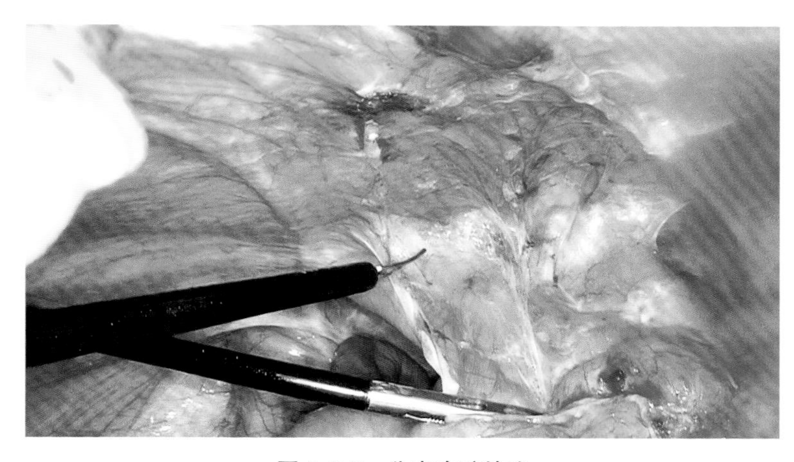

图 5-6-6　分离腹壁粘连

（谢忠士）

7 切口保护套的妙用

随着腹腔镜外科的发展，伤口保护新策略也走进了大家的视野，传统外科时代需要纱垫缝合保护切口，一是防止切口感染，二是防止移除标本时肿瘤种植，腹腔镜手术的辅助切口保护问题同样值得关注（图 5-7-1）。

国外大样本临床资料统计结果显示，开腹手术肿瘤细胞的切口种植率在 1% 以下，据统计最初开展腹腔镜的过程中切口肿瘤种植的发生率还是很高的。国外文献报道，腹腔镜与开腹结直肠癌根治术后穿刺孔或切口肿瘤种植率分别为 0~2.4% 和 0~0.6%，其差异无统计学意义（$P>0.05$）。统计学无差异

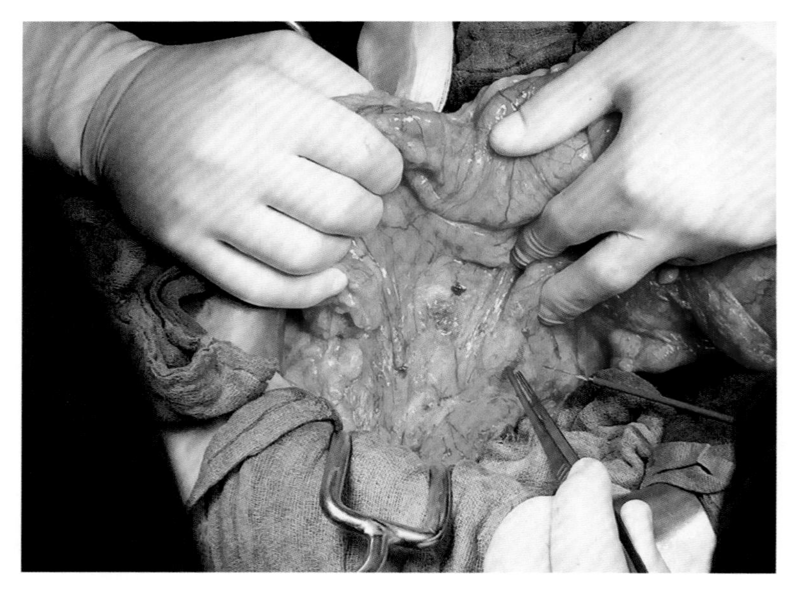

图 5-7-1　纱垫保护切口

不是告诉我们不应该警惕，因为传统手术我们会使用切口保护措施，最常见的就是纱垫缝合保护，而腹腔镜开始初期，纱垫很难用得上，很多医生只是用拉钩的方式简单保护就提出了标本，这种方式对于 T_4 期肿瘤客观上增加了切口种植的潜在风险（图 5-7-2）。

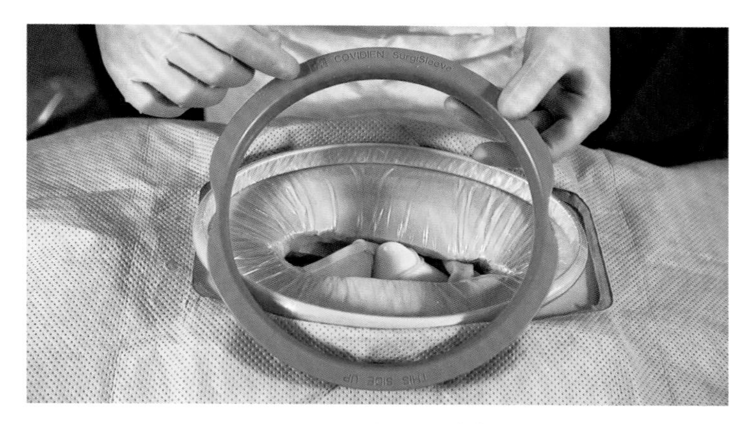

图 5-7-2　**切口保护套**

那么，如何保护这个小小的切口呢？

最初，我们使用腔镜套，就是用腔镜的塑料袋放进切口下，然后再拉开取出标本（图 5-7-3）。

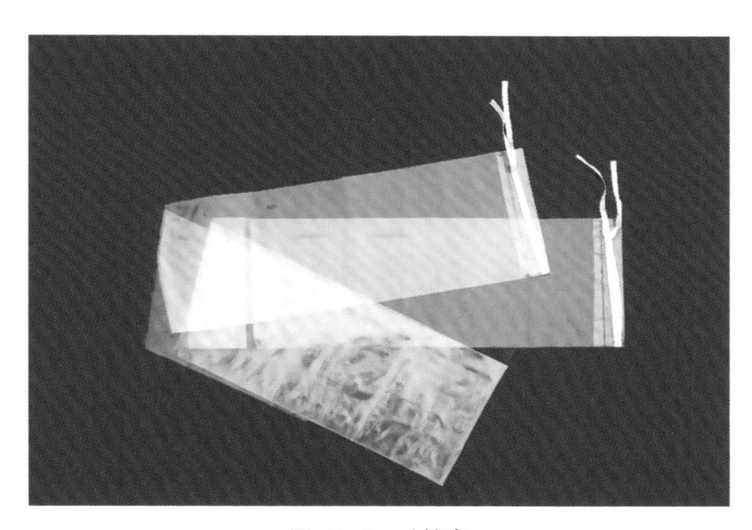

图 5-7-3　**腔镜套**

缺点是：不够规整，取出的过程中容易打褶，所以需要相对较大的切口避免肿瘤过大时把塑料桶一并卡住，进而污染切口。

后来，出现了商品用保护套，具有大、中、小 3 个型号，结直肠手术患者通常选用中号，这样最大达 80mm 的内径既可以满足标本的取出，又可以体外处理完毕后快速闭合、重建气腹（图 5-7-4）。

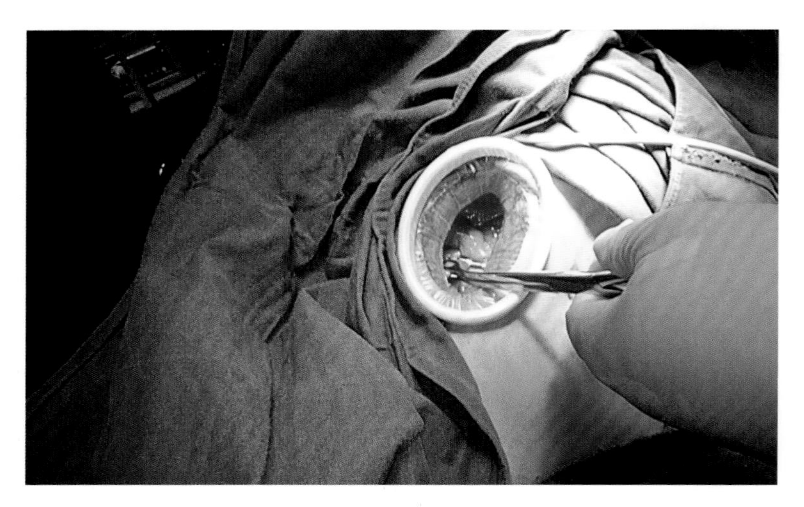

图 5-7-4 **标本口——中号保护套**

不容忽视的优点还有：保护套内、外双环的设计可以实现完美的牵开作用，这非常适合开腹手术，有时避免了机械拉钩的使用，在腹腔感染的冲洗引流过程中，冲洗过程更加方便。

同样，这种牵开作用可以衍生出许多种用法，腹会阴联合切除术过程中会阴区切口置入切口保护套后，局部显露会变得非常清晰明了，避免了盲目的操作。再通过它建立单孔操作通道，就可以实现腹会阴双腹腔镜联合手术，大大加快了手术的进程（图 5-7-5）。

同理，可以用在 taTME 手术中，这样的牵拉方式更增加了手术的可操作性和灵活性，相比较其他的单孔设备而言，操作灵活性更强，更加便捷（图 5-7-6）。

在经肛微创手术（TAMIS）的操作中也同样显示出可操控的性能。另外，还可以用在 ISR 手术操作中，可谓创新无处不在，只要有个孔洞，就可以尝试放进去这个保护套，会带给你无限的可能。

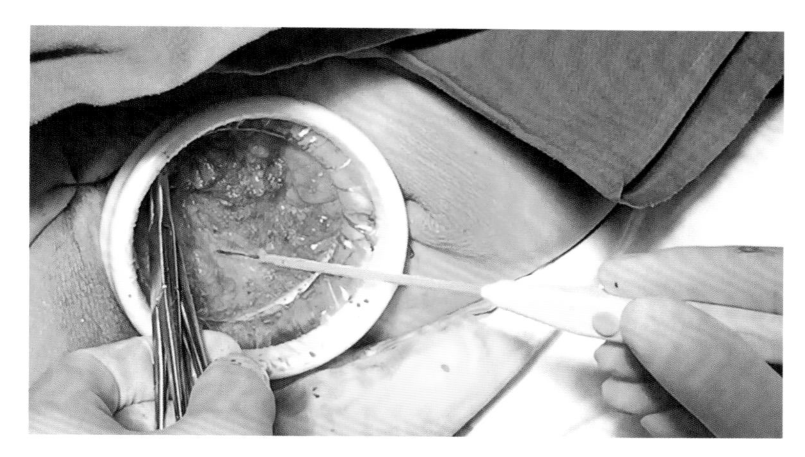

图 5-7-5　双腹腔镜联合柱状切除

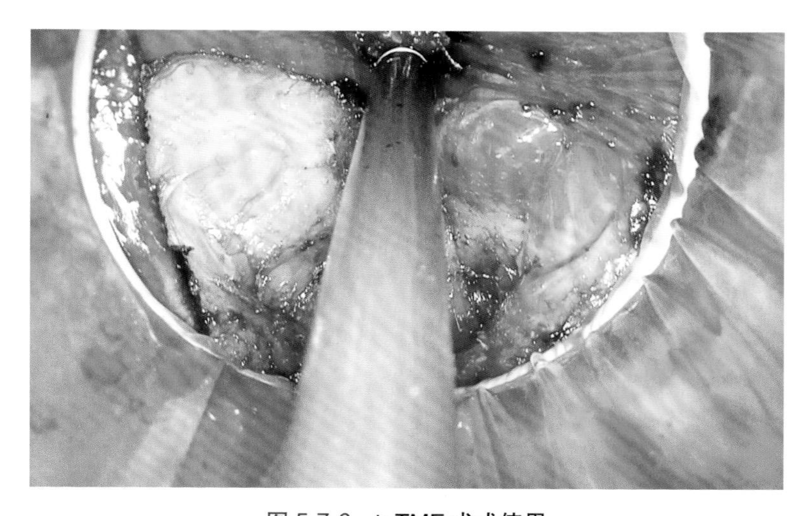

图 5-7-6　taTME 术式使用

（谢忠士）

8　实战技巧｜腹腔镜中“say hello”的小手

过去腹腔镜结直肠手术后通过辅助切口取出标本后，需要重新缝合辅助切口，再行置入戳卡。并非这种方法不好，只是整体腔镜下的操作似乎会被打断，而且再置入的戳卡容易漏气。

用切口保护套配合手套的方法，重新建立气腹后，把使用效果拍摄出来特别可爱（图 5-8-1），相信很多医生都是这样做的，但是还有些医生不太了解这种做法，故将几种简单分型总结分享给大家。

1. 节约时间型　标本体外完成吻合或置入钉跕后，直接套上 6.5# 手套，重新建立气腹就可以进行后续操作了（图 5-8-2）。

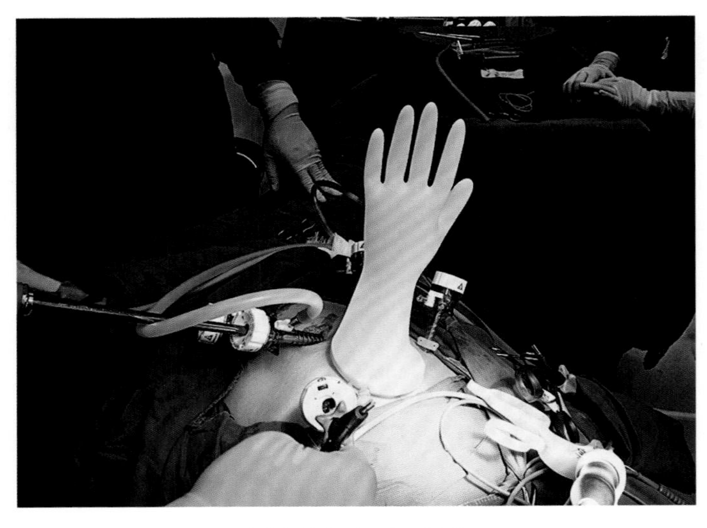

图 5-8-1　hello 小手

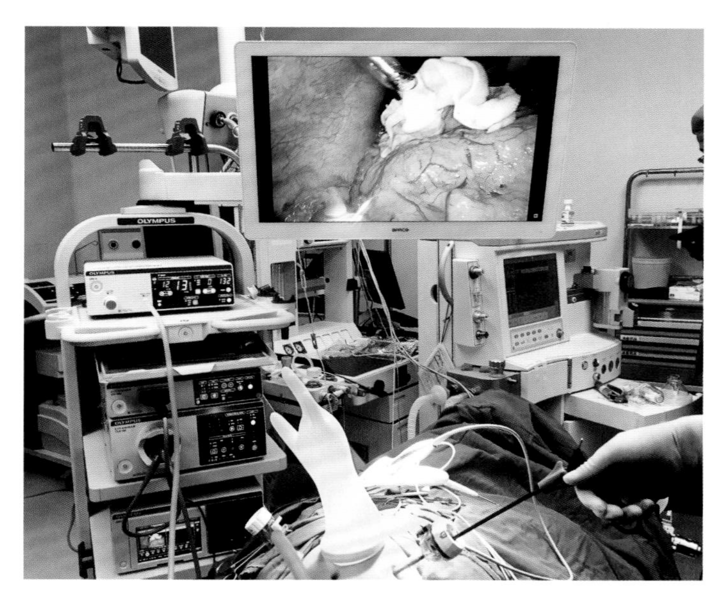

图 5-8-2　操作简单、省时

2. 改良单孔型　可以巧妙地利用手套的 5 个指头，也就是有放入 5 个戳卡的空间，对于腹腔内有粘连的情况下，可以先行建立辅助切口，然后单孔进行游离粘连，当然现在已经有上市的单孔操作平台了，此种方法适用于没有引进的单位（图 5-8-3）。

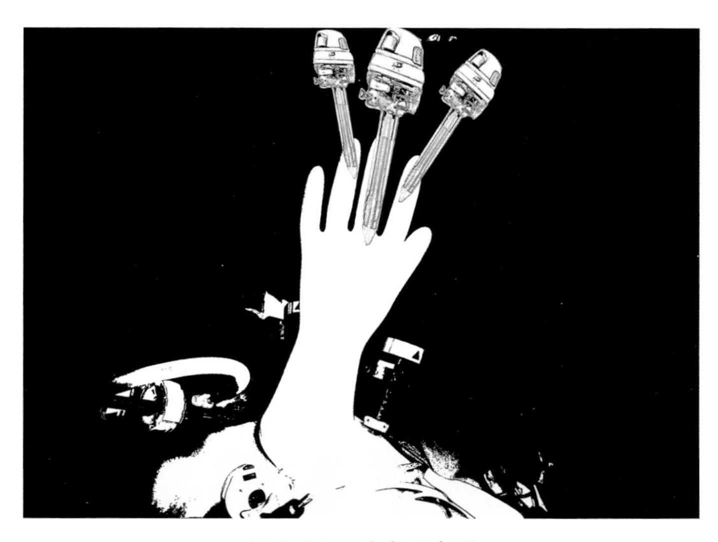

图 5-8-3　改良示意图

3. 会阴单孔型 可以实现会阴区操作和腹部操作同步进行,便于 Miles 手术标本处理及确保在直视下显露离断肛提肌起始部(图 5-8-4)。

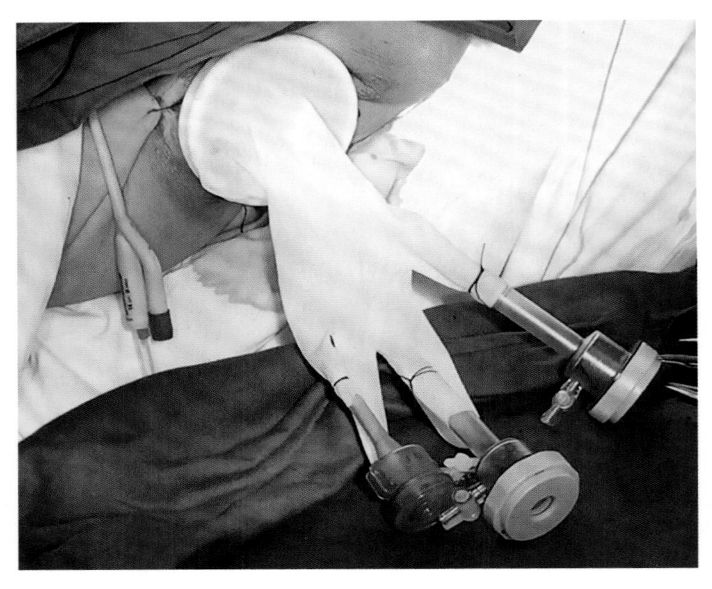

图 5-8-4 **配合切口保护套使用**

配合切口保护套,还有许多想象的空间。

(谢忠士)

9　腹腔镜 Miles 手术后盆底关不关?

开放做腹会阴联合直肠癌根治术的时代,盆底腹膜通常都是缝合关闭的。进入腹腔镜时代,针对盆底腹膜关不关的问题一直在争论之中,支持者建议采用开放时代的做法,反对者则认为没有必要关闭,延长手术时间,而且一旦关闭不完全,肠管疝入反而增加风险(图 5-9-1)。

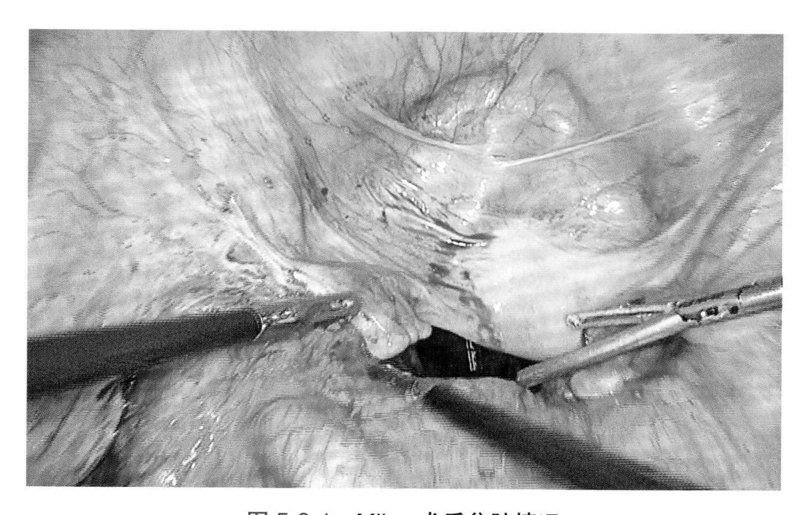

图 5-9-1　Miles 术后盆腔情况

当然也有游离大网膜填塞盆底和放置补片的方法,这里不再一一赘述。

目前各种方法都没有确切的数据支持,我们不去判断孰对孰错,只是介绍我们团队的选择,男性盆底腹膜是必须关的,女性子宫放下后完全遮挡盆腔的,可以选择不关。目的:防止小肠掉入盆腔,甚至从会阴切口掉出体外。

其中还存在一些技术细节,简单总结分享给大家。

1. 对于预定行 Miles 手术的过程中，在切开盆底腹膜时，应该有意识地多保留一些侧壁腹膜，因为不影响肿瘤根治原则，反折上侧腹膜应该紧贴着肠管切开，这样可以减少缝合过程中的张力，不至于缝不上（图 5-9-2）。

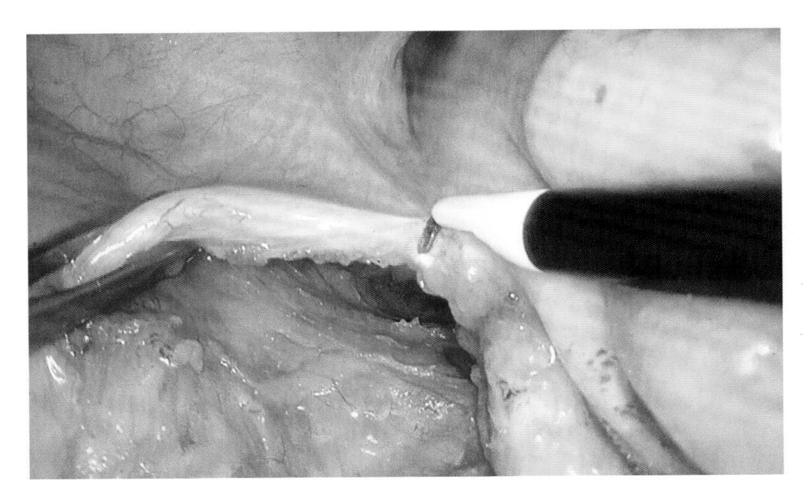

图 5-9-2 紧贴肠管切开

2. 缝不上的怎么办？可以在张力较大的地方两侧适度切开腹膜，缓解张力。有条件的也可以选择生物补片，不过有些奢侈，若将生物补片用在肛提肌断缘的关闭上更有价值（图 5-9-3）。

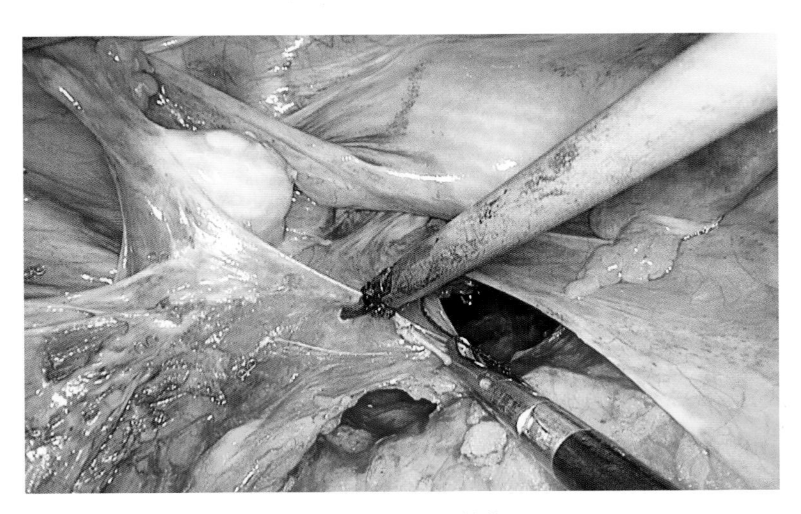

图 5-9-3 张力较大

3. 怎么缝？我们选择倒刺线连续缝合(图 5-9-4)。

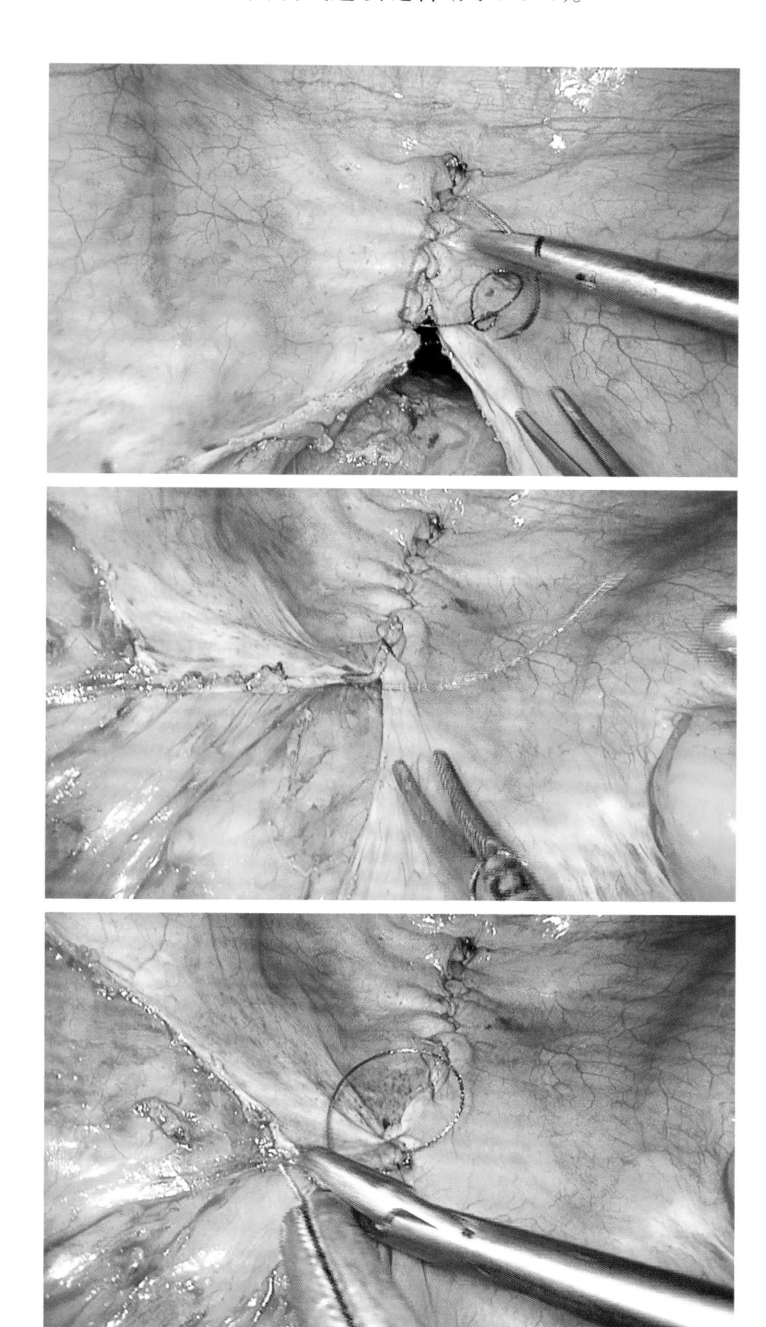

图 5-9-4　倒刺线连续缝合关闭

缝合技术上没有太多技巧可言，主要是张力的把握，一旦局部张力增加，则会造成缝合处裂开，增加肠管疝入嵌顿的概率。

（谢忠士）

10 实战技巧｜找不到路的时候抖一抖

直肠癌手术过程中，大家经常会提及黄白间隙，老手可以说是轻车熟路、信手拈来，但是对于初学者来说还真是不太容易。

尤其是肥胖患者，不是走深了就是走浅了，动不动就血肉模糊了，即使偶尔走进正确的解剖间隙中，恐怕也看不清楚。

那么怎样解决这样的问题呢？各家方法不一，这里介绍我们的小窍门——抖一抖，你会发现完全不同的视野。

许多术者手术中只顾低头拉车，从来不抬头看路，这是把控手术大局观的问题。当你分离变得困难时，说明可能进入了错误的解剖间隙，这时需要及时更改游离策略。简单的做法就是大视野、抖一抖，许多游离的路径立马就会清晰起来。

助手提拉乙状结肠内侧系膜，上下轻轻移动，我们会很清楚地发现：在乙状结肠系膜内侧与后腹膜相交的地方有一条明显的分界线，这是乙状结肠内侧腹膜与后腹膜之间的一条沟，沿着它切开就不会错了（图 5-10-1）。

继续游离拓展间隙时，依旧可以不时地抖一抖，这样就不至于进入错误的层面之中。

一定要有大局观，因为有时进入了错误的层面，也会是白色的泡沫间隙，所以不时地抖一抖还是必要的。

当然术者和助手能形成有效的对抗牵引最好，如果不能，术者左手钳可以提拉血管带上下移动，寻找间隙（图 5-10-2）。

再就是注意“逐层解剖”技术，不要一味地盲目突进。遇到大块的辨识不清的组织，不要轻易离断，要理清来龙去脉（图 5-10-3）。

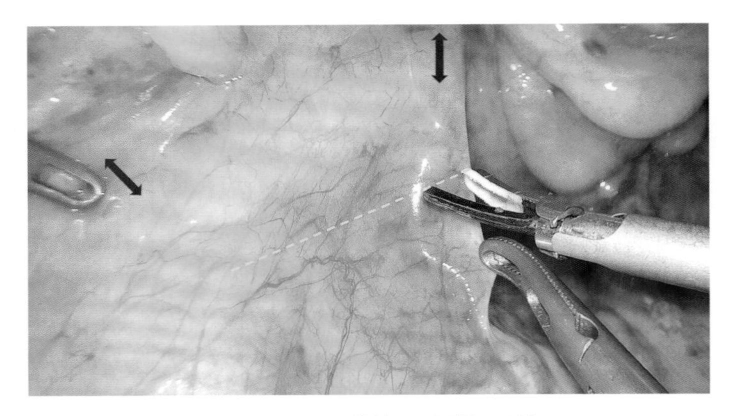

图 5-10-1 乙状结肠系膜切开线

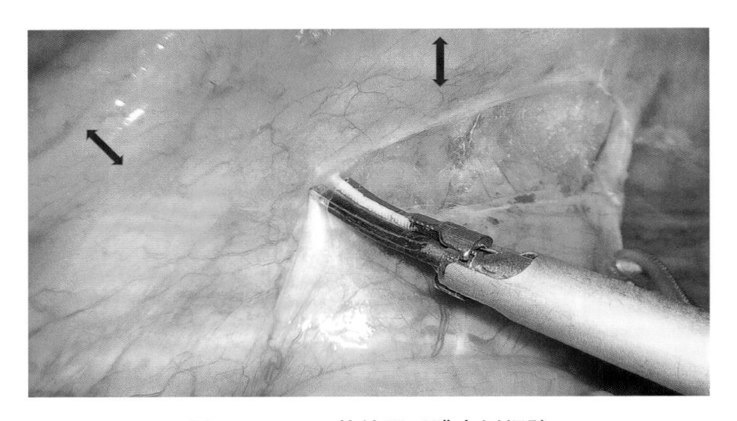

图 5-10-2 乙状结肠系膜内侧间隙

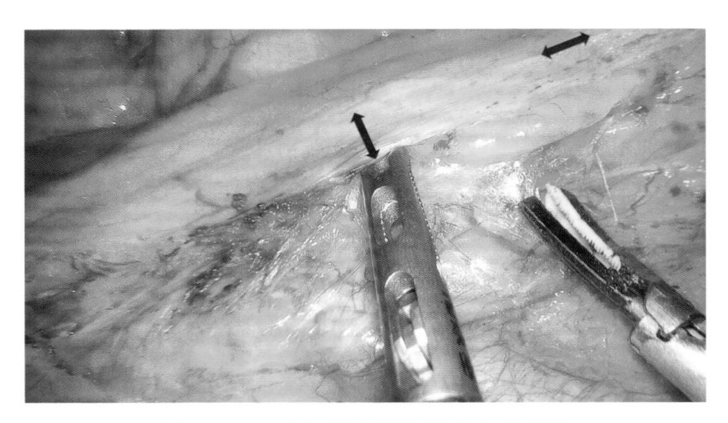

图 5-10-3 逐层解剖腹下神经上层间隙

（谢忠士）

11 技术分享｜术中肠镜无菌支撑管的使用

第二篇“2 腹腔镜直肠手术中30°镜的灵活应用”中已经介绍过术中肠镜的必要性，本文主要和大家分享我们的小方法。没有特殊的技术细节，就是用了一个气管插管的连接管，而后再套上一个腔镜套，这样就可以很轻松地完成术中肠镜检查了。

手术开始时嘱护士消毒碘浸泡连接管，因为是一层无菌包装，不能确定是否完全达到无菌要求。

1. 游离完毕，提出标本。

2. 肿瘤近端剖开肠管，置入气管插管连接管（图5-11-1），7# 丝线捆扎（图5-11-2）。

3. 连接管远端接腔镜套，开始检查（图5-11-3）。

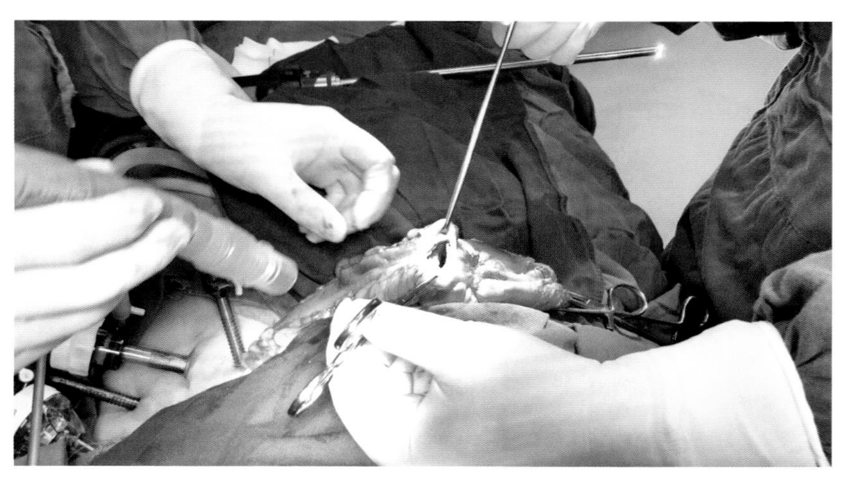

图5-11-1 剖开肠管，置入“气管”

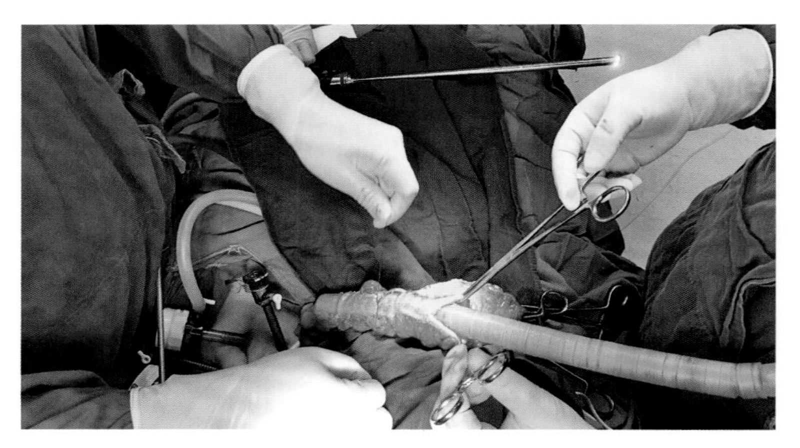

图 5-11-2 7# 丝线捆扎固定

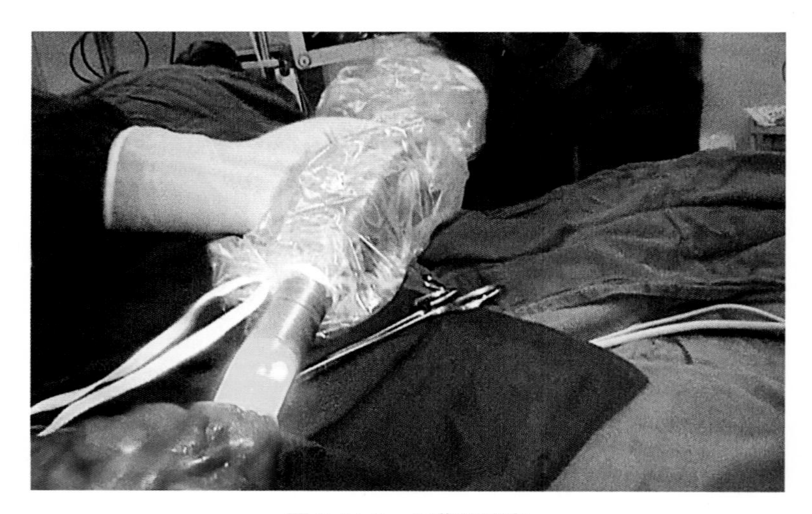

图 5-11-3 无菌腔镜套

（谢忠士）

12 巧解腹腔镜(内镜)手术烟雾困扰

手术烟雾的损害,是每一位外科医生从职业生涯一开始就得面对的问题。与大气中主要由工业排放、汽车尾气及季节性的秸秆燃烧不同,手术烟雾恐怕具有更大的毒性。其中,不但含有碳化的人体组织成分,同时可能伴有细胞、血液甚至肿瘤组织燃烧后的产物,这些烟雾并不能通过吸引器完全吸引,很大一部分被手术者吸入。

新一代的手术器械,诸如超声刀,虽然没有传统电刀的明烟电火,但是其产生了颗粒更细、更没有进行碳化灭活的组织微粒,这些微粒的吸入,都具有一定的潜在毒性。

在腹腔镜(内镜)手术中,尤其是电刀、电钩使用过程中,会产生大量烟雾,这些烟雾会直接影响视野,进而影响操作。所以,在实际手术过程中,我们总是需要经戳卡(trocar)间断排烟(因为持续放气,气腹不能维持足够的压力),以保证术野的清晰。这些有毒、有致病性的烟雾就会直接排放到手术室的空间内。由于其烟雾的作用是累积的,特别容易由于"烟筒效应"涌向操作人员,并以较高速度扩散释放。于是,我们每个参与手术的人,每一天都在不断地"吸毒",即便现在的手术室都是层流的洁净手术室,也没有太大作用。

那怎么办呢?常言说:"只要思想不滑坡,办法总比困难多",因为我们有"最强大脑"。

从trocar气阀连接一支无菌输液器管路,另一端插入装有无菌液体的瓶子,一定要插入液面以下,瓶子置于地面;另接一根管路,一端插入瓶子,插到液面以上,另一端接负压吸引,便大功告成了。

手术过程中持续排气,没有烟雾的影响,视野清晰;密闭的管路,有害气体不会泄漏到手术室空间内(我们不再"吸毒"了);由于水的存在,过滤了术区排出的气体;液柱的压力可以封住气体,有效维持气腹压;流量可以通过trocar气阀、输液阀以及负压吸引来调节(只要不高于气腹机的流量就行)。

一个简单、易用、有效的装置应运而生——腹腔镜(内镜)手术专用水封瓶(图 5-12-1)。

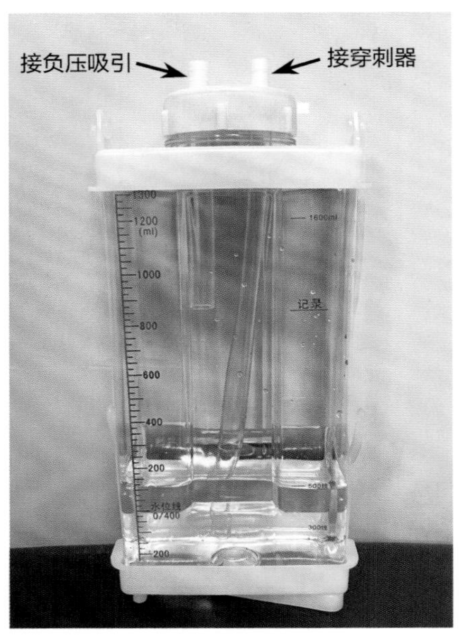

图 5-12-1 模拟图示

(孙宝君)

13 腹腔镜术中寻找阑尾的技巧

急性阑尾炎（acute appendicitis）是胃肠外科的常见疾病，也是最为多见的急腹症之一。对于绝大多数的急性阑尾炎，一旦确诊，应早期实施手术切除阑尾，以降低手术操作的难度，并减少术后并发症的发生。

阑尾起于盲肠根部，附于盲肠后内侧壁，位于三条结肠带的汇合点。其体表投影位置大约在脐与右侧髂前上棘连线中外 1/3 交界处，也就是我们常说的麦氏点（McBuney 点）。而麦氏点也是阑尾开腹手术选择切口位置的重要标记点。

但绝大多数阑尾属腹膜内器官，其位置多变，由于阑尾基底部与盲肠的关系相对恒定，故阑尾的位置也随盲肠的位置而变异，一般在右下腹，但也可高到肝下方，低至盆腔内，甚至越过中线到达对侧（图 5-13-1）。

阑尾尖端的解剖位置以其基底部为中心，可在 360° 范围内的任何位置。教科书将阑尾尖端的指向分为 6 种类型：①回肠前位，尖端指向左上方；②盆位，尖端指向盆腔；③盲肠后位，在盲肠后方、髂肌前，尖端向上，位于腹膜后；④盲肠下位，尖端向右下；⑤盲肠外侧位，位于腹腔内，盲肠外侧；⑥回肠后位，在回肠后方（图 5-13-2）。

腹腔镜阑尾切除术（laparoscopic appendectomy）已经被大多数外科医师和患者所接受。与传统开腹手术相比，腹腔镜手术的视野更为开阔，可以直观地观察阑尾情况，对明确诊断具有决定性作用。

腹腔镜下的视野较为开阔，进入腹腔后，通过调整患者体位（右侧调高），往往即可发现肿胀的阑尾。对于阑尾位置不理想的患者，可在腹腔镜下寻结肠带以寻找阑尾根部。如果为盲肠后位阑尾，则可切开侧方腹膜，并将盲肠向内侧翻转，显露阑尾。切除阑尾后，再将侧腹膜缝合（图 5-13-3~图 5-13-5）。

如果阑尾周围炎症较重、已形成局限性包裹，这就增加了腹腔镜下的操作难度。而阑尾的位置往往就位于包裹最严重的区域。当遇到这种情况，可以采用锐性分离与钝性分离相结合的方式，沿粘连组织中潜在的间隙，逐层打开

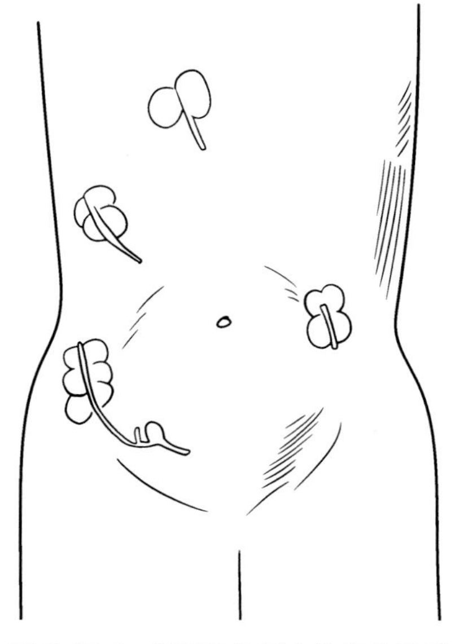

图 5-13-1 阑尾的位置在体表的投影

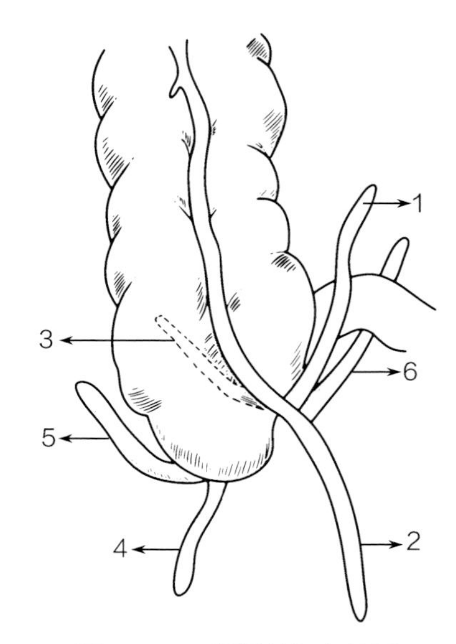

图 5-13-2 阑尾的解剖位置

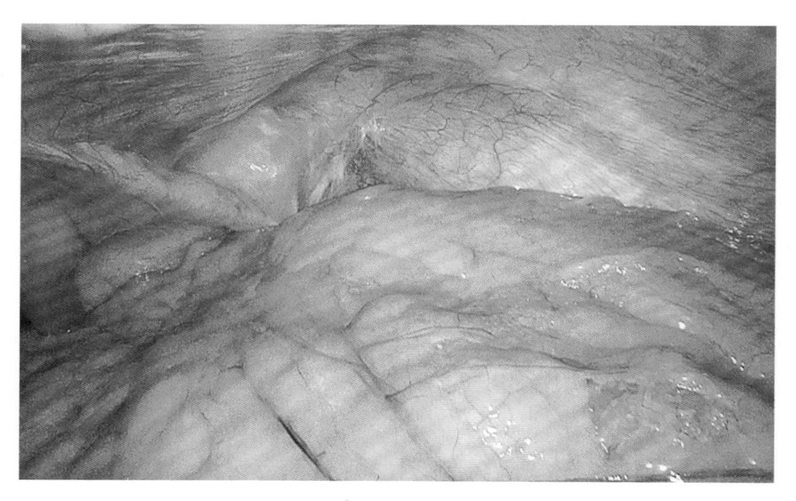

图 5-13-3 腹腔内回盲部

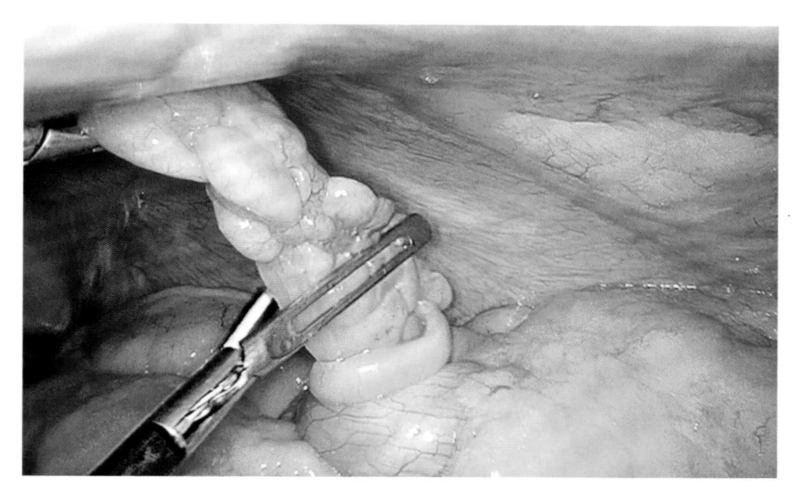

图 5-13-4 调整体位后寻及阑尾

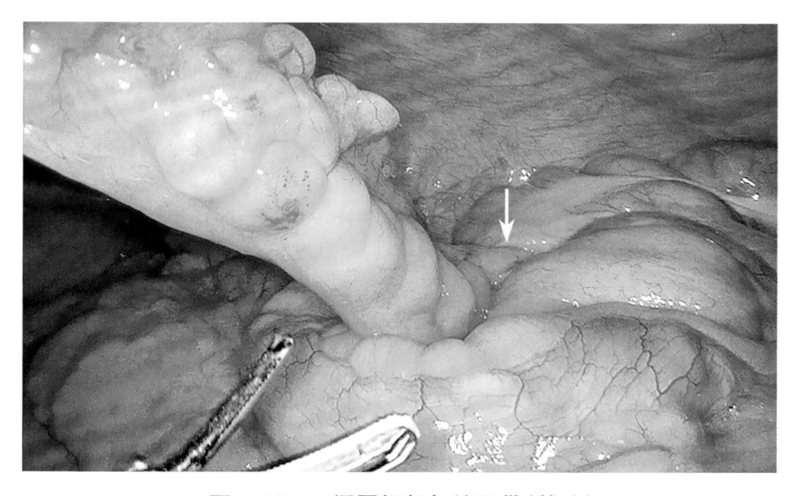

图 5-13-5 阑尾根部与结肠带(箭头)

包裹的各层组织,犹如抽丝剥茧(图 5-13-6~图 5-13-8)。

在分离的过程中,要注意保护周围正常的肠管及组织。其间可以通过结肠带的走行来辨别阑尾的位置(图 5-13-9,图 5-13-10)。

对于周围组织炎症较重的患者,局部可能无法辨别正常的结肠带。这时在分离粘连组织的过程中,要注意一些相对孤立的盲管样结构,沿着这样的组织分离,往往可寻及阑尾的根部。这样的阑尾往往有几个特点,如位于粘连最严重的部位、质地较韧、分离过程中可见阑尾管壁结构等(图 5-13-11,图 5-13-12)。

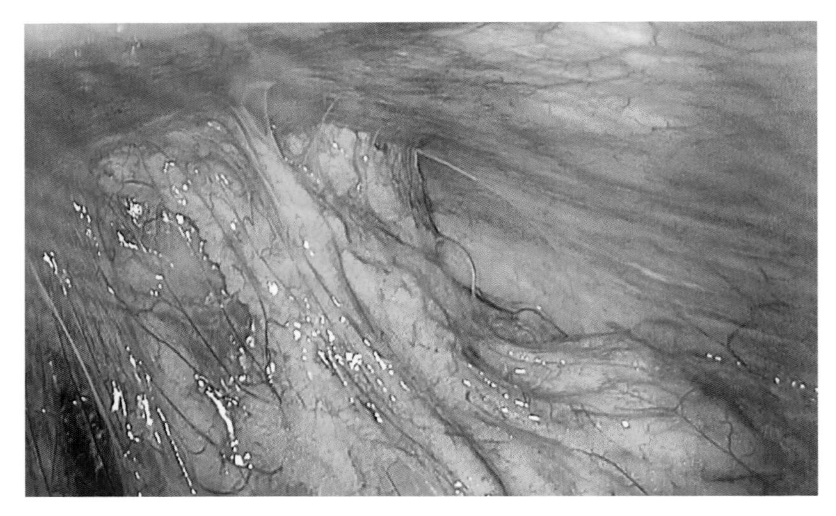

图 5-13-6 回盲部粘连

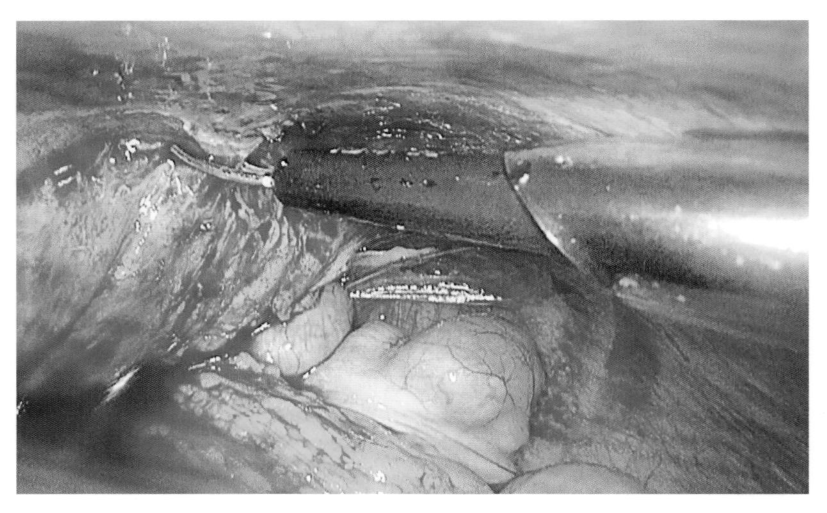

图 5-13-7 使用电剪刀进行锐性分离

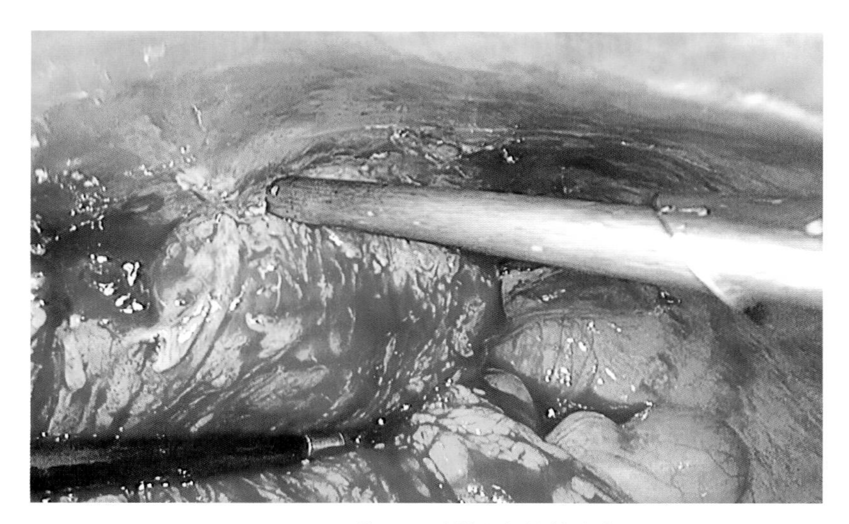

图 5-13-8　使用吸引器进行钝性分离

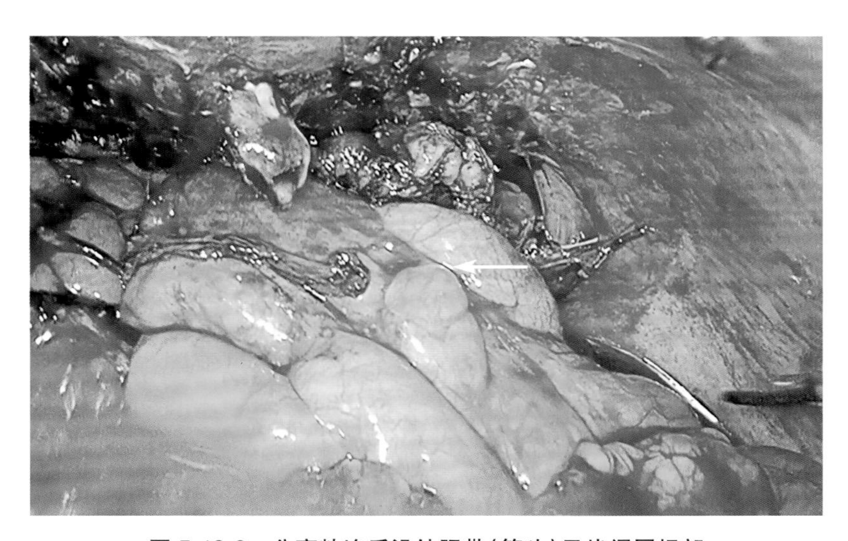

图 5-13-9　分离粘连后沿结肠带（箭头）寻找阑尾根部

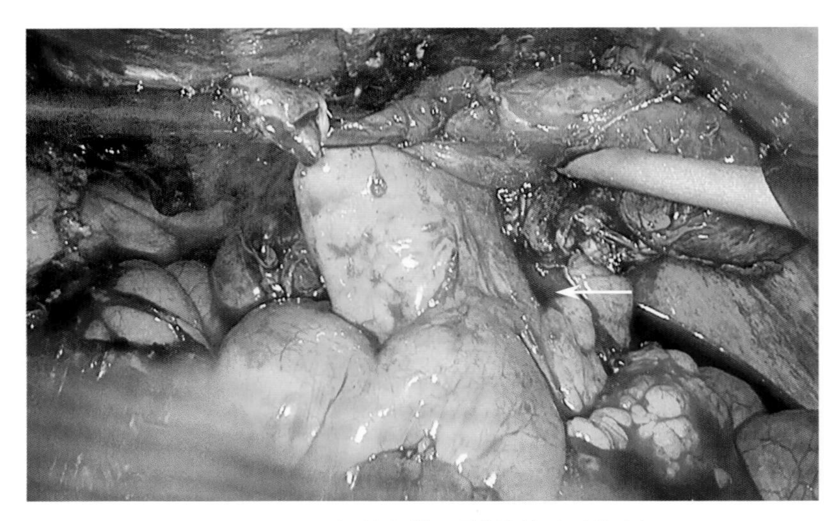

图 5-13-10 沿结肠带寻及阑尾根部（箭头）

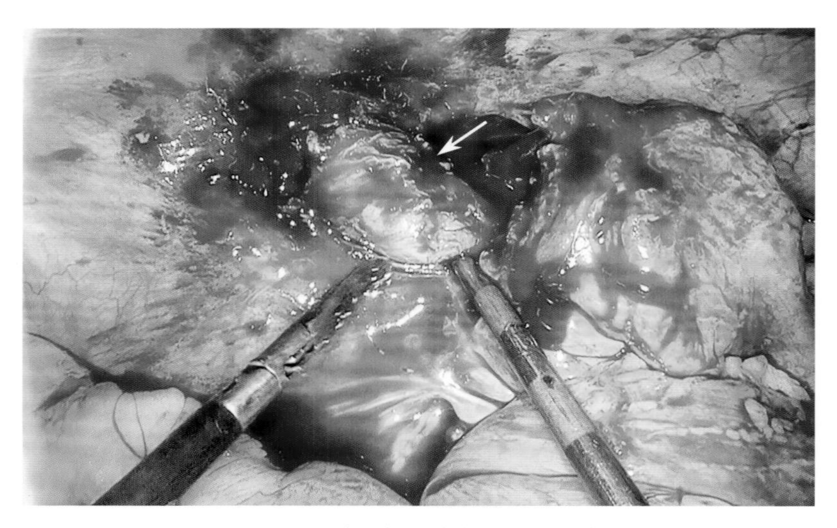

图 5-13-11 粘连部位的盲管样结构（箭头）

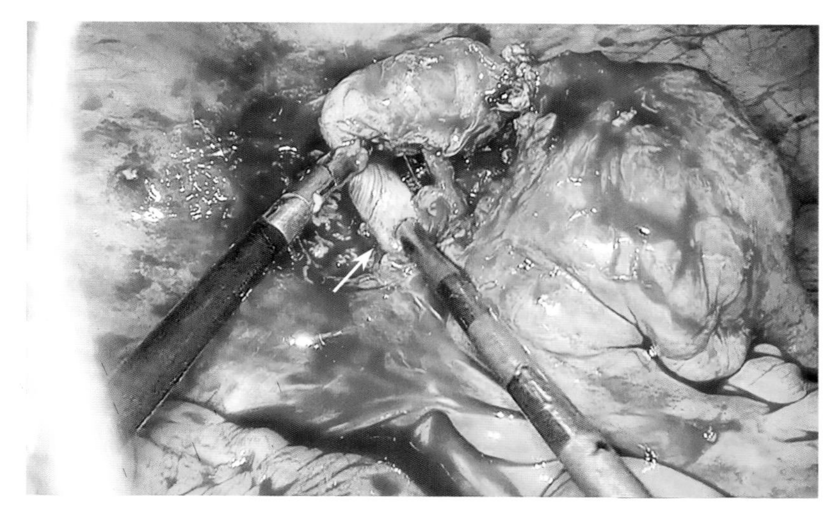

图 5-13-12 分离出的阑尾根部(箭头)

总体而言，对于单纯性阑尾炎，腹腔镜下寻找阑尾并不困难。而对于炎症及粘连较重的患者，往往考验的是术者的技术及耐心。当然，如遇事不可为，及早转为开腹手术也是一种不错的选择(视频 5-13-1)。

视频 5-13-1 腹腔镜单纯阑尾炎切除术

(沈可欣)

14 腹腔镜下阑尾的取出

随着腹腔镜外科的发展,越来越多的青年外科医生步入腹腔镜手术医师的行列。很多青年普通外科医生经常把腹腔镜下阑尾切除术作为腹腔镜手术的基础,腹腔镜下阑尾切除术的优势不再列举,下面对腹腔镜下切除的阑尾如何取出体外的常见问题一一进行说明。

一、经戳卡直接取出阑尾

1. 很多外科医生选择将阑尾直接经戳卡取出体外(图 5-14-1)。

2. 较粗的阑尾无法直接取出,需将阑尾系膜进行修剪后分次取出。修剪阑尾一般选择有镜下超声刀和镜下剪刀两种器械。

(1) 应用超声刀裁剪:在裁剪时应注意既要尽量保证阑尾的完整性(如阑尾中有脓性液体,破损后会流入腹腔而加重感染),还要在阑尾上不留下多余的系膜(如留下的系膜过多,会增加阑尾直径,影响阑尾的取出)(图 5-14-2)。

(2) 应用剪刀裁剪:应用剪刀时需要注意,由于剪刀比较锋利,很容易造成腹腔内其他组织的损伤。所以,建议扶镜手在剪刀经戳卡进入腹腔内时,镜头跟随剪刀到达指定的位置(图 5-14-3)。

3. 待裁剪完毕后,将系膜与阑尾分别取出体外(图 5-14-4)。

二、应用取物袋取出阑尾

有一些较粗的阑尾,经戳卡取出后,阑尾上的分泌物以及少许组织会粘连到戳卡上,在取出戳卡后会增加戳卡口感染的概率(图 5-14-5)。所以,很多医生选择应用取物袋取出阑尾标本。

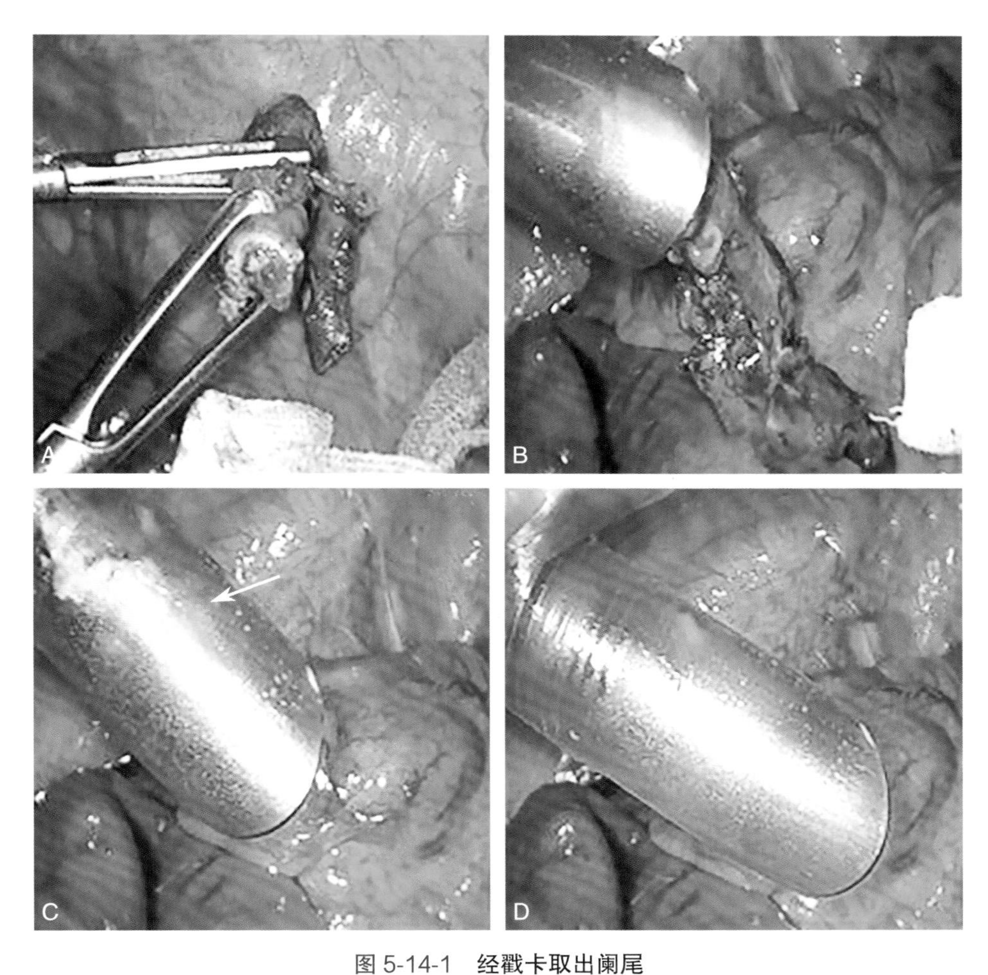

图 5-14-1　**经戳卡取出阑尾**

A. 左手器械协助右手抓钳抓住切除的阑尾；B. 阑尾经戳卡取出体外；C. 阑尾在戳卡中；D. 阑尾已经取出体外。

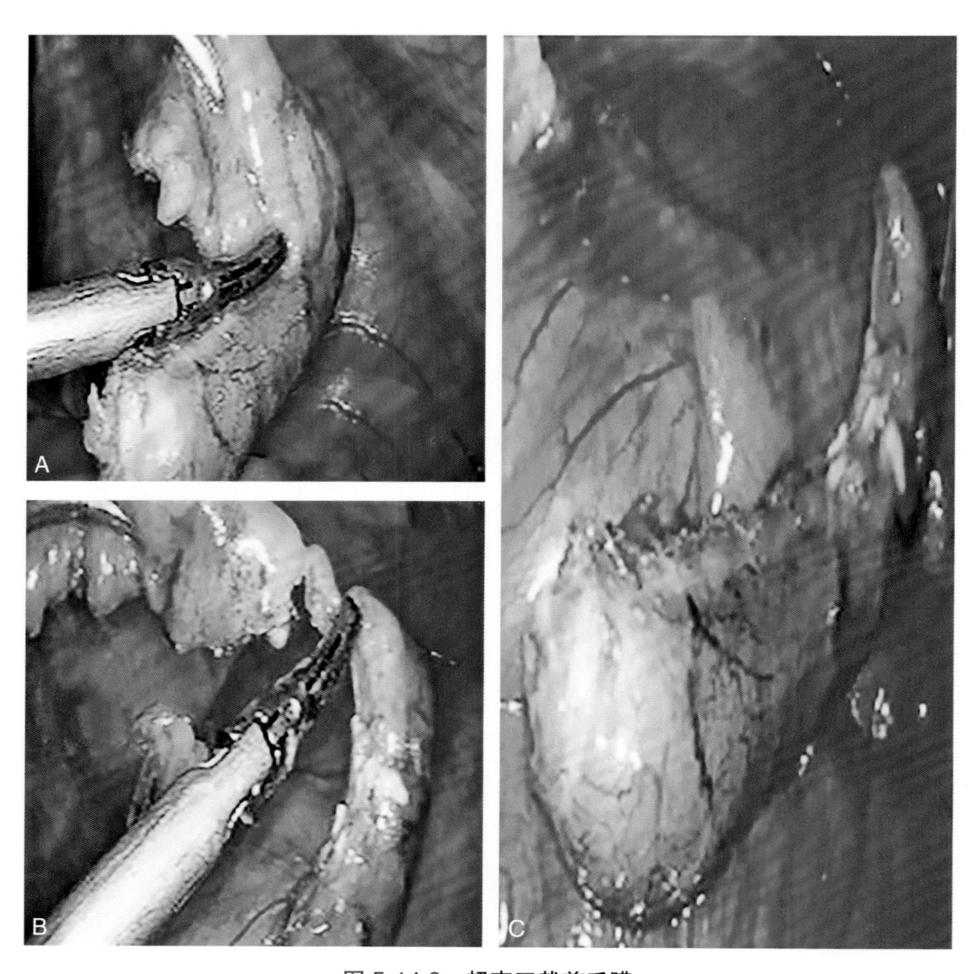

图 5-14-2 **超声刀裁剪系膜**

A. 超声刀沿着阑尾边缘切除系膜；B. 保证阑尾完整；C. 不要留下多余的系膜增加阑尾的直径。

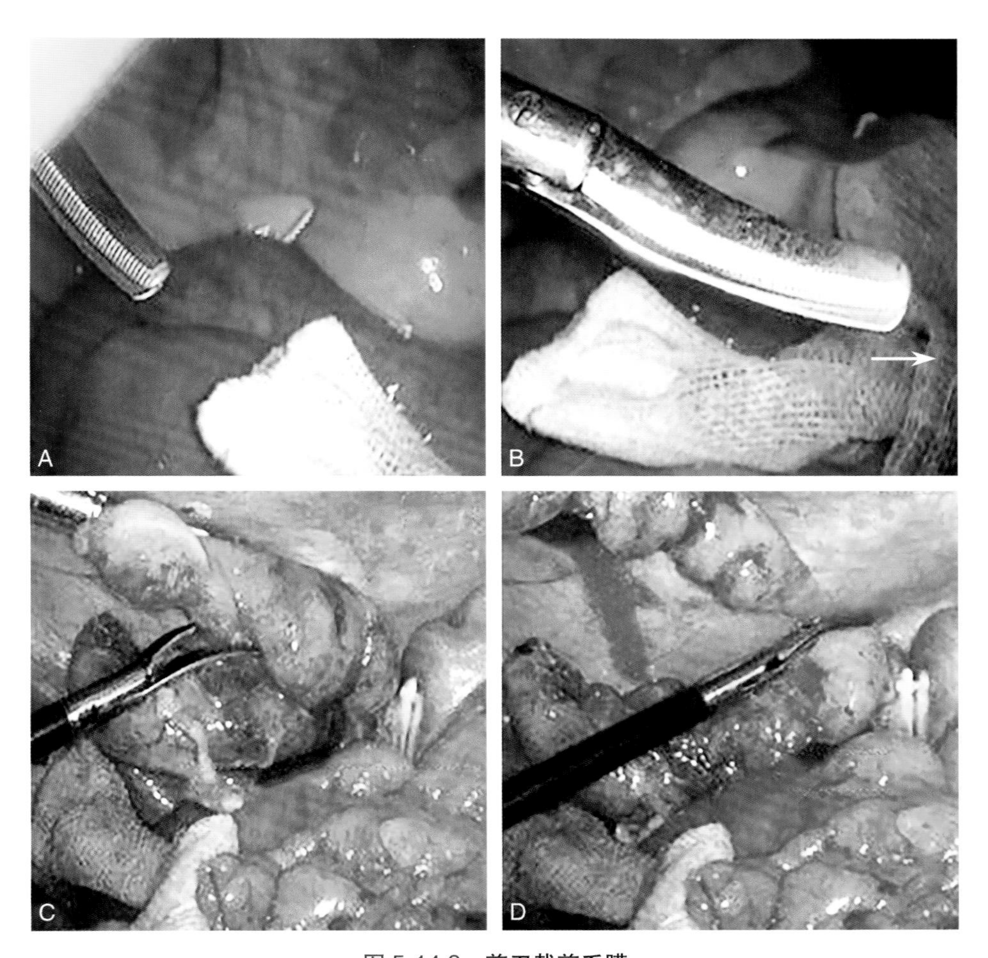

图 5-14-3　**剪刀裁剪系膜**

A. 剪刀刚进入腹腔时要小心，不要损伤肠管及其他组织；B. 镜头跟随剪刀移动避免误伤；C. 到达指定位置后进行裁剪；D. 裁剪完成。

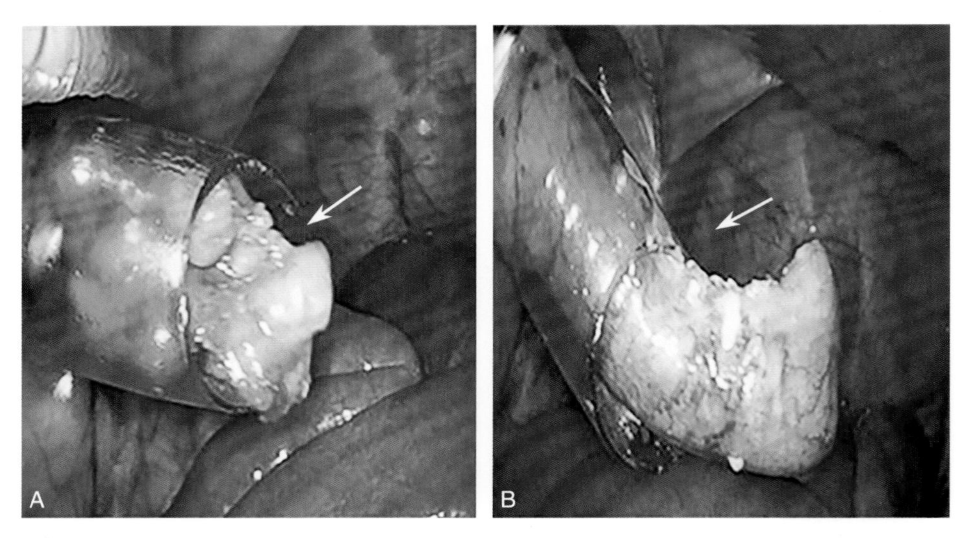

图 5-14-4 取出系膜及阑尾

A. 取出切除的阑尾系膜;B. 取出切除的阑尾。

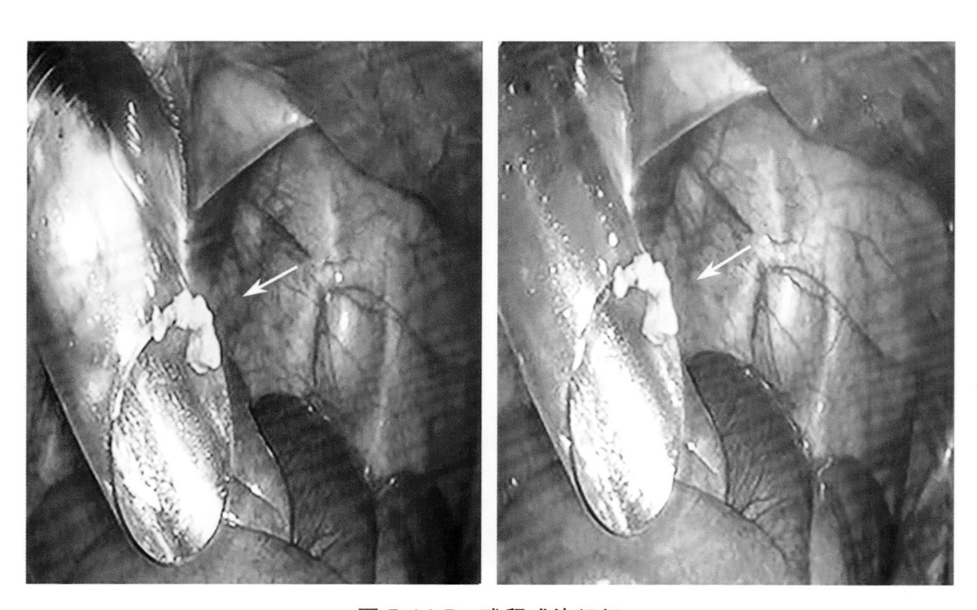

图 5-14-5 残留感染组织

1. 把取物袋折叠好后,经戳卡孔放入腹腔内(图 5-14-6),放置相对清洁的区域,展平。把取物袋口打开,将阑尾放入取物袋中,收紧袋口,取出标本(图 5-14-7)。

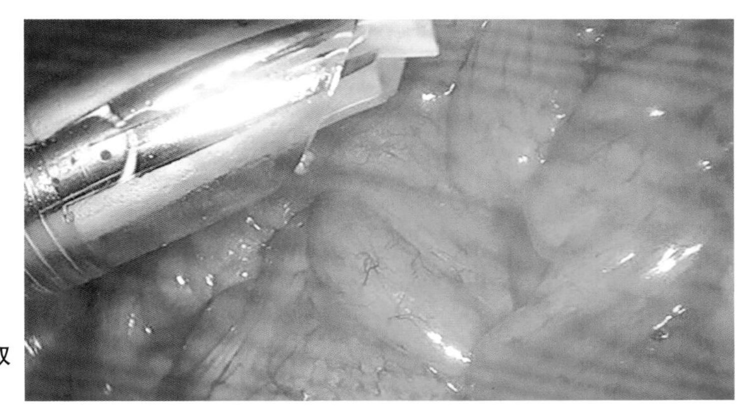

图 5-14-6　**放置取物袋**

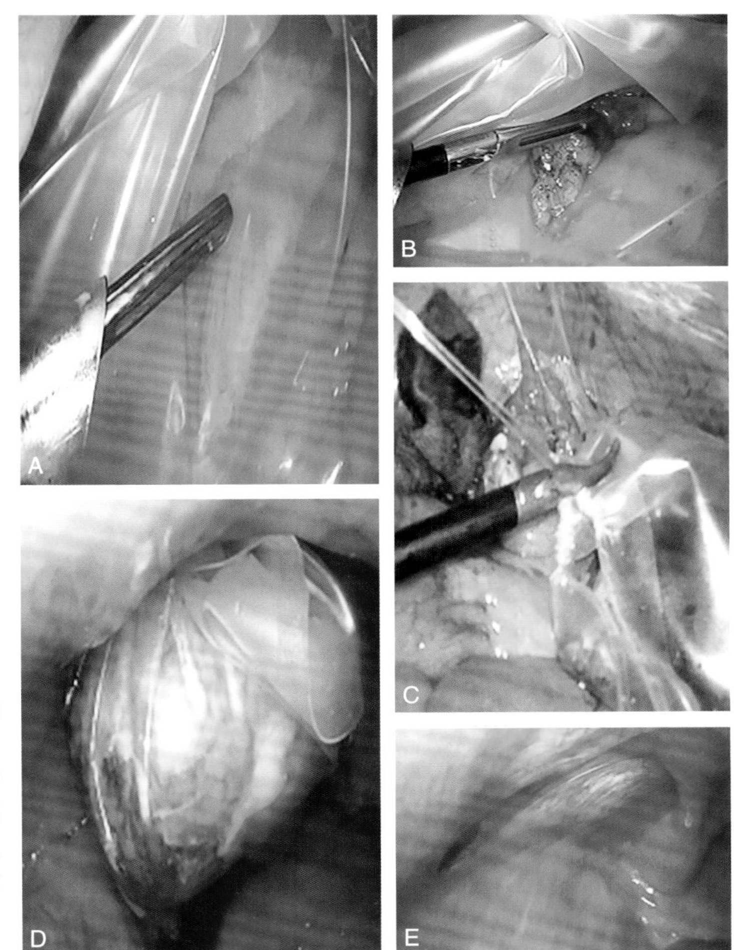

图 5-14-7　**取物袋使用步骤**

A. 放置相对清洁的区域，展平；B. 把口打开，阑尾放入取物袋中；C. 收紧袋口；D. 取出标本；E. 标本取出完毕。

2. 如标本袋及阑尾取出有困难，可应用卵圆钳或其他器械辅助取出阑尾（图 5-14-8）。

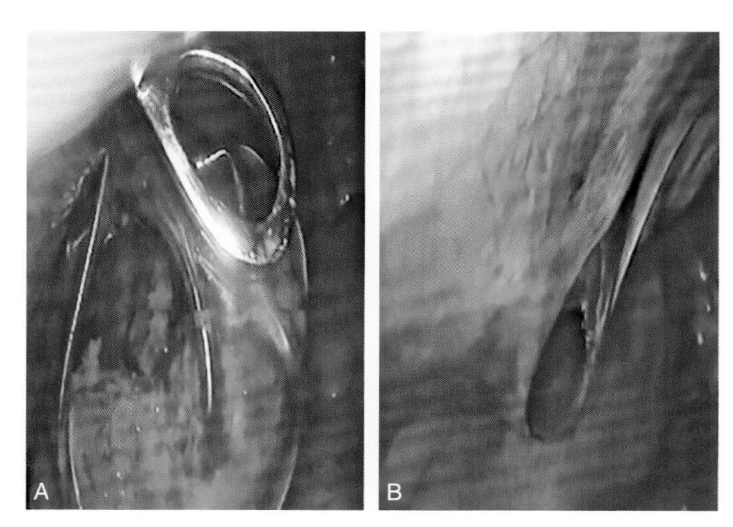

图 5-14-8 卵圆钳辅助取物
A. 卵圆钳协助取出标本袋及阑尾；B. 取出完毕。

3. 应用取物袋时切忌暴力，否则会导致取物袋破损，阑尾漏出，增加戳卡口感染的概率（图 5-14-9）。

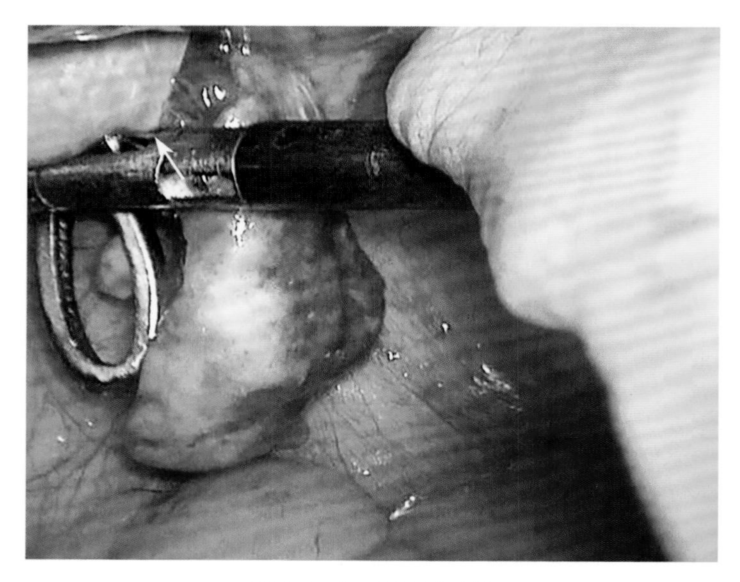

图 5-14-9 标本袋破裂

三、总结

腹腔镜下阑尾切除术是腹腔镜手术的入门手术，但依然有很多细节值得我们去学习和推敲。青年医生要学习细节的处理和把握，为将来胃肠道肿瘤等高难度的腹腔镜手术打下良好的基础。

（张佳宇）

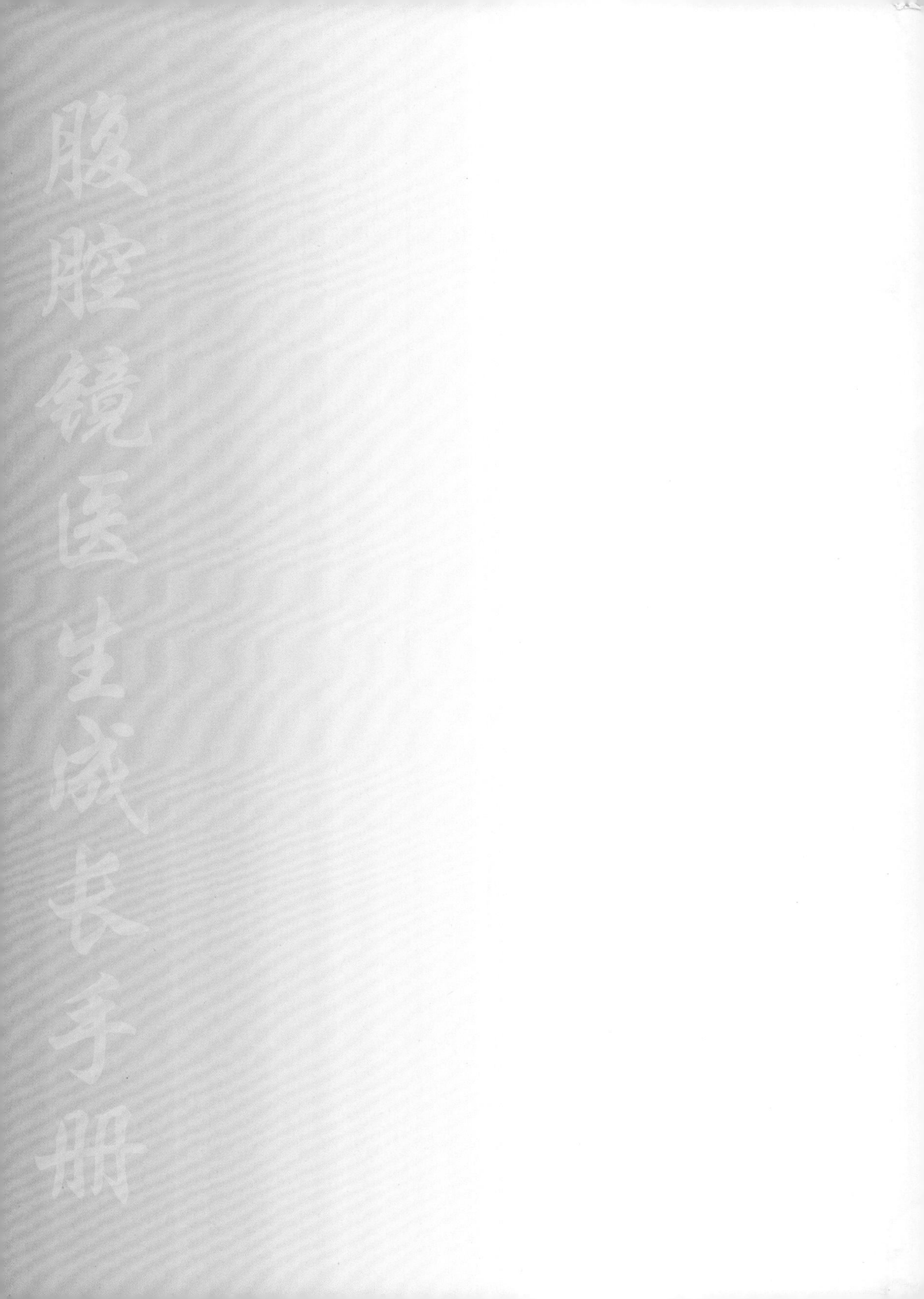
腹腔镜医生成长手册

第六篇

谈镜论技

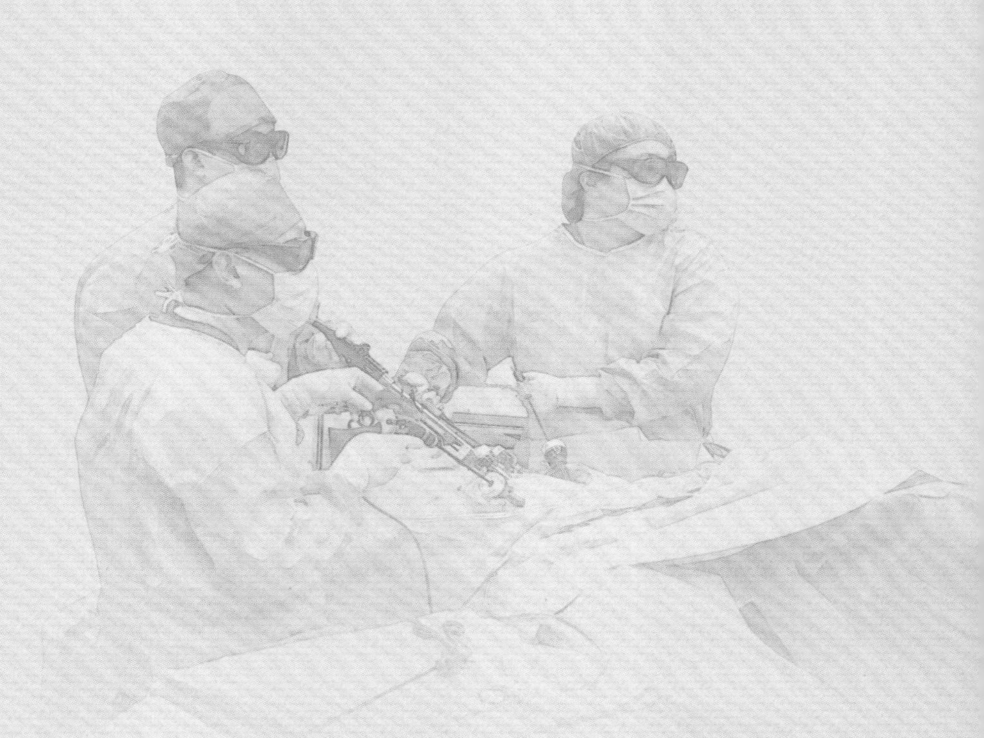

1 经阴道取标本的结直肠 NOSES

本文跟大家分享的是经阴道取标本的一种手术——经自然腔道取标本手术（natural orifice specimen extraction surgery，NOSES），是指使用腹腔镜器械、经肛内镜显微手术（TEM）或软质内镜等设备完成腹腔内手术操作，经自然腔道取标本的腹壁无辅助切口手术。术后腹部仅余 5 个不足 1cm、与皮纹一致的瘢痕（图 6-1-1），美容效果好，腹壁功能障碍少，疼痛轻微。

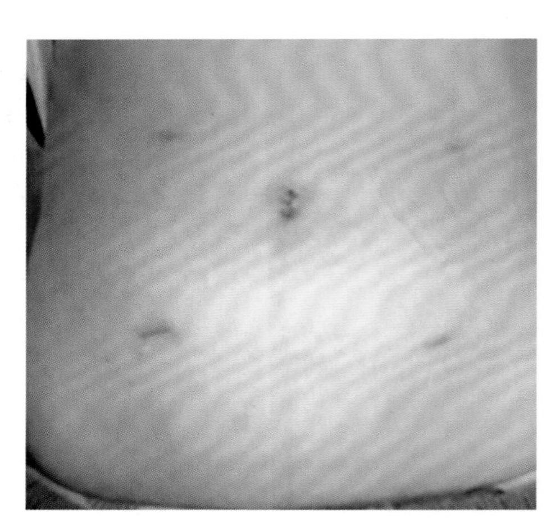

图 6-1-1 腹壁瘢痕

根据肿瘤位置和取标本的途径，规范了 10 种结直肠 NOSES；根据取标本的途径，又可以分为两大类，即经直肠取标本和经阴道取标本（图 6-1-2）。

经阴道取标本的手术方式为Ⅲ、Ⅴ、Ⅶ、Ⅷ和Ⅹ式。以Ⅷ式为例进行介绍。

一、适应证与禁忌证

适应证：① 女性右半结肠肿瘤；②肿瘤环周径小于 5cm 为宜；③肿瘤未侵出浆膜为宜；④已婚女性。

禁忌证：①肿瘤环周径大于 5cm；②肿瘤侵犯周围组织器官；③患者过于肥胖（BMI>35kg/m^2）；④男性右半结肠癌。

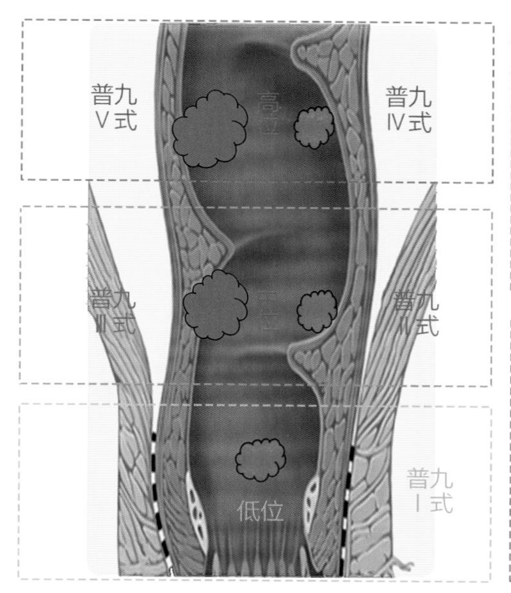

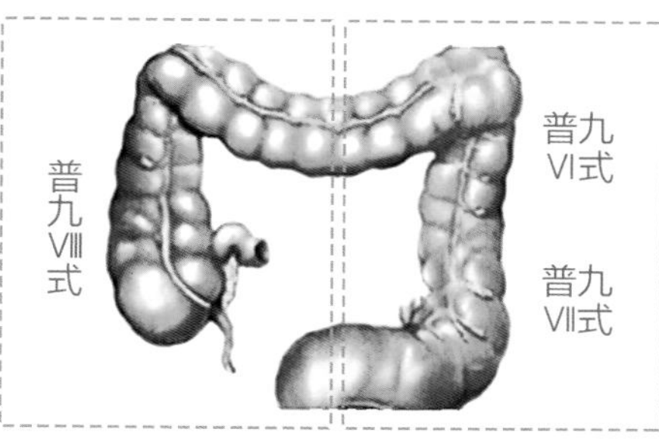

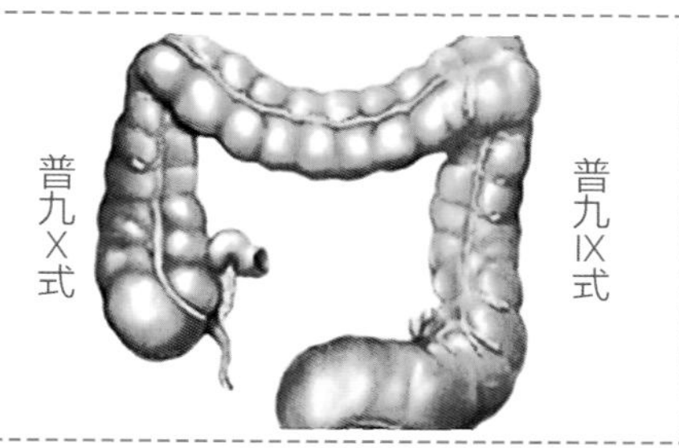

图 6-1-2　NOSES 术式及简介

普九Ⅰ式，腹部无辅助切口经肛门外翻切除标本的腹腔镜下低位直肠癌根治术；普九Ⅱ式，腹部无辅助切口经直肠拉出切除标本的腹腔镜下中位直肠癌根治术；普九Ⅲ式，腹部无辅助切口经阴道拉出切除标本的腹腔镜下中位直肠癌根治术；普九Ⅳ式，腹部无辅助切口经直肠拖出标本的腹腔镜下高位直肠癌根治术；普九Ⅴ式，腹部无辅助切口经阴道拖出标本的腹腔镜下高位直肠癌根治术；普九Ⅵ式，腹部无辅助切口经直肠拖出标本的腹腔镜下左半结肠癌根治术；普九Ⅶ式，腹部无辅助切口经阴道拖出标本的腹腔镜下左半结肠癌根治术；普九Ⅷ式，腹部无辅助切口经阴道拖出标本的腹腔镜下右半结肠癌根治术；普九Ⅸ式，腹部无辅助切口经直肠拖出标本的腹腔镜下全结肠切除术；普九Ⅹ式，腹部无辅助切口经阴道拖出标本的腹腔镜下全结肠切除术。

二、操作要点

1. 知己知彼　进镜至腹腔后，常规探查腹腔的各个角落，包括肝、胆囊、胃等脏器，探查有无肿瘤种植和腹水，探查肿瘤部位，做到纵览全局（图 6-1-3）。

2. 直捣黄龙——血管的处理　采用中间入路“断其粮草，取其性命”。充分暴露系膜表面，用超声刀轻柔地打开肠系膜薄弱处（图 6-1-4），呈洞穴状沿 Toldt 筋膜间隙分离，在回结肠动静脉根部尽量打开肠系膜上静脉鞘，用血管夹双重结扎切断（图 6-1-5）。

游离回结肠动静脉后，“革命尚未成功”，继续沿着 Toldt 筋膜间隙在十二指肠表面游离，仔细分离后可见右结肠静脉、胃网膜右静脉、Henle 干，游离并结扎切断右结肠动静脉（图 6-1-6）。

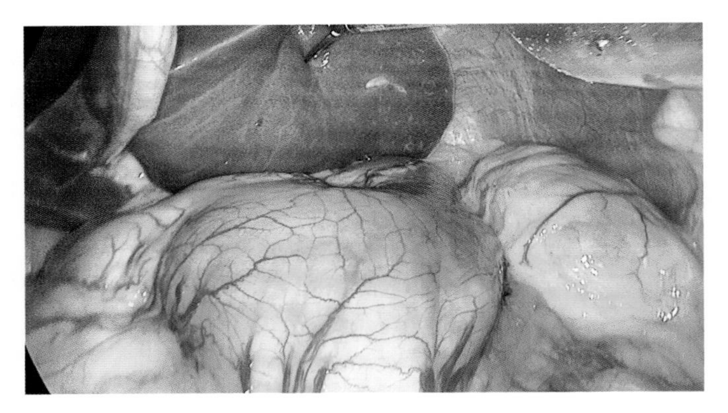

图 6-1-3　探查胃及肝左叶脏面

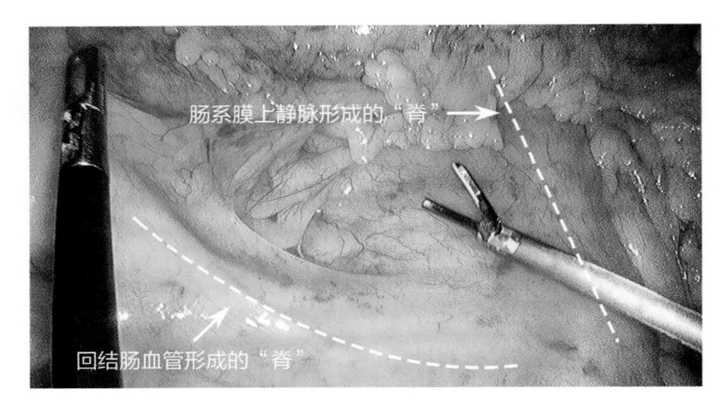

图 6-1-4　肠系膜上静脉与回结肠血管的交角处

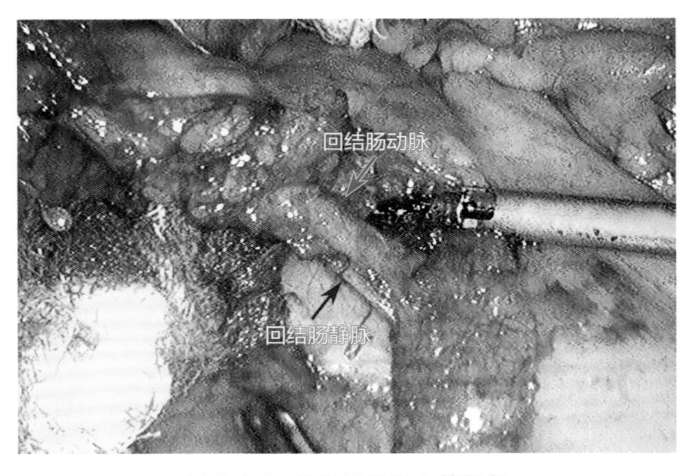

图 6-1-5　裸化回结肠血管根部

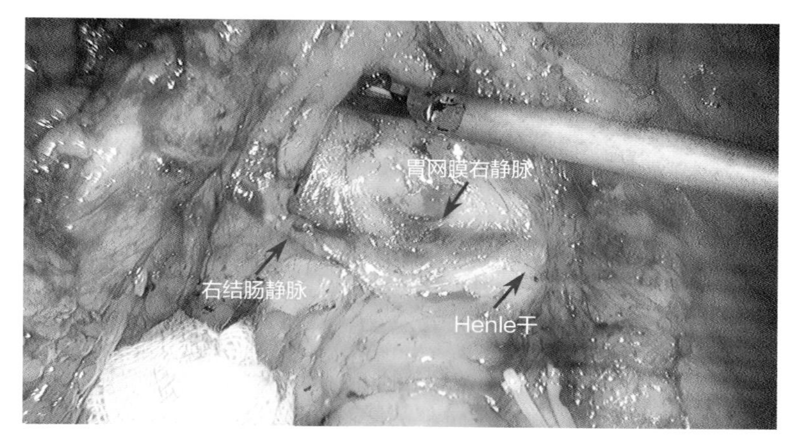

图 6-1-6　**显露 Henle 干**

在分离完右结肠动、静脉之后，继续向上分离。沿肠系膜上静脉向上分离，于胰腺下缘双重结扎切断中结肠动静脉（图 6-1-7）。至此，供应右半结肠血管均解剖离断。

3. 快刀斩乱麻——肠系膜和大网膜的游离　继续沿 Toldt 筋膜间隙进一步向外侧、上方及下方分离，可见整个游离的表面光滑、平整、干净（图 6-1-8）。

当盲肠下部腹膜打透贯穿后，其根部附着的筋膜尽量打开，使回肠的游离度变大一些，便于镜下肠管吻合（图 6-1-9）。裁剪回肠系膜，注意系膜的血运走行与方向。切割至末端回肠壁，向近端裸化 2cm 肠管（图 6-1-10）。

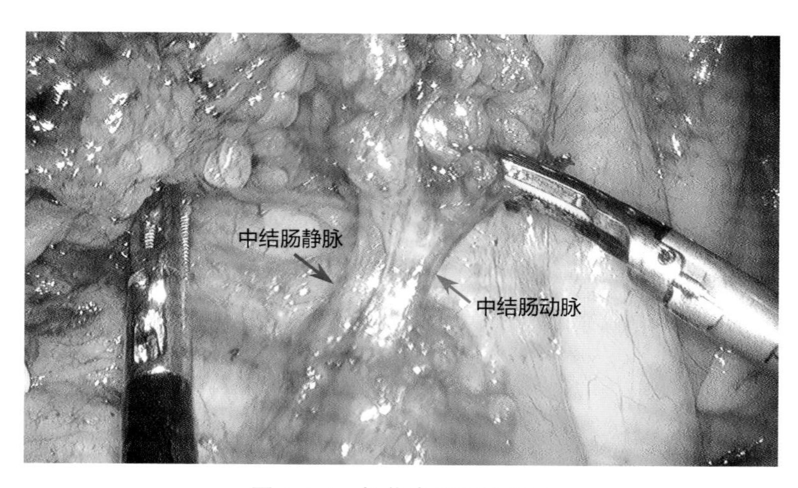

图 6-1-7　**裸化中结肠动静脉**

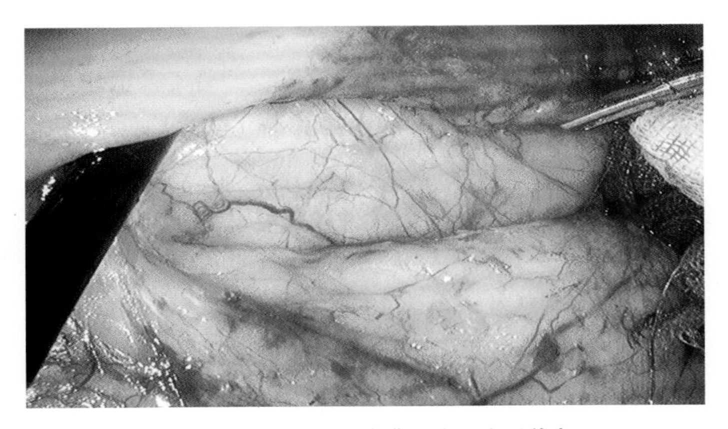

图 6-1-8 **沿 Toldt 筋膜间隙向外侧游离**

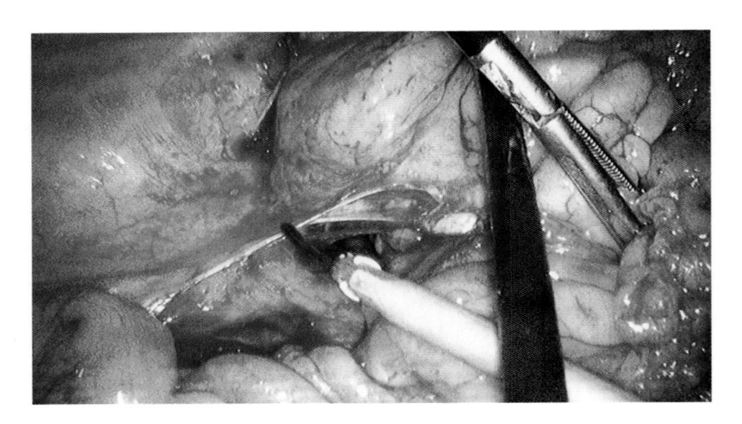

图 6-1-9 **打开盲肠后方腹膜**

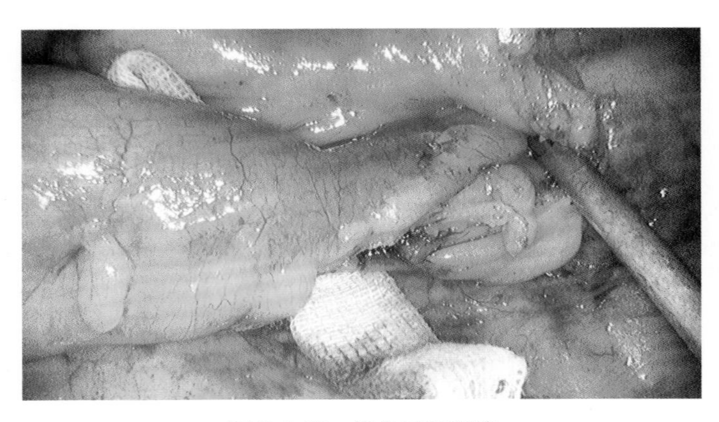

图 6-1-10 **裸化回肠肠壁**

判断横结肠预切定线，游离大网膜，沿胃网膜右动静脉血管弓外缘向右侧分离切断（图 6-1-11），分离至胰头可见胃网膜右静脉与 Henle 干，同时与下方游离间隙贯通。

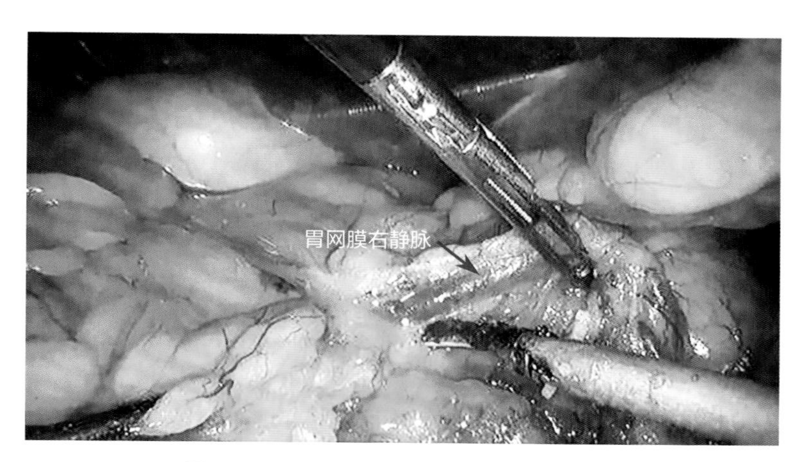

图 6-1-11　**沿胃网膜右静脉清扫淋巴组织**

在胃窦十二指肠胰头区离断后，可见垫于系膜后方的纱布条，将其横行切开，向横结肠系膜无血管方向分离。结扎离断边缘血管，进一步向横结肠预切定线分离，裸化肠壁 1cm（图 6-1-12）。

4. 大肠小肠连连看　将回结肠末端一角用剪刀沿吻合钉剪开 5mm 小口，助手经右下腹 12mm 的戳卡置入 60mm 直线切割闭合器，将钉座侧置入回肠

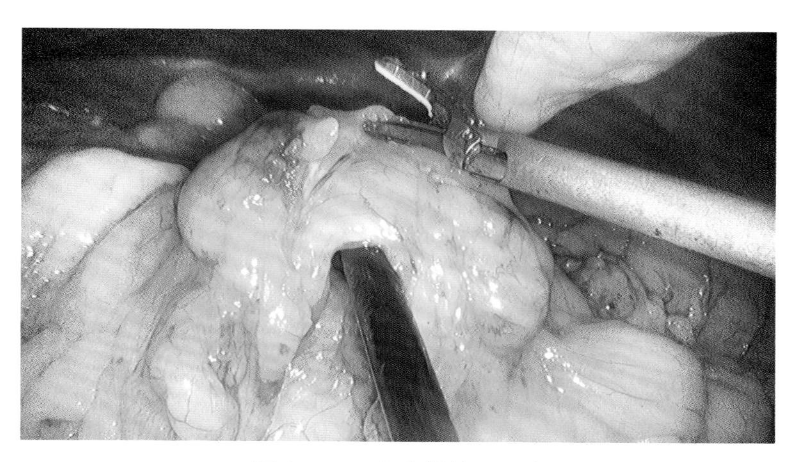

图 6-1-12　**裸化横结肠肠壁**

肠腔内并含住（图 6-1-13）。同样，在横结肠断端一角剪开约 10mm 小口，将直线切割闭合器钉仓侧套入结肠肠腔内，确认无误后击发，完成回肠-横结肠侧侧吻合（图 6-1-14）。用直线切割器横行闭合残端，完成功能性端端吻合，镜下浆肌层缝合回肠横结肠吻合处，至此完成右半结肠切除后的消化道重建。

5. 阴道的妙用 术者用超声刀横行切开阴道 3cm（图 6-1-15），纵向牵拉将切口扩展至 5~6cm，助手用卵圆钳经阴道后穹窿切口将无菌塑料保护套送入腹腔（图 6-1-16）。术者与助手将标本顺畅置入保护套内，缓缓从阴道拉出标本及保护套，至此标本移出体外（图 6-1-17）。用可吸收缝合线间断缝合阴道断端（图 6-1-18）。术后腹壁如图 6-1-19 所示。

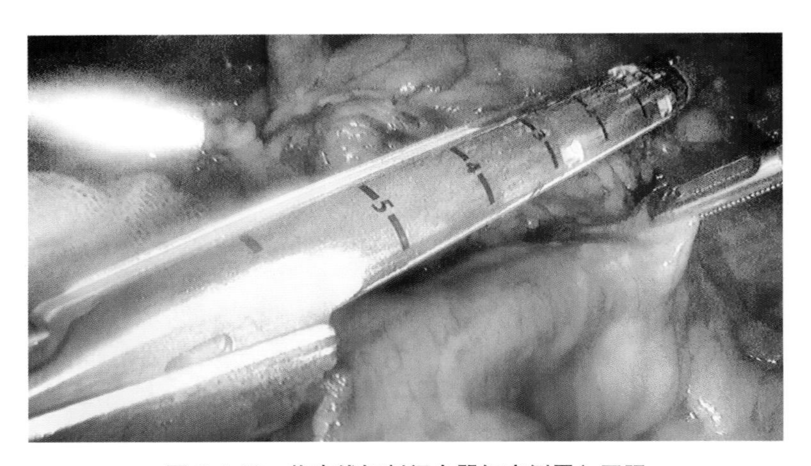

图 6-1-13 **将直线切割闭合器钉座侧置入回肠**

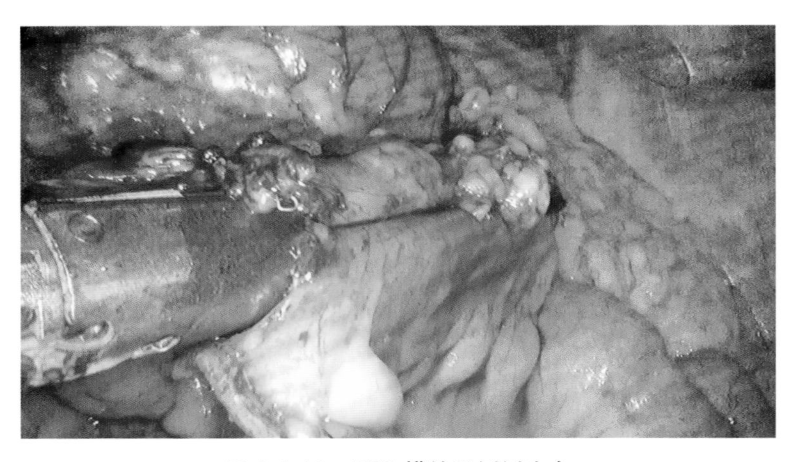

图 6-1-14 **回肠-横结肠侧侧吻合**

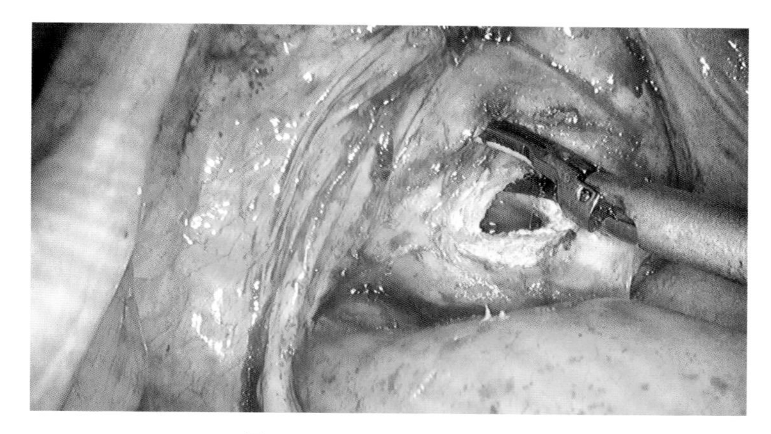

图 6-1-15　打开阴道后穹窿

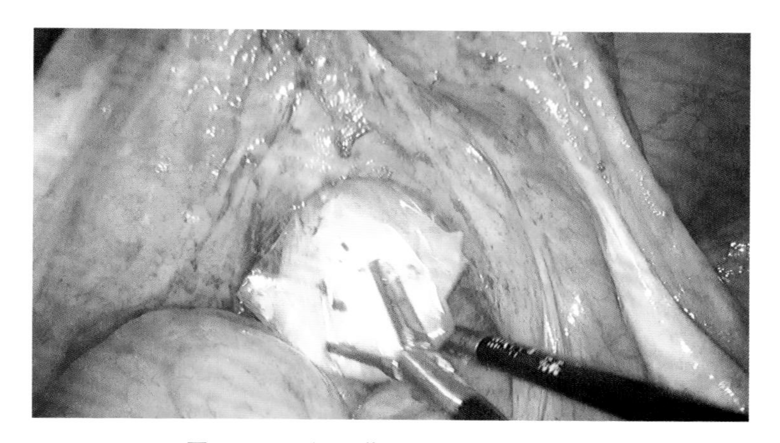

图 6-1-16　经阴道置入无菌塑料保护套

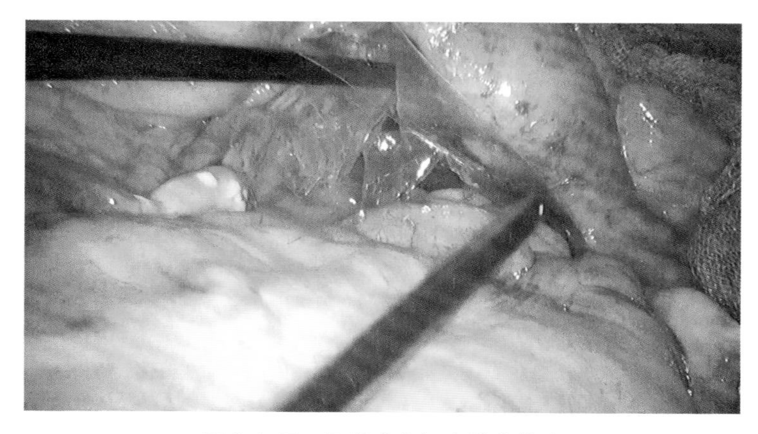

图 6-1-17　经阴道将标本拉出体外

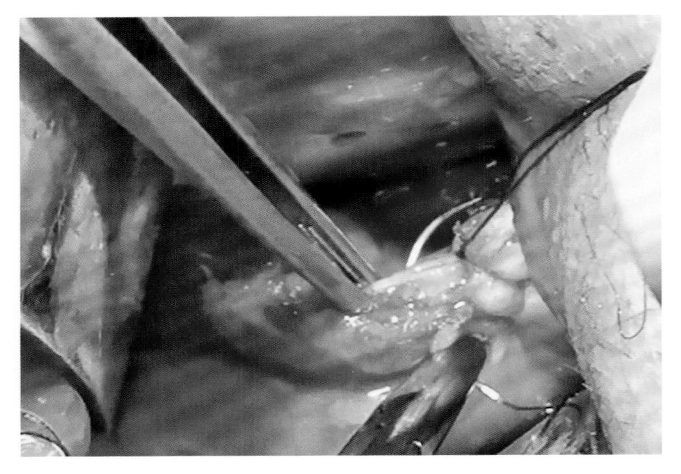

图 6-1-18 **充分暴露并缝合阴道切口**

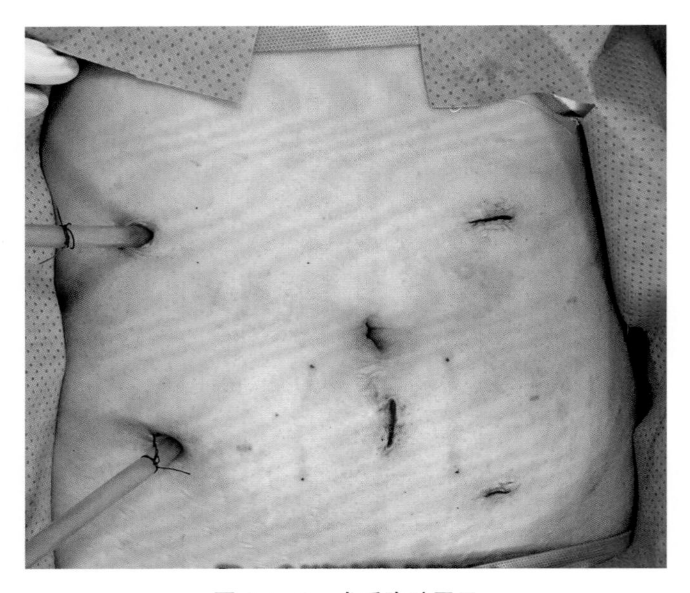

图 6-1-19 **术后腹壁展示**

三、注意事项

1. 严格掌握适应证。
2. 切忌为了技术而技术。
3. 无瘤、无菌原则。

（王贵玉）

2 经腹直肌单孔腹腔镜结直肠手术

外科医生始终要追求把复杂的手术变得简单。

单孔腹腔镜手术主要是在患者的脐部选取手术切口,通过多通道套管置入腹腔镜手术器械,具有隐蔽、美容、创伤小、术后疼痛轻、住院时间短、恢复快等优势。

对于经脐单孔腹腔镜结直肠手术而言,仍存在诸多问题。第一,手术时间明显长于多孔腹腔镜手术,患者的麻醉时间长可能会引起术后循环系统、呼吸系统及肝肾功能障碍,增加围手术期并发症的发生率。第二,经脐腹腔镜手术存在肿瘤根治不彻底的问题。由于视野与血管根部不能形成夹角,肠系膜下动静脉根部淋巴结不易清扫完全。第三,经脐腹腔镜手术不能形成良好的组织张力,解剖层次不清,容易造成神经、血管、系膜的损伤。因此,经脐单孔腹腔镜结直肠手术的发展受到了很大的限制。

我们把单孔腹腔镜从传统经脐改为经右下腹直肌,使单孔腹腔镜的操作变得更加简单、容易上手。目前已经对100余例结直肠癌患者应用经右下腹直肌单孔腹腔镜技术进行手术治疗,在手术时间、手术操作难度、手术质量上都得到一定程度的提高。

一、适应证与禁忌证

适应证:乙状结肠肿瘤、中高位直肠肿瘤、降结肠乙状结肠交界处肿瘤。
禁忌证:低位直肠肿瘤。

二、操作要点

1. 连线交点,确定入路 脐与右髂前上棘连线和右锁骨中线交点纵行切口，切开腹壁全层至腹膜，长 2.5cm，置入多通道 port。腹腔镜经 10mm trocar 进入，术者左手操作钳及右手超声刀经 5mm trocar 进入进行操作（图 6-2-1，视频 6-2-1）。

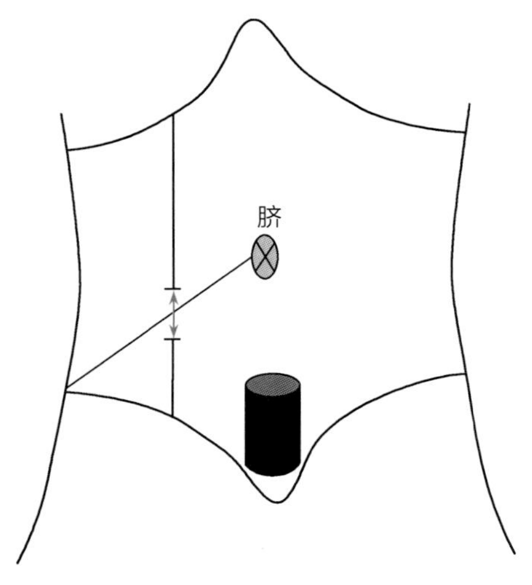

图 6-2-1　**连线交点，确定入路**

视频 6-2-1

2. 中间入路，左右开弓　术者左手肠钳提拉乙状结肠系膜，右手超声刀于骶骨胛前方切开乙状结肠系膜，进入左侧 Toldt 筋膜间隙，暴露并保护左侧输尿管及生殖血管（图 6-2-2，视频 6-2-2）。

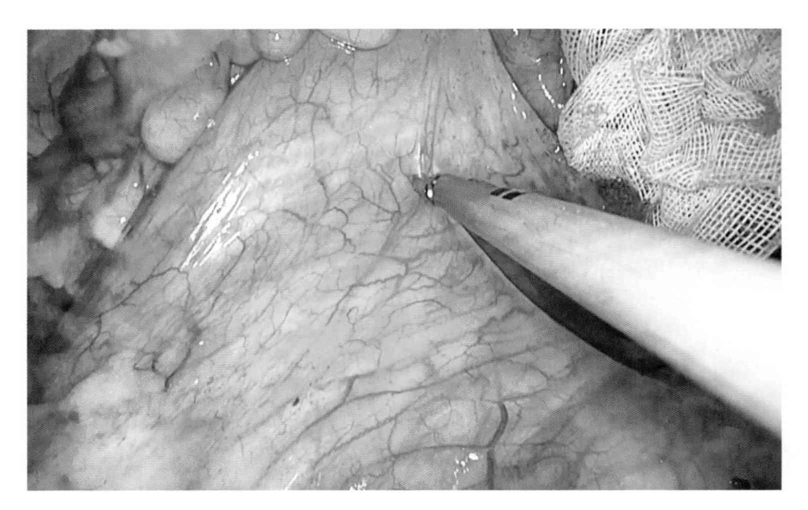

图 6-2-2　**中间入路，左右开弓**

视频 6-2-2

3. 钳刀交叉，清扫淋巴 左手钳提起肠系膜下动脉血管蒂，右手超声刀于左手钳下方进行操作。于距肠系膜下动脉根部1.0cm处离断肠系膜下动脉，继续向左上方分离，于距十二指肠悬韧带（Treitz韧带）1.0cm处离断肠系膜下静脉，剪裁乙状结肠系膜至乙状结肠动脉第一支（图6-2-3，视频6-2-3）。

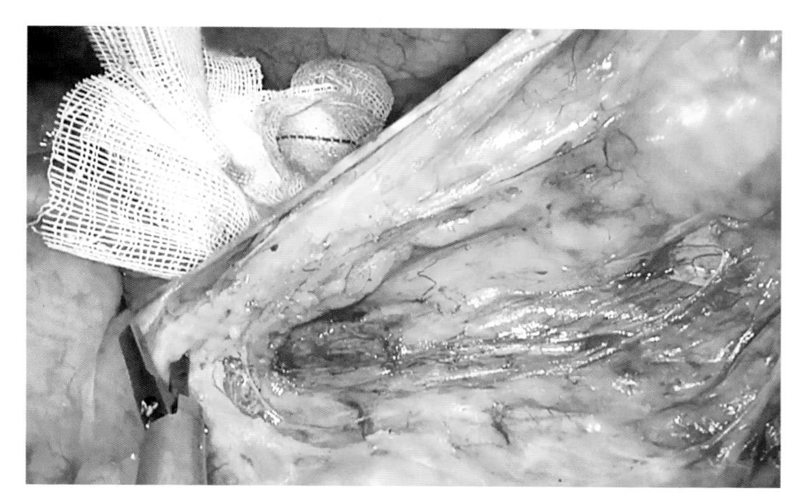

图6-2-3 **钳刀交叉，清扫淋巴**

视频6-2-3

4. 游离系膜，闭合肠管 术者左手肠钳牵拉乙状系膜及肠管，右手超声刀沿直肠固有筋膜向下分离直肠后间隙及两侧方间隙，于距肿瘤下极5cm处裸化乙状结肠系膜一周。经肛门碘伏液（浓度30%）1 000ml进行冲洗，经10mm通道置入直线切割闭合器，将肠管夹闭、离断（图6-2-4，视频6-2-4）。

5. 取出标本，端端吻合 将多孔port取出，切口延长4~5cm，将标本取出，近端离断肠管10cm，放置钉帽，回纳腹腔。重新建立气腹，行端端吻合，放置引流管（图6-2-5，视频6-2-5）。术后标本及切口情况见图6-2-6和图6-2-7。

三、术后管理

术后常规静脉营养支持3~5天，排气后进全流食1天、半流食1周。术后并发症与常规腹腔镜相同，主要是预防吻合口漏的发生。

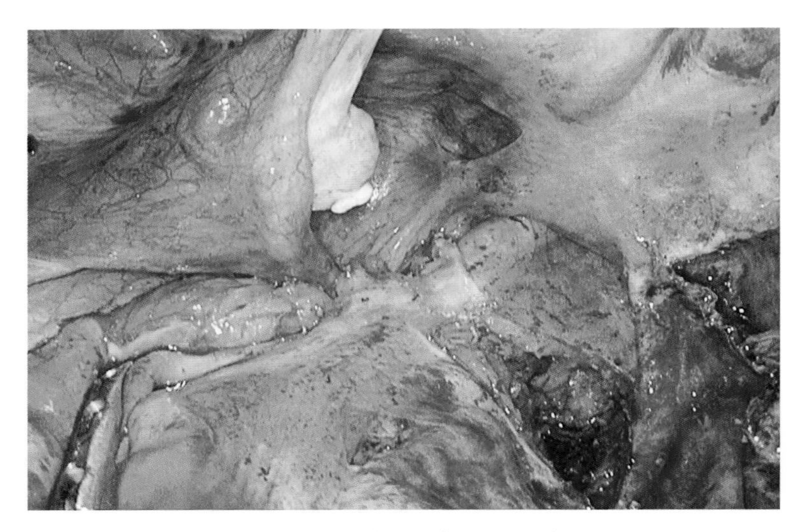

图 6-2-4　**游离系膜，闭合肠管**

视频 6-2-4

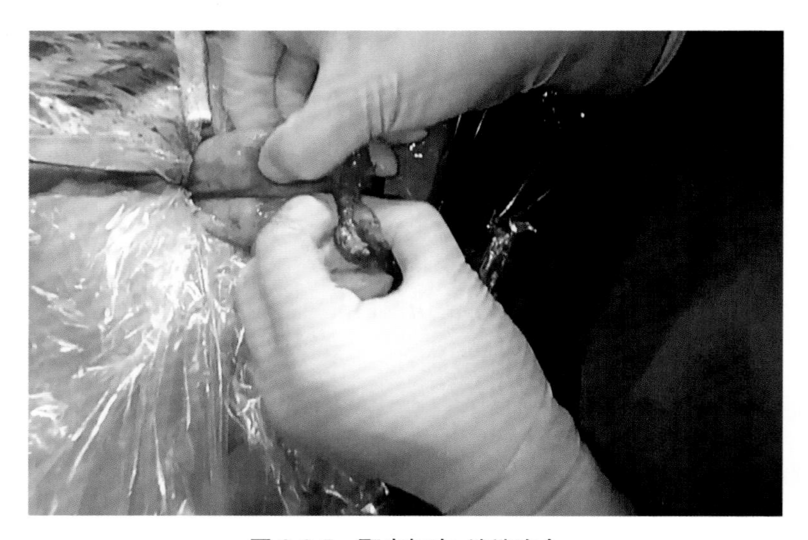

图 6-2-5　**取出标本，端端吻合**

视频 6-2-5

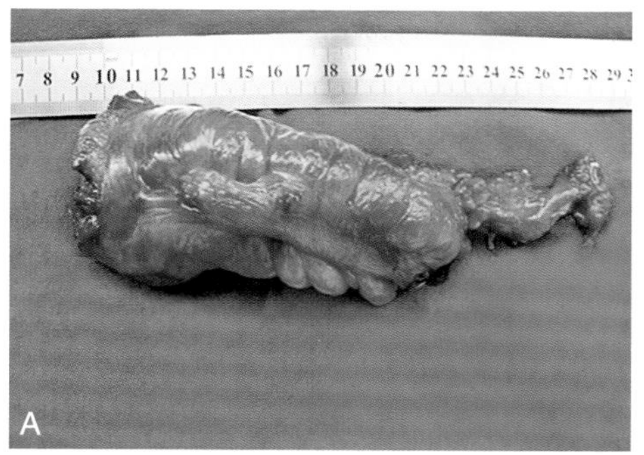

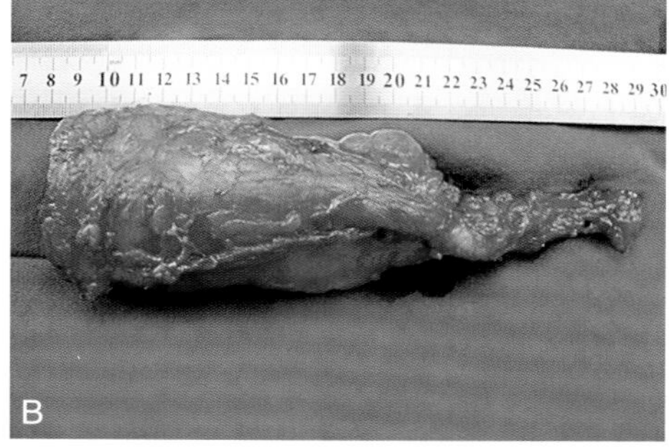

图 6-2-6　**标本展示**

A. 术后标本正面，系膜光滑完整；B. 术后标本后面，系膜光滑完整；C. 术后标本内面及切缘。

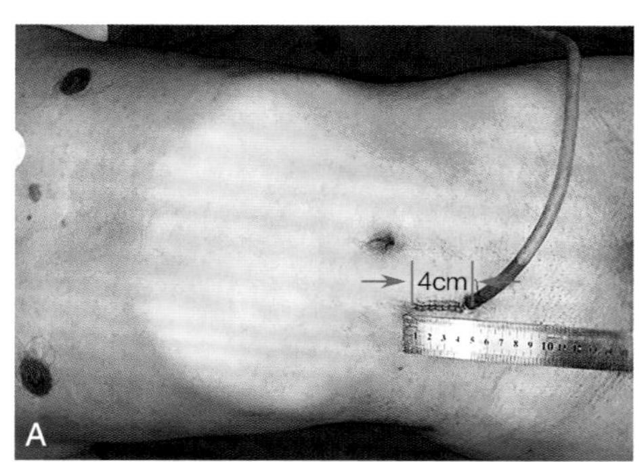

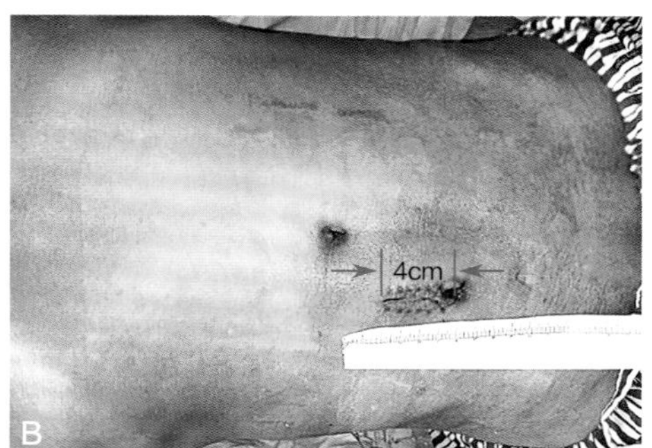

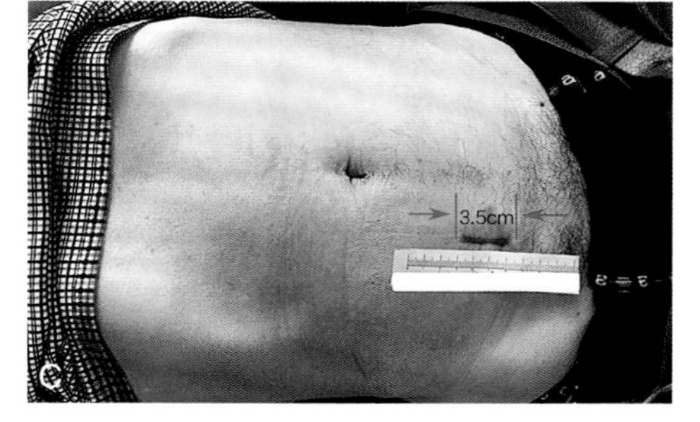

图 6-2-7　**切口情况**

A. 术后切口；B. 术后 8 天切口；C. 术后 1 个月切口。

四、讨论

目前,经自然腔道内镜手术(natural orifice transluminal endoscopic surgery, NOTES)、经脐单孔腹腔镜手术已用于更加复杂的结直肠肿瘤。经脐单孔腹腔镜与多孔手术相比,在住院时间、并发症、淋巴结清扫数目、切缘阳性率、总病死率方面差异并无统计学意义,在手术时间、住院时间、术后第1天和第2天疼痛评分、总切口长度方面差异有统计学意义,但手术时间较长是此类手术不能常规开展的“瓶颈”。

经腹直肌单孔腹腔镜手术可以保持良好的组织张力,具有以下优势:①体位采取头低20°、右倾20°体位,可最大限度将小肠移于右上腹;②术者左手肠钳可以完全抓住血管蒂,这样可以制造更大张力;③右手操作位置和方向与多孔腹腔镜手术一致,从而改变了经脐腹腔镜手术,术者右手在脐部操作,不能与肠系膜下动脉形成夹角的问题。

肿瘤的根治性问题是手术方式选择的前提,经腹直肌单孔腹腔镜手术可以保证手术质量,在清扫肠系膜下血管根部淋巴结及系膜完整切除方面均具有优势。

(张庆彤 国星奇 闫晓菲)

参考文献

[1] POON J T, CHENG C W, FAN J K, et al. Single-incision versus conventional laparoscopic colectomy for colonic neoplasm: a randomized, controlled trial [J]. Surg Endosc, 2012, 26(10): 2729-2734.

[2] KATSUNO G, FUKUNAGA M, NAGAKARI K, et al. Short-term and long-term outcomes of single-incision versus multi-incision laparoscopic resection for colorectal cancer: a propensity-score-matched analysis of 214 cases [J]. Surg Endosc, 2016, 30(4): 1317-1325.

[3] VESTWEBER B, GALETIN T, LAMMERTING K, et al. Single-incision laparoscopic surgery: outcomes from 224 colonic resections performed at a single center using SILS™ [J]. Surg Endosc, 2013, 27(2): 434-442.

[4] HIRANO Y, HATTORI M, DOUDEN K, et al. Single-incision laparoscopic surgery for colorectal cancer [J]. World J Gastrointest Surg, 2016, 8(1): 95-100.

[5] ROSS S B, HERNANDEZ J M, SPERRY S, et al. Public perception of LESS surgery and NOTES [J]. Gastrointest Surg, 2012, 16(2): 344-355.

[6] CHAMPAGNE B J, PAPACONSTANTINOU H T, PARMAR S S, et al. Single-incision versus standard multiport laparoscopic colectomy: a multicenter, case-controlled comparision [J]. Ann Surg, 2012, 255(1): 66-69.

[7] MAKINO T, MILSOM J W, LEE S W. Feasibility and safety of single-incision

laparoscopic colecyomy: a systematic review [J]. Ann Surg, 2012, 255(4): 667-676.
[8] 张庆彤, 刘亚莉, 王永鹏, 等. 预防性回肠蕈状造口在腹腔镜直肠癌全直肠系膜切除术中应用价值研究[J]. 中国实用外科杂志, 2012, 32(5): 403-405.

3 重视小肠系膜根的分水岭作用

一、正常解剖

小肠系膜是将空肠、回肠连系于后腹壁的双层腹膜反折。固定于后腹壁处的部分称小肠系膜根，自十二指肠空肠曲向下斜行止于回盲区，全长 15cm，含两条重要的血管，即肠系膜上动脉和肠系膜上静脉（图 6-3-1）。

从胚胎学上，我们可以简单地把它理解为：中肠和后肠的分界线。这样，自然左半结肠、右半结肠的切除范围在头脑中就清晰了。

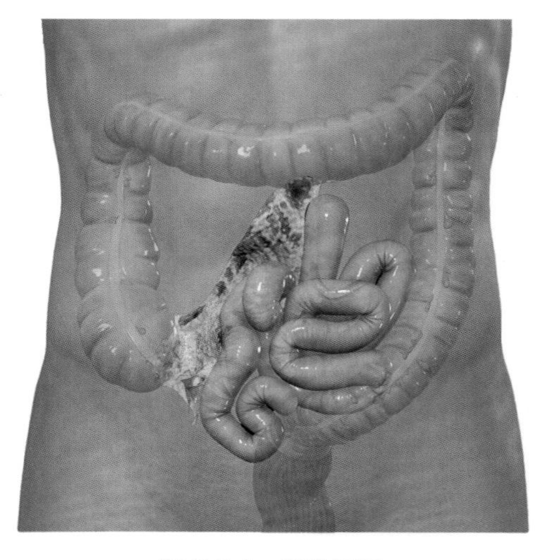

图 6-3-1 实物图示

二、右半结肠

腹腔镜右半结肠切除术的过程中，无论是内侧入路还是外侧入路，小肠系膜根的判断及处理尤为重要，因为至关重要的两条血管都在其中，若处理判断不当，必然影响整个手术的质量和安全性。

唯一的区别是：内侧入路先打开双层腹膜的腹侧，而外侧入路先打开双层腹膜的背侧（图 6-3-2）。

最终的切除范围均要包括右下部分的融合筋膜。

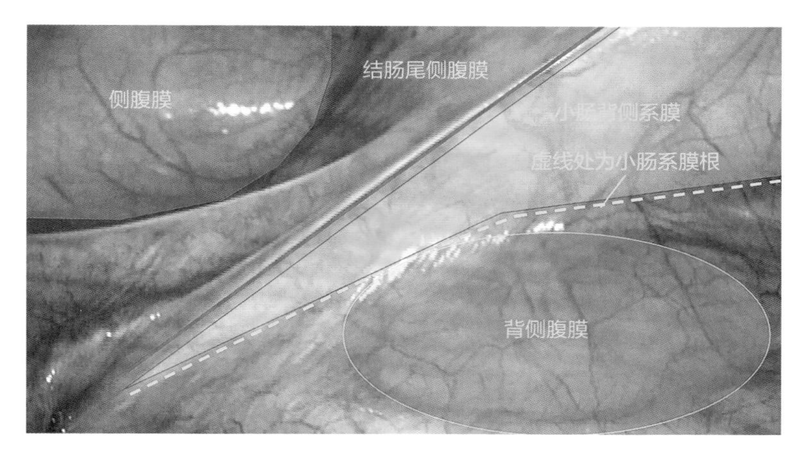

图 6-3-2 实物图示

三、左半结肠/直肠

左半结肠和直肠的手术过程中，无须针对小肠系膜内的属支血管进行处理，但是需要借鉴它来判别血管的分界。只有将小肠掀起向右侧，自十二指肠空肠曲处将小肠系膜根全程显露，才能完全辨识肠系膜下动、静脉根部的全貌(图 6-3-3)。

其优点是：可一定程度上避免处理血管时损伤十二指肠；避免小肠阻挡在肠系膜下血管前方，影响对于血管根部的判断；利于整个视野的显露，进而把

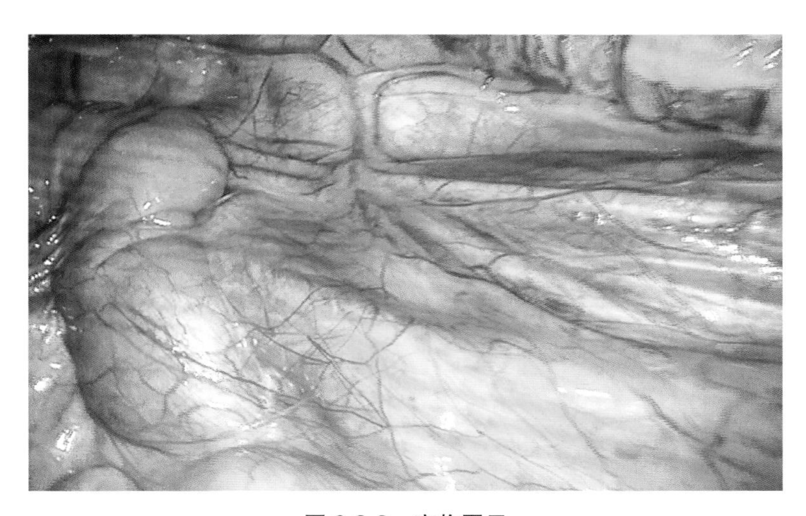

图 6-3-3 实物图示

握对全局的判断。

确切地说,术中真正能做到上图所见这么清楚的并不是很多,一些肥胖、腹胀的患者很难获得这样的视野,但是需要我们利用器械维持局部的一种显露状态,避免走错路径。

有时候,只需要内心深处时刻提醒着自己有这样一种游离状态就够了。

(谢忠士)

4 完全腹腔镜下肠道重建的无菌控制

无菌术是外科学的基石，也是外科发展中的里程碑。从外科诞生的那天开始，感染就一直困扰着外科医生，也曾是外科医生所面临的最大难题之一。1867年英国外科医生李斯德（Baron Joseph Lister）奠定了抗菌技术的基本原则，被公认为抗菌外科创始人。1877年，德国Bergmann发明了高压蒸汽灭菌法，建立了现代外科学中的无菌技术。纵然150余年过去了，无菌依然是外科最重要的基本原则，在腹腔镜手术中自然也不例外，对于腹腔镜辅助下的肠道重建，我们可以直视下进行常规的肠道清洁，例如残端的处理和预吻合肠道的清洁等，但由于完全腹腔镜下肠道重建受条件限制，那我们该如何更好地达到无菌控制要求呢？

一、未雨绸缪

细菌污染是感染发生的前提，而细菌量的多少有着重要意义，污染细菌数量越多，感染的机会越大，一般认为细菌引起感染的临界数量是10^5/g组织。而肠道又是人体最大的细菌库，因此未雨绸缪地做好肠道准备，尽可能减少肠道中潜在感染细菌的数量显得尤为重要。虽然肠道准备是胃肠外科医生再熟悉不过的术前准备，但到底应该如何保证患者完成一次合格的肠道准备呢？指南推荐合理使用泻药，聚乙二醇电解质散（PEG）作为容积性泻剂，是目前国内应用最普遍的肠道清洁剂。而机械性灌肠，因为加速康复外科（ERAS）理念被广泛接受，而且对清洁程度影响不大，基本不再推荐使用，只是对于不能获得充分肠道准备的患者适当使用。当然，如果术中计划经阴道取出标本时，术前3天，用10∶1碘伏棉球擦洗阴道，每天2次。阴道准备要严格、充分，确保阴道清洁是预防残端感染的关键；若经肛门取出标本时，我们还是建议术前晚和术晨应用适量肥皂水对直肠下端进行清洁，这与ERAS反对大量肥皂水灌洗整个结肠的理念也不矛盾。最后强调一句,注重细节和可控标准是肠道准备成功的关键。

二、不战而屈人之兵

在腹腔镜操作过程中,最好的无菌操作就是整个切除和重建过程中完全没有开放肠道,因为没有开放就从根本上杜绝了肠道细菌异位造成污染甚至感染,正如《孙子兵法》所云:“不战而屈人之兵,善之善者也。”但理想很丰满,现实尚骨感,若要完全实现这一点,可能需要类似 OrVil 的特殊器械出现,目前更接地气的方法还是尽量控制可能的污染环节。以腹腔镜下直肠癌无腹壁切口 TEM(经肛内镜微创手术)+TME(全直肠系膜切除术)为例,该手术在操作过程中,笔者所在中心经直肠送入钉砧头之前,一定要用碘伏水浸泡钉砧头,同时放置 TEM 套筒之前利用碘伏水冲洗整个直肠肠腔;乙状结肠侧的断段,开放之前,均以腹腔镜下专用肠道阻断钳夹(类似于大的血管夹)夹闭预切除的肠管远、近两端,尽可能隔绝肠道细菌进入腹盆腔。整个手术操作过程中肠道的开放时间较短,且开放之前和开放中均有相应的方法来减少肠道细菌腹盆腔内污染的概率(图 6-4-1~图 6-4-3)。

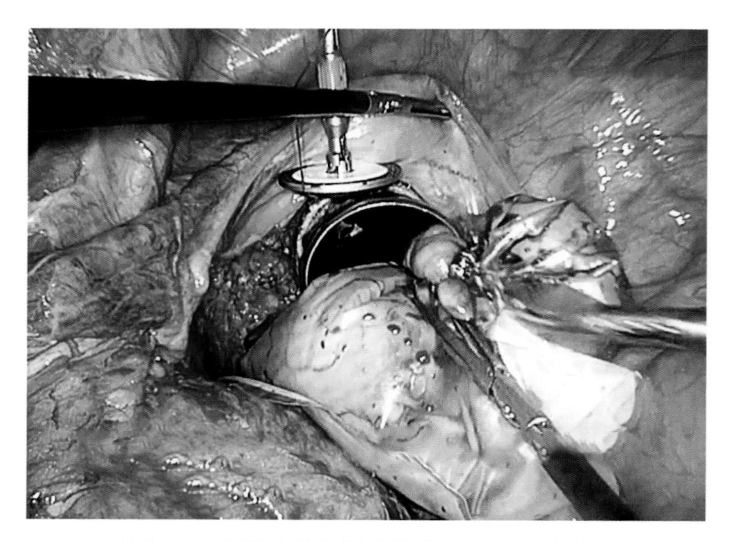

图 6-4-1 将标本放入标本袋并自 TEM 套筒拖出

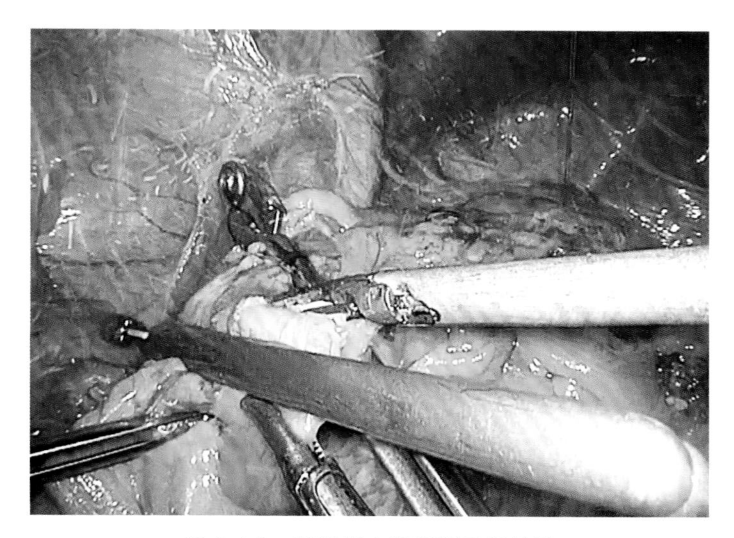

图 6-4-2　阻断钳夹间切断乙状结肠

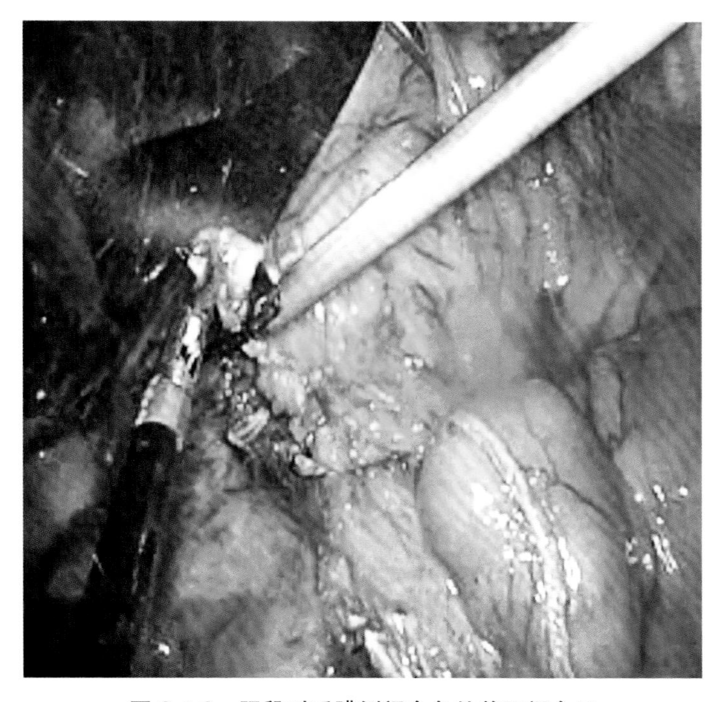

图 6-4-3　肠段对系膜侧闭合角处剪开闭合口

以直线切割闭合器闭合完成全腹腔镜肠道吻合，例如完全腹腔镜下右半结肠癌根治术进行回肠-结肠侧侧吻合时，应用腹腔镜下直线切割闭合器，先闭合两端肠管，由于钉仓闭合作用，两端不会有肠内容物溢出。开放两侧断端时，均取对系膜缘侧成角部位，这里有两个小的细节问题需要指出：第一，在切除两个肠道小“犄角”备腹腔镜下切割闭合器吻合时，我们认为除了提前利用腹腔镜下专用肠道阻断钳夹阻断肠内容物外，值得注意的是切口应适当偏小，只要能伸入腹腔镜下切割闭合器即可，因为过大的切口会增加感染的概率，也给闭合共同开口增加困难；第二，在整个吻合过程，都按照开放手术的原则，在周围放置碘伏纱布进行保护，由于腹腔镜下的纱布较小，我们一般放置 2 块纱布。

三、各村有各村的高招

针对手术过程中避免的肠道污染，借用《地道战》里的一句台词，“各村有各村的高招”。

上文已经提过碘伏处理肠腔，笔者了解到多个中心也都有用碘伏纱布处理直肠肠腔的习惯，这已经是比较常见的消毒方式，只是消毒次数及消毒时间尚未完全统一，可以说这更多来源于传统的经验，希望将来有更多的循证医学证据。结合本中心的经验，我们不建议浸泡时间太久，以防止挤压导致液体残留较多，导致更多细菌残留。

除了碘伏处理肠腔这个常规“武器”外，我们还有一些“神器”，比如保护套、复合吸引器。

保护套，尤其是很多无菌保护套现在应用已比较广泛，笔者所在的中心常规将切除的结肠标本放置在无菌保护套中，这不仅是为了满足无菌要求，也是防止肿瘤细胞被挤压、触碰后的播散。需要指出的是，这里应用的无菌保护套一般需要留置较长的套线，方便可以继续应用该 trocar 孔进行吻合操作，最后一次性选择切口取出标本，避免多次建立气腹影响患者的全身状况，同时反复利用被延长的 trocar 孔或重新选取的切口，我们认为即使应用碘伏纱布浸润切口，相对其他切口而言，该切口的感染概率也更大，并且由于密闭性及稳定性等问题，给后续操作同样带来不便。这里需要指出的是，如果确实需要利用这个 trocar 孔操作，既往我们采用无菌手套的裁剪来继续手术，现在建议应用专门设计的切口无菌保护套，密闭性和稳定性效果均更佳。

复合吸引器，首先冲洗是各个中心均常规采用的措施。在胃癌手术中，冲洗的作用得到了一些文献支持；在结直肠癌手术中，我们也建议冲洗最好按照区域且一定要循序进行。这样冲洗的效果相对确切，也尽量减少医源性的污染，但对于冲洗量的问题尚存在争议，笔者经验以 1 000~2 000ml 为宜。而我们强调选用复合吸引器的原因，看重的是复合吸引器同时兼顾冲洗和吸引的功能，这与区域性冲洗的道理类似，尽可能减少医源性的感染扩散，并且防止肠间积液难以吸净，导致术后肠间脓肿的可能。

（杨盈赤）

参考文献

[1] 吴孟超，吴在德. 黄家驷外科学[M]. 7版. 北京：人民卫生出版社，2008.
[2] 中华医学会消化内镜学分会. 中国消化内镜诊疗相关肠道准备指南（草案）[J]. 中华消化杂志，2013，19(9)：354-356.
[3] 康春博，李铎，刘金洪，等. 经自然孔道完全腹腔镜下结直肠肿瘤切除术21例[J]. 腹部外科，2012，25(4)：237-239.
[4] 王磊，马腾辉. 腹腔镜结直肠手术需要常规肠道准备[J]. 中华胃肠外科杂志，2017，20(6)：644-645.

5 腹腔镜右半结肠癌根治术 Henle 干的解剖技巧

1868 年德国医生 Henle 研究发现，副右结肠静脉/右结肠上静脉（superior right colic vein，SRCV）与胃网膜右静脉（right gastroepiploic vein，RGEV）形成共同干汇入肠系膜上静脉（superior mesenteric vein，SMV），随后法国医生 Descomps 于 1912 年发现 SRCV、RGEV 与胰十二指肠上前静脉（anterior superior pancreaticoduodenal vein，ASPDV）汇入形成胃结肠干（又称 Henle 干），逐渐形成了对 Henle 干研究的雏形。腹腔镜的技术精进极大推动了外科医生对 Henle 干局部解剖结构的再认识。此特殊解剖结构对外科手术的重要性日渐引起外科医生的注意。Henle 干位于横结肠后间隙（transverse retrocolic space，TRCS）中，由于其变异的多元化，TRCS 与 Henle 干可被认为是右半结肠癌全结肠系膜切除术（complete mesocolic excision，CME）的“指纹与印章”。正确解剖 Henle 干，是减少右半结肠癌根治术（日本学者提倡的 D3 根治术与欧洲学者主张的 CME 手术）术中并发症的重要保障。本文将着重讲述对 Henle 干解剖结构特点、腹腔镜解剖路径的选择及相关手术技巧。

一、Henle 干解剖学特征及分型

Henle 干又称胃结肠共同干、胃结肠静脉干，走行于 TRCS 并最终汇入 SMV。Henle 干解剖出现率为 69%~89%。总体而言，其血管分支、解剖毗邻变异多见，但仍具一定共性：①Henle 干通常从左至右、从腹侧向头侧走行，多于胰腺下缘 2.2cm 左右处汇入 SMV。②Henle 干整体结构较为粗短，国人 Henle 干平均外径为 5.0（2~10）mm，平均长度为 14.0（2.0~47.0）mm。若过度牵拉，将造成出血，腹腔镜下难以控制，应引起注意。③Henle 干距中结肠动脉（middle colic artery，MCA）（10.0 ± 6.4）mm。④Henle 干距回结肠静脉（ileocolic vein，ICV）（34.2 ± 10.3）mm。

Henle 干属支可包括 RGEV、右结肠静脉（right colic vein，RCV）、中结肠静脉（middle colic vein，MCV）、SRCV、ASPDV。目前，Henle 干尚无统一的分类标准，主要有根据其属支数目或结肠静脉走行两种分类系统。Henle 干根据属支数目不同，可分为 4 型（图 6-5-1）。

ASPDV 和 RGEV 两属支相对较固定，可见于各个分型，而 RCV、MCV、SRCV 三支结肠回流静脉则可出现因人而异的多元化变异：

1. RCV　出现率为 43.1%~93.8%，有 14.3%~84% 汇入 Henle 干。收集升结肠边缘静脉血液，多沿胰头附近走行，最终汇入 SMV 或 Henle 干。有时可有 1~3 支 RCV。

2. MCV　出现率为 72%~100%，有 11%~20% 汇入 Henle 干。收集横结

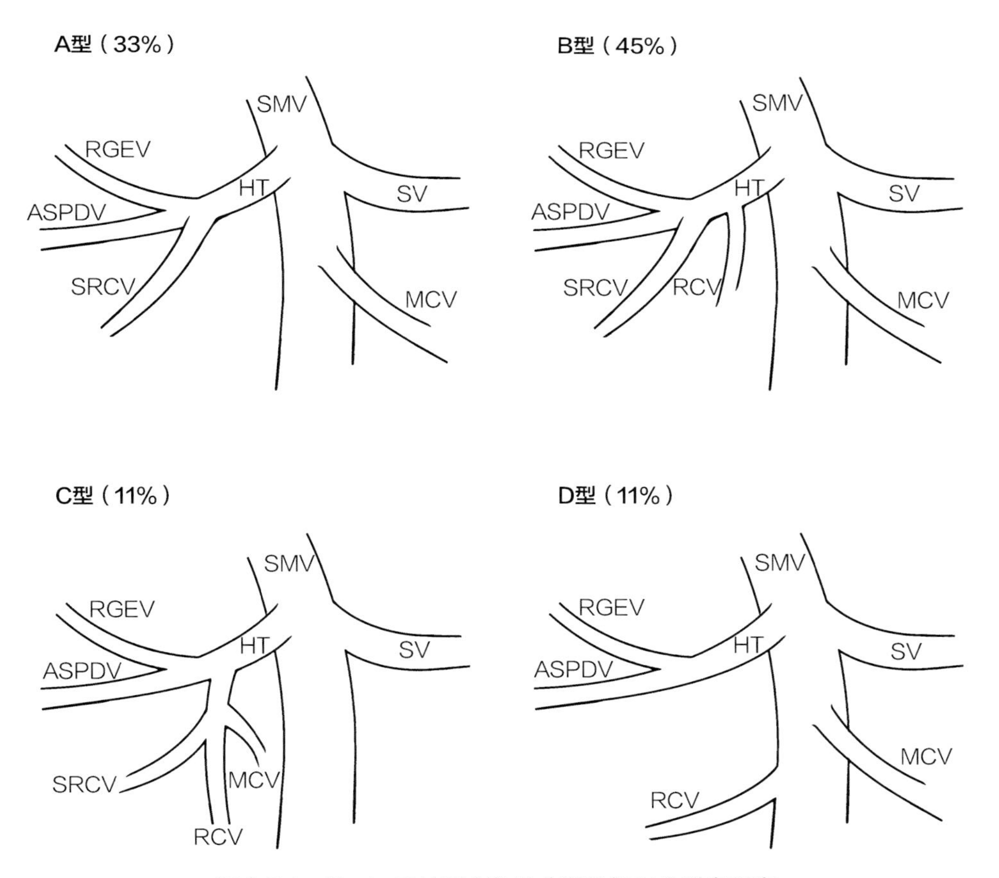

图 6-5-1　Henle 干按属支数目分型及解剖分型出现率

SMV，肠系膜上静脉；HT，Henle 干；RGEV，胃网膜右静脉；ASPDV，胰十二指肠上前静脉；SRCV，副右结肠静脉/右结肠上静脉；SV，脾静脉；MCV，中结肠静脉。

肠边缘静脉血液，多沿胰头附近走行，最终汇入 SMV 或 Henle 干，少数可汇入脾静脉、空肠静脉或 SMV。MCV 数目变异较为常见，1 支以上 MCV 的出现率可达 50.6%~62.1%，并可按照血管粗细分为主静脉和副静脉。

3. SRCV　出现率为 21%~95%，有 46%~89% 汇入 Henle 干多自结肠右曲处走行，可汇入 Henle 干、ASPDV、RGEV。有时可有 1~3 支 SRCV。

根据上述三支结肠回流静脉的走行，可将 Henle 干分为 4 型（图 6-5-2，图 6-5-3）：0 型至Ⅲ型分别有 0~3 支结肠回流静脉汇入 Henle 干。

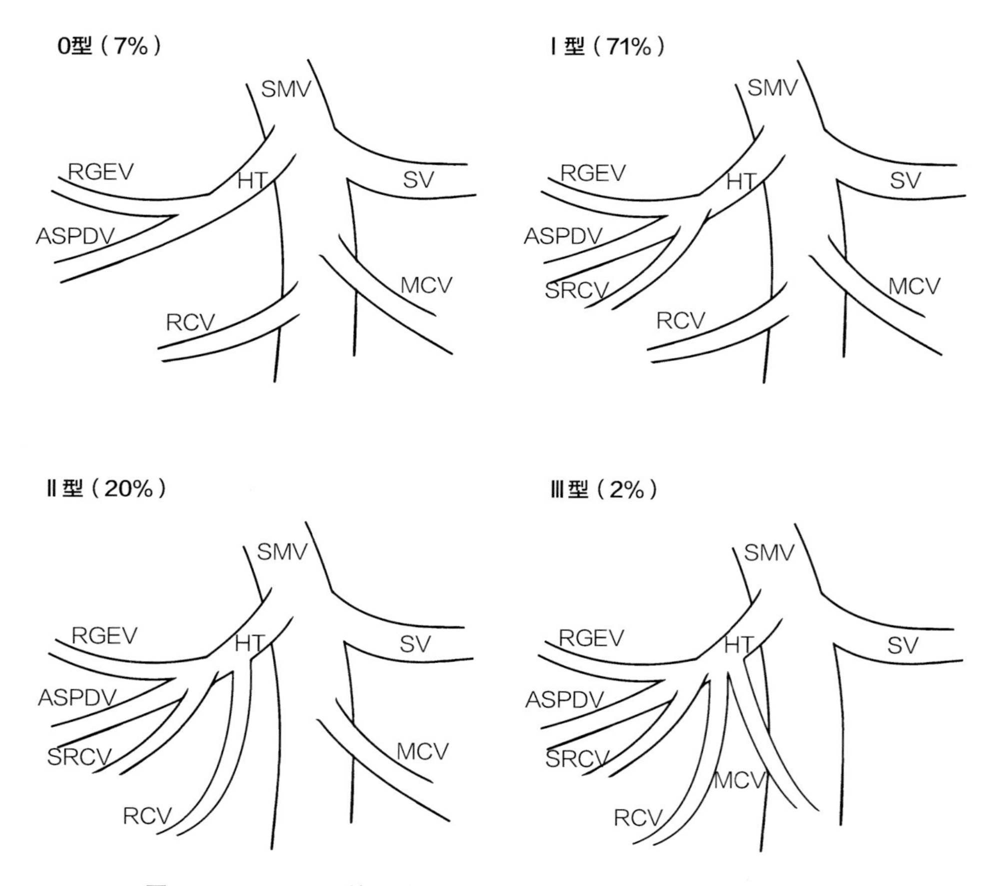

图 6-5-2　Henle 干按属结肠回流静脉数目分型及各解剖分型出现率
SMV，肠系膜上静脉；HT，Henle 干；RGEV，胃网膜右静脉；ASPDV，胰十二指肠上前静脉；SRCV，副右结肠静脉/右结肠上静脉；SV，脾静脉；MCV，中结肠静脉。

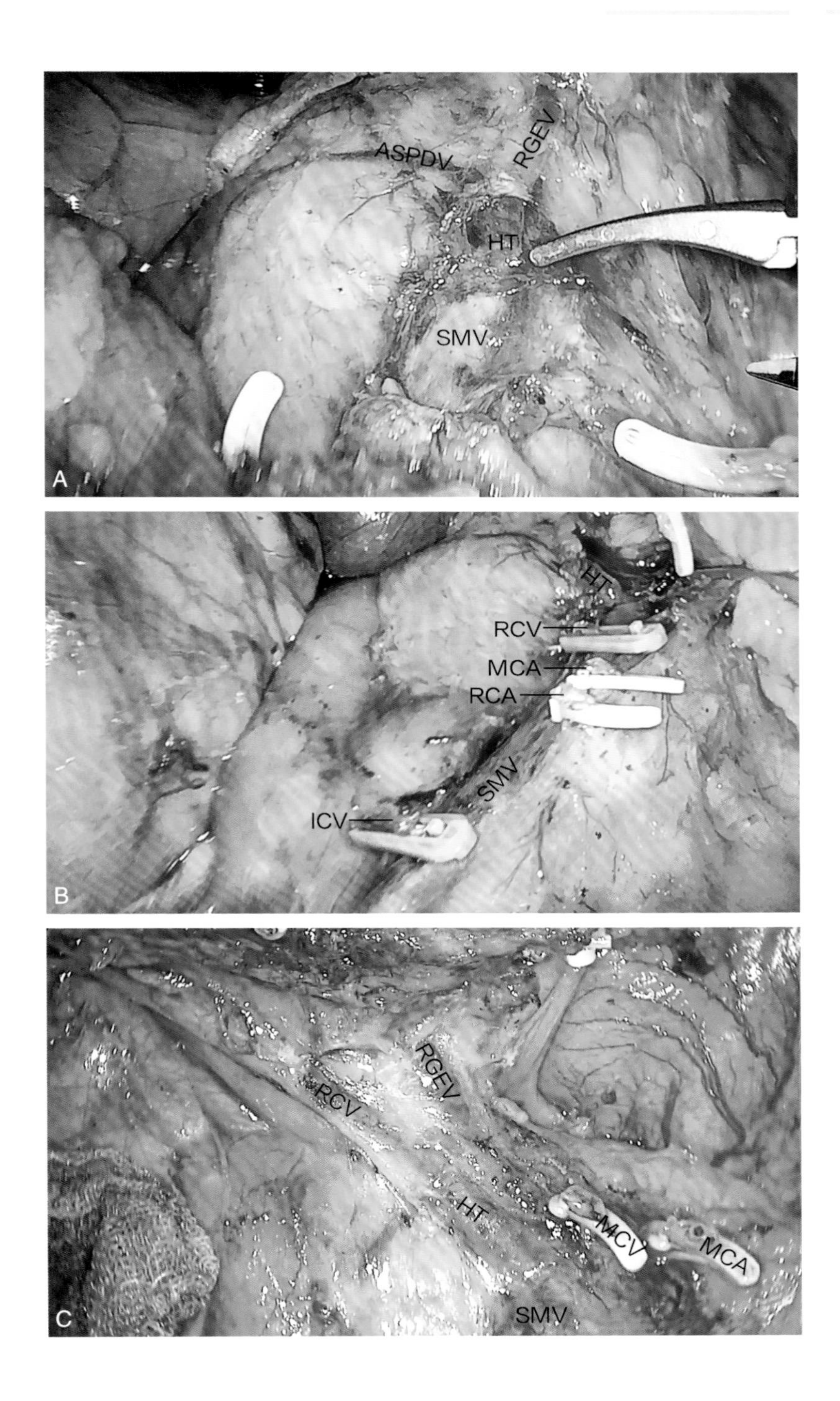
ASPDV
RGEV
HT
SMV
A
HT
RCV
MCA
RCA
SMV
ICV
B
RGEV
RCV
HT
MCV
MCA
SMV
C

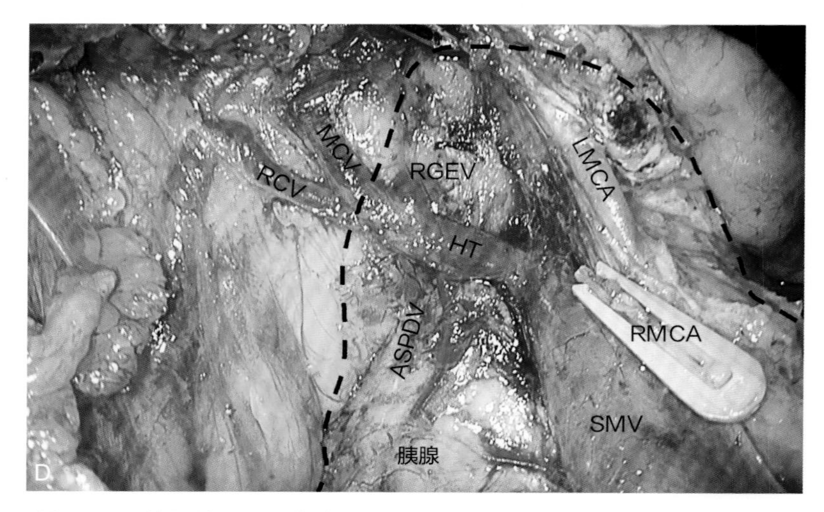

图 6-5-3 按属结肠回流静脉数目分型的各型 Henle 干及其属支术中所见
A、B. Henle 干 0 型;C. Henle 干Ⅰ型;D. Henle 干Ⅱ型。SMV,肠系膜上静脉;HT,Henle 干;RGEV,胃网膜右静脉;ASPDV,胰十二指肠上前静脉;MCV,中结肠静脉;RCV,右结肠静脉;MCA,中结肠动脉;RCA,右结肠动脉;ICV,回结肠静脉;LMCA,左中结肠动脉;RMCA,右中结肠动脉。

二、TRCS 及 Henle 干的不同解剖路径

如何精准寻找并维持 TRCS 是解剖 Henle 干的难点之一。TRCS 相对复杂,其与较少血管走行的右结肠后间隙(right retrocolic space,RRCS)(图 6-5-4)共同构成 Toldt 筋膜间隙,并具有“四界两面”(图 6-5-5):上界为横结肠系膜根部;下界为十二指肠水平部;右界为十二指肠降段;左界为 SMV;前面为横结肠系膜;后面为胰腺。TRCS 内血管变异尤其是 Henle 干变异多元化,从某种意义上说是右半结肠癌 CME 手术的“指纹与印章”,具有解剖特异性。因此,正确维持 TRCS 是右半结肠癌 CME 手术解剖的关键。

中间入路解剖法是腹腔镜右半结肠癌根治术的主要方法。针对 TRCS 及 Henle 干的不同变异情况,我们团队提出并实践了 4 种手术路径:

1. 联合中间入路 以回结肠动脉(ileocolic artery,ICA)、ICV 解剖投影为手术起始点,打开胃结肠韧带进入系膜间间隙(inter-mesenteric space,IMS),由上自下解剖 Henle 干,上下联合解剖胰腺下缘。

2. 完全中间入路 以 SMV 为主线,沿途处理血管。向侧方拓展 TRCS 至 RRCS,经 TRCS 自下而上进入 IMS,由上自下解剖 MCV/中结肠动脉(middle colic artery,MCA)、Henle 干与胰腺下缘。

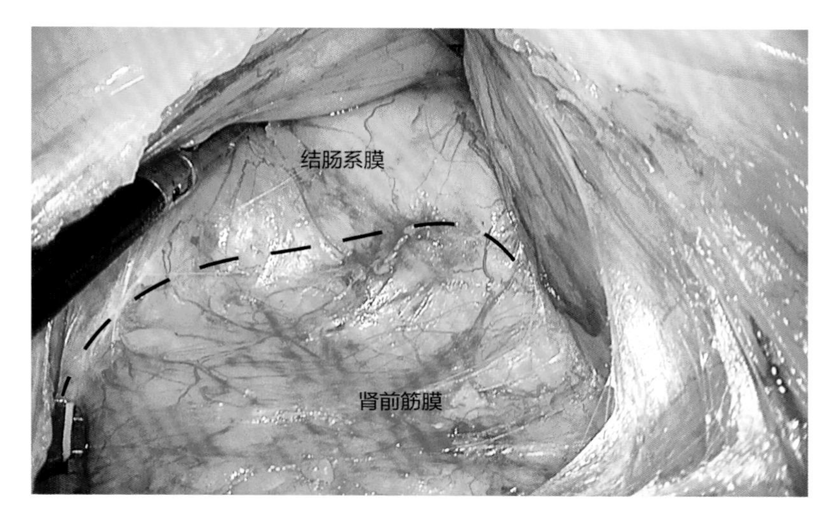

图 6-5-4　RRCS 术中所见

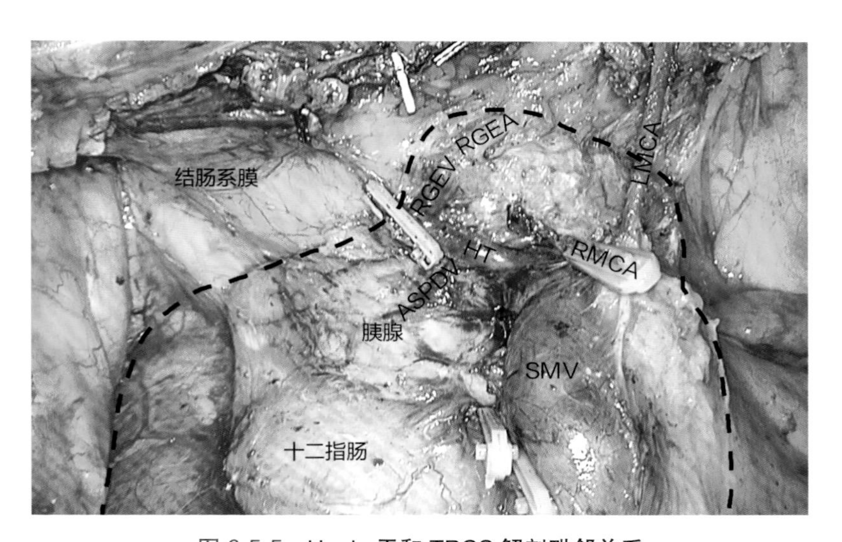

图 6-5-5　Henle 干和 TRCS 解剖毗邻关系

SMV，肠系膜上静脉；HT，Henle 干；RGEV，胃网膜右静脉；RGEA，胃网膜右动脉；ASPDV，胰十二指肠上前静脉；LMCA，左中结肠动脉；RMCA，右中结肠动脉。

3. 翻页式中间入路　从左向右寻找结肠系膜层面并掀开，进入 TRCS，并向上向右拓展。整个过程呈翻页式推进。此路径为完全中间入路的改进与优化。

4. 循 RCV 的中间入路 完成外科干的清扫，显露十二指肠。随后循 RCV 拓展 TRCS，Henle 干位于胰腺下缘，循 RCV 走向即可找到（图 6-5-6）。

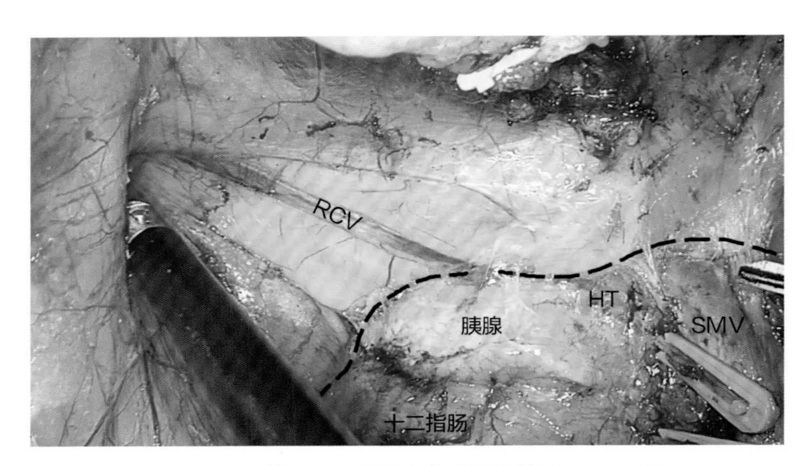

图 6-5-6 循 RCV 可于胰头附近寻找到 Henle 干
SMV，肠系膜上静脉；HT，Henle 干；RCV，右结肠静脉。

完全中间入路腹腔镜右半结肠切除术在手术技巧上具有一定难度，正确辨认并处理 TRCS 内血管是其难点之一。目前，已有少量研究通过术前多排螺旋计算机体层摄影（MDCT）及三维重建的方式明确 SMV 属支情况或 Henle 干的分型，以期减少术中出血，降低手术风险。然而，由于右半结肠血管变异复杂，故没有一种手术路径可适用于所有患者。术中需因人而异，合理选择手术策略，强调个体化治疗。对于尚处于学习曲线早期的年轻外科医生，推荐循 RCV 的完全中间入路，此入路视野清晰，操作难度相对较低，能够较好地寻找 Henle 干并处理其属支。

三、Henle 干的解剖技巧

1. 分支解剖 Henle 干 笔者建议分支解剖而非根部离断，理由如下：①Henle 干整体结构较粗短，如采用根部离断，则在近、远端夹子处理后，根部离断空间很窄，夹子易滑脱，处理不当将导致致命大出血，增加手术风险；②ASPDV 有 2~3 分支，而且紧贴胰腺表面，往往最后汇入 Henle 干，如根部离断，要多经历超声刀直接离断 ASPDV 的额外风险，若遇粗壮的 ASPDV，易导致胰腺表面出血，腹腔镜下很难控制；③当肿瘤位于回盲部、升结肠时，无须常规清扫幽门下淋巴结，如根部离断 Henle 干，亦断离了 RGEV，无意中扩大了手术范围,从而潜在增加手术并发症。

2. 先处理MCV/MCA再处理Henle干　Henle干与结肠中血管是横结肠系膜游离的主要刚性障碍,两者解剖位置均位于胰腺下缘,平均相差1cm的距离。笔者通常先处理MCV/MCA,理由如下:①MCV/MCA位置较表浅,多于Henle干左下侧,易于识别;②Henle干多深在,且易被结肠中血管特别是MCV遮掩;③沿SMV解剖至胰腺下缘后,先行处理MCV/MCA更易于胰腺下缘层面的打开以及Henle根部的暴露。因此,先行处理MCV/MCA再处理Henle干更加安全、可靠,手术风险更低。

总体而言,Henle干解剖是右半结肠癌D3根治术的关键步骤,需谨慎操作。Henle干解剖的关键在于TRCS的拓展;手术技巧方面,强调解剖层面维持与拓展,血管则自然显露。

(冯　波)

参考文献

[1] 赵丽瑛,张策,李国新. 胃结肠静脉干解剖学研究的系统评价及其临床意义[J]. 中国实用外科杂志,2012,32(9):753-757.

[2] JIN G,TUO H,SUGIYAMA M,et al. Anatomic study of the superior right colic vein:its relevance to pancreatic and colonic surgery[J]. Am J Surg,2006,191(1):100-103.

[3] ALSABILAH J,KIM W R,KIM N K. Vascular Structures of the Right Colon:Incidence and Variations with their Clinical Implications[J]. Scand J Surg,2017,106(2):107-115.

[4] OGINO T,TAKEMASA I,HORITSUGI G,et al. Preoperative evaluation of venous anatomy in laparoscopic complete mesocolic excision for right colon cancer[J]. Ann Surg Oncol,2014,21(3):S429-S435.

[5] YAMAGUCHI S,KUROYANAGI H,MILSOM J W,et al. Venous anatomy of the right colon:precise structure of the major veins and gastrocolic trunk in 58 cadavers[J]. Dis Colon Rectum,2002,45(10):1337-1340.

[6] SAKAGUCHI T,SUZUKI S,MORITA Y,et al. Analysis of anatomic variants of mesenteric veins by 3-dimensional portography using multidetector-row computed tomography[J]. Am J Surg,2010,200(1):15-22.

[7] MIYAZAWA M,KAWAI M,HIRONO S,et al. Preoperative evaluation of the confluent drainage veins to the gastrocolic trunk of Henle:understanding the surgical vascular anatomy during pancreaticoduodenectomy[J]. J Hepatobiliary Pancreat Sci,2015,22(5):386-391.

[8] FENG B,LING T L,LU A G,et al. Completely medial versus hybrid medial approach for laparoscopic complete mesocolic excision in right hemicolon cancer[J]. Surg Endosc,2014,28(2):477-483.

[9] FENG B,SUN J,LING T L,et al. Laparoscopic complete mesocolic excision(CME) with medial access for right-hemi colon cancer:feasibility and technical strategies[J].

Surg Endosc,2012,26(12):3669-3675.

[10] 张森,冯波. 完整结肠系膜切除术在结肠癌中的应用[J]. 外科理论与实践,2016(1):83-86.

[11] SPASOJEVIC M,STIMEC B V,FASEL J F,et al. 3D relations between right colon arteries and the superior mesenteric vein:a preliminary study with multidetector computed tomography [J]. Surg Endosc,2011,25(6):1883-1886.

[12] 高玉蕾,杨道贵,孔祥恒,等. 术前 Henle 干 CT 三维成像在腹腔镜右半结肠切除术中的应用[J]. 中华结直肠疾病电子杂志,2017,6(3):198-201.

[13] KIM H J,KO Y T,LIM J W,et al. Radiologic anatomy of the superior mesenteric vein and branching patterns of the first jejunal trunk:evaluation using multi-detector row CT venography [J]. Surg Radiol Anat,2007,29(1):67-75.

[14] 冯波,严夏霖,张森,等. 腹腔镜右半结肠癌根治术 Henle 干的解剖技巧[J]. 中华胃肠外科杂志,2017,20(6):635-638.

6 腹腔镜左半结肠癌根治术中脾曲游离的技巧和体会

左半结肠切除术由于病例数较少，手术难度也相对较大，其中结肠左曲（脾曲）的游离也是腹腔镜左半结肠癌根治术的一大要点。脾是人体最大的淋巴器官，脾门前上方经胃面与胃底相接，后下方经肾面、结肠面和胰面分别与左肾和左肾上腺、脾曲和胰尾相邻。游离脾曲通常有3种入路可供选择：①中间入路（图6-6-1A），先从中间向侧方游离左半结肠系膜，并从下而上，至脾曲；②前入路（图6-6-1B），从胃结肠韧带打开，逐渐向左，并自上而下开始游离脾曲；③外侧入路（图6-6-1C），先从外侧至中间游离左半结肠系膜，并自下而上游离脾曲。3种方法根据主刀医师不同的习惯都可选择。

以中间入路为例，在处理脾曲时，一般按如下步骤进行操作：

1. 拓展左结肠后间隙 沿腹主动脉，自内向外，自下而上，打开并进入到左半结肠系膜后方无血管的外科平面，即左结肠后间隙，在肾前筋膜前方，拓展左结肠后间隙，使之完整掀起，外至左结肠旁沟的后腹膜，上至胰腺下缘、脾曲（图6-6-2）。

2. 分离左侧侧腹膜 将乙状结肠和降结肠牵向右侧，由下至上依次切开乙状结肠侧腹膜、左结肠旁沟侧腹膜，并与先前剥离的系膜面顺利"会师"，将上部乙状结肠和降结肠外侧从腹后壁游离，向近端分离达脾曲（图6-6-3）。

3. 分离左胃结肠韧带、分离膈结肠韧带和脾结肠韧带 将患者体位调整为头高脚低位，助手向上方牵拉胃，同时术者向下方牵拉横结肠，从胃网膜血管弓中点开窗，沿胃网膜左动脉下缘，分离左胃结肠韧带（图6-6-4），为避免结肠热损伤，最好以切开线距结肠0.5~1.0cm为宜。将降结肠牵向右下方，牵拉时用力务必轻柔，避免撕裂脾下极包膜，离断膈结肠韧带和脾结肠韧带（图6-6-5），显露胰腺下缘，切断附着于胰腺体、尾部下缘的横结肠系膜根部，使左半结肠完全游离。

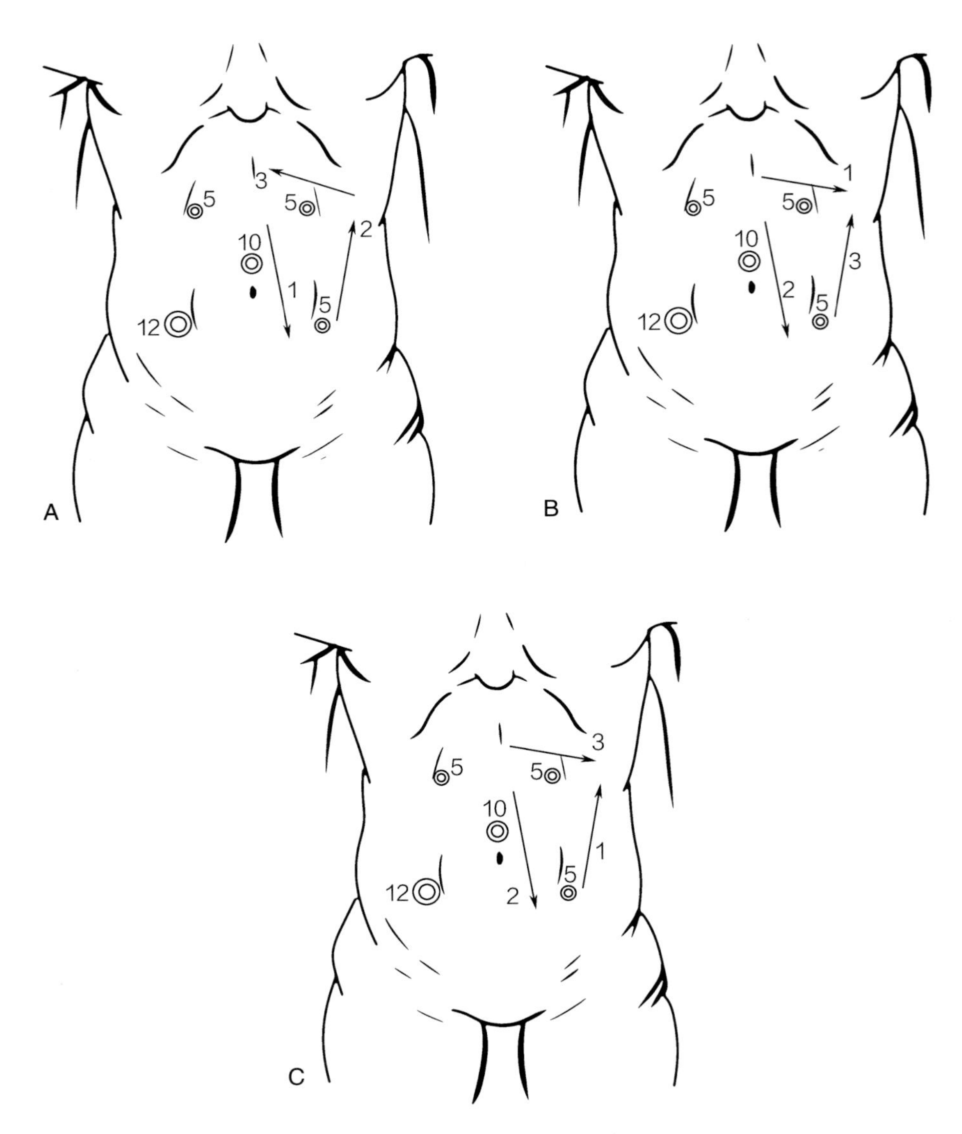

图 6-6-1 脾曲游离的入路选择

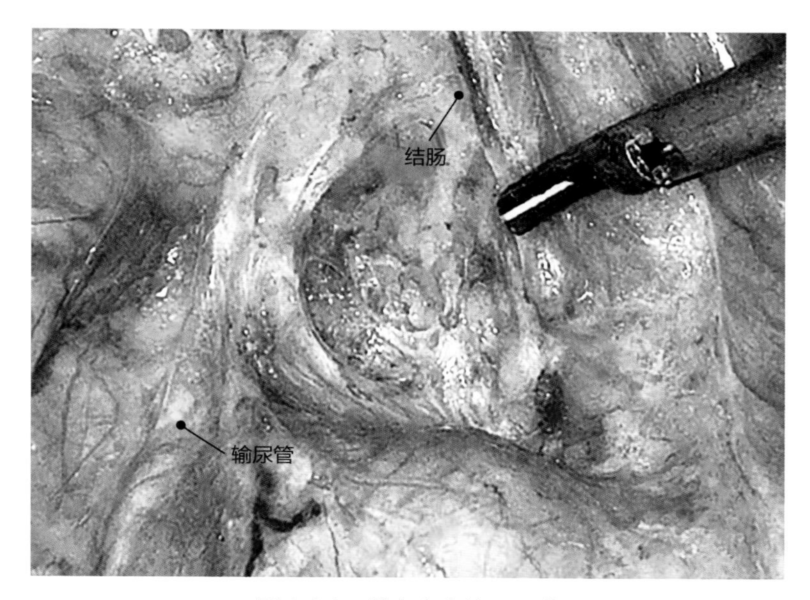

图 6-6-2　游离左半结肠系膜

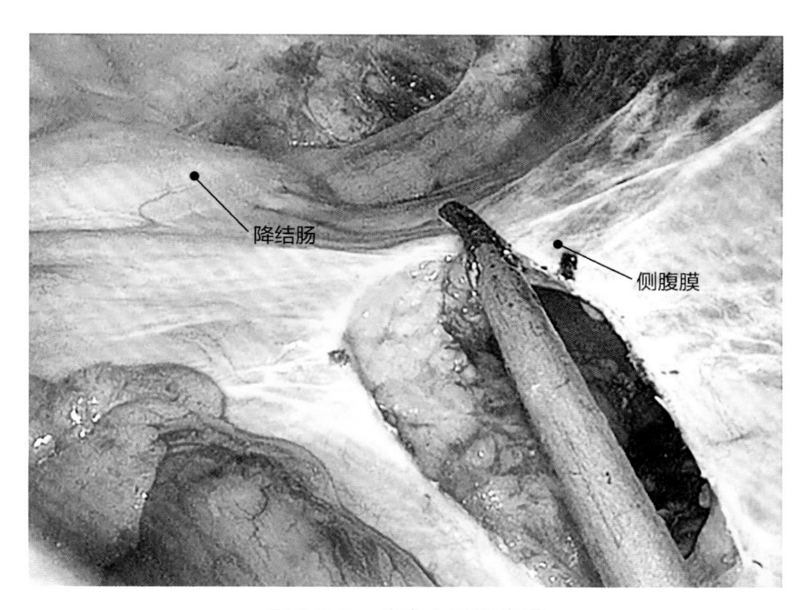

图 6-6-3　分离左侧侧腹膜

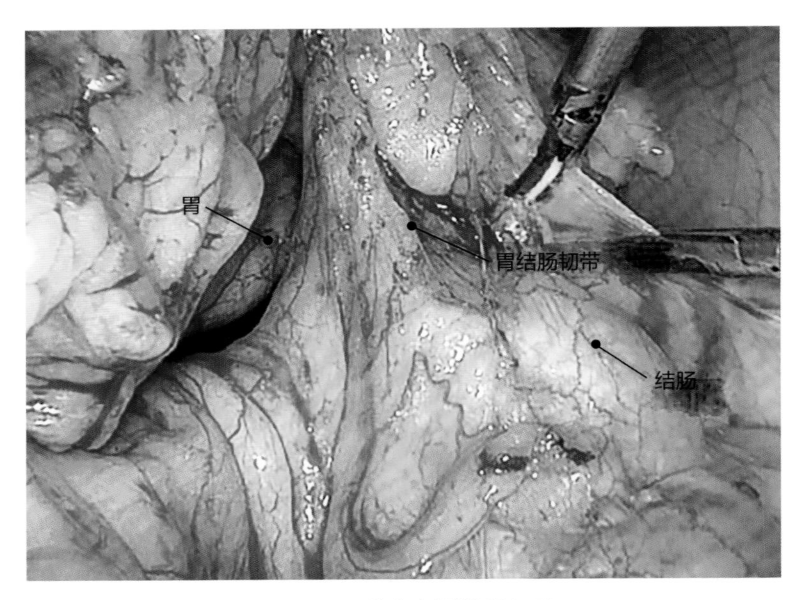

图 6-6-4　分离左胃结肠韧带

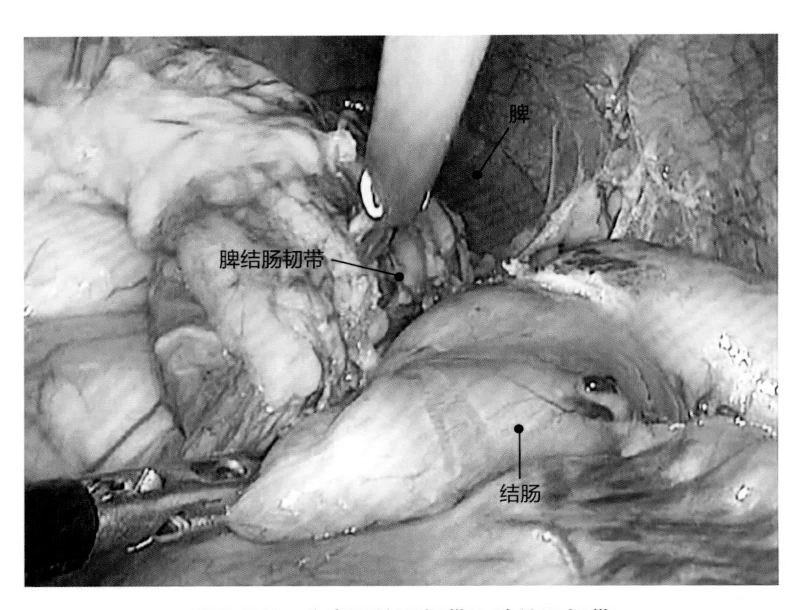

图 6-6-5　分离膈结肠韧带和脾结肠韧带

笔者体会：在使用中间入路进行脾曲游离的过程中，由于较易进入左结肠后间隙这一无血管的解剖平面，由此自下而上可顺利、安全地接近脾曲，是解剖脾曲的一个良好入路选择。应特别注意，自下而上进行层面拓展，接近胰腺下缘和脾脏下极水平时，由于体位往往是头低脚高位，网膜脂肪、横结肠及其系膜往往都覆盖在脾脏下极表面，需注意随时翻看以确认距离，避免损伤超声刀头误伤脾脏下极。此外，有时亦有可能拓展左结肠后间隙过程中走到胰体尾部的后方（深面）仍未察觉。因此，在这时，可借鉴右半结肠或胃癌手术中处理胰腺下缘时的“爬坡”技巧，“爬”到胰腺表面，避免进入胰腺实质或胰腺后方。在此过程中，如果能结合前入路的策略，在中间入路由下到上拓展左结肠后间隙接近胰腺下缘水平时，改从前入路，打开胃结肠韧带，在辨清胰腺下缘的基础上，切开胰腺下缘的横结肠系膜根部。这样，即可与之前拓展的左结肠后间隙顺利会师。此过程中，若能在改走前入路之前，在已完成拓展的左结肠后间隙中放置一块小纱布，作为后续工作的标识和指引，则打开胰腺下缘后，能更快促成上下两路的会师。

采用外侧入路时，与传统开腹手术入路相似，对于有丰富开腹左半结肠手术经验并尝试腹腔镜手术的外科医师较为适用，但缺点是初学者在解剖系膜时易误入肾后间隙。改从前入路的优势在于：打开胃结肠韧带后，即可直接进一步分离脾曲，且有利于后续手术中视野的暴露，但对于肥胖者，由于覆盖在胰腺表面的腹膜较为肥厚，造成横结肠系膜与胰腺下缘界限不清，可能对此产生一定难度。

因此，笔者的经验是，以中间入路自下而上，再结合自上而下的前入路，有助于腹腔镜左半结肠癌根治术中脾曲游离这一难点操作。而脾脏下极、胰尾部是游离脾曲的重要解剖标识。

若行 D3 淋巴结清扫，肠系膜下动脉根部淋巴结应是其清扫重点，当肿瘤位于横结肠左半或者脾曲时，则胰腺尾部下缘淋巴结亦应是清扫的重点。对于脾门淋巴结是否需要清扫，目前文献并无数据支持。笔者常规亦不对脾门淋巴结进行清扫。

（马君俊）

7 动脉优先入路法腹腔镜右半结肠癌根治术

目前,国内外学术界普遍将右半结肠癌清扫范围的内侧界局限于肠系膜上静脉(superior mesenteric vein,SMV)。我们认为,这种做法与结肠淋巴引流的规律是不相符的,也与胃癌、直肠癌等消化道肿瘤的淋巴结清扫原则不一致。另外,研究表明,即使没有淋巴结转移的Ⅱ期结肠癌患者,也能从扩大的淋巴结清扫中获益。吉林大学白求恩第一医院从2015年开始应用动脉优先入路法行腹腔镜右半结肠癌根治术,其核心理念是完全按照右半结肠淋巴结引流规律,以SMA中线作为内侧界,进行解剖学上的D3淋巴结清扫(图6-7-1,图6-7-2)。研究数据显示,该手术方法并不增加手术的风险,且能提高淋巴结检出数目以及清扫程度,有可能改善患者预后。现将该手术方法介绍如下。

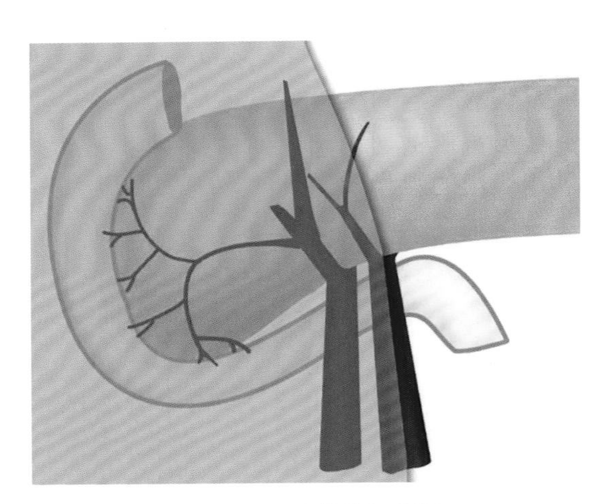

图 6-7-1　手术清扫范围

1. 肠系膜上动脉旁淋巴结的清扫　采用五孔法,主刀医生站在患者左侧。助手左手用肠钳提起结肠中血管蒂向头侧腹侧牵引,右手用无创抓钳提起回结肠血管蒂,使系膜紧张。在右结肠系膜与小肠系膜交界处(自然皱褶处)切开系膜前叶,向SMA远心端方向切开系膜,并以后腹膜SMA投影作为航标,分层切开肠系膜脂肪淋巴组织(拟行鞘内清扫者可以打开SMA血管鞘

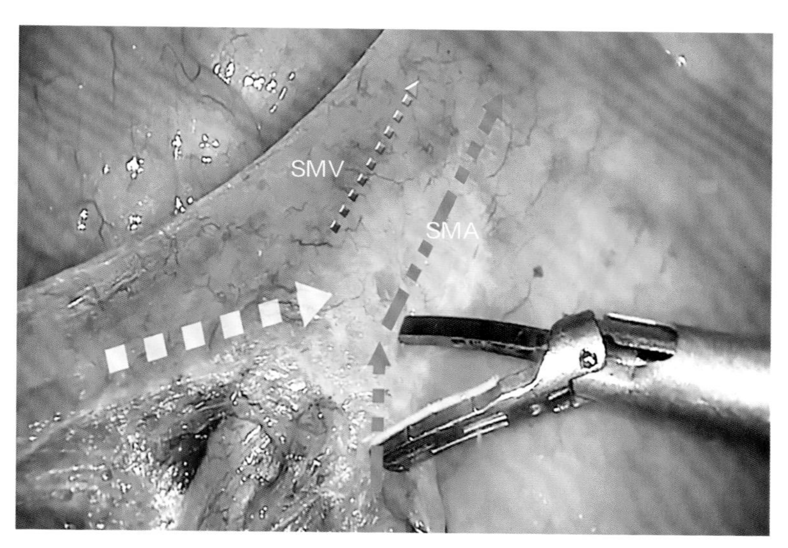

图 6-7-2 **肠系膜内侧界清扫路线**
SMV,肠系膜上静脉;SMA,肠系膜上动脉。

膜),完全显露 SMA 主干及其分支,清扫 SMA 旁淋巴结(图 6-7-3~图 6-7-6)。

注意:SMA 血管鞘主要由肠系膜的自主神经构成,打开血管鞘会损伤部分自主神经,容易导致术后胃肠功能紊乱,主要表现为阵发性腹痛和严重腹泻。同时,清扫 SMA 血管鞘时容易损伤肠系膜的淋巴管,从而增加术后淋巴漏的风险。

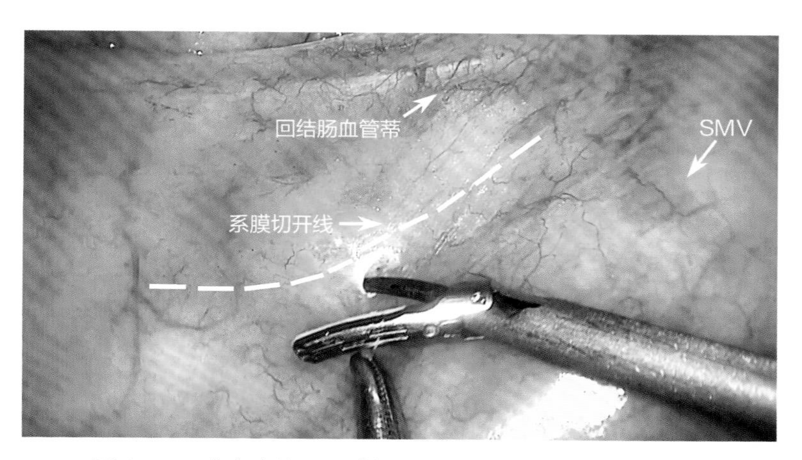

图 6-7-3 **在右半结肠系膜与小肠系膜交界处切开系膜前叶**
SMV,肠系膜上静脉。

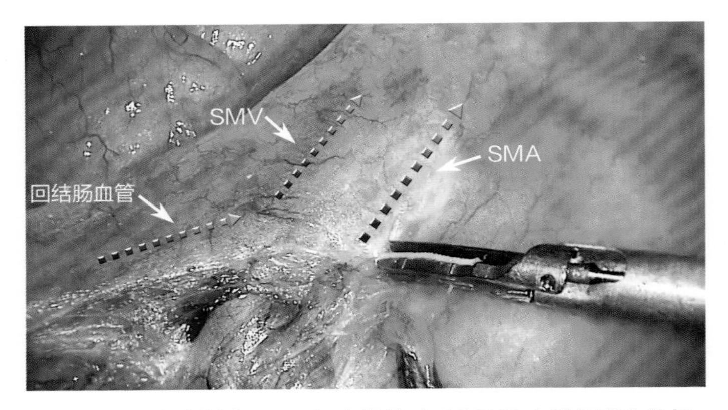

图 6-7-4 沿切割线向 SMA 远心端发动，以 SMA 中线投影为航标，切开后腹膜

SMV，肠系膜上静脉；SMA，肠系膜上动脉。

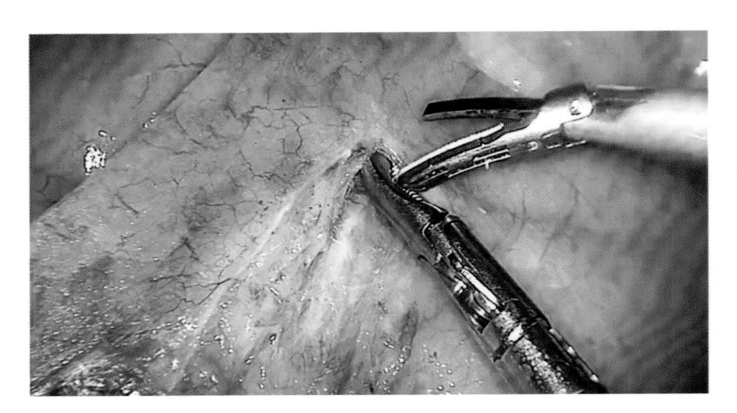

图 6-7-5 分层切开 SMA 前方脂肪淋巴组织，显露动脉鞘膜

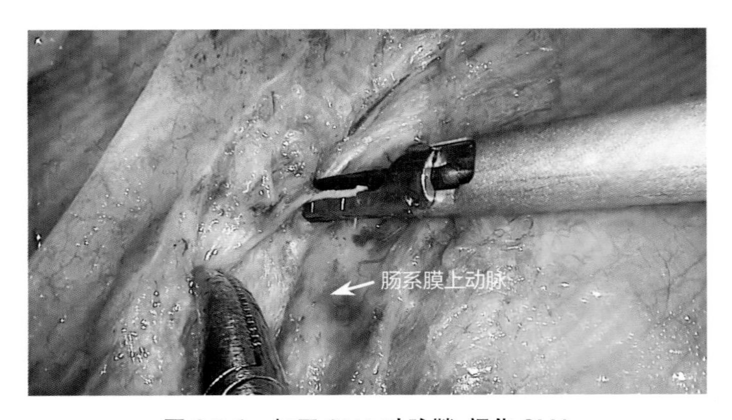

图 6-7-6 打开 SMA 动脉鞘，裸化 SMA

建议:不常规打开血管鞘,建议行鞘外淋巴清扫。

2. 肠系膜上静脉周围淋巴结的清扫　沿第一刀切开线进入右结肠后间隙,并适当拓展,显露 SMV 远心端。沿 SMA 动脉鞘内间隙或鞘外间隙清扫 SMV 与 SMA 之间淋巴链,血管鞘内裸化 SMV 主干。裸化、高位结扎、切断回结肠血管,继续适当拓展右结肠后间隙,再裸化右结肠动静脉,整块清扫 No.203、No.213 淋巴结。紧贴 SMV 右侧壁切开胰头前固有筋膜,拓展胰头前间隙。裸化 SMA、SMV、胃结肠干近端和结肠中动静脉,清扫 No.223、No.14 淋巴结。高位结扎、切断右结肠血管和结肠中血管(图 6-7-7~图 6-7-12)。

注意:SMV 及其属支根部有一些微小血管汇入,在裸化 SMV 及其属支血管时容易损伤这些微小静脉导致出血。

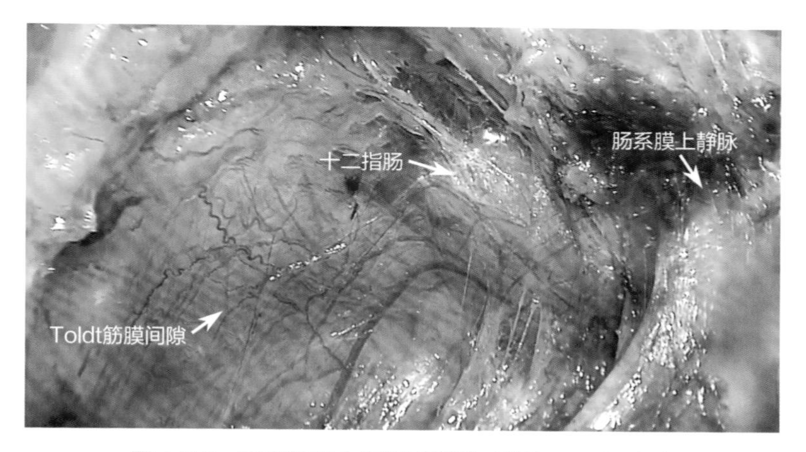

图 6-7-7　适当拓展右结肠后间隙,显露 SMV 远心端

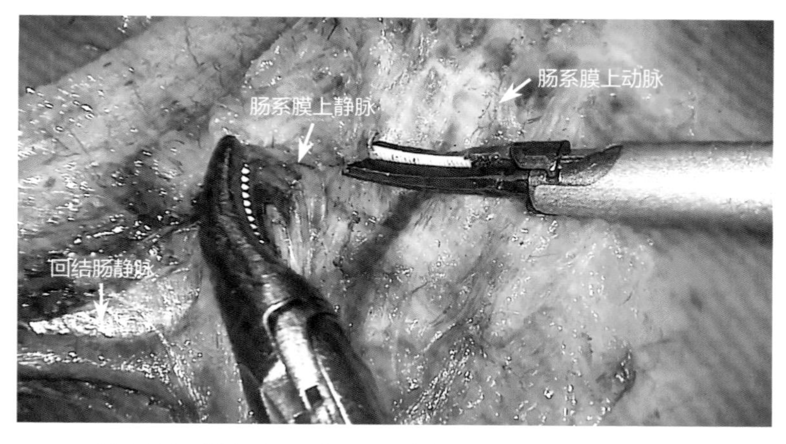

图 6-7-8　清扫 SMV 和 SMA 之间淋巴链,裸化 SMV 左侧

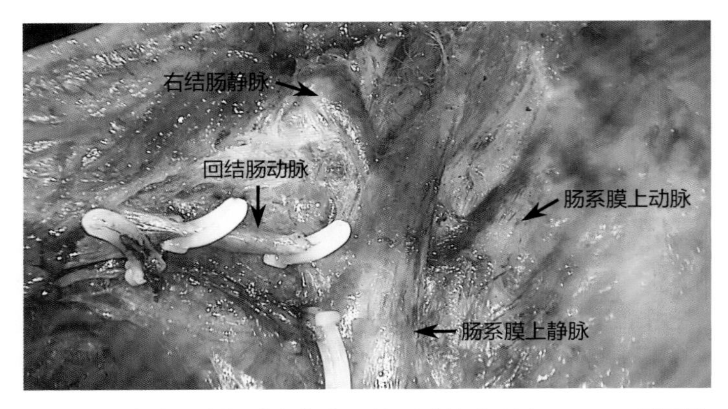

图 6-7-9 裸化、结扎、高位切断回结肠动静脉，清扫 No.223 淋巴结

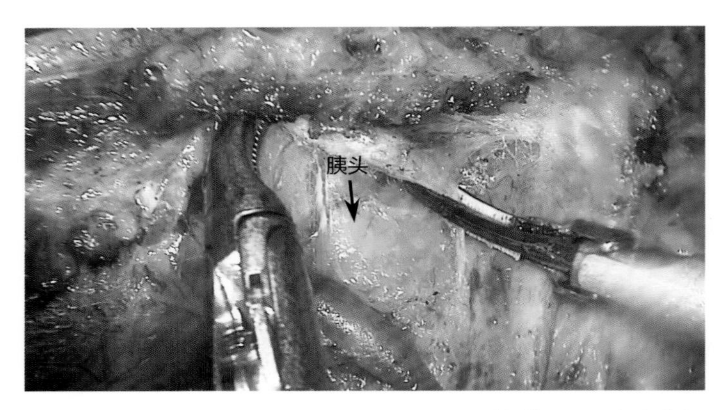

图 6-7-10 紧贴 SMV 右侧壁切开胰头固有筋膜，进入胰头前间隙，裸化 SMV 主干近端

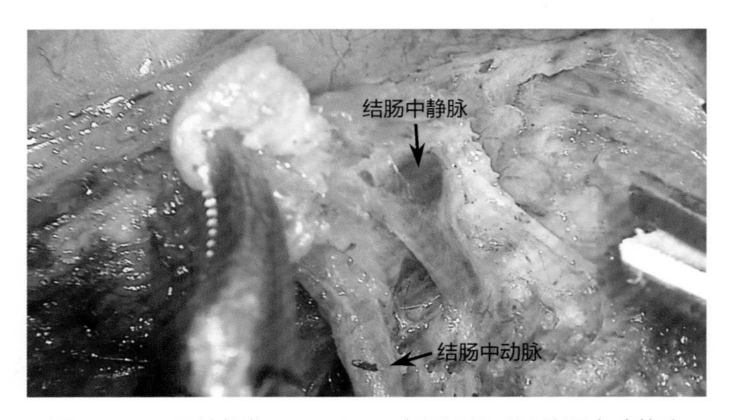

图 6-7-11 继续裸化 SMA、SMV 主干近端以及结肠中动静脉

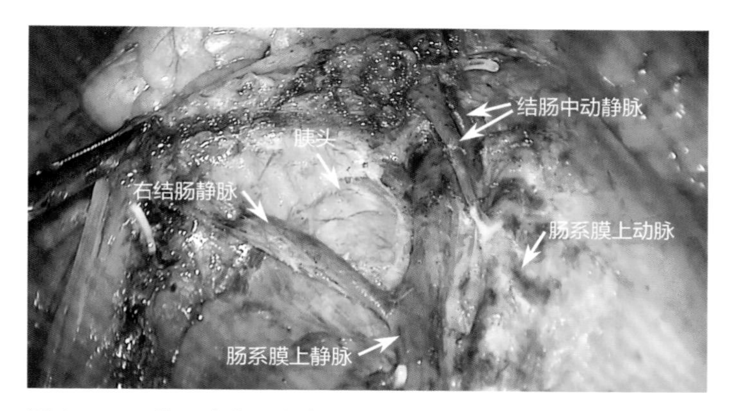

图 6-7-12　**第 3 站淋巴结清扫完成，依次高位结扎、切断右结肠血管和结肠中血管**

小技巧：在裸化血管时，先用超声刀对这些微小血管进行预处理，即闭合式电凝，而非直接用超声刀钝性分离。

争议：有关 No.14v 淋巴结的清扫与否尚存争议，本人认为，No.14v 淋巴结与 No.223 淋巴结没有明确的界限，而且属于同一个引流平面，需要常规清扫，这也有利于系膜的完整切除。

3. 右结肠后间隙的拓展及右半结肠的游离　同完全中间入路法。

（刁德昌）

8 taTME 的操作过程

经肛全直肠系膜切除术（transanal TME，taTME）一改传统直肠癌 TME 手术自上而下（up to down）的解剖方法，采用自下而上（down to up）的操作，被 Heald 教授称为 TME 手术的创举。taTME 手术解决了临床对一些特殊患者难以保证直肠肿瘤下切缘和直肠系膜完整切除的问题，操作过程集 TME、NOTES、ISR 于一身，临床上分为 pure-taTME 和 hybrid-taTME，后者临床应用较多，我们就 hybrid-taTME 的操作过程作一总结。

taTME 手术体位采取截石位，操作平台腹腔镜平台根据手术室条件而定，经肛门操作常采用 SILS port-TAMIS（图 6-8-1），我们戏称为“海绵宝宝”，当然也可以采用 TEM 或者自制平台。腹腔操作同腹腔镜 TME 手术，完成腹腔探查、血管根部淋巴结清扫，结扎离断血管，游离脾曲，进行直肠上段系膜的游离。

以 TAMIS 平台为例，taTME 经肛门操作（10 步法）：

1. 确定解剖标志，明确肿瘤下缘、齿状线、白线、尿道和尾骨位置，外科肛管的长度。

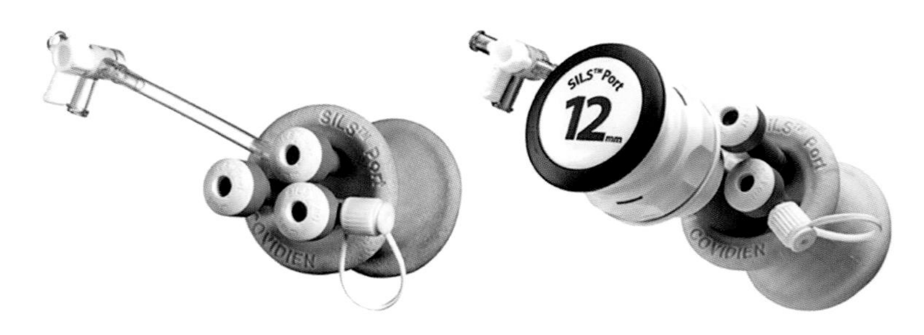

图 6-8-1　SILS port 图示

2. 扩肛应用肛门牵开器或专用拉钩,放置 port(图 6-8-2)。
3. 开放直视下或腹腔镜下于肿瘤下缘 1~2cm 荷包缝合(图 6-8-3)。
4. TAMIS 第一步,荷包缝合下方环周全层切开肠壁(图 6-8-4)。
5. TAMIS 第二步,后壁 TME 平面游离(图 6-8-5)。
6. TAMIS 第三步,前壁 TME 平面游离(图 6-8-6)。
7. TAMIS 第四步,两侧 TME 平面游离(图 6-8-7)。
8. TAMIS 第五步,与腹腔操作平面相接(图 6-8-8)。
9. TAMIS 第六步,标本经肛门取出(图 6-8-9)。
10. TAMIS 第七步,吻合(图 6-8-10)。

有 4 种吻合方式:①结肠肛管吻合(手工缝合);②应用 PPH 吻合器;③28~29mm 吻合器经腹腔吻合;④28~29mm 吻合器经肛门吻合。

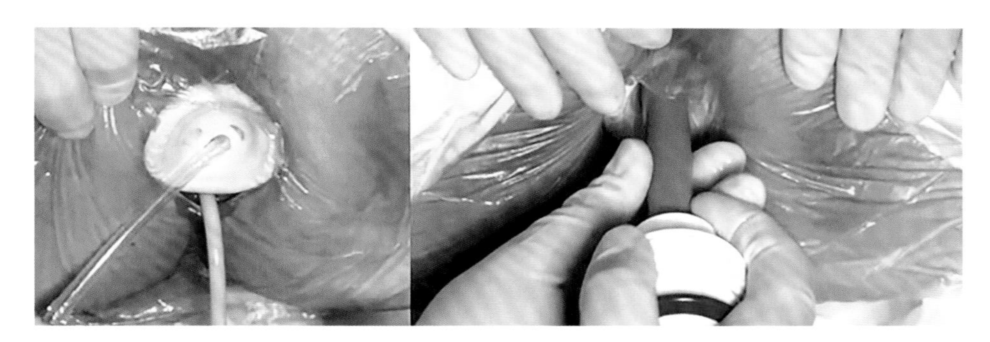

图 6-8-2 放置 SILS port 和操作 trocar

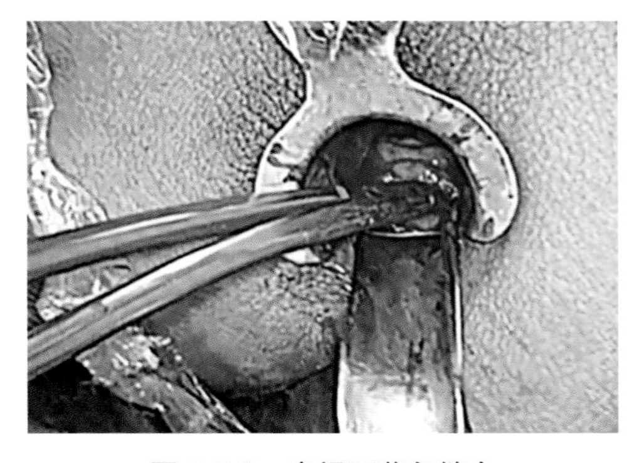

图 6-8-3 直视下荷包缝合

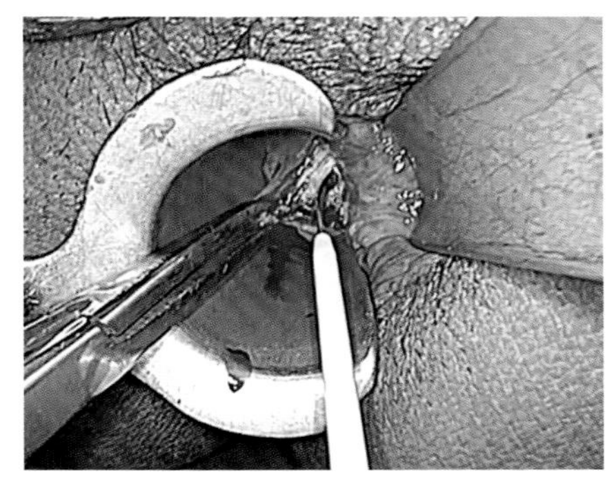

图 6-8-4 荷包缝合下方切开肠壁

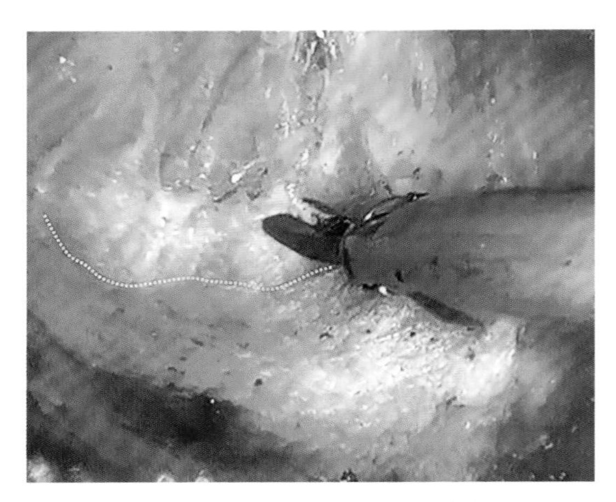

图 6-8-5 **后壁 TME 平面游离**

黄色虚线为分离平面。

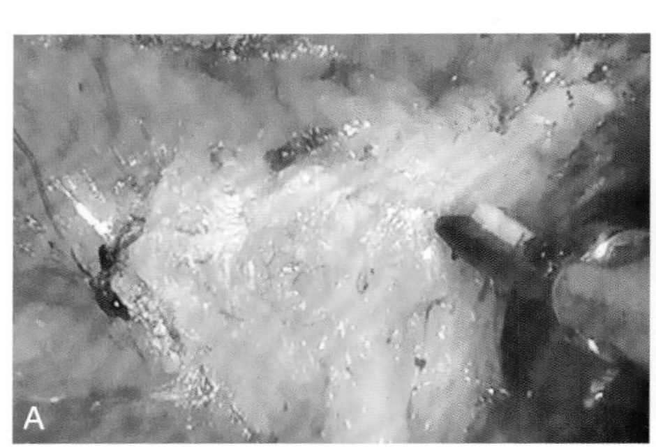

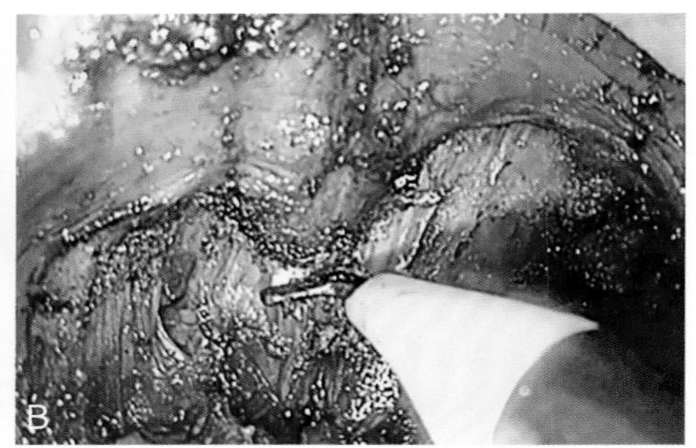

图 6-8-6 **前壁 TME 平面游离**

A. 女性前方为阴道壁；B. 男性切断直肠尿道肌。

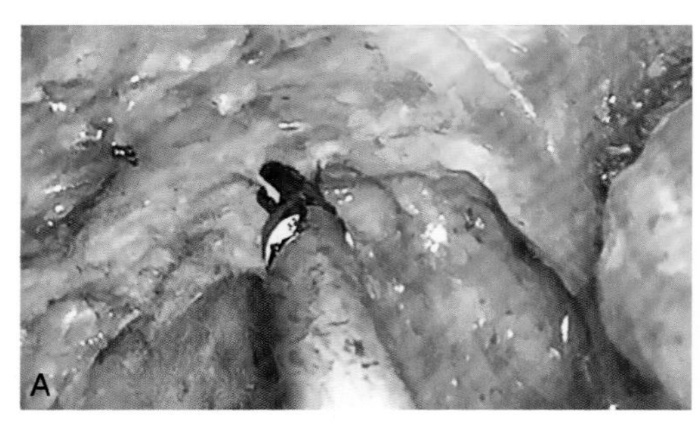

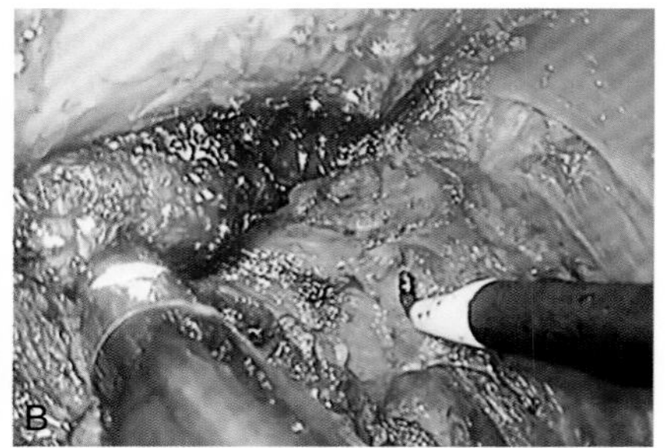

图 6-8-7 **两侧 TME 平面游离**

A. 女性；B. 男性。

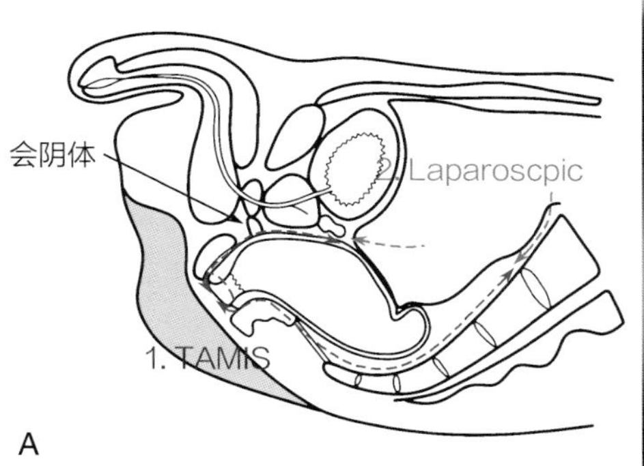

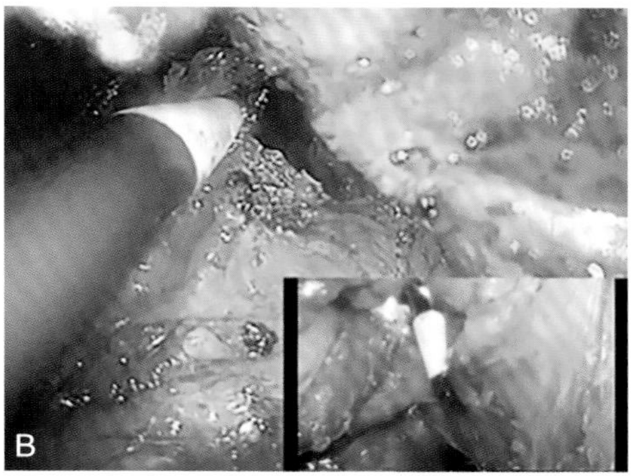

图 6-8-8　经肛和经腹操作平面相接

A. 相接平面示意图；B. 经肛操作进入腹腔（右下角画中画为腹腔画面）。

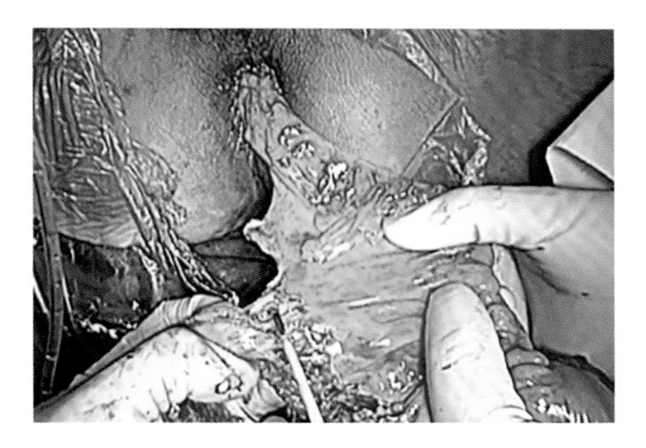

图 6-8-9　标本经肛门取出

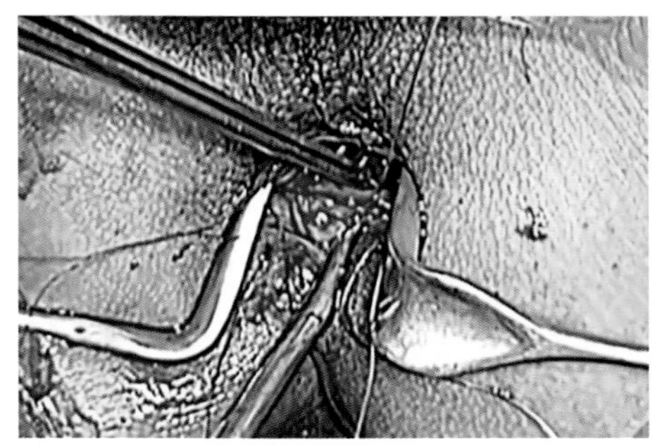

图 6-8-10　吻合

（王 权　佟伟华）

9 直肠癌 taTME 的解剖学层面、标志与术中并发症预防

1982 年英国 Heald 教授提出的全直肠系膜切除术（total mesorectal excision，TME）是直肠癌术式发展史上划时代的进步。TME 手术强调沿解剖层面锐性分离，将直肠及系膜作整体切除，从而确保手术质量和降低局部复发率。另外，在 TME 手术被逐渐推广的同时，腹腔镜微创技术也日趋成熟，已有循证医学显示腹腔镜 TME 手术预后不劣于传统的开放 TME 手术，而且对于低位直肠癌，腹腔镜手术体现出更好的术野显露优势和较低的环周切缘阳性率（circumferential resection margin，CRM）。因此，在大部分腹腔镜微创技术成熟的单位，腹腔镜 TME 手术已经成为目前直肠癌根治术的首选术式。但是，对于男性、前列腺肥大、肥胖及骨盆狭窄的低位直肠癌患者，无论实施开腹还是腹腔镜手术，在进行低位游离时均难以有效显露直肠系膜周围间隙，从而可能造成 CRM 阳性和相关副损伤。2010 年，美国 Sylla 教授率先在临床上报道了一种新的术式，即将单孔腹腔镜通道置入肛管，充气后由下至上，在内镜指引下沿 TME 层面逆向完成远端直肠系膜游离，此种术式被称为经肛全直肠系膜切除术（transanal total mesorectal excision，taTME）。近年来，taTME 手术逐渐被广大结直肠外科医生熟识，但是在国内外 taTME 手术仍局限在少数单位开展，而且大部分单位认为手术难度大，目前开展例数较少。笔者认为，taTME 手术之所以被外科医生认为手术难度大，重要的原因在于外科医生可能对 taTME 手术这个逆向操作的新视角不了解，术中不易找到明确的解剖学层面和标志，导致术中出血等并发症，从而手术难以进行。因此，本文对 taTME 手术中特有的逆向解剖学层面、标志及相应的术中并发症预防进行介绍，旨在缩短结直肠外科医生对 taTME 手术的学习曲线和提高手术成功率。

一、直肠后方层面：肛管直肠系膜角与系膜出血

在解剖生理学上，肛管与远端直肠之间的成角被称为肛管直肠角。肛管直肠角的概念，通常是在描述肛门控便功能的文章中进行讨论。而在 taTME 手术中，需要关注的是肛管与远端直肠系膜后缘的成角，我们可称之为肛管直肠系膜角，笔者认为肛管直肠系膜角的存在是关乎初始手术成败非常重要的解剖结构。在 taTME 手术时，通常在用滑线荷包封闭肠腔后，电钩沿预切除线全层切开肠壁，进入直肠后间隙，并沿此间隙由下至上逆向游离。但是对于初学者，在游离过程中经常会失去正确的操作层面，切割进入系膜而出血，从而造成手术被迫中止。笔者认为，术者之所以失去正确层面、切割进入系膜，是因为不了解肛管直肠系膜角的存在，不清楚远端直肠系膜层面的解剖走行。通常，taTME 手术使用的单孔套筒的长度为 3~4cm，恰好接近于解剖学肛管的长度，即单孔套筒置入肛管后，一般会占据和撑开整个肛管。在我们全层切开肠壁进入直肠后间隙后，由于肛管直肠系膜角的存在，游离层面应该是先斜向下，再转向上。在具体操作时，需要用纱布将直肠系膜充分向前上方推举，暴露系膜后间隙，同时助手需将腹腔镜推向前方，才能看到斜向后下方的走行系膜间隙层面。如果不了解肛管直肠系膜角的存在及相应的层面走行，则容易错误地切割进入直肠系膜，造成系膜出血（图 6-9-1，图 6-9-2）。据文献报道，taTME 术中发生难以控制的出血的比例占 6.9%。因此，熟悉肛管直肠系膜角的解剖走行，跟随角度术中随时调整镜头，充分暴露系膜间隙，是找对层次、避免直肠后方出血的关键。

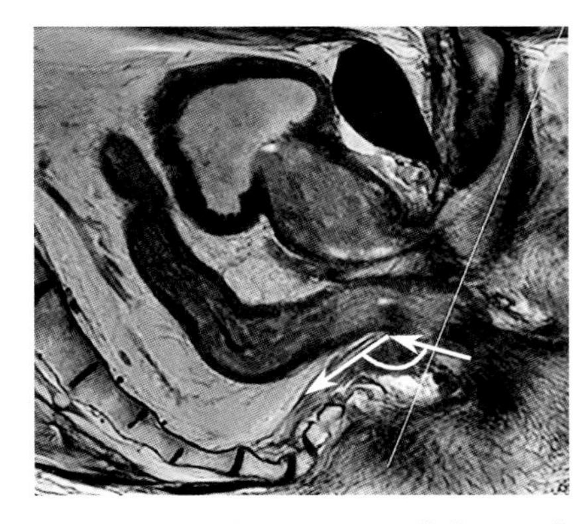

图 6-9-1　**磁共振下显示肛管直肠系膜角：肛管后缘与远端直肠系膜后缘的夹角**

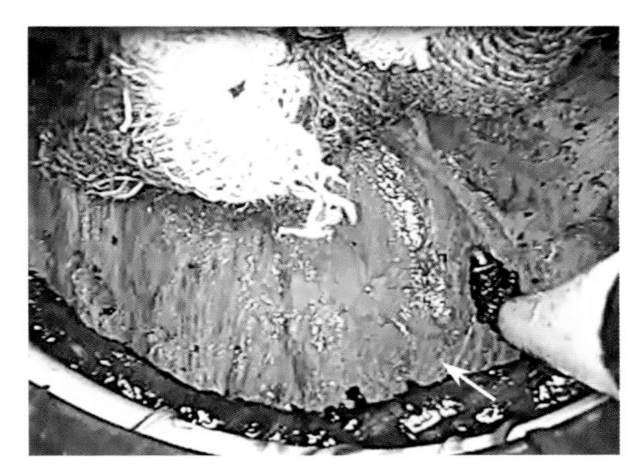

图 6-9-2　**taTME 手术直肠后方层面**
箭头所示为疏松的直肠后间隙。

二、直肠后方层面:直肠骶骨筋膜与骶前出血

直肠后方包裹在盆腔脏层筋膜之内的脂肪组织、神经血管和淋巴结等,定义为直肠系膜。在盆腔脏壁层筋膜间存在着一个疏松、无血管的直肠后间隙。这个无血管解剖间隙在胚胎期即在后肠的脏层和壁层筋膜间存在,被 Heald 称为“神圣平面(holy plane)”。另外,传统观点认为盆壁筋膜在骶骨前增厚形成骶前筋膜,覆盖骶骨、尾骨内侧面、神经、骶正中动脉和骶前静脉。直肠脏层筋膜和盆壁筋膜之间被称为直肠后间隙,盆壁筋膜后方称为骶前间隙。TME 手术则要求直视下在直肠后间隙游离,此处为 TME 手术的天然外科平面。同时,尸体解剖证实,大约 97% 的人在直肠后间隙存在直肠骶骨韧带,其中 94% 起自骶 3~骶 4 水平,从而将直肠后间隙又分为上间隙和下间隙,直肠后间隙的最底部是直肠脏层和壁层筋膜的融合,被称为 Waldeyer 筋膜。在临床中,接受 taTME 手术的患者多为低位直肠癌。因此,如果我们紧贴齿状线上方行超低位切开,先进行的是括约肌间分离,然后切开 Waldeyer 筋膜,进入直肠后间隙的下间隙,再向前方游离时会遇到致密的直肠骶骨筋膜,此时不要错认为迷失了层面,应该果断地锐性切开,即可进入疏松的直肠后间隙的上间隙。如果不了解直肠骶骨筋膜的存在,可能会游离过深,进入骶前间隙,或采用不正确的钝性推拨的方法,从而损伤或撕裂骶前血管,造成难以控制的骶前大出血(图 6-9-3,图 6-9-4)。

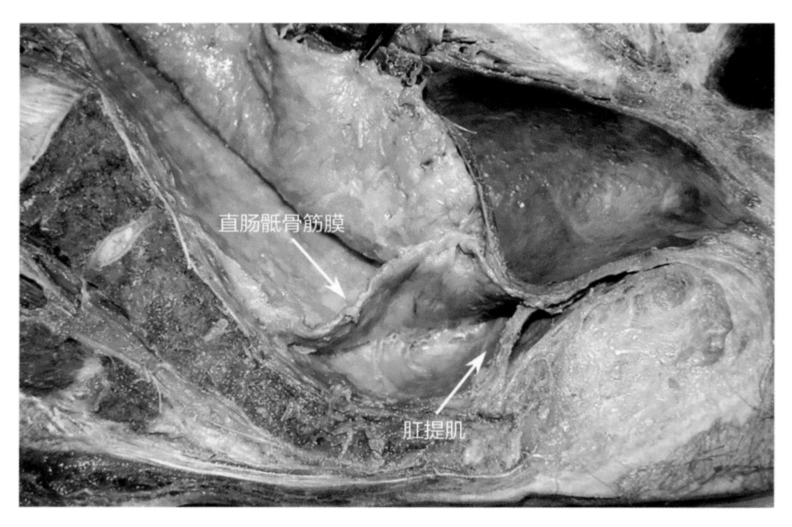

图 6-9-3 直肠骶骨筋膜与肛提肌

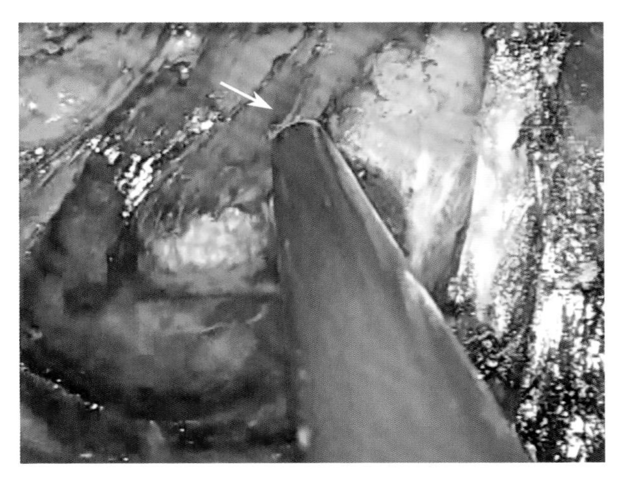

图 6-9-4　**taTME 手术在直肠后间隙游离，电钩锐性切开直肠骶骨筋膜**

箭头所示为直肠骶骨筋膜。

三、直肠侧后方及侧方层面：盆丛后支与肛管功能损伤

盆丛也称为下腹下丛，以左、右腹下神经的分支为主体，在侧盆壁的骶 3 水平与盆内脏神经汇合。盆丛总体来讲，又分为前支和后支，前支与前列腺或阴道旁的血管等构成瓦氏神经血管束，前支损伤可导致排尿和性功能障碍；后支则走行于直肠两侧及侧后方分布到直肠和肛管，后支主干或支配肛管的肛管支损伤可导致肛门内括约肌功能不佳，肛门静息压下降，从而造成肛门控便能力受损。传统的经腹 TME 手术，大多强调对盆丛前支及神经血管束的保护，而对于盆丛后支尤其是支配肛门内括约肌的肛管支的保护缺乏重视，其中主要的原因是经腹途径对盆丛后支尤其是肛管支的显露较为困难。在 taTME 手术中行直肠系膜侧后方游离时，由于经肛路径对远端直肠系膜间隙的显露更为直接，常可以观察到盆丛后支的肛管支。但是在盆气腹的压力下，神经纤维周围的间隙均比较疏松，此时我们需要以神经为边界，在靠近直肠系膜的一侧进行游离，将神经纤维游离到外侧（图 6-9-5）。另外，当游离到直肠系膜中段侧方时，常会遇到无明确的边界，此处为下腹下神经丛后支发出直肠丛的位置，即直肠侧韧带水平，此处术者应该避免向内侧牵拉系膜过度而发生盆丛后支主干的损伤，应紧贴直肠脏层筋膜，沿狭窄的脏壁层间隙分离。

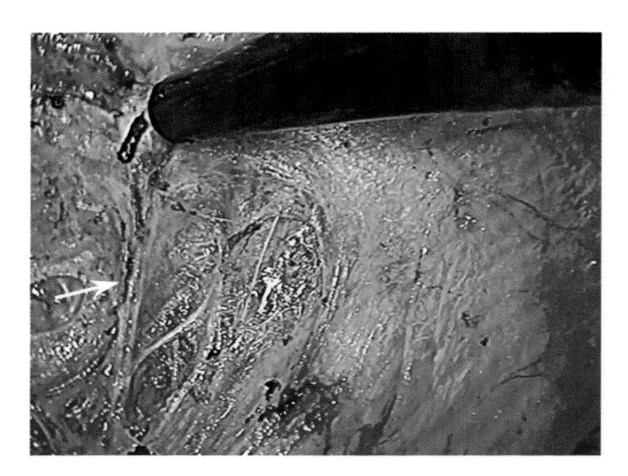

图 6-9-5　taTME 手术直肠侧后方游离
箭头所示为盆丛后支的肛管支神经。

四、直肠前方层面:Denovilliers 筋膜与尿道损伤

传统 TME 手术游离直肠前壁时,通常建议沿 Denovilliers 筋膜游离(男性也称为直肠前列腺筋膜,女性也称为直肠阴道筋膜),Denovilliers 筋膜被认为是直肠前壁游离层面的一个解剖学界标。对于在 Denovilliers 筋膜前方还是后方游离存在一定争议,目前多数观点认为对于非前壁的肿瘤,建议在 Denovilliers 筋膜的后方游离(直肠前间隙),而直肠前壁的肿瘤,则可在该筋膜的前方游离(前列腺后间隙)(图 6-9-6)。taTME 手术中在进行直肠前壁游离时,可以同样遵循上述原则,但是另一个重要的问题需要引起重视,即沿此平面游

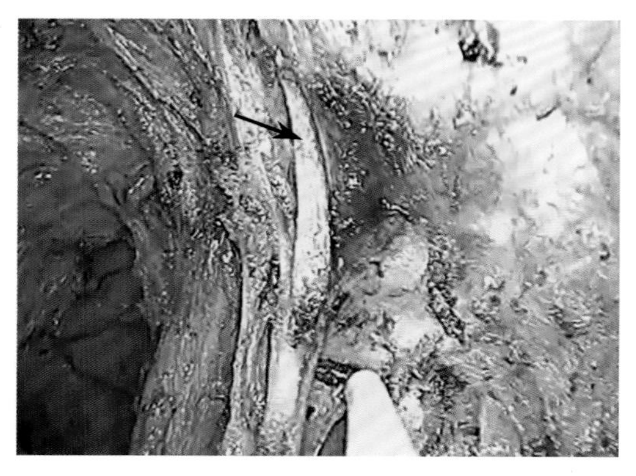

图 6-9-6　taTME 手术直肠前间隙游离
箭头所示为直肠前间隙。

离时，对于男性要谨防尿道的损伤。因为男性尿道存在生理性尿道弯曲，在沿 Denovilliers 筋膜进行直肠前壁游离时，会在尿道膜部（尿道角）处，与游离面出现楔形成角，如果持续锐性电能量切割，常会对尿道发生切线性损伤。因此笔者建议，在 taTME 手术中行直肠前壁游离时，要采取钝性和锐性切割结合的方法，沿间隙适当地采用钝性推拨手法可以避免尿道损伤。尿道损伤是 taTME 不同于传统 TME 手术的一个特有的并发症，据文献报道，taTME 手术尿道损伤的比例在 6.7% 左右。因此笔者认为，taTME 手术中需要更加强调和注意的是避免尿道损伤，而非输尿管损伤。

五、直肠前侧方层面：神经血管束分支与术中出血

在已经开展过 taTME 手术的结直肠外科医生，通常会特别小心直肠中段系膜前侧方的游离，因为此处极易发生毁灭性的出血，从而造成手术失败。解剖学上认为 Denovilliers 筋膜由前叶和后叶组成，中间致密，两侧疏松。下腹下神经丛传出支海绵神经（spongious nerve）由侧盆壁发出，走行于前列腺和阴道侧后方的两侧疏松组织中，与前列腺或阴道旁的血管等构成瓦氏神经血管束。避免神经血管束损伤是经腹传统 TME 手术经常强调的问题，其实通常我们指的是神经血管束近端的损伤。在 taTME 手术时，如果采用与经腹腹腔镜结合的术式时，经肛路径则不易遇到神经血管束近端，更容易遇到的是神经血管束的远端分支血管。通常我们在经肛门游离到靠近直肠中段时，会在 10 点钟方向遇到一根粗 4mm 左右的动脉，该血管为神经血管束的一部分，源自膀胱下动脉，支配前列腺下叶（图 6-9-7）。该血管为 taTME 手术视角下特有的解剖结

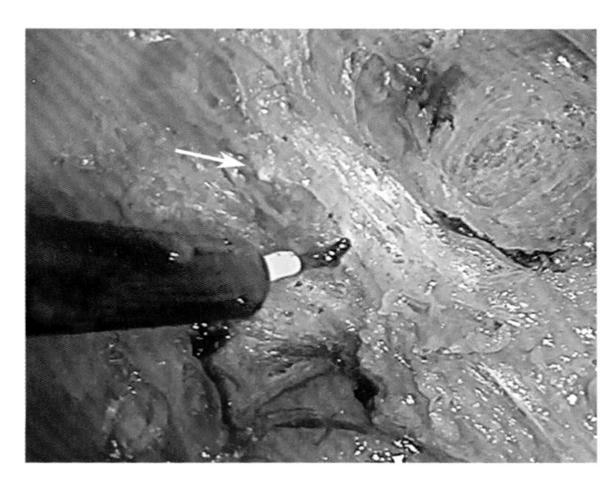

图 6-9-7　taTME 手术直肠前侧方的游离

箭头所示位于 10 点钟方向的神经血管束血管分支。

构，为前外侧游离的界标。因此笔者认为，我们需要了解该血管的解剖部位和走行，并以其为前外侧解剖界标，在血管内侧进行游离，否则容易发生难以控制的大出血。

综上所述，笔者认为，直肠癌 taTME 手术由于具有其特殊的逆向操作新视角，我们在开展 taTME 手术时需要熟悉在该视角下特有的解剖学层面、标志，这对于缩短学习曲线、减少手术并发症、提高手术成功率和规范推广 taTME 手术具有重要意义。

（申占龙）

参考文献

[1] HEALD R J, HUSBAND E M, RYALL R D. The mesorectum in rectal cancer surgery—the clue to pelvic recurrence? [J]. Br J Surg, 1982, 69(10): 613-616.

[2] VAN DER PAS M H, HAGLIND E, CUESTA M A, et al. Laparoscopic versus open surgery for rectal cancer (COLOR Ⅱ): short-term outcomes of randomised, phase 3 trail [J]. Lancet Oncol, 2013, 14(3): 210-218.

[3] SYLLA P, RATTNER D W, DELGADO S, et al. NOTES transanal rectal cancer resection using transanal endoscopic microsurgery and laparoscopic assistance [J]. Surg Endosc, 2010, 24(5): 1205-1210.

[4] GOSSWEILLER M, WAGGONER A, NINNEMAN S, et al. Anorectal angle is associated with bowel toxicity one month following radiation therapy for prostate cancer [J]. Pract Radiat Oncol, 2013, 3(2 Suppl 1): S9.

[5] PENNA M, HOMPES R, ARNOLD S, et al. Transanal Total Mesorectal Excision: International Registry Results of the First 720 Cases [J]. Ann Surg, 2017, 266(1): 111-117.

[6] GUARNER F, MALAGEDLADA J R. Gut flora in health and disease [J]. Lancet, 2003, 361(9356): 512-515.

[7] SATO K, SATO T. The vascular and neuronal composition of the lateral ligament of the rectum and the rectosacral fascia [J]. Surg Radiol Anat, 1991, 13(1): 17-22.

[8] GARCÍA-ARMENGOL J, GARCÍA-BOTELLO S, MARTINEZ-SORIANO F, et al. Review of the anatomic concepts in relation to the retrorectal space and endopelvic fascia: Waldeyer's fascia and the rectosacral fascia [J]. Colorectal Dis, 2008, 10(3): 298-302.

[9] KIM N K. Anatomic basis of sharp pelvic dissection for curative resection of rectal cancer [J]. Yonsei Med J, 2005, 46(6): 737-749.

[10] BERTRAND M M, COLOMBO P E, ALSAID B, et al. Transanal endoscopic proctectomy and nerve injury risk: bottom to top surgical anatomy, key points [J]. Dis Colon Rectum, 2014, 57(9): 1145-1148.

[11] LINDSEY I, GUY R J, WARREN B F, et al. Anatomy of Denonvilliers' fascia and pelvic nerves, impotence, and implications for the colorectal surgeon [J]. Br J Surg,

2000,87(10):1288-1299.

[12] LACY A M,TASENDE M M,DELGADO S,et al. Transanal Total Mesorectal Excision for Rectal Cancer:Outcomes after 140 Patients [J]. J Am Coll Surg,2015,221(2):415-423.

[13] LINDSEY I,WARREN B F,MORTENSEN N J. Denonvilliers' fascia lies anterior to the fascia propria and rectal dissection plane in total mesorectal excision [J]. Dis Colon Rectum,2005,48(1):37-42.

[14] MOSZKOWICZ D,ALSAID B,BESSEDE T,et al. Where does pelvic nerve injury occur during rectal surgery for cancer? [J]. Colorectal Dis,2011,13(12):1326-1334.

[15] ATALLAH S,ALBERT M,MONSON J R. Critical concepts and important anatomic landmarks encountered during transanal total mesorectal excision(taTME):toward the mastery of a new operation for rectal cancer surgery [J]. Tech Coloproctol,2016,20(7):483-494.

10 taTME——“尿炕精”的游戏

相信生于二十世纪七八十年代的人都应该有印象，一堆沙土，一根小棍，就是游戏的全部道具。

游戏的玩法如下：把沙土堆成馒头状，让小棍直直地立在沙土中央，大家围成一圈，轮流把沙土扒掉，最后谁让小棍倒下了，谁就会荣获“尿炕精”的称号。至于为什么会叫尿炕精，我猜是因为在那个时代，这已经是小伙伴们能想到的最没面子的称呼了。

回过头来看，这个游戏的关键点就在这两个道具身上：一根棍、一堆土。

回到手术中来，直肠癌的手术难点就在于：关键的解剖节点（棍）和周边组织（土）的处理上。回顾直肠癌的治疗历史，我们经历了许多种入路的变革，经肛、经骶、经腹、腹会阴联合等，实际上我们一直在做打洞的游戏，只是在沙土上挖洞，有时挖深了，有时又挖浅了。因为我们缺少一个关键部位的解剖节点，所以我们不知道这堆土会在哪一个时刻或者哪一个点坍塌，这也是为什么早期直肠癌手术死亡率、并发症发生率和复发率居高不下的原因。

Heald 教授 TME 理论的提出让我们打洞的工作不再盲目，我们会扶着光滑的洞壁缓慢前行。但是同样的问题，这种理论只是限定了我们打洞的范围和方向，却在一些局部条件复杂的情况下无从指引，为此，我国池畔教授总结了大量临床资料，提出 TME 终点线的理论，实际上为我们设立手术的标杆。

如此，“土”有了，“棍”也有了，接下来就是我们怎样去做这个游戏了。

因为直肠局部解剖结构复杂，这根棍实际上已经不是原始意义上的直棍了，而是一个圆形的圈，而沙土也不是单单的馒头形，而是圆柱形，但是我们可以从几个关键的解剖节点去把它们分开成不同的直棍和沙土堆（图 6-10-1）。

初步设定几个点，前壁为精囊腺下缘预切开邓氏筋膜点；后壁为直肠骶骨筋膜；侧壁为血管神经束。

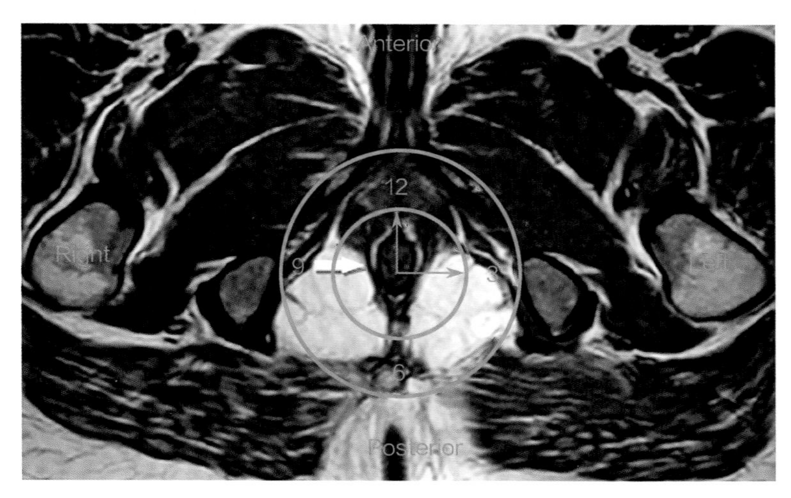

图 6-10-1　**初步设定方位**

我们经腹的腹腔镜直肠癌根治术相当于一个人做这个游戏：你需要从一个方向不停地挖下去，在所设定的这几个关键的解剖节点处比较容易走错间隙，所以我们通常都会选择从后方包抄，沿肛提肌上间隙转向肛提肌裂孔处，就像一个人在做游戏。

完全经肛实际上也差不多，只是换了个角度看风景，依旧是一个方向挖沙子，无法跨越解剖关键点的问题。

最好玩的游戏应该是团队配合，协同作战。那就和玩"尿炕精"游戏一样了，无论经腹组还是经肛组，目标都是一致的——那根"棍"。

对于腹膜反折处的肿瘤，距离肿瘤下缘 2cm 切开的位置基本上就是前列腺后间隙了，切开后可与腹腔内游离平面会合（图 6-10-2），直肠后间隙（图 6-10-3）的游离依照具体情况可以酌情由经腹组或者经肛组完成，开始阶段这堆"沙土"有时一下就能搂掉一半，然后也可以大把抓，当感觉"小棍"摇摇欲坠时，就要加倍小心了，到最后就剩下小小的一堆时（设定的关键的解剖节点），大家双目圆瞪、聚精会神，用指甲轻轻一挖，只要一小撮儿就算过关了，如果力度失调，半天努力便会付之东流（损伤血管神经束）（图 6-10-4）。

说了这么多，关键点来了：在儿时的游戏中，那根棍周围的沙土越少，还能耸立而不倒，才是高手对决！

最后只剩一根"棍"时，它的周围还有什么看不清呢？

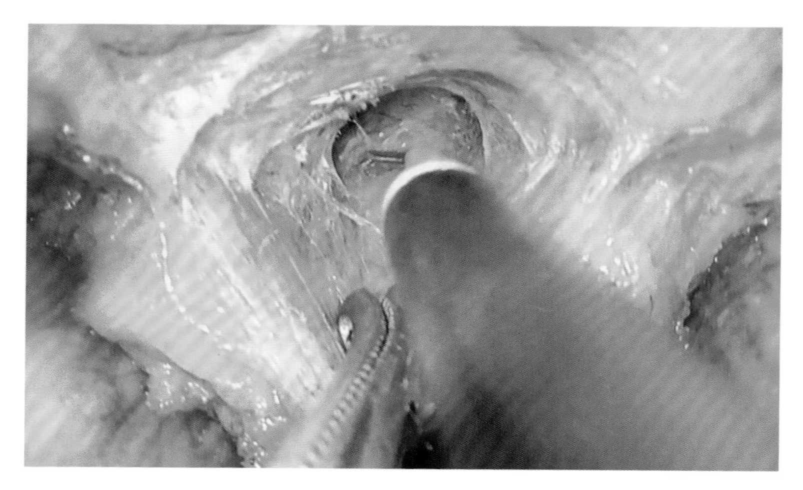

图 6-10-2 **前壁游离**

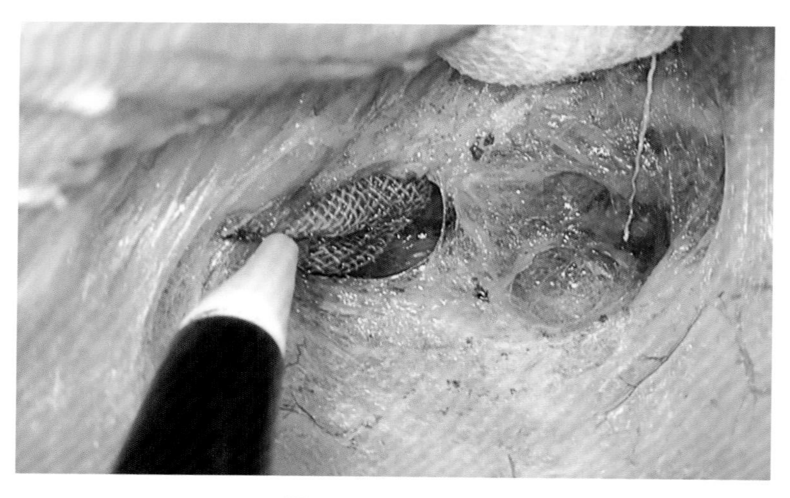

图 6-10-3 **后壁游离**

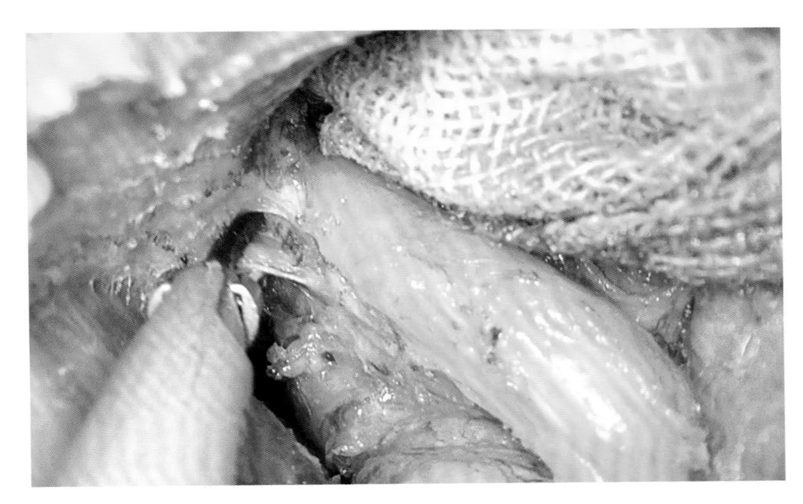

图 6-10-4　**侧壁游离**

（谢忠士）

11 ELAPE 手术的关键技术点

一、腹部操作——穷寇莫追

腹部手术操作同腹腔镜直肠癌根治术。盆腔游离层面无需过深，游离直肠系膜两侧达肛提肌平面，直肠前方男性达精囊腺，女性达宫颈水平即可。切割闭合器切断造口处乙状结肠肠腔，近断端准备提出左下腹行永久造口。

二、会阴部操作

1. 翻转体位——扭转乾坤 取俯卧折刀体位，两腿分开，术者站在两腿之间，助手站在两腿外侧（图 6-11-1），荷包缝合关闭肛门。

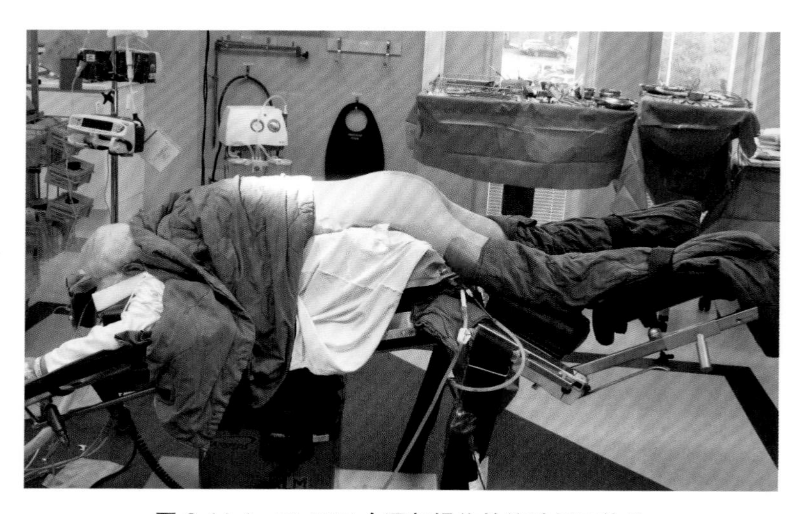

图 6-11-1 ELAPE 会阴部操作的俯卧折刀体位

2. 泪滴切口——天使的眼泪　围绕肛门做梭形切口，向下至会阴体，向上延伸至尾骨，呈“泪滴形”（图 6-11-2）。除非肿瘤已经侵犯肛门，注意此处的切口左右两侧稍靠近肛门，不要过大，以免缝合皮肤时有张力。

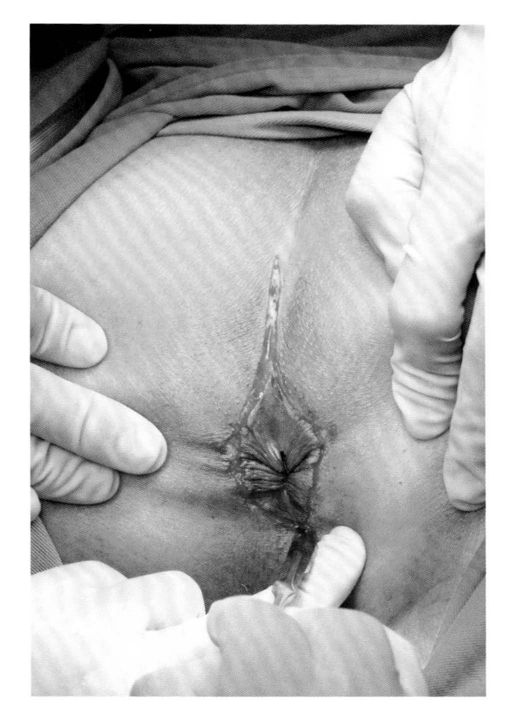

图 6-11-2　围绕肛门做“泪滴形”切口

3. 肛周解剖——循序渐进　在肛门外括约肌皮下部的外侧向深部解剖分离，因为肿瘤很少侵犯坐骨肛门的脂肪，而且会阴部的复发主要见于伤口，而不是坐骨肛门脂肪，故尽可能保留臀部脂肪。肛门周围有数支直肠下动脉分支到肛门，予以切断结扎。抵达肛提肌后沿肛提肌下缘向外上游离（图 6-11-3），直至附着于骨盆壁的肛提肌起点处，环周解剖并显露全部肛提肌及盆侧壁。此步骤中强调，一定要在进入盆腔之前环周解剖出肛提肌。

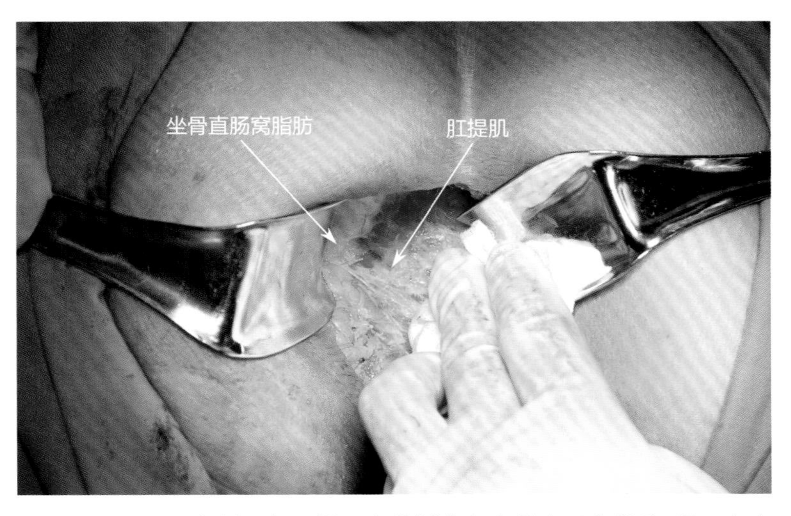

图 6-11-3　可见内侧红色肛提肌和外侧黄色坐骨直肠窝脂肪，沿二者之间间隙向外上方游离

4. 切除尾骨——柳暗花明 离断骶尾关节(图 6-11-4),切断骶前筋膜,可以见到腹部操作时放在直肠后方的纱布(图 6-11-5),进入 Waldeyer 筋膜和骶前筋膜之间,与腹部操作的盆腔游离平面汇合。经会阴取出纱布,保留尾骨也可以实施本手术,但离断骶尾关节、切除尾骨提供了更好的操作空间,便于手术操作。

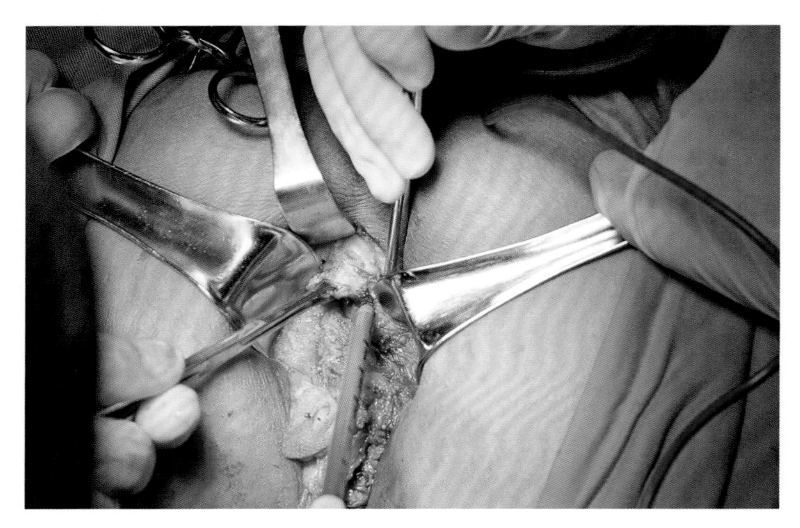

图 6-11-4 **离断骶尾关节,切除尾骨**

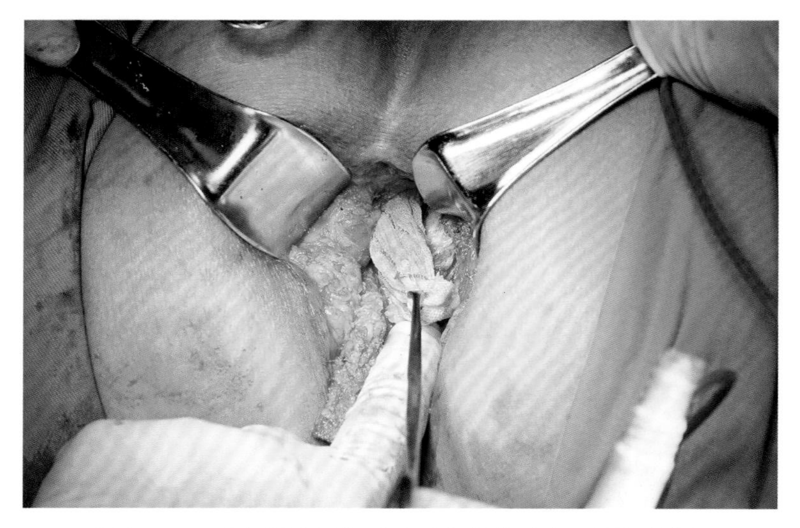

图 6-11-5 **进入骶前间隙,取出腹部操作时放在骶前的纱布**

5. 切断肛提肌——泾渭分明　用手指在盆腔内指示，从后向前沿骨性盆壁内侧切断两侧肛提肌。将标本自会阴切口提出到体外，直视下解剖分离直肠前方的前列腺或者阴道后壁（图 6-11-6）。此处的直肠侧壁为易穿孔部位，尤其需要注意。如果肿瘤侵犯部分前列腺或者阴道后壁，可在直视下切除部分前列腺和阴道后壁。术中注意保护前列腺或阴道侧后方的神经血管束（图 6-11-7）。最后，在会阴横肌的后方切断盆底肌纤维，完整取出标本（图 6-11-8）。

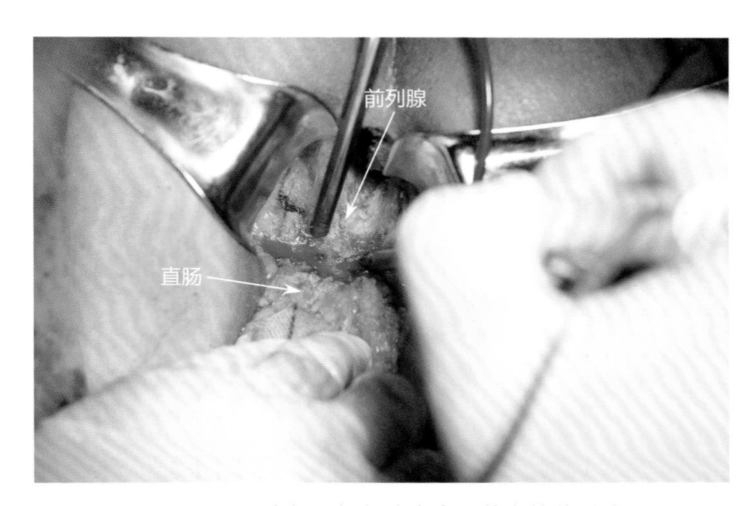

图 6-11-6　**直视下解剖分离直肠前方的前列腺**

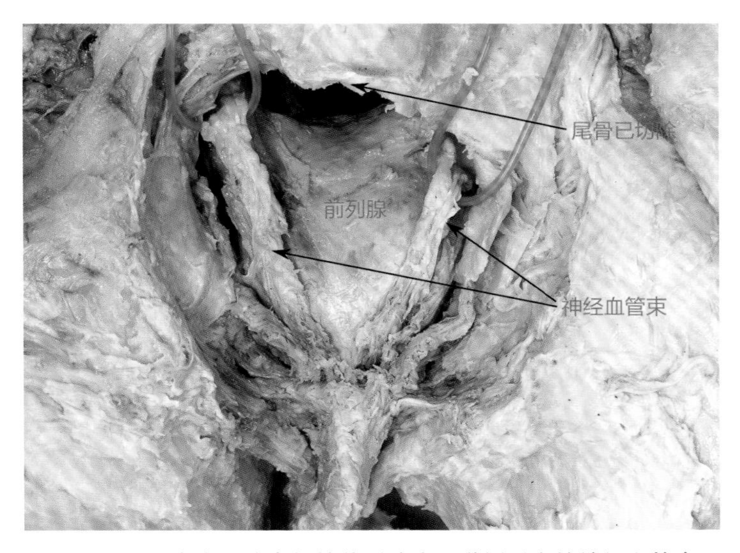

图 6-11-7　**术中需注意保护前列腺或阴道侧后方的神经血管束**

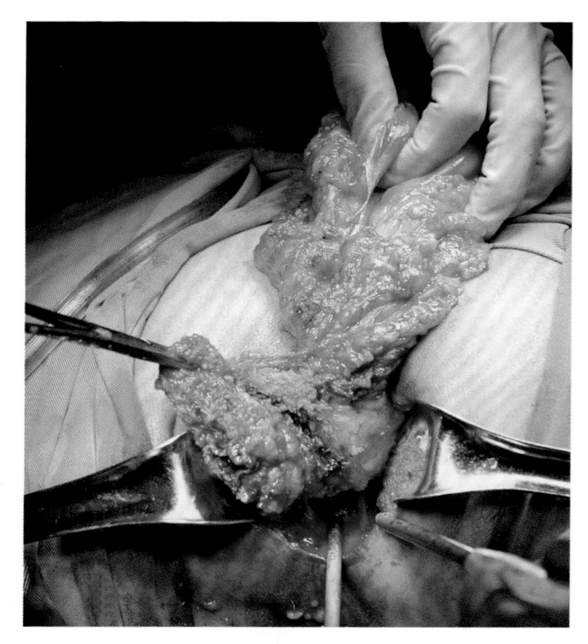

图 6-11-8　会阴横肌的后方切断盆底肌纤维

这一步骤中需要特别注意，具有传统 APR 经验的医师很容易游离得过大、过深。一是易损伤沿前列腺或阴道后方下行的神经血管束（图 6-11-9）；二是可能游离到尿道前方造成尿道损伤。这两种情况都可以导致术后患者泌尿生殖功能障碍，所以尽可能避免。

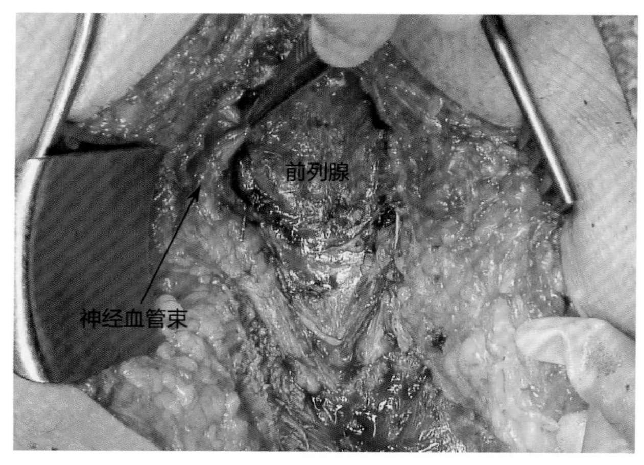

图 6-11-9　柱状腹会阴联合切除术需注意保护的盆腔神经

6. 盆底重建——移花接木

（1）直肠标本取出后，测量盆底缺损的大小，裁剪所需的生物补片，如果缺损较大，可使用单股聚丙烯缝合线将多张补片缝合到一起。

（2）使用前将补片置于生理盐水中浸泡 20 分钟，充分预伸展。

（3）使用单股聚丙烯缝合线间断缝合至盆壁筋膜和肛提肌断端，间距 1cm，缝合时确保补片边缘重叠至少 2~3cm（图 6-11-10）。缝合肛提肌断端时，避免将阴部神经缝合在内。

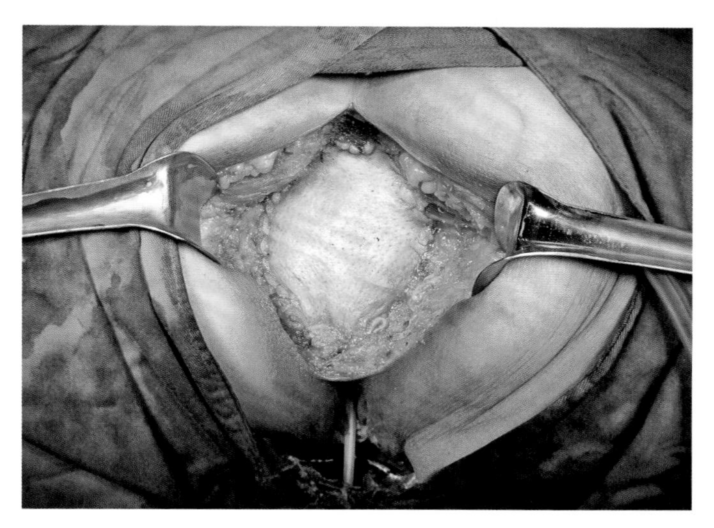

图 6-11-10 使用生物补片重建盆底后所见

（4）缝合完毕，在补片侧方放置硅胶引流管至骶前，另戳孔经会阴引出。

（5）Vicryl 缝合线间断缝合皮下组织和皮肤，关闭会阴切口。

（6）引流管引流量<10ml 时拔除引流管，如引流量>10ml/d，则适当延长拔管时间至术后 7~12 天。

（韩加刚）

12 腹腔镜右半结肠癌扩大根治术（头侧中央入路）

全结肠系膜切除术（complete mesocolic excision，CME）可定义为直视下锐性游离脏壁层间筋膜间隙，保持脏层筋膜的完整性，使根部充分暴露以便血管结扎。CME 能够最大限度地减少腹腔肿瘤播散和获得最大限度的区域淋巴结清除，从而获得更低的局部复发率和更好的生存受益。血管根部结扎（central vascular ligation，CVL）这个概念的提出，就是为了更好地完成淋巴结清扫和中心血管的高位结扎。

右半结肠癌可以根据肿瘤的位置，大致分为 3 种类型：①肿瘤位于回盲部；②肿瘤位于升结肠；③肿瘤位于结肠右曲（肝曲）及横结肠近肝曲。对于位于肝曲的右半结肠肿瘤，因为 No.6 淋巴结有 4%~5% 的转移率，所以需要清扫幽门下淋巴结（No.6 淋巴结）（图 6-12-1）。

我们提出的腹腔镜右半结肠癌扩大根治术（头侧中央入路）技术的优势在于，在完成 CME 原则的基础上实现了以下几点改进：①能更准确地解剖进入组织间隙，从而提高 CME 手术质量；②直视下完成中心血管的结扎，提高手术安全性，减少副损伤；③缩短手术时间；④符合减孔法。

一、适应证和禁忌证

1. 适应证 ①全身状态和各脏器功能可耐受手术；②肿瘤局限于肠壁或侵犯周围脏器，但可以整块切除，且区域淋巴结能完整清扫；③已有远处转移，如肝转移、卵巢转移、肺转移等，但可全部切除，部分患者可酌情同期或分期切除转移灶；④广泛侵袭或远处转移，但伴有梗阻、大出血、穿孔等症状需选择姑息性手术者。

2. 禁忌证 ①全身状态和各脏器功能不能耐受手术和麻醉；②广泛远处转移和外侵，无法完整切除，无梗阻、穿孔、大出血等严重并发症。

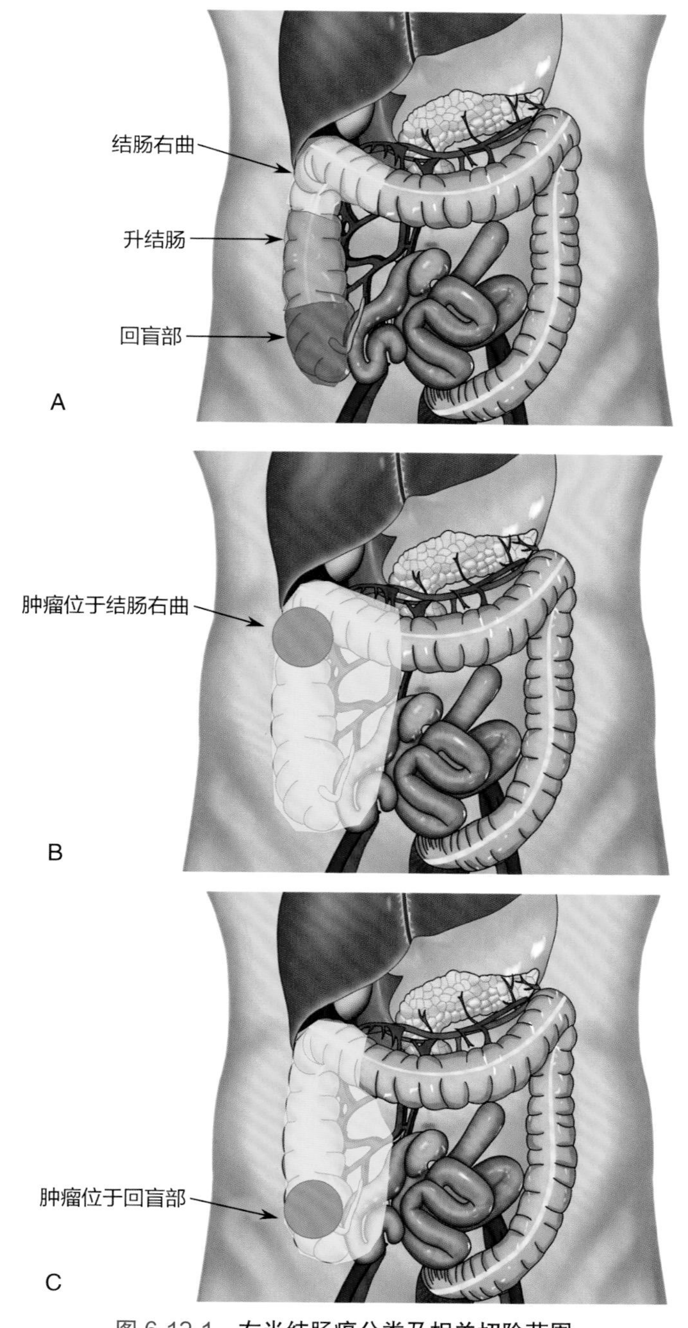

图 6-12-1　**右半结肠癌分类及相关切除范围**

A. 右半结肠癌根据位置的不同分为3种；B. 肝曲肿瘤的切除范围；C. 回盲部肿瘤的切除范围。

3. 手术要点

（1）融合间隙：显露横结肠系膜前叶后，由中央向肝曲拓展，会发现胃系膜和结肠系膜之间的间隙，称为融合间隙（图 6-12-2）。

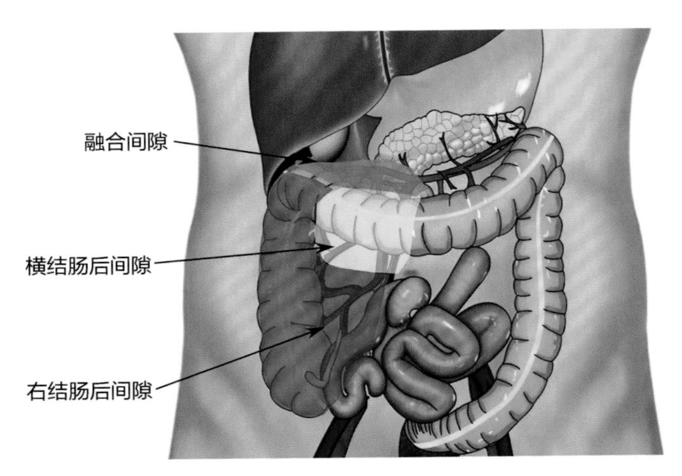

图 6-12-2 **右半结肠外科间隙**

（2）横结肠后间隙（transverse retrocolic space，TRCS）：右半结肠切除术中，需要游离横结肠后间隙右半部分。横结肠后间隙位于横结肠系膜与胰十二指肠之间，是左、右结肠后间隙相通的连接。胰颈下缘、胰头和十二指肠降段前面是横结肠系膜根右份愈着的部位。于十二指肠水平段下缘切开结肠系膜，即进入横结肠后间隙，向右直至肝曲与侧腹壁的融合边界。

（3）右半结肠的解剖间隙：右结肠后间隙（right retrocolic space，RRCS）是右半结肠癌切除术中游离回盲肠、升结肠、肝曲及其系膜的天然外科平面。中线侧界为肠系膜上静脉（superior mesenteric vein，SMV）主干；外侧界为右结肠旁沟腹膜反折；头侧界为十二指肠降段和水平段下缘，经此与横结肠后间隙、胰后间隙交通；尾侧界为小肠系膜根尾端、回盲部；前界为升结肠、肝曲系膜；后界为右侧肾前筋膜。

（4）有的患者右结肠动脉缺失。

（5）结肠中动脉根部变异多，有的存在副结肠中动脉，根部结扎困难。

二、体位、戳卡位置及手术站位

1. 体位 患者呈截石位，放低患者左腿，避免影响术者操作。

2. 戳卡位置　观察孔使用12mm trocar，位于脐上1cm，术者左侧操作孔位于麦氏点使用5mm trocar，右手操作孔位于反麦氏点附近使用12mm trocar，助手操作孔使用5mm trocar，位于肋弓下缘与左侧锁骨中线交点下大约2cm处（图6-12-3）。

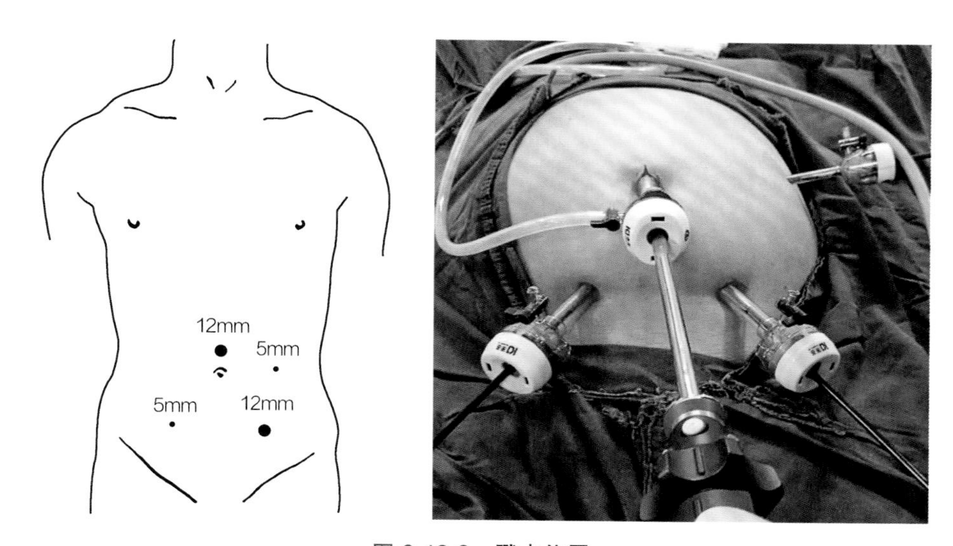

图6-12-3　**戳卡位置**

3. 手术站位　术者站在患者两腿之间或患者左侧，扶镜手和助手站在患者左侧。器械护士站在患者下右侧，显示器位于患者右肩侧（图6-12-4）。

三、手术步骤

腹腔镜探查后（腹膜、肝、脾、胃、结肠、小肠及直肠子宫陷凹）：

1. 以肝圆韧带为界，劈开大网膜至横结肠（需要切除2/3大网膜）。
2. 进入网膜囊尽量向脾曲拓展，以便获得更好的游离度。
3. 打开胃胰韧带，显露胰腺。
4. 沿胰腺下缘打开横结肠系膜前叶，显露结肠中动静脉及副中结肠动脉（罕见）。
5. 沿融合间隙向肝曲拓展，显露右结肠静脉及副右结肠静脉。
6. 完全游离肝曲，注意保护十二指肠及胆囊。
7. 向头侧翻转横结肠，显露结肠系膜。
8. 显露肠系膜上静脉，解剖离断回结肠动静脉。

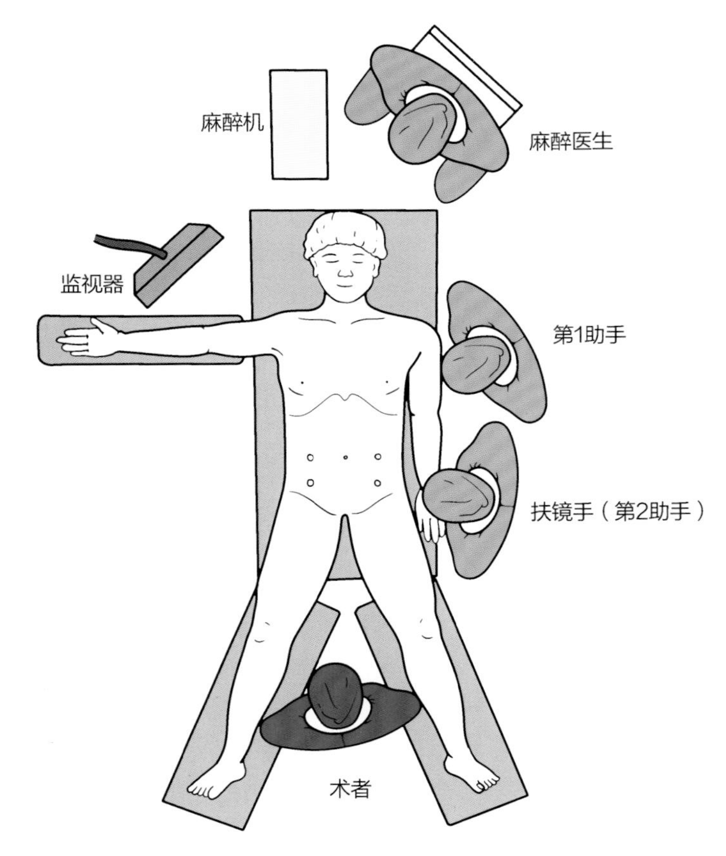

图 6-12-4 **手术站位**

9. 离断右结肠动脉，离断结肠中动静脉。

10. 显露胃结肠干，离断右结肠静脉及副右结肠静脉。

11. 游离回盲部与结肠旁沟，裁剪小肠系膜根部，游离右结肠后间隙。

12. 保护切口，取出标本，体外吻合。

13. 缝合切口，重新建立气腹，检查吻合口方向，观察血运，放置引流，排列肠管。

四、手术技巧

1. 以肝圆韧带为界劈开大网膜至横结肠 腹腔探查（腹膜、肝、脾、胃、结肠、小肠及直肠子宫陷凹）确定肿瘤位置，大网膜是否存在粘连。患者处于头低足高并向左倾斜体位。以肝圆韧带为界，劈开大网膜至横结肠（图 6-12-5）。

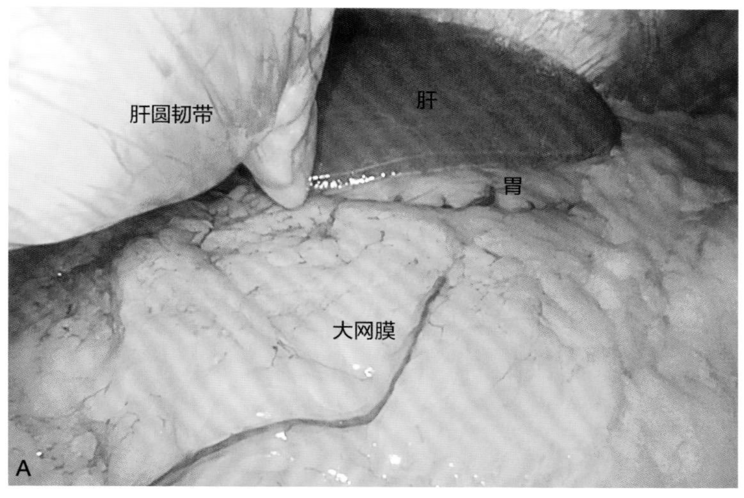

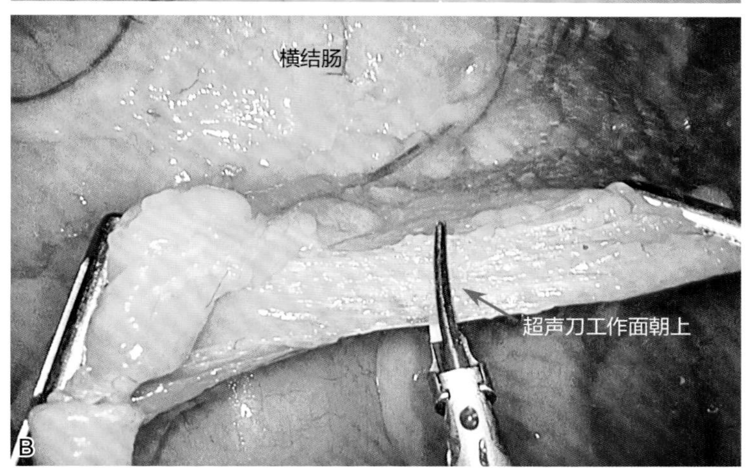

图 6-12-5　**以肝圆韧带为界（A），劈开大网膜（B）**

2. 进入网膜囊尽量向脾曲拓展，以便获得更好的游离度　劈开大网膜沿横结肠壁切开大网膜进入网膜囊，此时助手向下牵拉横结肠以便获得更好的间隙，如无须清扫 No.6 淋巴结，应避免损伤到胃网膜血管弓。向脾曲拓展以便获得更好的游离度，方便将结肠更好地拉出体外。如果为肝曲肿瘤，必须清扫 No.6 淋巴结，在胃网膜左和右动静脉交汇处切断胃网膜右动静脉，沿胃网膜弓内走行至幽门下，根部离断胃网膜右动静脉，完成 No.6 淋巴结清扫（图 6-12-6）。

3. 打开胃胰韧带，显露胰腺　助手将胃提起显露胃胰韧带，一般胰胃韧带横行于胰腺下缘，切断胃胰韧带后，显露胰腺（图 6-12-7）。

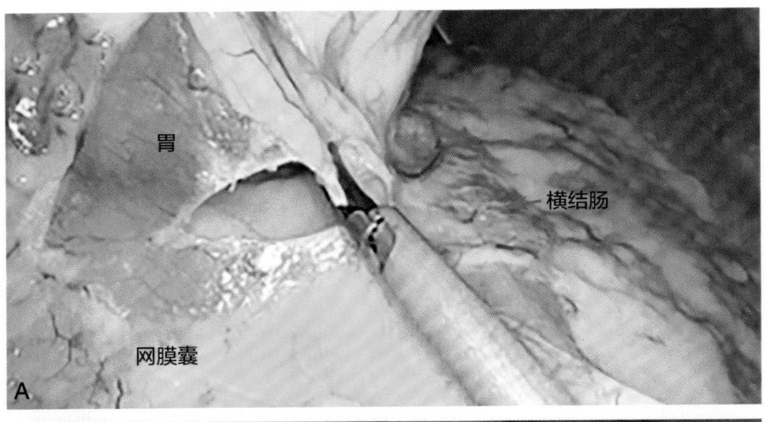
胃
横结肠
网膜囊
A

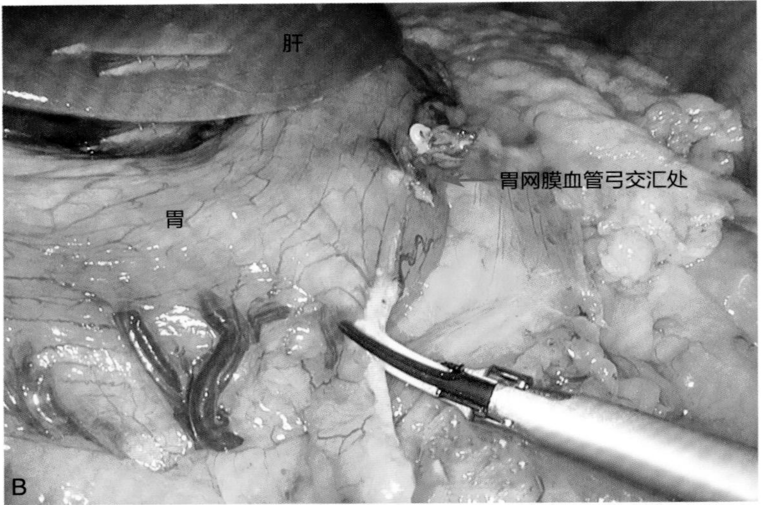
肝
胃网膜血管弓交汇处
胃
B

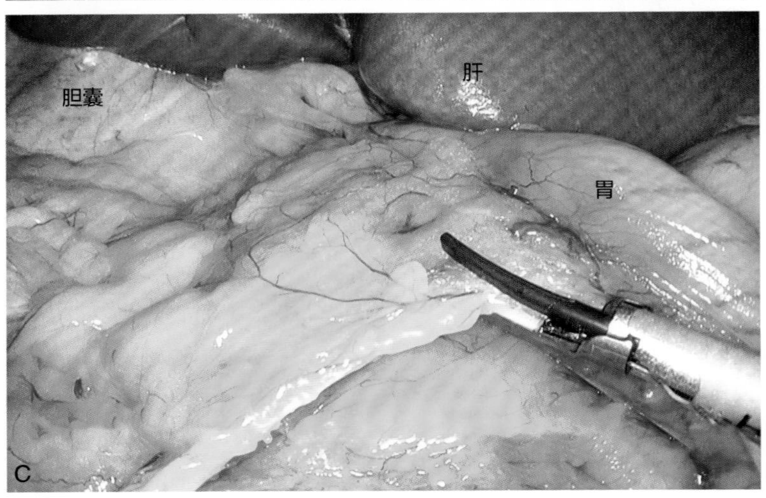
胆囊
肝
胃
C

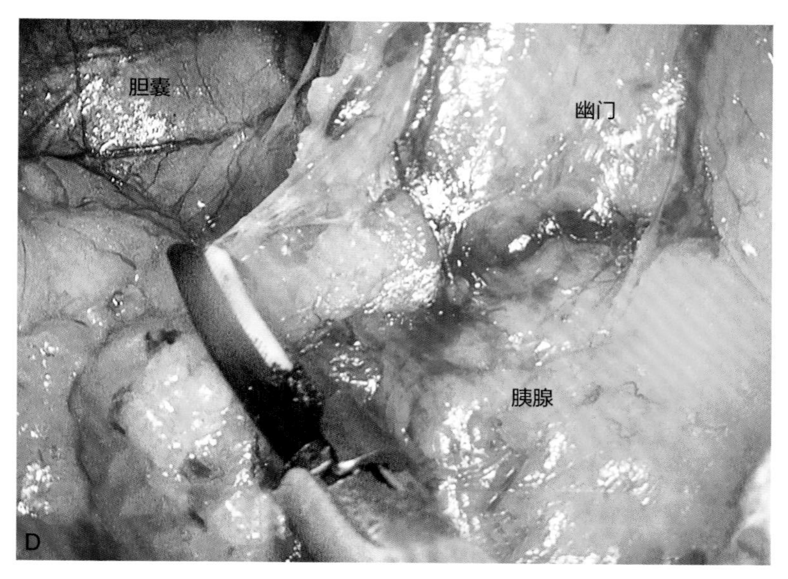

图 6-12-6 **进入网膜囊尽量向脾曲拓展，以便获得更好的游离度**
A. 打开网膜囊；B. 血管弓内走行；C. 清扫 No.4 淋巴结；D. 清扫 No.6 淋巴结。

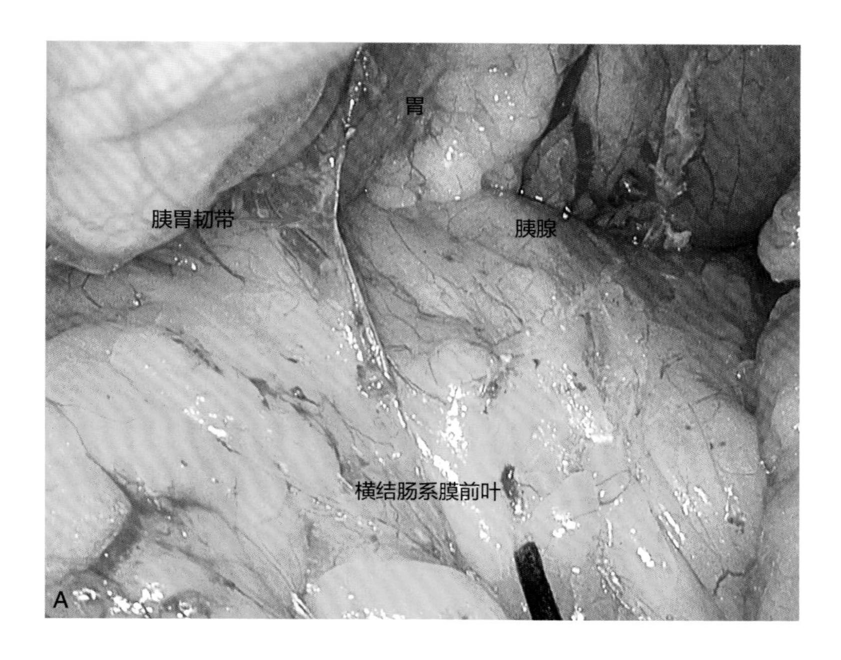

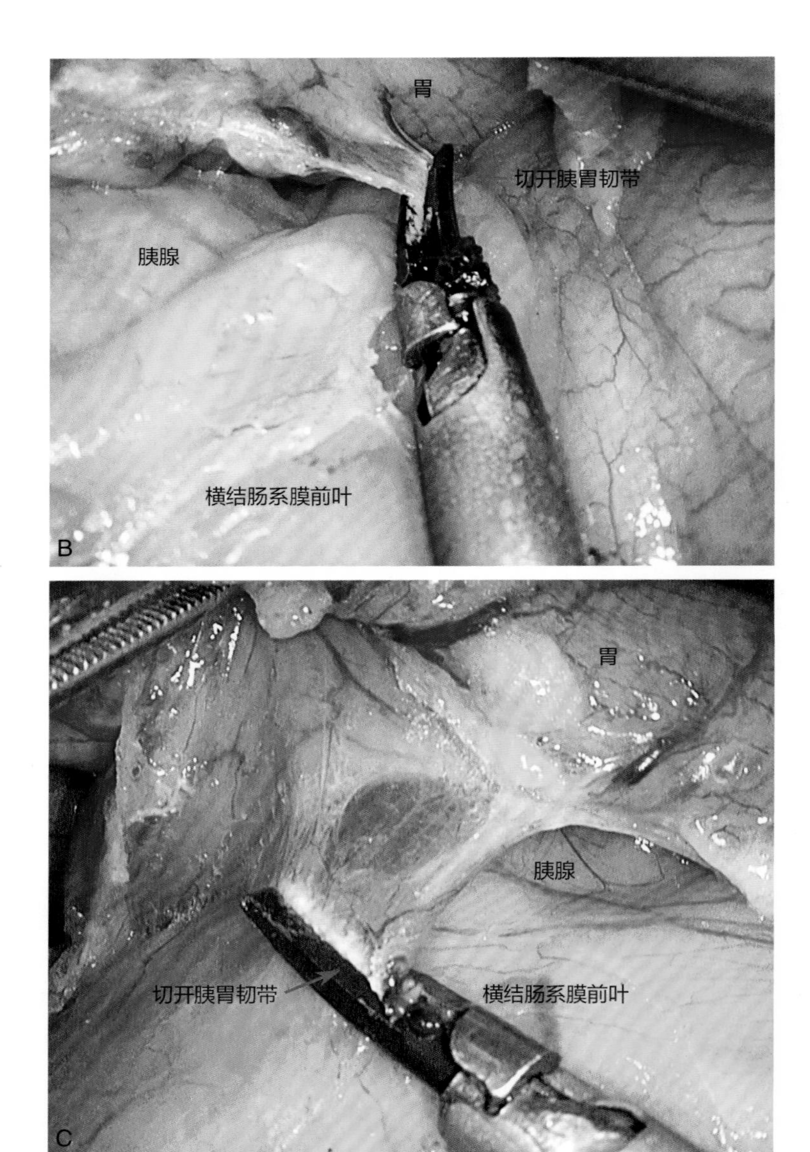

图 6-12-7 打开胰胃韧带

4. 沿胰腺下缘打开横结肠系膜前叶，显露结肠中动静脉及副中结肠动脉（罕见） 助手将胃向上提起，术者沿胰腺下缘切开横结肠系膜前叶，确切凝扎，在结肠中动静脉处放置纱条 1 块，为后续手术起到指引的作用（图 6-12-8）。尽量紧贴胰腺下缘解剖，避免损伤结肠系膜，解剖至胰体尾部注意保护 Treitz 韧带，保证结肠系膜后叶的完整性。

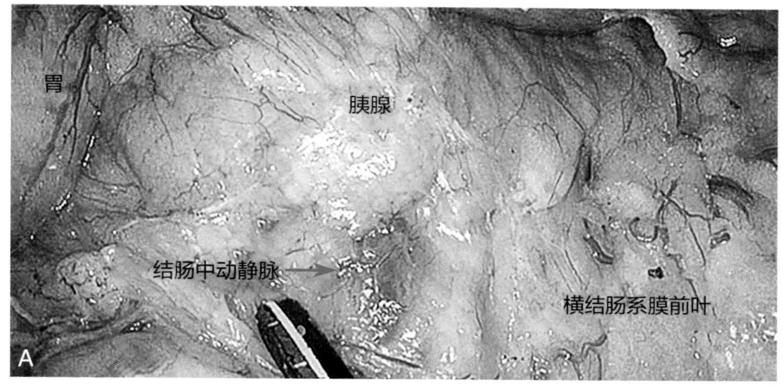

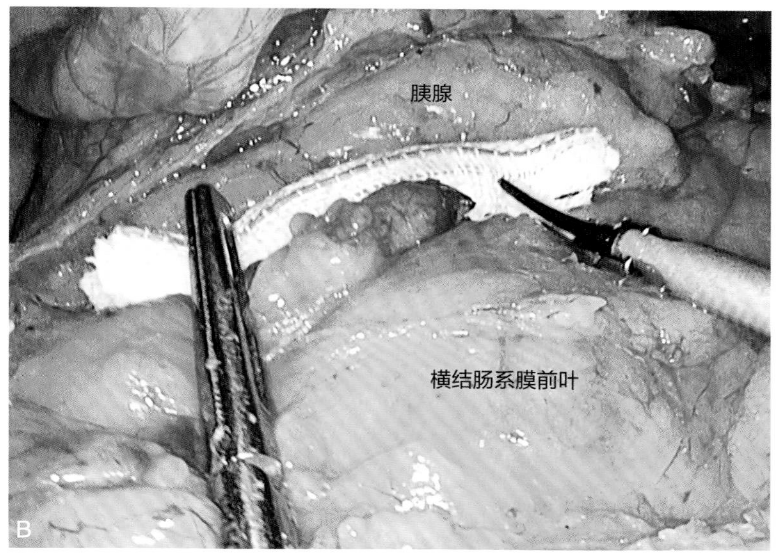

图 6-12-8　**显露结肠中血管（A），放置纱条（B）**

5. 沿融合间隙向肝曲拓展，显露右结肠静脉及副右结肠静脉　融合间隙是指显露横结肠系膜前叶后，由中央向肝曲拓展胃系膜和结肠系膜之间的间隙。沿着融合间隙向肝曲拓展时，十二指肠与结肠融合致密，可通过十二指肠蠕动观察其与结肠的界限。向下牵拉肝曲，沿融合间隙向肝曲拓展（图 6-12-9）。

6. 完全游离肝曲，注意保护十二指肠及胆囊　沿融合间隙向肝曲拓展游离至十二指肠外侧缘即进入部分右结肠后间隙，进入右结肠后间隙游离，避免进入肾脂肪囊内（图 6-12-10）。

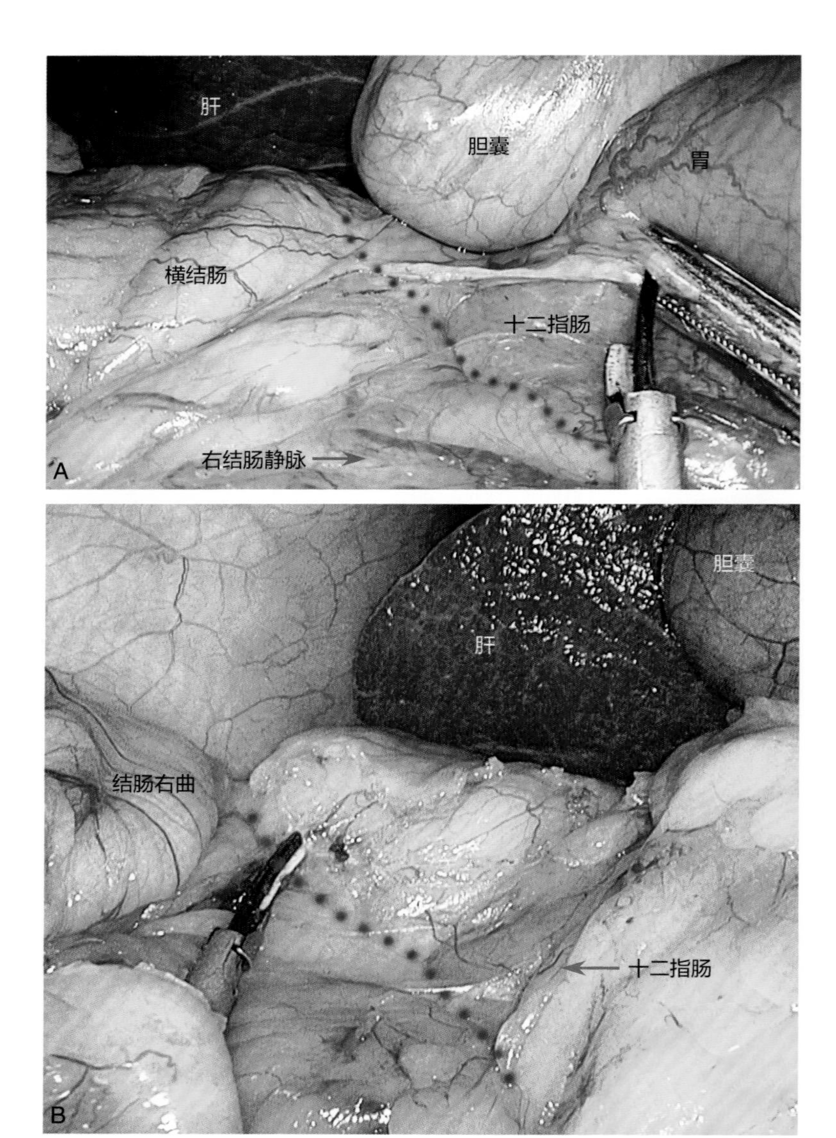

图 6-12-9 **向融合间隙拓展**

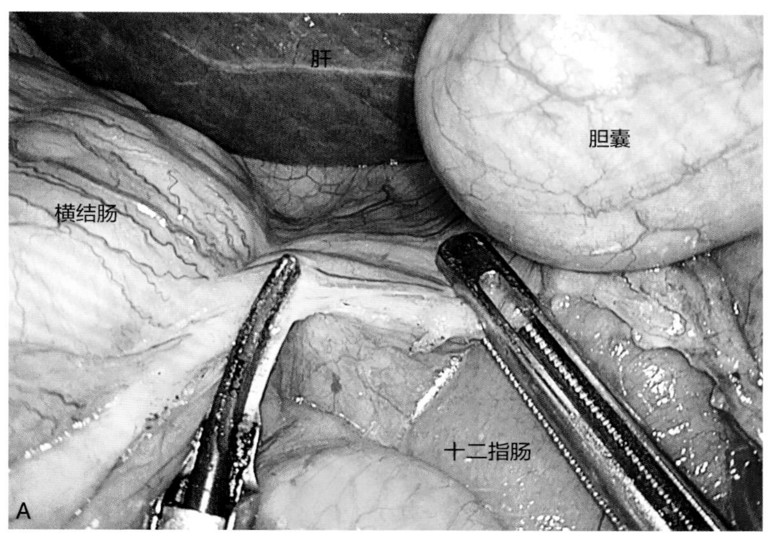

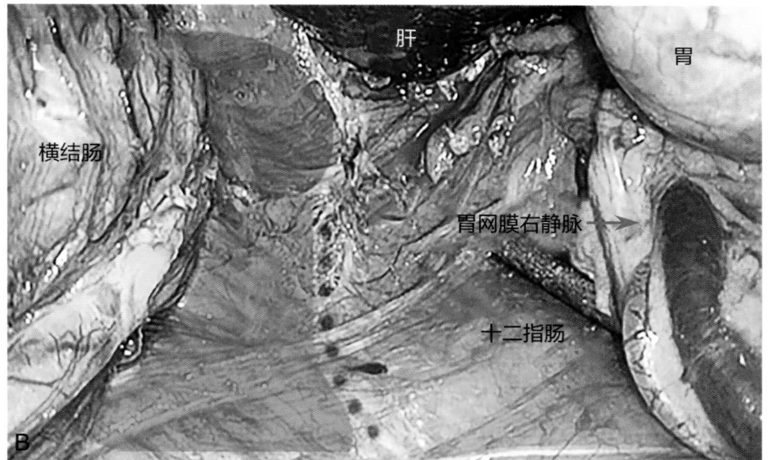

图 6-12-10　**完全游离肝曲**

A. 由此进入右结肠后间隙；B. 蓝色区域为部分右结肠后间隙，红色区域为横结肠后间隙。

7. 向头侧翻转横结肠，显露结肠系膜 调整体位，呈头低臀高位约 15°，患者左侧倾斜约 15°，将横结肠及系膜向头侧翻转，此时可见胰腺下缘放置的纱条投影，重新排列小肠后便可以显露出右半结肠及横结肠系膜（图 6-12-11）。

8. 显露肠系膜上静脉，解剖离断回结肠动静脉 术者无损伤钳在回盲部上隐窝处牵拉结肠系膜，在此处切开结肠系膜，会直接进入右结肠后间隙，超声刀应锐性分离，工作面尽量远离血管。沿此间隙向头侧向中央拓展，显露肠系膜上动静脉，分别显露回结肠动静脉，在根部结扎，回结肠动脉是比较恒定的，在 SMV 前方走行的概率为 36.67%，在后方走行的概率为 63.33%（图 6-12-12）。

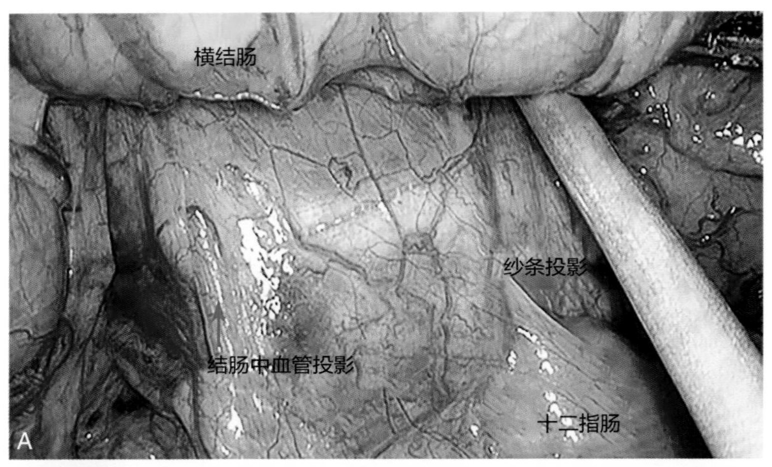

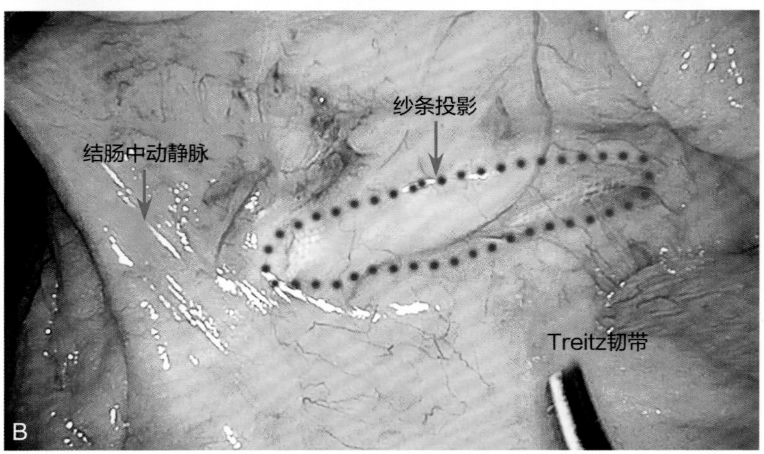

图 6-12-11 **向头侧翻转横结肠，显露结肠系膜**
A. 较容易辨认的患者；B. 肥胖患者。

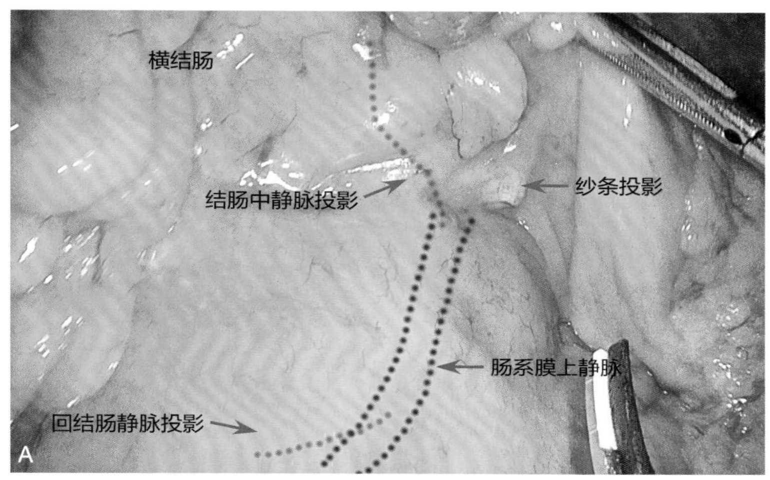
横结肠
结肠中静脉投影
纱条投影
肠系膜上静脉
回结肠静脉投影
A

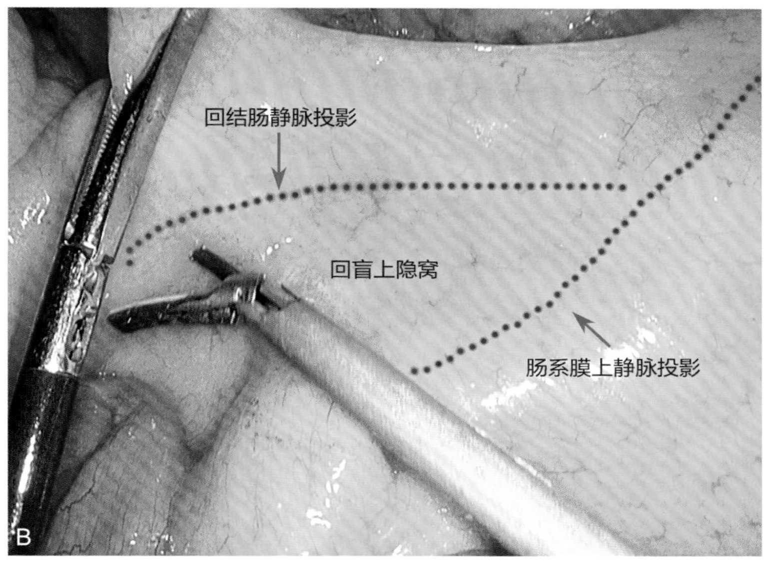
回结肠静脉投影
回盲上隐窝
肠系膜上静脉投影
B

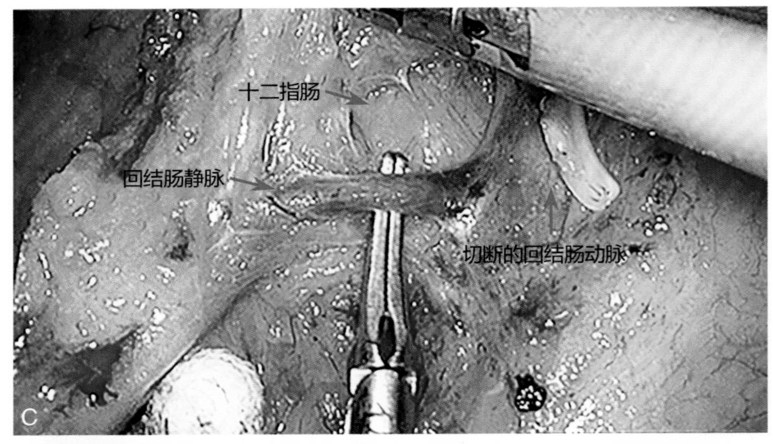

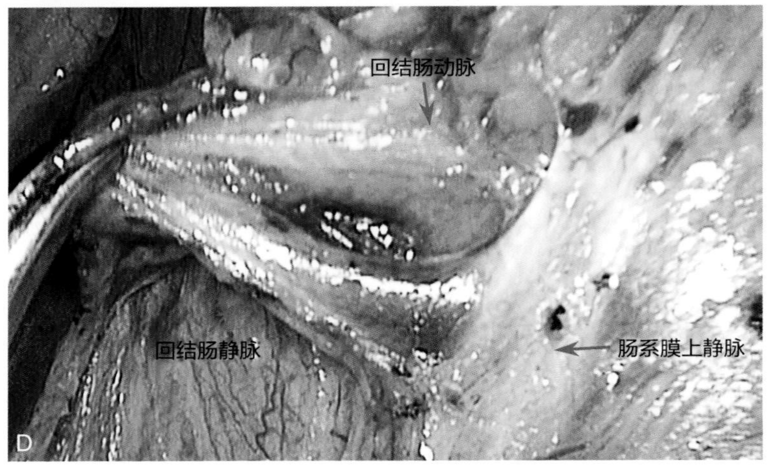

图 6-12-12　显露肠系膜上静脉，解剖离断回结肠动静脉

A. 手术起始场景；B. 切开回结肠血管下缘系膜；C. 回结肠动脉在肠系膜上静脉前方走行；D. 回结肠动脉在肠系膜上静脉后方走行。

9. 离断右结肠动脉，离断结肠中动静脉　离断回结肠动静脉后，向头侧拓展注意保护十二指肠，术者左手向上牵拉结肠系膜，右手超声刀非工作面可紧邻肠系膜上静脉操作，完整显露肠系膜上静脉。继续向头侧解剖时，血管辨认较复杂，结肠中动静脉多伴行，可先离断结肠中动脉，再离断结肠中静脉。对于回盲部或者升结肠的肿瘤，在清扫完结肠中动脉淋巴结后，根部结扎中结肠血管的右支；对于肝曲的肿瘤，应在中结肠血管的主干根部结扎（图 6-12-13）。

注意：右结肠动脉出现率大约为 41%，而其在 SMV 前方走行比例大约为 84%，其在 SMV 后方走行比例大约为 16%。

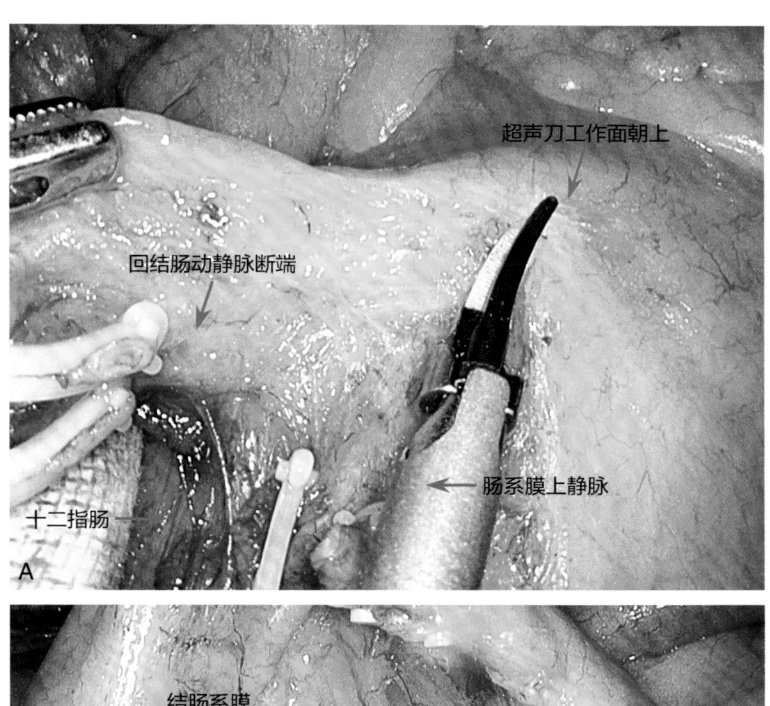
超声刀工作面朝上
回结肠动静脉断端
肠系膜上静脉
十二指肠
A

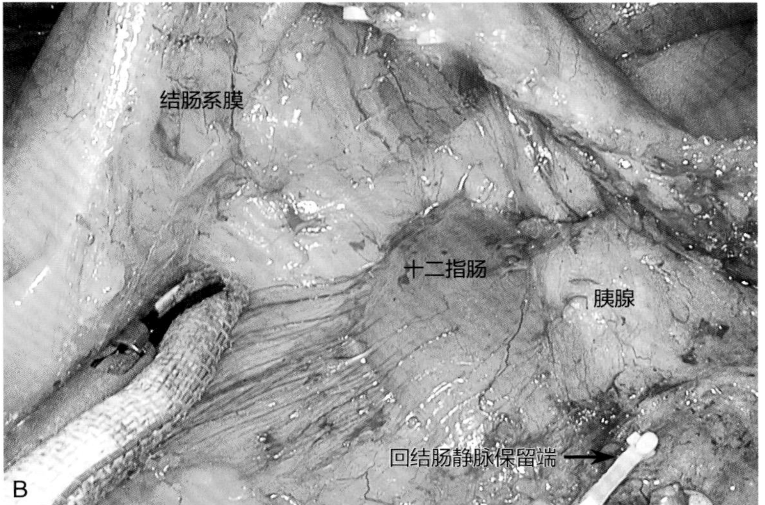
结肠系膜
十二指肠
胰腺
回结肠静脉保留端
B

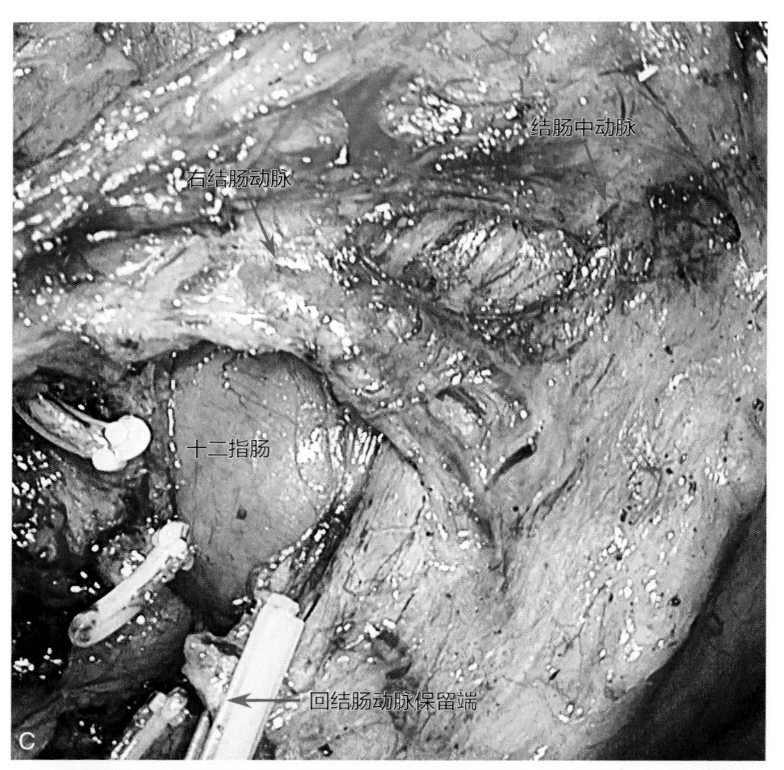
结肠中动脉
右结肠动脉
十二指肠
回结肠动脉保留端
C

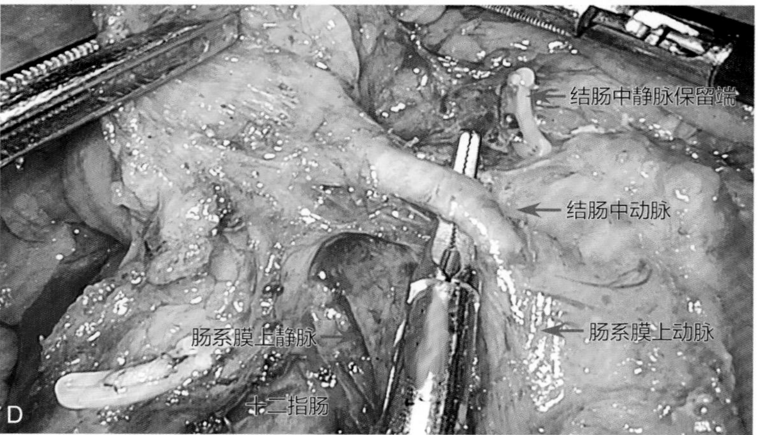
结肠中静脉保留端
结肠中动脉
肠系膜上动脉
肠系膜上静脉
十二指肠
D

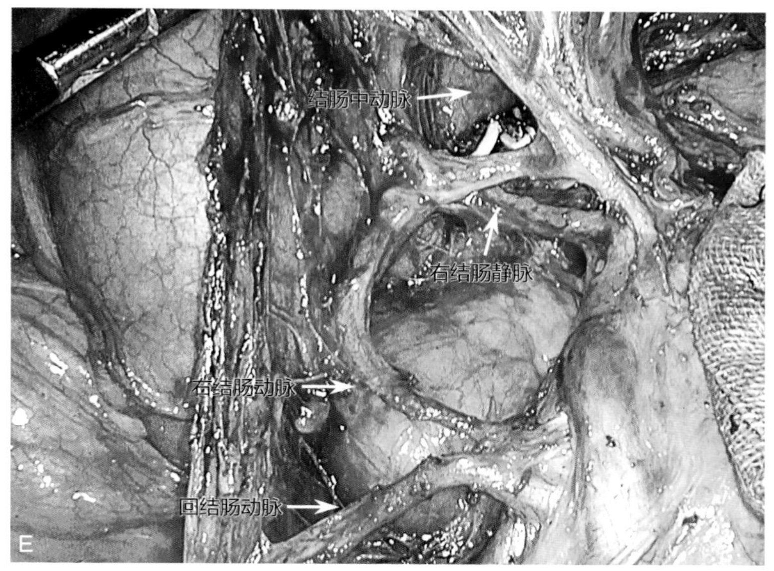

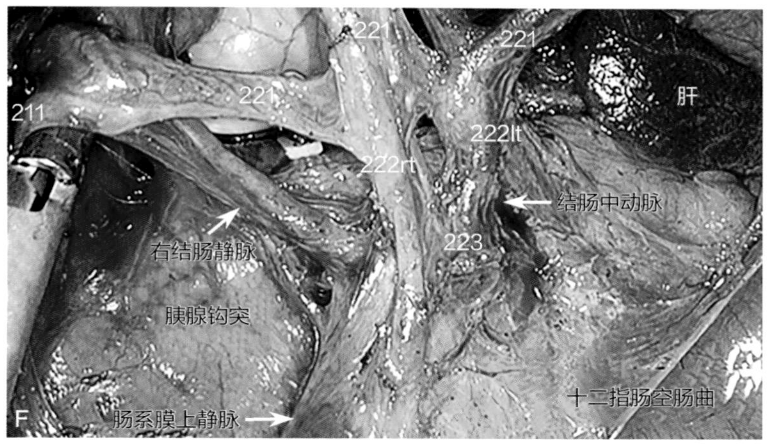

图 6-12-13 **离断右结肠动脉，离断结肠中动静脉**

A. 沿肠系膜上静脉继续向头侧拓展；B. CVL 和结肠系膜；C. 右结肠动脉；D. 结肠中动脉；E. 所有裸化后的右半结肠血管；F. 根据日本大肠癌规约淋巴结分类。

10. 显露胃结肠干,离断右结肠静脉及副右结肠静脉 胃结肠干最常见的是由胃网膜右静脉、右结肠静脉、胰十二指肠上前静脉共同汇合而成,胃结肠干的各种变异如下所示:①胃结肠干没有分支滋养静脉(58.1%);②胰十二指肠上前+右结肠+胃网膜右静脉(16.1%);③右结肠和副中结肠在胃网膜右静脉主干的上方或下方汇入:右结肠静脉和副右结肠静脉汇入(8.1%);④右结肠和中结肠主干上方汇入(3.2%);⑤只有结肠中动脉在胃网膜主干上方(3.2%)(图 6-12-14)。

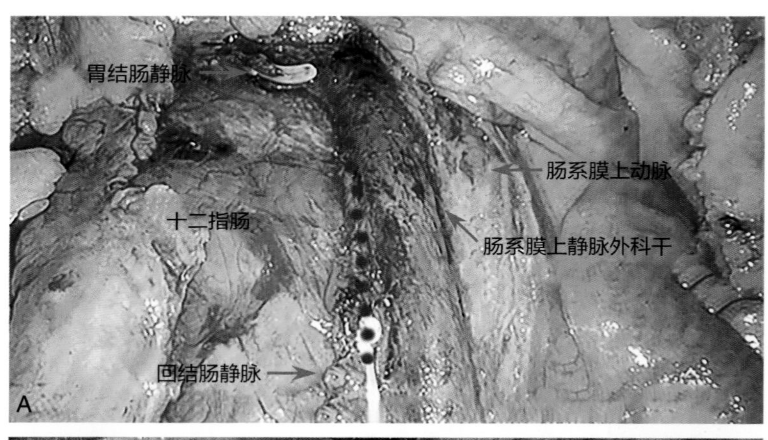

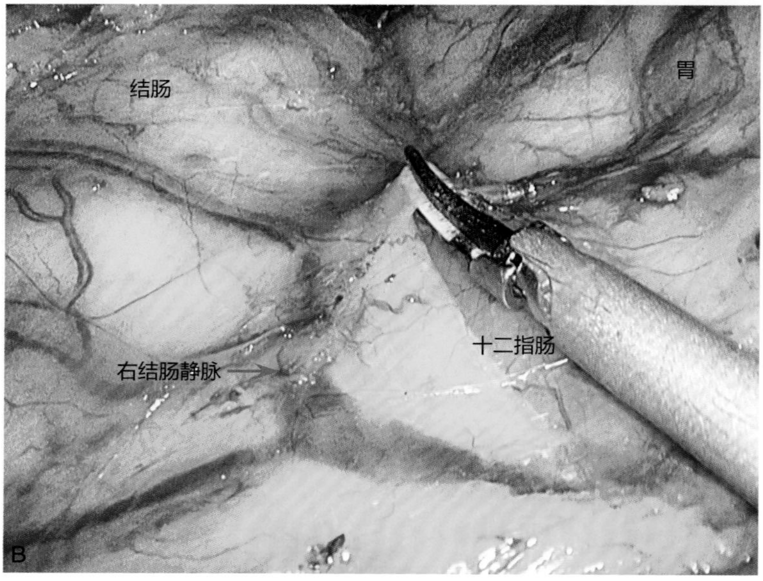

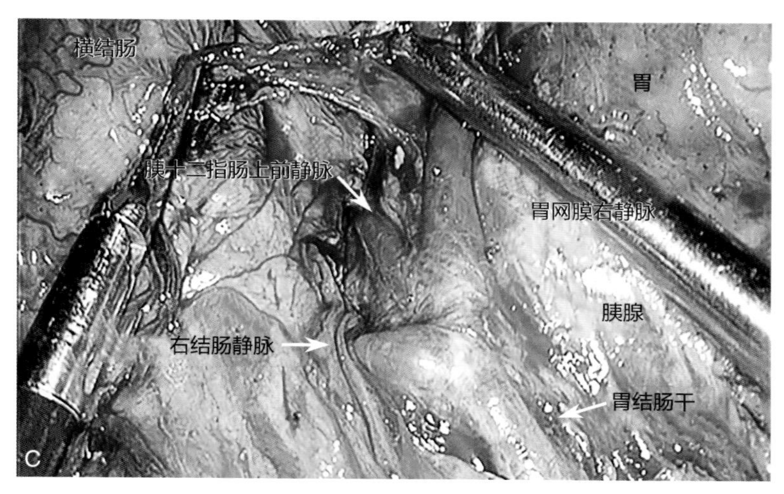

图 6-12-14　**显露胃结肠干，离断右结肠静脉及副右结肠静脉**
A. 肠系膜上静脉外科干；B. 上面观的右结肠静脉；C. 完整解剖的胃结肠干。

11. 游离回盲部与结肠旁沟，裁剪小肠系膜根部，游离右结肠后间隙　术者左手无损伤钳向上向头侧牵拉回盲部，右手超声刀在回盲部与腹膜附着处切开，助手用无损伤钳挡住盆腔小肠。游离回盲部时，进入右结肠后间隙，向下游离，离断小肠系膜根部，以便获得更好的游离度。右结肠后间隙与横结肠后间隙相贯通，完全游离右半结肠（图 6-12-15）。

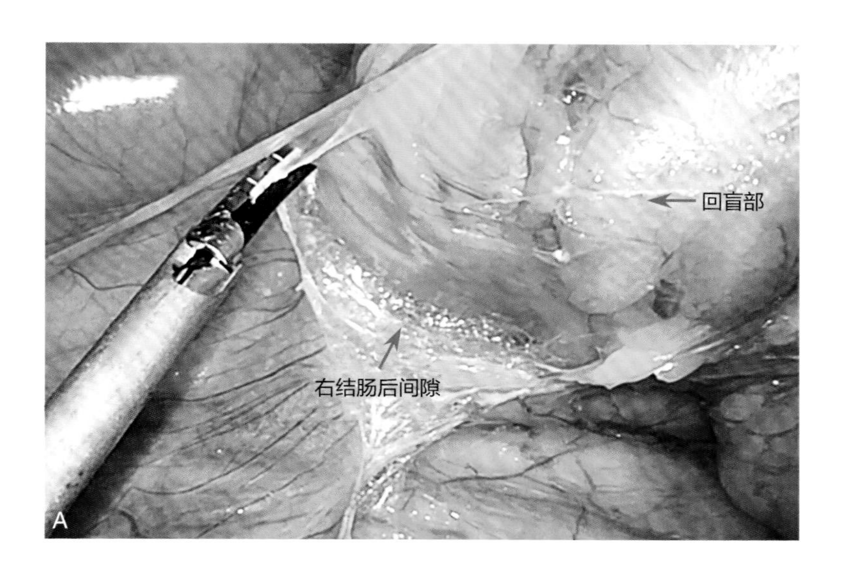

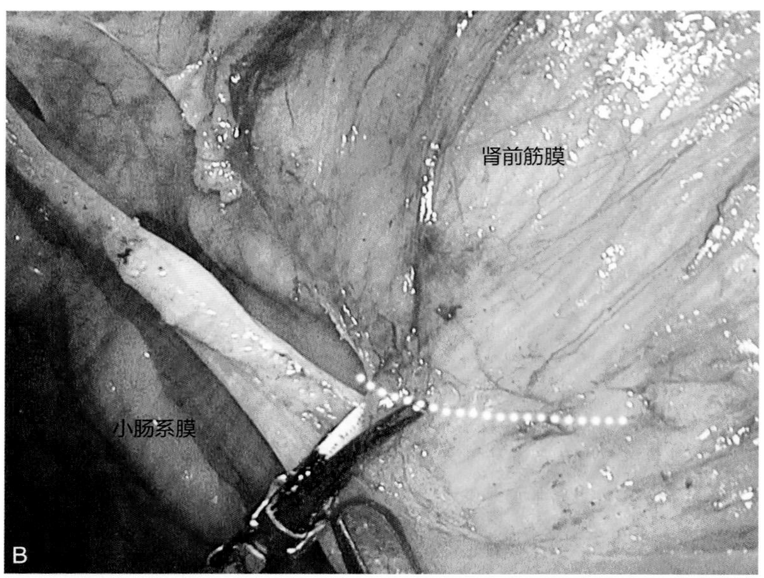

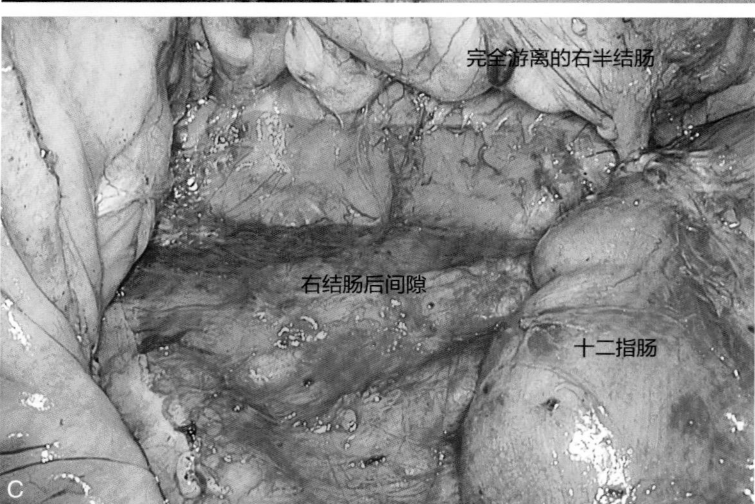

图 6-12-15 游离回盲部与结肠旁沟（A），裁剪小肠系膜根部（B），游离右结肠后间隙（C）

12. 保护切口，取出标本，体外吻合　沿脐上观察孔切开皮肤长约5cm的切口（可向上，可向下经脐），逐层打开，置入切口保护器，取出完全游离的右半结肠肠管及大网膜，进行体外吻合，设定预切线位于横结肠中部或距肿瘤10cm，切断横结肠系膜达肠管壁，距回盲部10~15cm设定预切线，离断小肠，结扎此段回肠系膜至肠壁，切除标本，行回肠-横结肠吻合（可行端侧或侧侧吻合）（图6-12-16）。

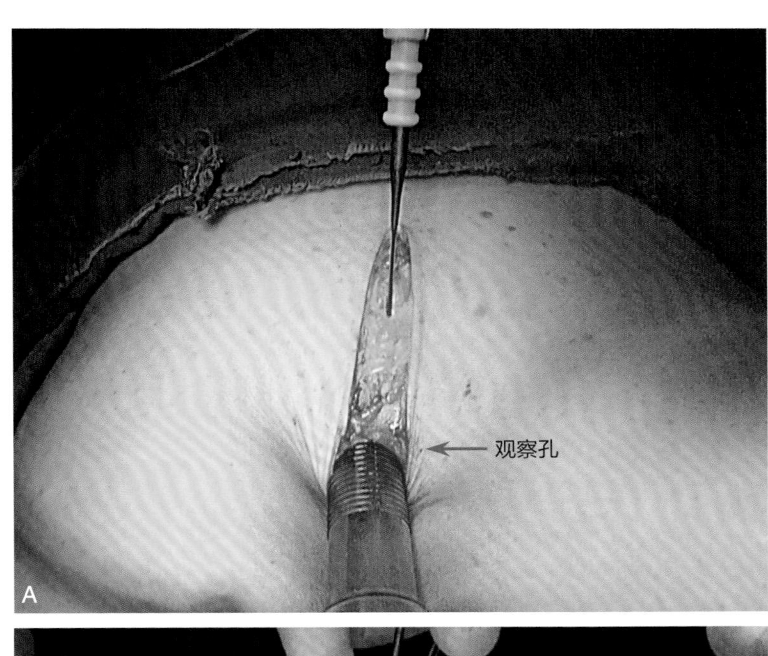

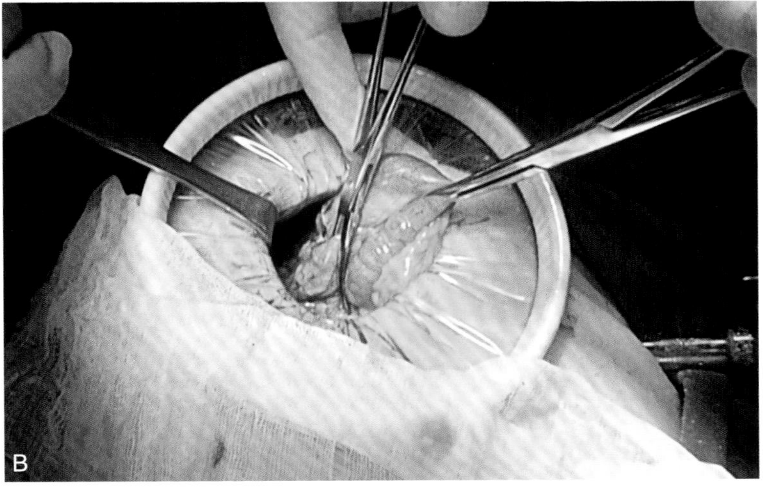

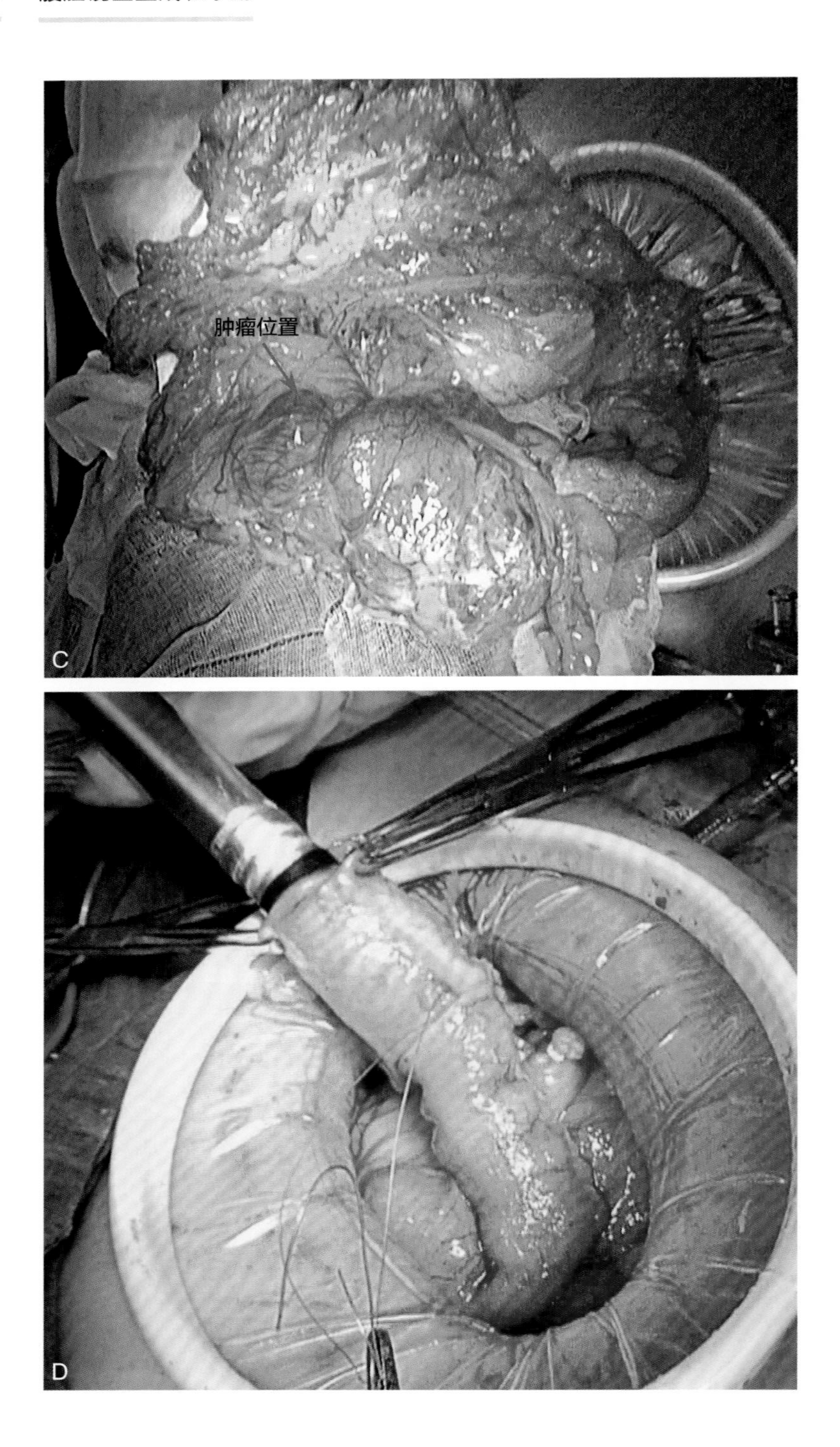
肿瘤位置
C
D

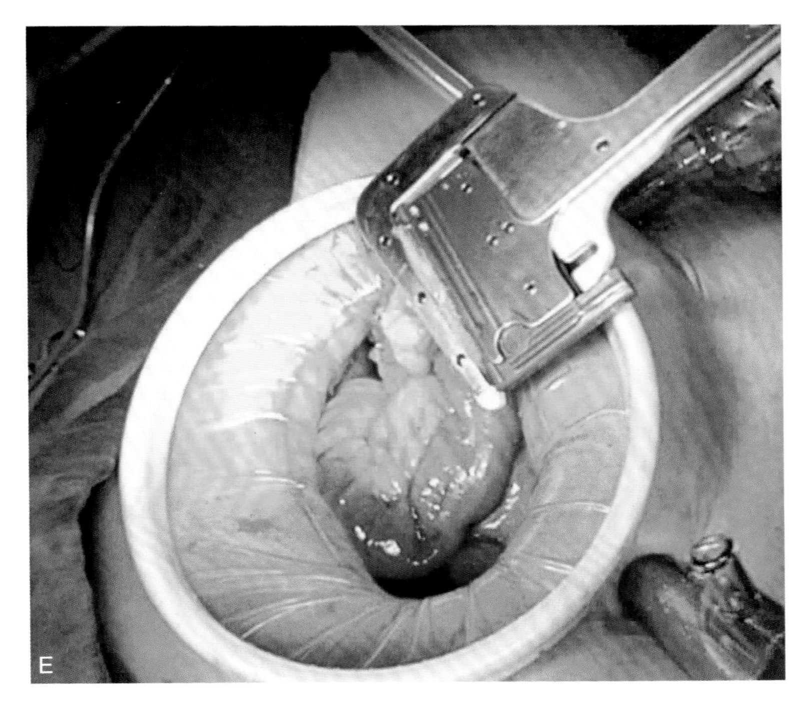

图 6-12-16　**保护切口，取出标本，体外吻合**
A. 以脐上观察孔切开 5cm；B. 放置切口保护器，取出标本；C. 标本展示；D. 吻合肠管；E. 闭合肠管。

13. 缝合切口，重新建立气腹，检查吻合口方向，放置引流，排列肠管　缝合上腹部正中切口，再次建立气腹，腹腔镜下观察，远近端系膜方向无误，腹腔镜下排列肠管，防止系膜扭转、内疝等。腹腔冲洗，检查术野，确认无活动性出血，经右下腹 trocar 孔置入引流管 1 根于吻合口旁（图 6-12-17）。

五、术后注意事项

由于淋巴结清扫较彻底，可能出现乳糜性腹水（乳糜漏）。腹腔内的淋巴液异常蓄积定义为乳糜性腹水（乳糜漏），根据 Baek 的研究在大肠癌手术中，乳糜性腹水出现的总概率为 6.6%，其中右半结肠出现乳糜性腹水占 33.3%，左半结肠出现乳糜性腹水占 2%，直肠手术（不区分前切除、低位前切除、腹会阴联合切除等）出现乳糜性腹水总的概率为 54.2%。常规乳糜漏液颜色表现为乳白色液体，但并非所有乳糜漏都表现为典型的乳白色液体，主要取决于饮食中脂肪的含量。普食中含有大量长链甘油三酯，经肠道吸收后进入淋巴系统，

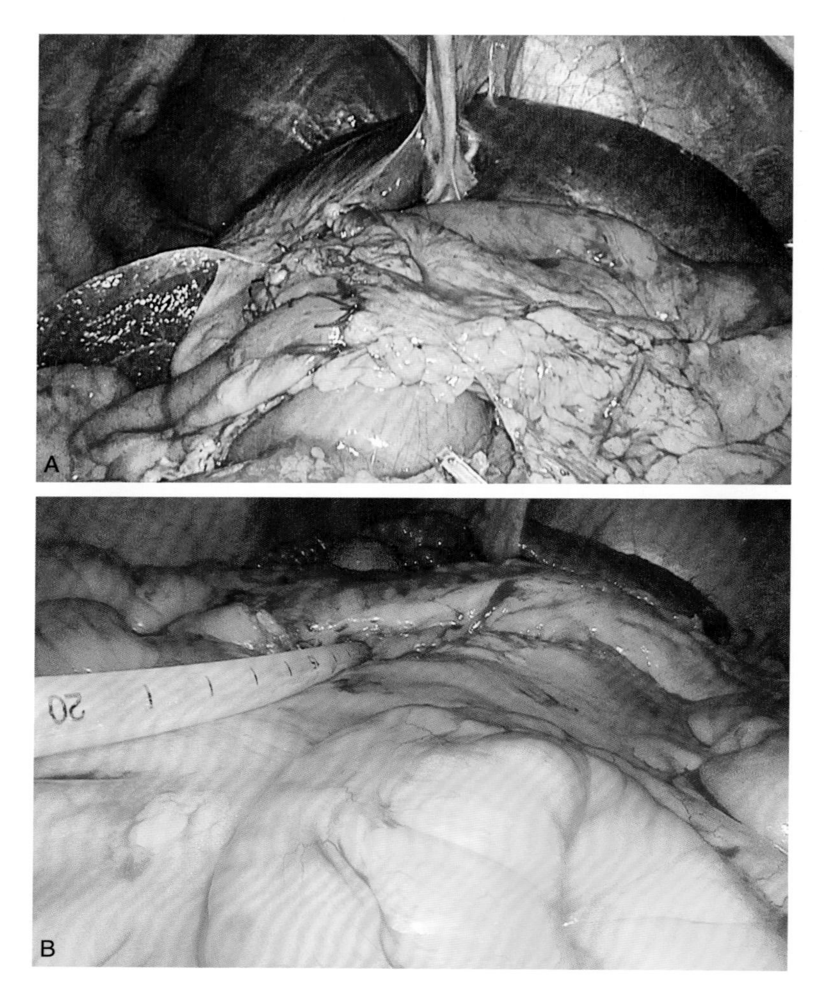

图 6-12-17 吻合口展示（A）及放置引流管（B）

增加乳糜液的形成，此时患者需要绝对禁食 3~5 天。

六、讨论

值得一提的是，过去的一个世纪，传统观念认为肠系膜是不连续的，或者认为大部分右半结肠是腹膜间位器官，并无结肠系膜存在。主要由于两个理论，其一是 Frederick Treves 认为左、右系膜融合之后都消失了；其二是一旦系膜被游离下来，这个系膜就跟原始的结构有区别了，但整个腹膜下游离肠系膜的手术过程都是以系膜的完整性和连续性作为依据实行的。随着腹腔镜在最近十年中的快速发展和 CME 的手术创新，5 年复发率由 6.5% 降低至 3.6%，5 年生存率由 82.1% 升至 89.1%。在 CME 报道的开始，虽然对其有一些不同的看法，但是最新研究表明 CME 在结肠癌手术中比传统术式切除了更多的结肠系膜，且显著降低局部复发率并提高生存率。腹腔镜观察到的术野与开腹手术的术野不相同（腹腔镜是 2D 视角，而开腹手术则为 3D 视角），甚至出现了腹腔镜手术解剖学科，腹腔镜大肠癌手术中，右半结肠切除术是比较复杂的手术，而对于术中观察到的解剖结构，许多外科医生有着不同的理解，使得一些解剖结构没有一个准确、统一的名词。所以，出现了许多以胚胎学作为基础的对肠道及肠系膜发生的研究，在 6~7.5 周时由于肠袢的快速生长，形成生理性脐疝，对于小肠和大肠还是没有区别的，在 7.5 周之后的 9~15 周时，虽然还没有明确的原因，很大可能由于肝、肾体积的减少，形成的 U 形肠袢逐渐回到腹腔。在这个过程中，卵黄蒂以下的原始小肠经过两次逆时针（第一次 90°，第二次 180°）的旋转逐渐变成结肠，垂直的肠系膜上动脉也逐渐与躯干平行。整个原始肠系膜贴附在腹膜上，这时融合 Toldt 筋膜间隙形成了，也就是大多数外科医生所推崇的外科无血管神经束的解剖安全平面，而对于 CME 理论的主要步骤就是在 Toldt 筋膜间隙的锐性分离。

在 CME 发展的过程中，也出现了一些头侧中间入路的术式，比如 Benz 所提出的 UFA，就是将十二指肠的升部作为切入点，切开系膜完成 CME，但是对于还处在右半结肠学习曲线中的医生，此种术式要求外科医生有一定的腔镜技巧。同时还有 Matsuda 提出的中央入路，也与上文提到的头侧中央入路相似，唯一不同的是对于胃结肠干的处理顺序不同，因为胃结肠干的变异较多且极其脆弱，稍使不当的牵拉会造成不必要的出血，且止血困难，根据 Ignjatovic 的研究，以胃结肠干作为腹腔镜的解剖标志还是有一些难度的。所以，我们更倾向于传统从下向上的方向处理胃结肠干。

腹腔镜大肠癌手术相对复杂，需要经过一个漫长的学习曲线，而对于胰腺爬坡的处理在曲线中是比较重要的一环，我们提出的这种 DMA 入路的手术方式可能比传统的 M-L 更快捷、方便，而且安全，在某种意义上帮助外科医生更快地完成整个腹腔镜的学习曲线，但是此实验只涉及短期的预后，对于远期的预后还有待观察。

（崔滨滨）

参考文献

[1] HOHENBERGER W，WEBER K，MATZEL K，et al. Standardized surgery for colonic cancer：complete mesocolic excision and central ligation-technical notes and outcome [J].

Colorectal Dis, 2009, 11 (4): 354-364.

[2] TOYOTA S, OHTA H, ANAZAWA S. Rationale for extent of lymph node dissection for right colon cancer [J]. Dis Colon Rectum, 1995, 38 (7): 705-711.

[3] 李国新, 赵丽瑛. 腹腔镜结直肠癌根治术解剖概要[J]. 中国实用外科杂志, 2011, 31 (9): 844-848.

[4] IGNJATOVIC D, SUND S, STIMEC B, et al. Vascular relationships in right colectomy for cancer: clinical implications [J]. Tech Coloproctol, 2007, 11 (3): 247-250.

[5] ALSABILAH J F, RAZVI S A, ALBANDAR M H, et al. Intraoperative Archive of Right Colonic Vascular Variability Aids Central Vascular Ligation and Redefines Gastrocolic Trunk of Henle Variants [J]. Dis Colon Rectum, 2017, 60 (1): 22-29.

[6] BAEK S J, KIM S H, KWAK J M, et al. Incidence and risk factors of chylous ascites after colorectal cancer surgery [J]. Am J Surg, 2013, 206 (4): 555-559.

[7] JAMIESON J K, DOBSON J F. Ⅶ. Lymphatics of the Colon: With Special Reference to the Operative Treatment of Cancer of the Colon [J]. Ann Surg, 1909, 50 (6): 1077-1090.

[8] GALIZIA G, LIETO E, DE VITA F, et al. Is complete mesocolic excision with central vascular ligation safe and effective in the surgical treatment of right-sided colon cancers? A prospective study [J]. Int J Colorectal Dis, 2014, 29 (1): 89-97.

[9] STORLI K E, SØNDENAA K, FURNES B, et al. Outcome after introduction of complete mesocolic excision for colon cancer is similar for open and laparoscopic surgical treatments [J]. Dig Surg, 2013, 30 (4-6): 317-327.

[10] WEST N P, HOHENBERGER W, WEBER K, et al. Complete mesocolic excision with central vascular ligation produces an oncologically superior specimen compared with standard surgery for carcinoma of the colon [J]. J Clin Oncol, 2009, 28 (2): 272-278.

[11] BERTELSEN C A, BOLS B, INGEHOLM P, et al. Can the quality of colonic surgery be improved by standardization of surgical technique with complete mesocolic excision? [J]. Colorectal Dis, 2011, 13 (10): 1123-1129.

[12] MIKE M, KANO N. Laparoscopic surgery for colon cancer: a review of the fascial composition of the abdominal cavity [J]. Surg Today, 2015, 45 (2): 129-139.

[13] BARUSSAUD M L, DANION J, CASTAGNET M, et al. From anatomy to laparoscopic surgery, or how to reconcile surgeons to embryology [J]. Surg Radiol Anat, 2015, 37 (4): 393-398.

[14] MATSUDA T, IWASAKI T, SUMI Y, et al. Laparoscopic complete mesocolic excision for right-sided colon cancer using a cranial approach: anatomical and embryological consideration [J]. Int J Colorectal Dis, 2017, 32 (1): 139-141.

[15] BENZ S, TAM Y, TANNAPFEL A, et al. The uncinate process first approach: a novel technique for laparoscopic right hemicolectomy with complete mesocolic excision [J]. Surg Endosc, 2016, 30 (5): 1930-1937.

[16] MATSUDA T, IWASAKI T, MITSUTSUJI M, et al. Cranially approached radical lymph node dissection around the middle colic vessels in laparoscopic colon cancer surgery [J]. Langenbecks Arch Surg, 2015, 400 (1): 113-117.

[17] KUZU M A, İSMAIL E, ÇELIK S, et al. Variations in the Vascular Anatomy of the Right

Colon and Implications for Right-Sided Colon Surgery [J]. Dis Colon Rectum, 2017, 60 (3): 290-298.

[18] ADAMINA M, MANWARING M L, PARK K J, et al. Laparoscopic complete mesocolic excision for right colon cancer [J]. Surg Endosc, 2012, 26 (10): 2976-2980.

[19] VOIGLIO E J, BOUTILLIER DU RETAIL C, NEIDHARDT J P, et al. Gastrocolic vein. Definition and report of two cases of avulsion [J]. Surg Radiol Anat, 1998, 20 (3): 197-201.

[20] IGNJATOVIC D, SPASOJEVIC M B. Can the gastrocolic trunk of Henle serve as an anatomical landmark in laparoscopic right colectomy? A postmortem anatomical study [J]. Am J Surg, 2010, 199 (2): 249-254.

13 两孔法腹腔镜结直肠癌根治术

从 2008 年单孔腹腔镜手术运用于结肠直肠切除术的研究报道至今已逾 10 年，但这项技术却发展缓慢，且大多数是回顾性研究，仅只有 3 个单中心和 1 个多中心的前瞻性随机对照临床研究。2016 年，Brockhaus 等通过对单孔腹腔镜结直肠切除术的 6 篇荟萃分析的再次分析也发现，相关研究证据级别普遍不高。究其主要原因，还是在于纯单孔手术操作难度大，存在器械冲突、缺乏对抗牵引以及直线视角等问题使得该技术学习曲线相对较长，让很多外科医生难以坚持或望而却步。为了降低手术难度，有学者开始尝试“单切口加一孔（SILS+1）”即“两孔法”的手术方式，形成两孔腹腔镜。所谓“单切口加一孔”，通常是指在脐部切口的基础上，再另增加一处 5mm 或 12mm 操作孔辅助完成手术。单孔基础上增加一个操作孔可以将术者的右手主操作杆独立出来，在尽可能保持单孔手术微创和节省人力资源的优势基础上，减少了主操作器械的冲突，方便术者左右手之间建立对抗牵引，并且解决了腹腔镜对于主操作器械的直线观察等一系列缺陷，大幅降低了手术难度，特别在盆腔的直肠手术中体现得尤为明显，使之更加利于普遍推广。下面就为大家介绍最容易开展的两孔法腹腔镜乙状结肠及上段直肠癌根治性切除术。

一、手术适应证

该手术方式主要适用于 $BMI<30kg/m^2$，术前肠镜报告肿瘤距离肛门 10~30cm，术前临床分期为 $cT_{1\sim4a}N_{0\sim2}M_0$ 的肿瘤。

二、手术体位

常规腹腔镜直肠癌手术的低截石位。

三、术者站位(图 6-13-1)

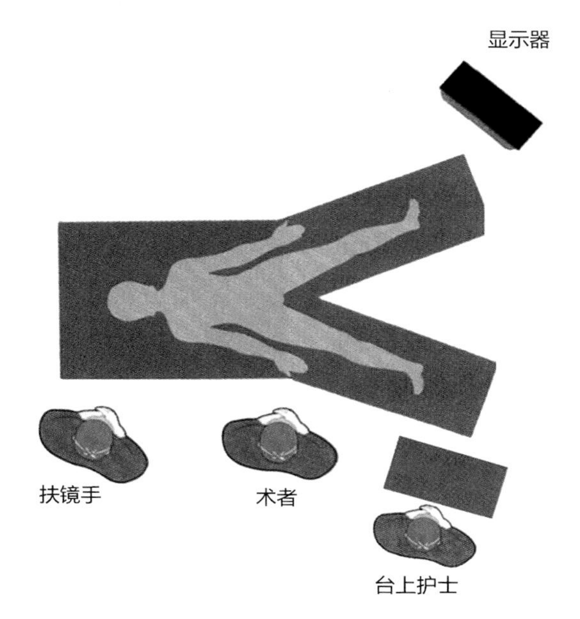

图 6-13-1　术者站位

四、手术器械

1. 主刀医生　超声刀和胃钳或 5cm 无损伤肠钳(图 6-13-2)。

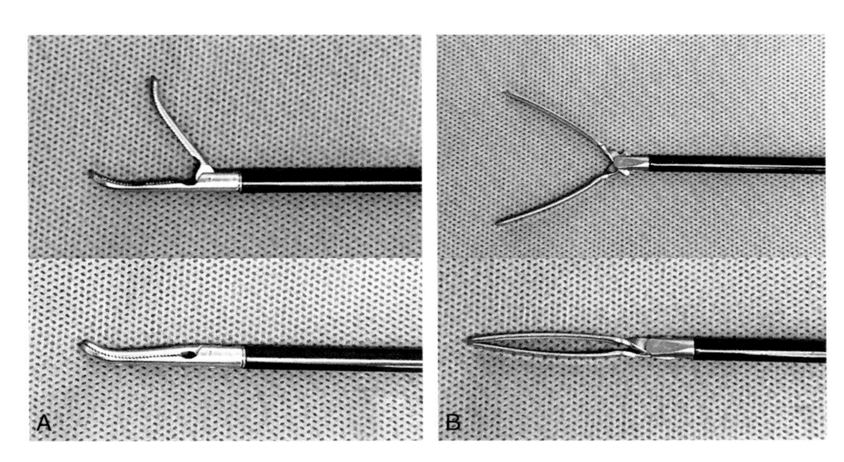

图 6-13-2　胃钳(A)和无损伤肠钳(B)

2. 扶镜手　可选用 30° 腹腔镜或 3D 腹腔镜。直肠癌患者建议选用 30° 腹腔镜，便于多角度观察裸化直肠系膜。

五、腹腔穿刺器放置

可选用自制手套简易单孔腹腔镜装置以及商品型单孔腹腔镜操作平台（图 6-13-3）。自制手套简易单孔腹腔镜装置（图 6-13-3A）包括 1 个切口保护套、1 只外科无菌手套，1 个 12mm 腹腔穿刺器插入无菌手套的中指作为观察孔，1 个 5mm 腹腔穿刺器插入无菌手套的拇指作为术者的副操作孔，1 个 5mm 腹腔穿刺器插入无菌手套小拇指作为备用孔，分别以丝线固定。

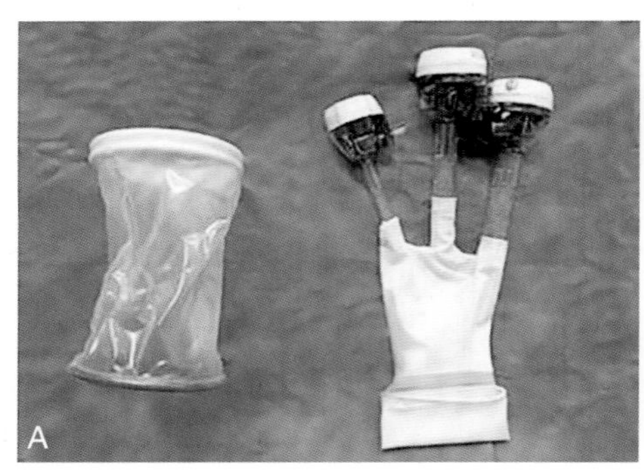

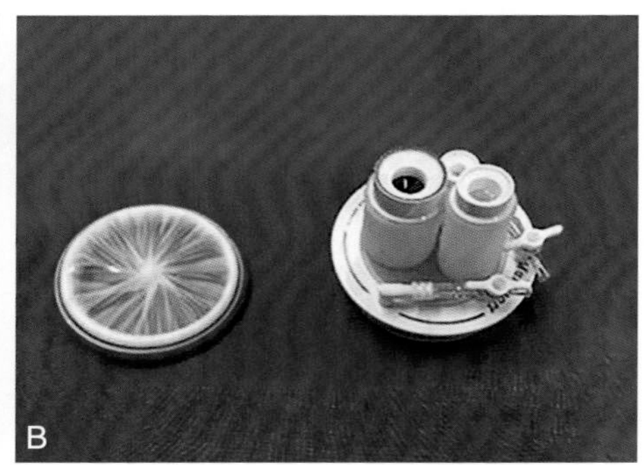

图 6-13-3　**单孔操作装置**
A. 自制手套简易单孔装置；B. 商品型单孔腹腔镜操作平台。

于脐下做一长 3~5cm 的横行切口，依次横行切开皮肤、皮下组织，纵行切开腹壁白线、腹膜进入腹腔。置入切口保护套，将自制手套简易或商品型单孔腹腔镜装置套入切口保护套外。另外，在右下腹麦氏点位置做一 12mm 的切口，置入 12mm 腹腔穿刺器作为术者主操作孔（图 6-13-4）。完成 SILS+1 操作平台建立，并维持气腹压力 12~13mmHg。手术标本可经脐部切口取出。

六、手术操作技巧

手术操作步骤与传统腹腔镜操作步骤相同。其主要操作变化要点在于缺少助手牵拉暴露时，对主刀医生左手牵拉暴露的能力要求提高，并且牵拉暴露的位置有一定变化（视频 6-13-1）。

视频 6-13-1　**两孔腹腔镜直肠前切除术**

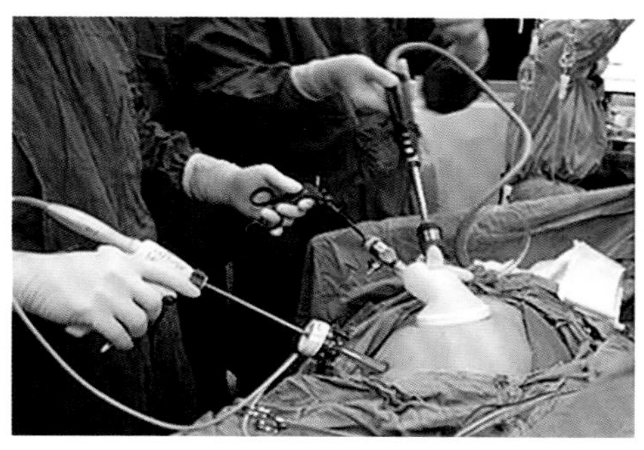
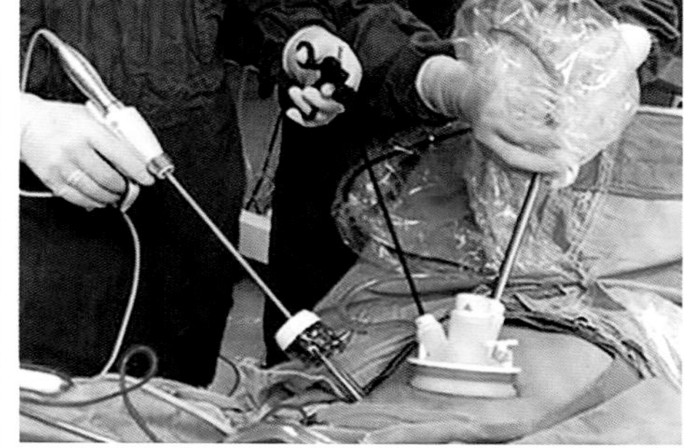

图 6-13-4　两孔法腹腔穿刺器分布情况

1. 乙状结肠直肠内侧系膜游离　此步骤关键在于主刀医生左手抓钳于骶骨岬水平将直乙交界内侧系膜往头侧及腹侧牵拉，造成内侧系膜张力（图 6-13-5）。往盆腔切开系膜时不宜过远，此时越向远端张力越小，容易切破直肠系膜。向头侧系膜游离至肠系膜下动脉根部时，主刀医生左手抓钳逐步向头侧移动，保持内侧系膜张力。

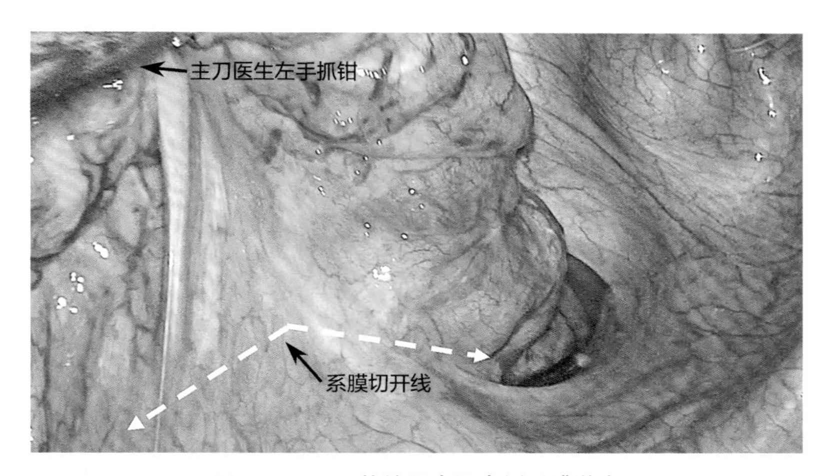

图 6-13-5　乙状结肠直肠内侧系膜游离

2. Toldt 筋膜间隙的分离　在分离 Toldt 筋膜间隙的过程中，主刀医生左手抓钳必须尽可能牵拉肠系膜下动脉血管蒂以得到较大的牵拉力而不抓破系膜（图 6-13-6）。必要时可以挑起乙状结肠系膜制造帐篷效应，方便 Toldt 筋膜间隙分离。

3. 肠系膜下动静脉游离　主刀医生左手控制肠系膜下动静脉血管蒂，建

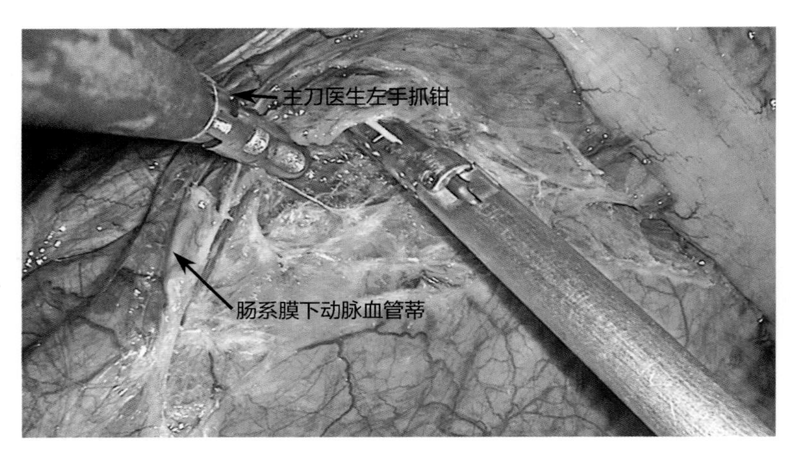

图 6-13-6　Toldt 筋膜间隙的分离

议用超声刀小心地打开血管鞘，方便游离血管鞘周围淋巴结组织。游离静脉时不强求裸化血管。此时使用 30° 腹腔镜多角度观察优势较大。游离血管根部时要格外小心，单人操作遇到根部血管出血时较难控制。

4. 乙状结肠外侧系膜游离　内侧 Toldt 筋膜间隙分离充分后，此步骤较为简单，主刀医生抓钳牵拉乙状结肠及降结肠向右侧和腹侧牵拉，可较好地暴露后方及侧方间隙。

5. 直肠上段游离　直肠上段游离依然遵循“后方引路，两侧包抄，前方会师”的原则。在直肠后间隙游离时，若患者系膜较瘦，主刀医生可以用肠钳挑起整个直肠上段进行游离。若患者系膜肥胖，主刀医生可以用左手抓钳分别牵拉直肠左、右侧系膜，将直肠后间隙分为左、右两半分别游离。进入直肠后间隙时游离速度放慢，避免在张力及暴露不理想的情况下损伤直肠系膜及双侧下腹下神经。

6. 肠管裸化　单人操作时，直肠远端肠管裸化是难点，此时 30° 腹腔镜优势明显。建议按从右向后再至左的顺序裸化系膜（图 6-13-7）。后方系膜裸化时使用 30° 腹腔镜 180° 旋转观察会得到很好的视野，避免肠壁损伤（图 6-13-8）。

对于新术式在结直肠癌中的运用，外科医生最关心的是围手术期安全性及肿瘤安全性。多数研究认为，两孔腹腔镜和传统腹腔镜具有相似的术后并发症发生率、术后恢复情况、术后住院时间、标本长度、远近切缘长度及淋巴结清扫数量。也有研究报道，两孔腹腔镜较传统腹腔镜存在额外优势。本中心的回顾性研究和单中心前瞻性临床研究也认为，两孔（SILS+1）较传统腹腔镜手术对于结直肠癌手术时间更短，术中出血量更少，切口更小。

获益患者数量和易学习性是决定新技术推广的重要因素。乙状结肠及直

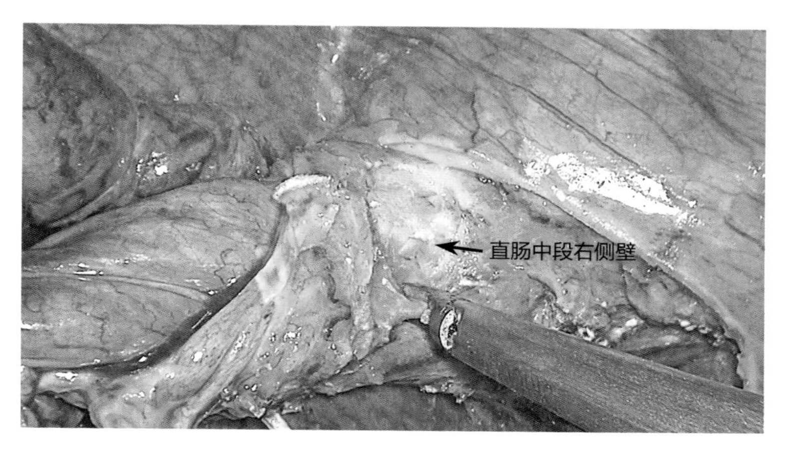

图 6-13-7　**直肠右侧壁裸化**

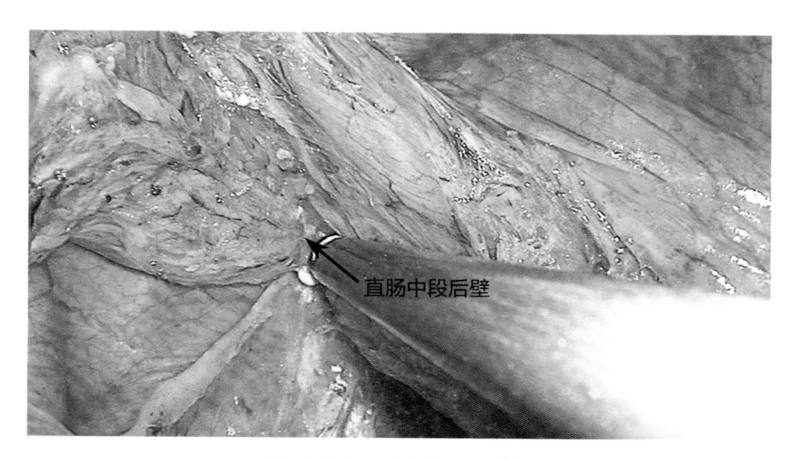

图 6-13-8　**直肠后壁裸化**

肠上段癌患者占肠癌发病比率较大，约占肠癌患者的 18%。传统的腹腔镜切除术一般放置 4~5 个腹腔穿刺器进行操作。在大多数外科医生眼中，减少辅助操作孔必然会增加手术难度，增加手术时间。但因为大部分乙状结肠及直肠上段癌病例无须常规游离脾曲或打开腹膜反折游离直肠前壁就可以得到足够的肿瘤安全切缘，并且由于存在结直肠外侧系膜的牵拉，术者适当牵拉结肠系膜就可得到较好的组织张力以寻找到准确手术间隙，加之处理血管数量较少，只需清扫肠系膜下动静脉周围淋巴结。因此，该类腹腔镜手术难度相对较小，对于大多数熟练的主刀医生来说，助手的牵拉暴露作用有限，很多情况下牵拉暴露可以由术者独立完成。其次，在国内乃至国外很多医院，多由年资较短的培训医师或进修医师担任助手，对手术步骤理解的局限性及腔镜操作的不熟练，限制了助手对于术者的帮助，术中术者往往需要花较多时间对助手进行指导，增加了手术操作时间。此时，有选择性地减少或去除助手操作孔是完全可行的。

两孔腹腔镜在保留了单孔腹腔镜手术微创优势的同时（图 6-13-9），降低了操作难度，增加了可操作性，使之成为易推广的新型腹腔镜微创技术。随着技术的进步与经验的积累，该技术将可能进一步推广用于直肠、左半结肠、右半结肠以及联合 taTME 技术完成更加复杂的结直肠微创手术。

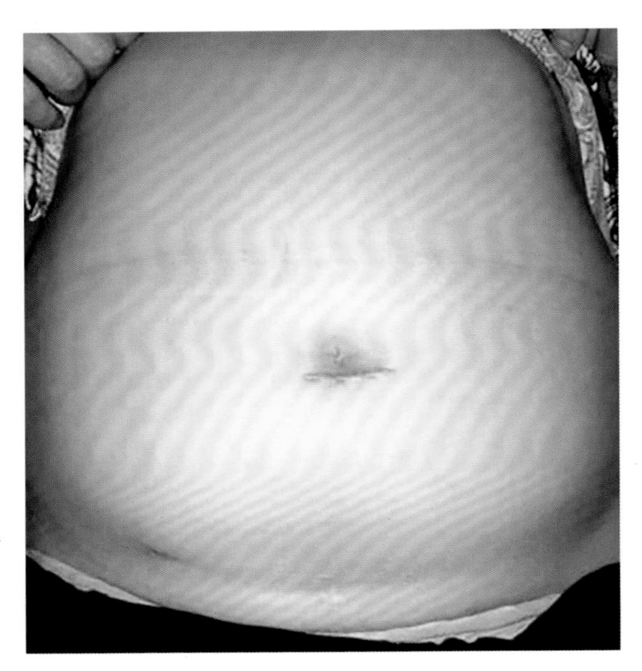

图 6-13-9 两孔法腹腔镜直肠癌术后切口外观

（王亚楠）

参 考 文 献

[1] HUSCHER C G, MINGOLI A, SGARZINI G, et al. Standard laparoscopic versus single-incision laparoscopic colectomy for cancer: early results of a randomized prospective study [J]. Am J Surg, 2012, 204(1): 115-120.

[2] POON J T, CHEUNG C W, FAN J K, et al. Single-incision versus conventional

laparoscopic colectomy for colonic neoplasm: a randomized, controlled trial [J]. Surg Endosc, 2012, 26(10): 2729-2734.
[3] KANG B M, PARK S J, LEE K Y, et al. Single-Port Laparoscopic Surgery Can Be Performed Safely and Appropriately for Colon Cancer: Short-Term Results of a Pilot Randomized Controlled Trial [J]. J Laparoendosc Adv Surg Tech A, 2017, 27(5): 501-509.
[4] WATANABE J, OTA M, FUJII S, et al. Randomized clinical trial of single-incision versus multiport laparoscopic colectomy [J]. Br J Surg, 2016, 103(10): 1276-1281.
[5] BROCKHAUS A C, SAUERLAND S, SAAD S. Single-incision versus standard multi-incision laparoscopic colectomy in patients with malignant or benign colonic disease: a systematic review, meta-analysis and assessment of the evidence [J]. BMC Surg, 2016, 16(1): 71
[6] GILL I S, ADVINCULA A P, ARON M, et al. Consensus statement of the consortium for laparoendoscopic single-site surgery [J]. Surg Endosc, 2010, 24(4): 762-768.
[7] PUCHER P H, SODERGREN M H, SINGH P, et al. Have we learned from lessons of the past? A systematic review of training for single incision laparoscopic surgery [J]. Surg Endosc, 2013, 27(5): 1478-1484.
[8] KELLER D S, FLORES-GONZALEZ J R, SANDHU J, et al. SILS v SILS+1: a Case-Matched Comparison for Colorectal Surgery [J]. J Gastrointest Surg, 2015, 19(10): 1875-1879.
[9] TOKUOKA M, IDE Y, TAKEDA M, et al. Single-incision Plus One Port Laparoscopic Total Mesorectal Excision and Bilateral Pelvic Node Dissection for Advanced Rectal Cancer-A Medial Umbilical Ligament Approach [J]. Int Surg, 2015, 100(3): 417-422.
[10] LIM S W, KIM H J, KIM C H, et al. Umbilical incision laparoscopic colectomy with one additional port for colorectal cancer [J]. Tech Coloproctol, 2013, 17(2): 193-199.
[11] KAWAMATA F, HOMMA S, MINAGAWA N, et al. Comparison of single-incision plus one additional port laparoscopy-assisted anterior resection with conventional laparoscopy-assisted anterior resection for rectal cancer [J]. World J Surg, 2014, 38(10): 2716-2723.
[12] 胡皆乐，李佑，项明，等. 减孔腹腔镜高位直肠或乙状结肠癌根治术的临床研究[J]. 中华胃肠外科杂志, 2014(12): 1212-1215.
[13] SONG J M, KIM J H, LEE Y S, et al. Reduced port laparoscopic surgery for colon cancer is safe and feasible in terms of short-term outcomes: comparative study with conventional multiport laparoscopic surgery [J]. Ann Surg Treat Res, 2016, 91(4): 195-201.
[14] LIU R, WANG Y, ZHANG Z, et al. Assessment of treatment options for rectosigmoid cancer: single-incision plus one port laparoscopic surgery, single-incision laparoscopic surgery, and conventional laparoscopic surgery [J]. Surg Endosc, 2017, 31(6): 2437-2450.
[15] YU H, SHIN J Y. Short-term outcomes following reduced-port, single-port, and multi-port laparoscopic surgery for colon cancer: tailored laparoscopic approaches based on tumor size and nodal status [J]. Int J Colorectal Dis, 2016, 31(1): 115-122.
[16] HASEGAWA F, KAWAMURA Y J, SASAKI J, et al. Oncological 3-port laparoscopic colectomy by 1 surgeon and 1 camera operator: a preliminary report [J]. Surg Laparosc Endosc Percutan Tech, 2013, 23(2): 176-179.

14 括约肌间切除术的吻合技巧——不得不说的5个“秘密”

直肠癌的临床治疗随着时代的发展而日趋完善，肿瘤根治基础上的三功能保留(排尿功能、性功能、肛门功能)目前已成为直肠癌手术研究的热点。超低位直肠癌是指与肛缘距离<5cm 或与齿状线距离<2cm 的直肠肿瘤，需要“牺牲”肛门而行永久性造口手术，给患者的工作和生活带来诸多不便，并造成极大的心理负担。括约肌间切除术(intersphincteric resection，ISR)是建立在全直肠系膜切除(total mesorectal excision，TME)基础上的极低位直肠癌保肛手术，该术式通过肌间沟内游离并切除部分或全部肛门内括约肌以获取足够的远端切缘。研究显示，ISR 治疗超低位直肠肿瘤能较好地保留肛门功能，同时达到根治目的，这也是为何直肠癌 ISR 成为众多患者和医生所青睐的选择。ISR 作为一种较高难度的临床手术，并非靠照葫芦画瓢就可以完美复制，其中消化道吻合重建就有许多秘密和技巧，需要临床医师认真、仔细地思考和操作，为患者提供最好的治疗结局和最佳的功能体验。

一、拉钩的秘密——盘状拉钩

工欲善其事，必先利其器，ISR 的肠管吻合亦是如此。任何手术能够进行完美无误的操作，首先需要保证术野的充分暴露。对于 ISR 而言，由于吻合口藏在肛管内，如何充分显露成了手术的困扰。传统的肛门拉钩无法全面展开肛管，同时也会遮挡住一部分吻合的肠壁，在手术操作中不仅需要医生大量劳动力的投入，还需要不断更换暴露位置以确保手术进行，这无疑是一个费时费力的大麻烦。盘状拉钩的问世，让 ISR 手术的会阴部操作难度大大下降。盘状拉钩不仅可以充分显露手术术野，同时可以保证操作范围完整、无遮挡，还能够解放助手的双手，为术者创造展现自身手术技术的一个人的“舞台”。这个“神器”是成功进行完美 ISR 的重要条件(图 6-14-1，图 6-14-2)。

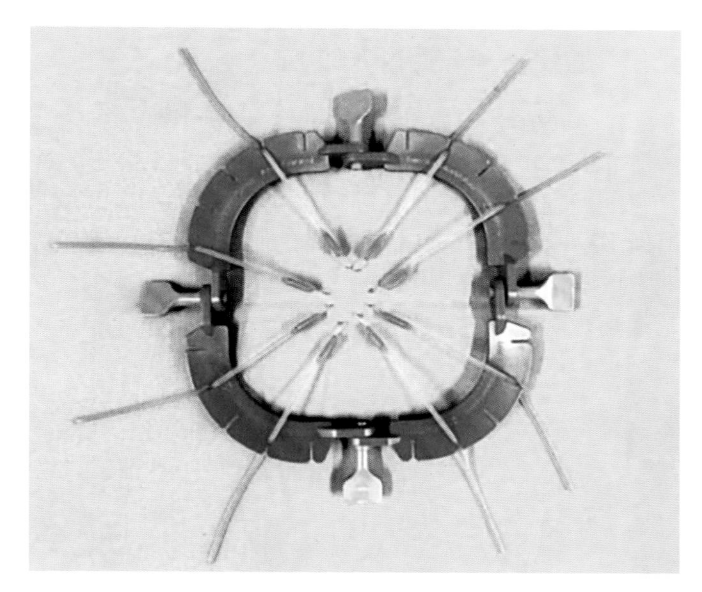

图 6-14-1　实物图示

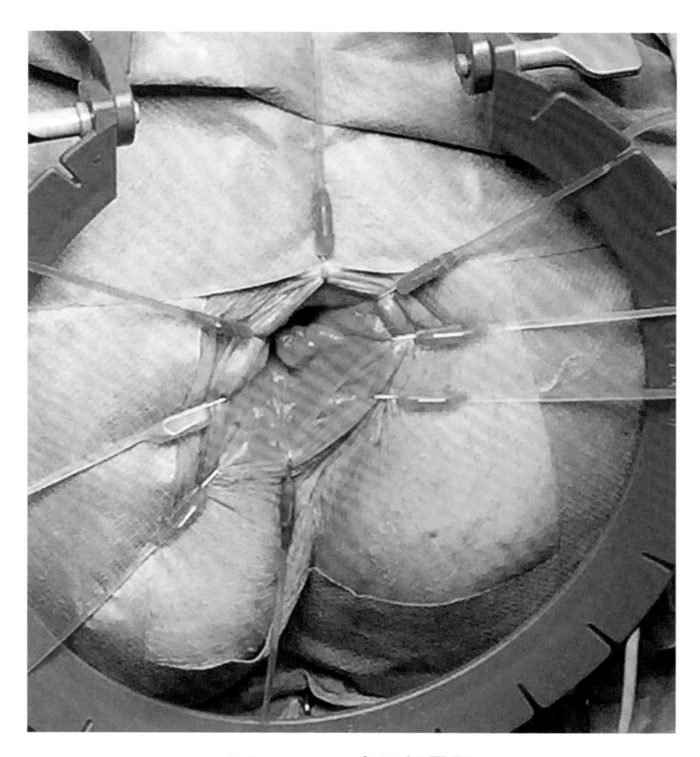

图 6-14-2　会阴部暴露

二、“无瘤”的秘密——阻断及冲洗

ISR 吻合操作也讲究无瘤原则，肠道的阻断和冲洗是关键。在准备进行会阴部手术操作前，简单的几个步骤可以使肿瘤吻合口复发率明显下降。首先是肠管的阻断，最简便的方式是在肿瘤远端肠管计划切除线处进行荷包缝合，生物胶的使用更是锦上添花。冲洗的目的则是洗去脱落的肿瘤细胞，预防肿瘤吻合口种植。这两个简单的操作一方面遵循无瘤原则，另一方面可直视下保证肿瘤远端切缘阴性（图 6-14-3）。

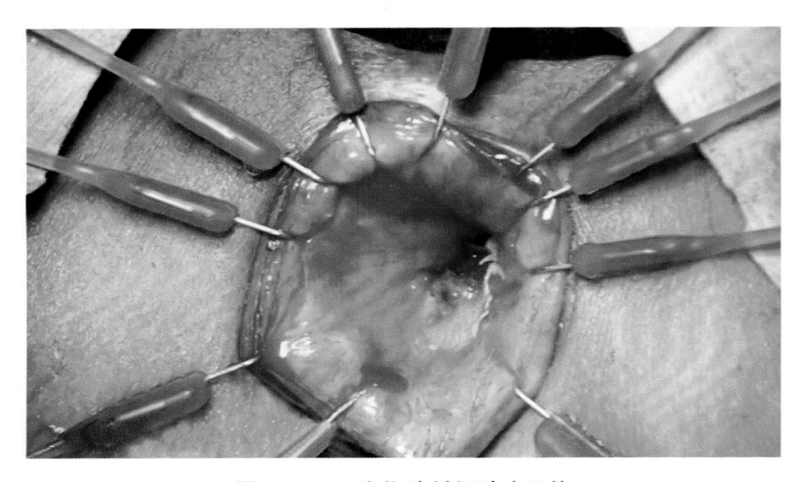

图 6-14-3　**生物胶封闭肿瘤下缘**

三、吻合的秘密——最佳的吻合角度、最适合的长度与最踏实的全层缝合

肠管吻合是 ISR 吻合操作的核心内容，也有着最多的 tips。

1. 保证肠管吻合的“口要正”　为了防止吻合时肠管发生扭转，影响吻合口血供和通畅，确保肠管的方向正确至关重要。其操作并不困难，在吻合时先进行定位，可以在 0 点—3 点—6 点—9 点方向先进行远近肠管对应缝合，然后再进行剩余部分的全层缝合，就可保证吻合肠管不扭转（图 6-14-4）。

2. 吻合肠管长度的选择　近端肠管拉至肛门后的适当张力是良好吻合口愈合的重要保障。近端结肠过短，可导致吻合口张力过大，影响吻合口血供和愈合，是吻合口漏的高危因素，游离脾曲是一种可行的补救措施。而近端结肠过长，则会导致吻合后结肠脱垂，影响排便功能，容易诱发会阴部湿疹、控便

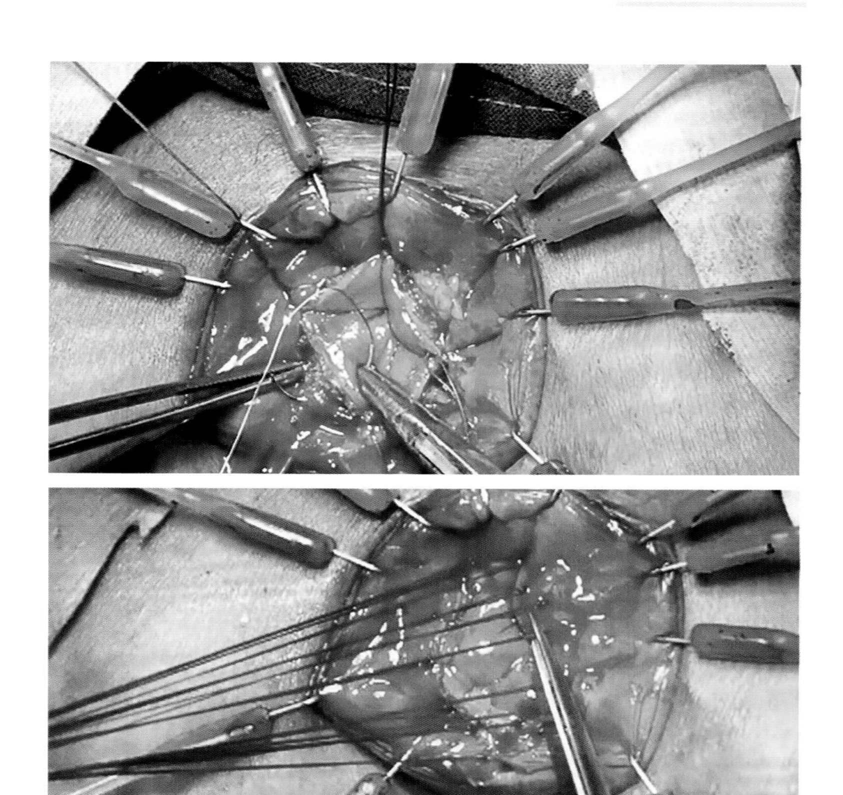

图 6-14-4　**肠管缝合**

失禁。最合适的近端结肠长度是结肠肠管平铺于骶前，并超出肛门口 2~3cm（图 6-14-5）。

3. 缝合的要求　为了保证吻合口切实牢靠，务必进行肠管的全层缝合。仅进行结肠肛管黏膜层缝合容易导致吻合口的撕脱，术后吻合口漏和狭窄概率也会因此上升。全层吻合结肠肛管是 ISR 吻合的必要收尾工作。

四、预防“漏”的秘密——保护性造口

无论结肠吻合口位于腹腔、盆腔或外括约肌内，吻合口漏是必然需要面对的话题。而相较腹腔内可以直视下检查和加固的结肠吻合口，ISR 的吻合口就更没有那么让人省心了。为了降低吻合口漏和非计划二次手术的风险，末端

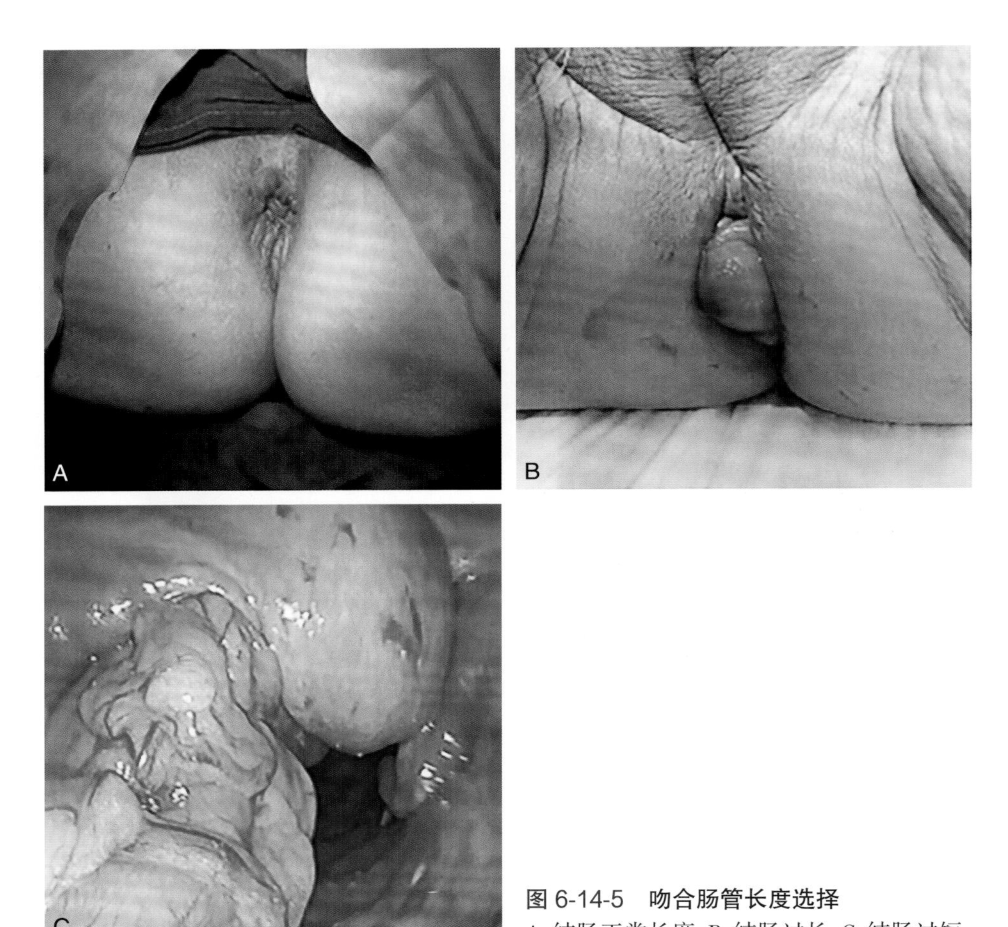

图 6-14-5　吻合肠管长度选择
A. 结肠正常长度；B. 结肠过长；C. 结肠过短。

回肠保护性造口是一个明智的选择（图 6-14-6）。末端回肠保护性造口虽然并不明显降低吻合口漏的概率，但确实能够有效预防吻合口漏导致的继发性并发症，降低患者二次手术和死亡风险，并能有效防止低位前切除综合征带来的种种痛苦，何乐而不为呢？

五、保持吻合口最佳状态的秘密——肛门功能锻炼及定期扩肛

ISR 术后定期随访也是 ISR 吻合保障的重要环节。术后 1 个月，患者务必开始进行肛门功能锻炼。虽然 ISR 术保留了患者的外括约肌，但对于肛门功能仍有一定程度的影响，通过肛门功能锻炼，患者的肛门功能在术后 20 个月左右可以得到较为有效的改善和趋于稳定。此外，定期直肠指检也相当重

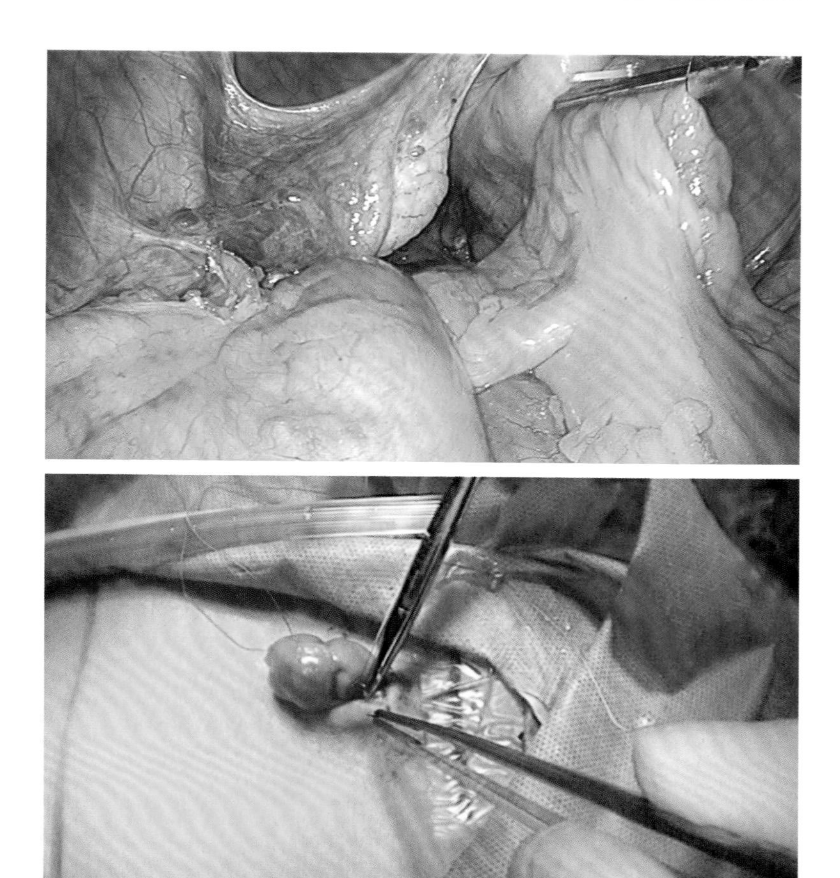

图 6-14-6 末端回肠保护性造口

要。在患者使用末端回肠保护性造口的同时，结肠肛门处于旷置状态，有可能会出现吻合口狭窄甚至闭锁。定期直肠指检是维持肠道通畅的必要措施，术后 1 个月起每周一次的频率是一个合适的选择。

随着 ISR 在超低位直肠肿瘤治疗中应用的逐渐广泛，越来越多临床医师开始关心此项手术操作中的各个注意细节。希望这 5 个"秘密"能够成为众所周知的"秘密"，为广大肛肠外科医师提供有用的信息及帮助，为低位直肠癌患者的保肛需求带来福音。

（杨 逸　项建斌）

15 taTME 扑动的解决方案

在经肛手术时我们会面临手术野扑动，就像心脏未停跳手术，增加手术难度。国外通过 AirSeal 气腹机来保持气腔的压力稳定以消除术野扑动，但其设备及一次性使用耗材昂贵，并且其专用穿刺器易与其他操作器械相互干扰。我们试图通过改变气腔的压力或进气速度来达到恒压的目的，均失败。探究其普通气腹机的充气方式为脉冲式，而腹腔手术时并没有术野扑动，是大腹腔缓冲了气腹机的脉冲充气。利用大腹腔的缓冲作用，我们在操作平台外添加一个犹如大腹腔一样的气囊来达到恒压的目的，取得了很好的恒压效果，消除了术野扑动。用现有的通气管（一次性吸引器管 2 根）和一次性无菌保护套（腔镜或电缆保护套）制成简易气腔恒压装置。

制作方法：将 2 根无菌通气管分别在无菌条件下连接在无菌腔镜保护套两端（无菌保护套直径 20cm，长 100cm），捆扎牢固，一端连接普通气腹机，另一端连接 port 进气口。

注意事项：勿将腔镜保护套直接连接于气腹机充气口或单孔平台进气口，否则将影响恒压效果或操作（图 6-15-1~图 6-15-3）。

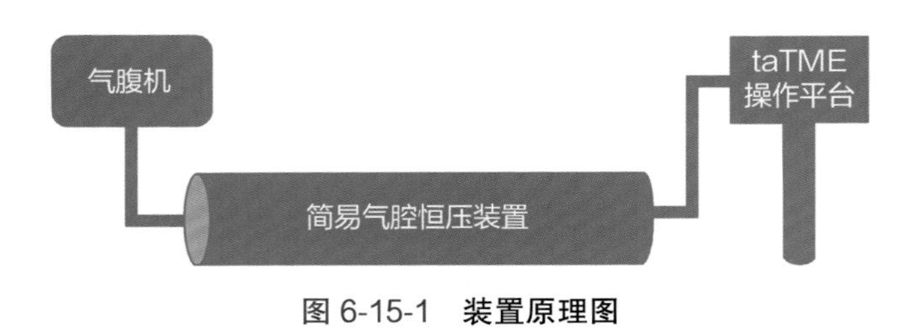

图 6-15-1 装置原理图

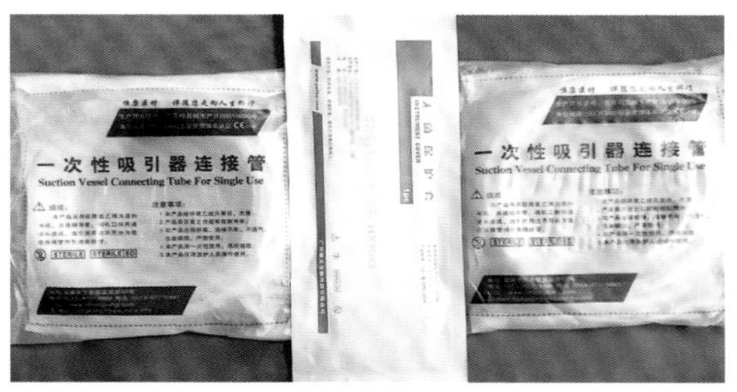

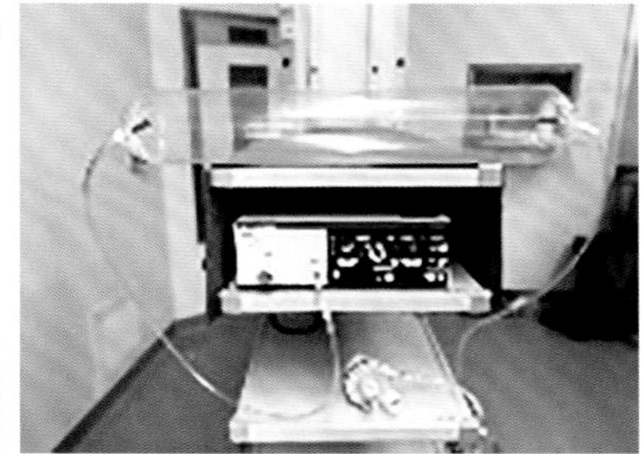

图 6-15-2　装置所需器材

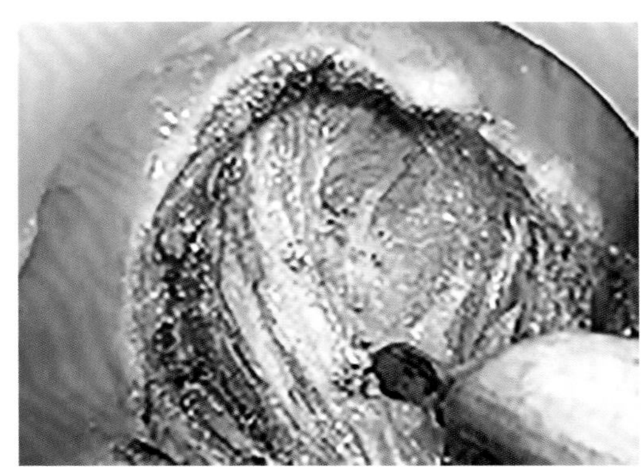

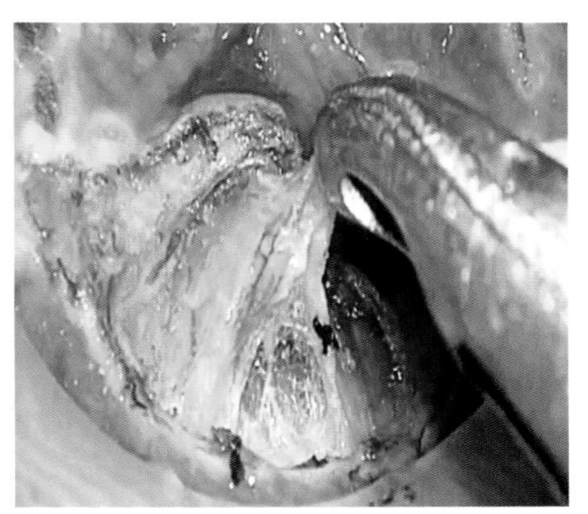

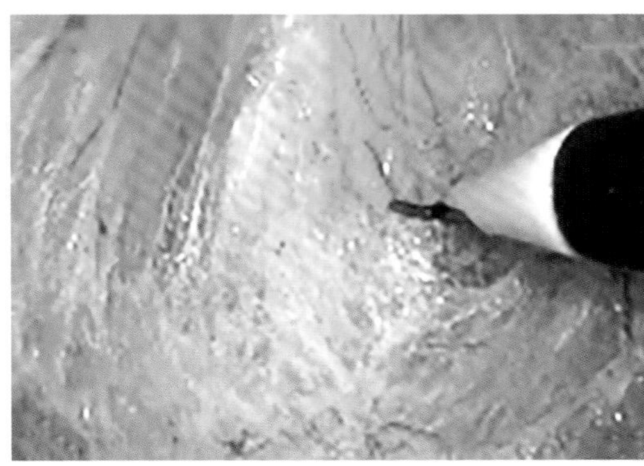

图 6-15-3　镜下实际操作环境

（任明扬）

16 中间入路左半结肠切除术

一、手术亮点

1. 中间入路完成左侧结肠背侧系膜和横结肠系膜的游离。
2. 从胰后间隙的拓展改向胰前间隙游离的把握。
3. 肠系膜下动静脉交角处进入左侧 Toldt 筋膜间隙。

二、体位及戳卡位置（图 6-16-1）

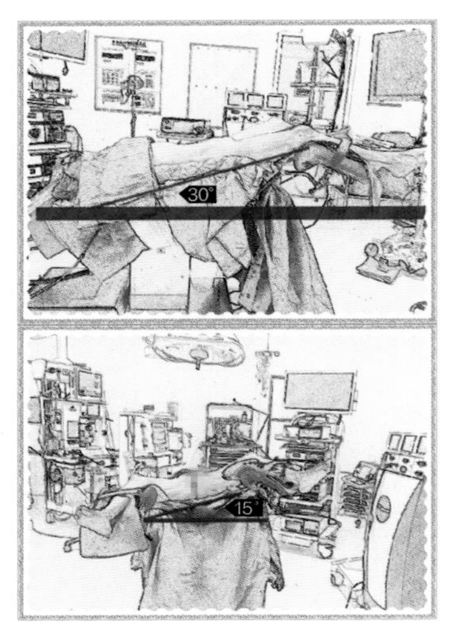

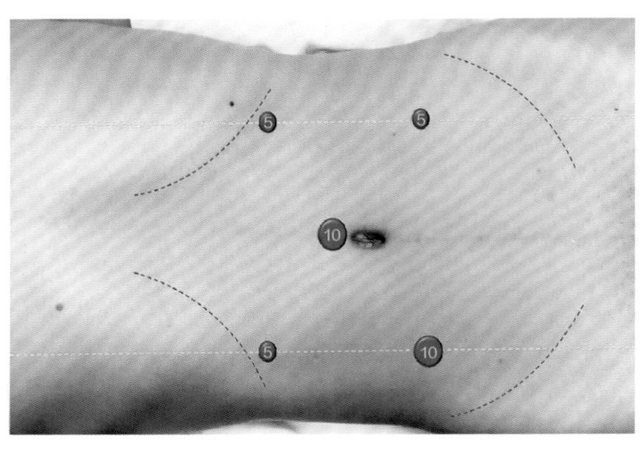

图 6-16-1 **体位及戳卡位置**

三、手术入路：完全中间入路（视频 6-16-1）

视频 6-16-1　中间入路左半结肠切除术

1. 肠系膜下静脉指引下切开降结肠内侧系膜，完成左侧 Toldt 筋膜间隙的拓展（图 6-16-2）。

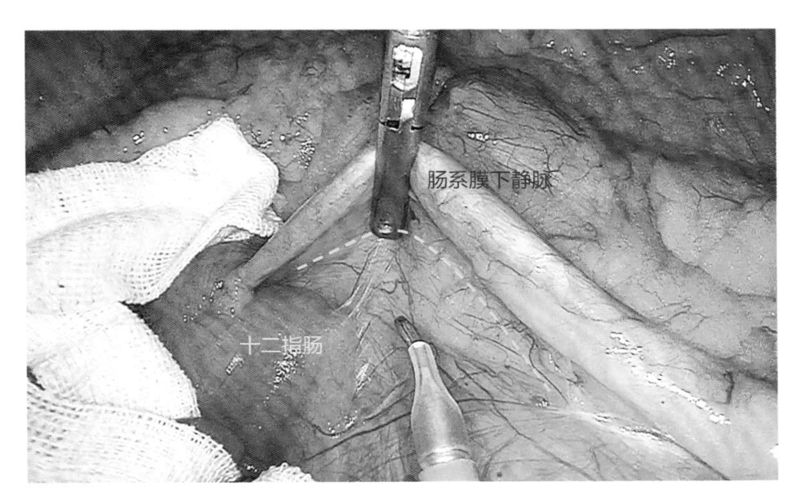

图 6-16-2　切开肠系膜下静脉内侧腹膜

技术要点：助手提起肠系膜下静脉，与十二指肠悬韧带交角处切开降结肠内侧系膜，此处可以准确地进入左侧 Toldt 筋膜间隙，且可以完全显露与肠系膜下动脉的夹角处，便于清扫 No.253 淋巴结。

2. 修正游离平面，从胰后转向胰前（图 6-16-3）。

技术要点：从胚胎发生的角度，无论是胰腺、十二指肠还是降结肠，均是胚胎转位后固定于肾前筋膜表面的，因而向头侧拓展 Toldt 筋膜间隙的过程中，不可避免要进入胰后间隙，操作不慎会误损伤胰后的组织器官，并导致游离平面的错误（如图 6-16-3 × 所示），需要仔细辨别胰腺组织，及时修正游离平面，从胰后间隙的拓展改向胰前间隙。

3. 胰腺上缘自尾侧进入网膜囊（图 6-16-4）。

技术要点：助手挑起横结肠，术者左手器械向背侧按压胰腺组织，在胰腺上缘腹侧面切开横结肠系膜附着处，进入网膜囊。

自中间入路完成预切除肠管和系膜的游离。

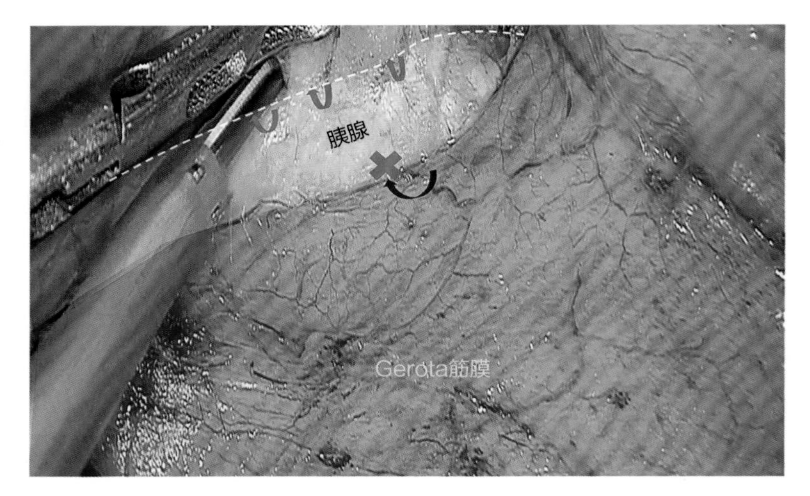

图 6-16-3 **修正游离平面**

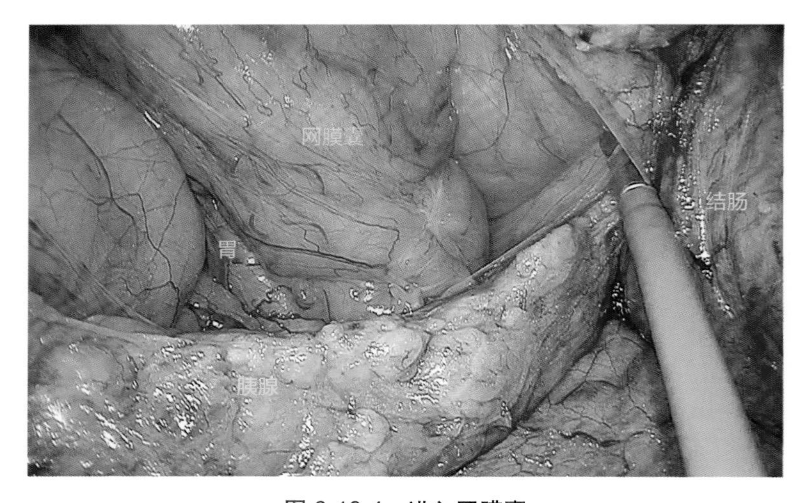

图 6-16-4 **进入网膜囊**

4. 切断胃结肠韧带(图 6-16-5)。

技术要点:肿瘤位于降结肠,胃网膜血管弓外切断胃结肠韧带。

5. 清扫 No.253、No.252、No.242 淋巴结(图 6-16-6)。

技术要点:预切除段左侧结肠的背侧解剖平面已经完全拓展开,按照预定切断线处理供血血管。

助手提起左半结肠系膜,沿着肠系膜下动脉根部向远心端处理属支血管。

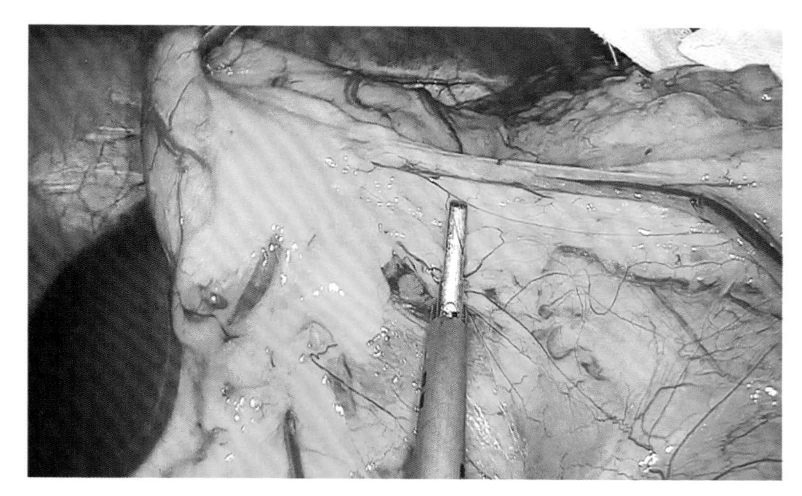

图 6-16-5 **切断胃结肠韧带**

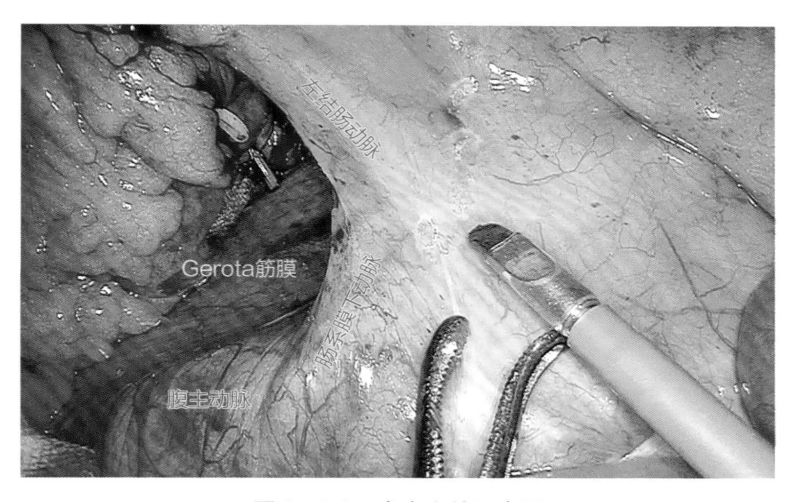

图 6-16-6 **术中实拍示意图**

6. 辅助切口体外完成重建(图 6-16-7)。

技术要点:体外行功能性端端吻合。

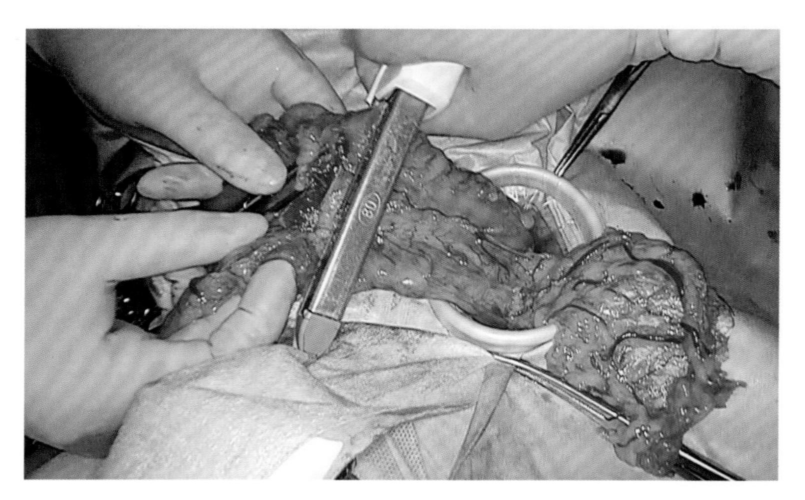

图 6-16-7 功能性端端吻合

（谢忠士）

17 重视经肛全直肠系膜切除术中的二氧化碳栓塞问题

二氧化碳栓塞是腔镜手术特有的并发症,在常规的腹腔镜结直肠手术中罕见报道,并未引起外科医生的足够认识。经肛全直肠系膜切除术是近些年逐渐兴起的低位直肠癌保肛手术,尽管全球范围内例数并不多,但是已经陆续有二氧化碳栓塞并发症的报道。一旦发生严重的二氧化碳栓塞,死亡率极高。经肛全直肠系膜切除术发生二氧化碳栓塞的主要相关因素包括:经肛气腹压力过高,空间狭小,前列腺、阴道壁血运丰富,头低体位等。预防及治疗的关键是重视相关危险因素的控制,识别发生二氧化碳栓塞的早期征象,采取积极、有效的对症处理。

一、气体栓塞

气体栓塞是指气体进入体静脉系统,随静脉血回流至右心房、右心室,并经肺动脉到肺组织,进而引起肺栓塞。气体栓塞的根本原因有两点:一是有血管损伤破口;二是血管内压力与气体压力之间存在压力差。临床常见的是空气栓塞和二氧化碳栓塞。气体栓塞常发生在加压输液、严重创伤血容量不足伴静脉损伤、各种腔镜手术、血管介入操作等。气体栓子可形成"气锁",阻塞肺动脉,阻碍右心室射血,导致右心室和左心室衰竭,引起心律失常、肺动脉高压、体循环低血压。动物实验表明,6~8ml/kg 空气进入静脉可导致狗死亡。推测成人的致死剂量为 200~300ml。近年来随着微创外科的不断发展,腹腔镜手术已从新兴技术转变为常规手术。腹腔镜手术需借助气腹以获得足够的操作空间,二氧化碳是目前最常用的气腹气体。在气腹状态下,少量二氧化碳入血是很常见的现象,但因二氧化碳血液溶解度高,少量进入静脉系统可以很快溶解,很少导致严重的二氧化碳栓塞。二氧化碳栓塞早期诊断很困难,严重的二氧化碳栓塞一旦发生,死亡率极高。目前对于二氧化碳栓塞的严重程度并没有公认的分级。

2002 年 Schmandra 等根据经食管超声心动图（TEE）下气泡的体积大小，将二氧化碳栓塞分为 5 个等级：①0 级：右心房、右心室和右心室流出道无气体栓子；②Ⅰ级：单个气泡出现在右心房、右心室和右心室流出道；③Ⅱ级：许多气泡出现在右心房、右心室和右心室流出道，但出现气泡的区域不超过腔内直径的一半；④Ⅲ级：大量气泡出现在右心房、右心室和右心室流出道，出现气泡的区域超过腔内直径的一半；⑤Ⅳ级：大量气泡出现在右心房、右心室和右心室流出道，腔内各区域均有气泡出现。

然而 TEE 在绝大多数医疗单位并未常规使用，因此该分级局限性很大，不适于临床应用。为了便于描述，我们根据术中循环呼吸参数及临床症状，将二氧化碳栓塞由轻到重分为 5 个等级：①Ⅰ级：术中观察到血管腔内有气体冒出，笔者将其命名为“泡沫征”（foam sign），但无呼吸系统、循环系统及麻醉参数变化；②Ⅱ级：无循环系统功能变化，但呼气末二氧化碳分压（$ETCO_2$）、血氧饱和度等麻醉监测参数有变化；③Ⅲ级：有循环系统功能改变，如血压下降等，需心肺复苏或应用血管活性药物抢救治疗，但无神经系统不可逆改变；④Ⅳ级：经抢救治疗后，有神经系统不可逆改变；⑤Ⅴ级：抢救无效死亡。

二、腔镜手术中的二氧化碳栓塞

各类腔镜手术均有二氧化碳栓塞的报道，气腹压力是导致二氧化碳栓塞的主要原因。有报道称腹腔镜肝切除术中二氧化碳栓塞的发生率为 3.7%。Groenman 等报道宫腔镜手术二氧化碳栓塞发生率为 10%~50%。Hong 等报道机器人前列腺切除术二氧化碳栓塞的发生率为 38%。Kim 等用 TEE 监测腹腔镜子宫切除术的患者，发现二氧化碳栓塞发生率为 100%。腹腔镜肾切除术中也有严重二氧化碳栓塞的报道。经口腔入路腔镜甲状腺切除术中也同样有发生二氧化碳栓塞的病例报道。我国《经口腔前庭入路腔镜甲状腺手术专家共识（2018 版）》中也建议将二氧化碳压力维持在小于 8mmHg，防止压力过高导致二氧化碳栓塞。另有报道称在胆道镜取石治疗过程中发生两例致死性二氧化碳栓塞。

从文献回顾看，不同种类腔镜手术中二氧化碳栓塞的发生率有显著差异。其中，妇科手术特别是宫腔镜手术、泌尿外科前列腺手术、腔镜肝切除手术、经口腔前庭入路腔镜甲状腺手术中二氧化碳栓塞发生率较高。分析原因主要有以下几点：①手术操作空间相对狭小：空间狭小导致局部二氧化碳压力高，一旦静脉破损，高压下二氧化碳更容易进入静脉导致二氧化碳栓塞的发生；②手术部位容易出血：如肝、肾、前列腺、子宫附件等器官血运丰富，术中极易出血，使二氧化碳由静脉破损处进入循环，导致二氧化碳栓塞；③头低体位：妇科腔镜手术、前列腺腔镜手术时一般采取头低体位，头低时手术区域高于心脏，使得术区静脉压力降低，二氧化碳更容易经静脉破损处进入。

三、经肛全直肠系膜切除术中的二氧化碳栓塞

近几年来经肛全直肠系膜切除术（taTME）成为低位直肠癌外科治疗的焦点。2013 年 Rouanet 等首次报道了 taTME 手术在经肛操作期间发生二氧化碳栓塞，2016 年 Ratcliffe 等再次报道了 taTME 术中经肛操作时发生二氧化碳栓塞，引起了大家的注意。Harnsberger 等报道，80 例 taTME 手术中 3 例（3.8%）发生二氧化碳栓塞，均发生在经肛门操作部分。2019 年来自国际注册研究的资料显示，taTME 手术的 6 375 例患者中有 25 例出现二氧化碳栓塞，发生率为 0.4%。我国发布了《直肠癌经肛全直肠系膜切除专家共识及手术操作指南（2017 版）》，然而这一版并未关注 taTME 相关并发症。随着近年来 taTME 开展不断增多，各种并发症被学者们相继报道，引起了大家的重视。《直肠癌经肛全直肠系膜切除中国专家共识及临床实践指南（2019 版）》和《中国经肛腔镜手术专家共识（2019 版）》分别都加入了并发症相关内容，其中均提及二氧化碳栓塞并发症的预防。

taTME 术中经肛门操作的空间是靠充入二氧化碳来维持的，这可能导致二氧化碳栓塞发生率的增加。我们认为其发生的主要相关因素为：①经肛气腹压力过高：taTME 术中经腹、经肛两组同时在气腹下操作，腹腔内和腹膜外间隙的不同压力互相影响，导致操作空间不稳定，手术平面不容易显露。设定同样的气腹压力，经肛组单独操作比两组同时操作更易获得良好的暴露视野。为缩短手术时间，多数中心两组同时进行操作。为了获得更好的空间，一些中心会在术中增加经肛组的气腹压力，经腹组压力为 12~13mmHg，经肛组常为 15~17mmHg，这种高压可能导致经肛操作过程中二氧化碳栓塞的高发。②经肛操作空间狭小：使得相同压力设定下，局部二氧化碳压强过高，更易导致二氧化碳栓塞。这一点与妇科宫腔镜手术、经口腔前庭入路腔镜甲状腺手术中二氧化碳栓塞高发相类似。经肛内镜显微手术（TEM）也是经肛门操作，但因二氧化碳气体可向近端结肠腔内弥散，目前并没有二氧化碳栓塞的报道。③前列腺血运丰富，且其周围有静脉丛及双侧神经血管束：taTME 分离过程中，层面显露不清的情况下前列腺周围静脉容易破损，导致二氧化碳栓塞。这也是国际注册研究 25 例二氧化碳栓塞中 19 例是男性的原因。同样对于女性而言，阴道壁血运丰富，周围富有静脉丛，也导致出血后栓塞风险增加。④头低截石位：使得术区高于心脏，术区静脉压力降低，二氧化碳更容易进入破损

静脉。⑤我国绝大多数开展 taTME 手术的单位没有配备恒压和自动除烟雾的 AirSeal 气腹机：AirSeal 气腹机可以对腹内压力的微小变化立即作出反应，提供持续的压力传感和稳定的气腹，并能持续排出烟雾。在没有 AirSeal 气腹机的情况下，为了减少烟雾，手术中要用吸引装置持续吸引，为了抵消这种压力的损失，会人为将气腹压力及流速设定在较高水平，这样会导致二氧化碳栓塞的发生率增高。当然也有报道，即使 taTME 手术中使用了 AirSeal 气腹机，同样会发生二氧化碳栓塞。⑥术前肠道准备：使得患者普遍液体量不足，中心静脉压低，发生血管损伤后更容易发生二氧化碳栓塞。

四、二氧化碳栓塞病例

1. 第一例严重的二氧化碳栓塞（Ⅲ级） 男性，50 岁，BMI 为 25.4kg/m^2，术前诊断为直肠癌，肿瘤下缘距离齿状线 3cm。行 taTME 手术。患者取头低足高的改良截石位，腹部组与经肛组同时进行手术操作。腹部气腹压力设定为 13mmHg。经肛组：Lonestar 拉钩牵开肛门，置入 Starport 单孔装置。镜下距离肿瘤下缘 1cm 缝合荷包。在荷包下方 1cm 处切开肠壁全层，自下而上游离。经肛组使用常规气腹机，初始气腹压力设定为 13mmHg。经肛组用电钩游离直肠前方间隙时，在前列腺表面有小的出血。因电钩烟雾影响操作，需同时吸引烟雾，导致气腔暴露不足，术中将经肛气腹压力调高为 15mmHg。回顾手术录像时发现，此时前列腺表面已有静脉破口，因气腹压力的存在，破口并无出血，呈圆形腔隙改变（图 6-17-1）。

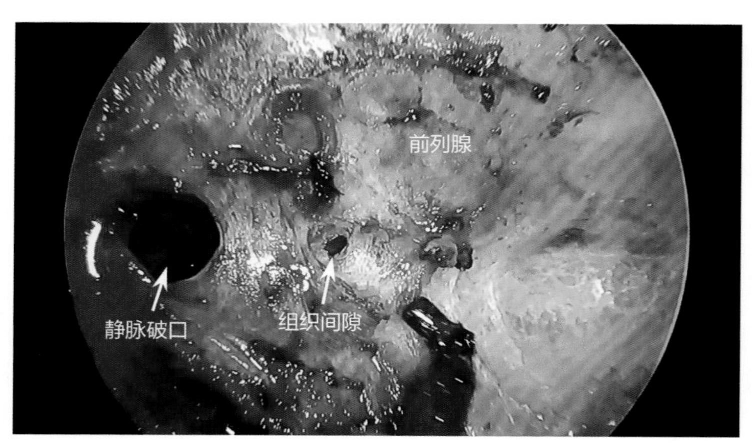

图 6-17-1 **静脉破口**

第一例严重二氧化碳栓塞患者术中前列腺表面静脉破口。

术者当时将其误以为是组织间隙。术中麻醉师发现 $ETCO_2$ 升高至 50mmHg，测血气提示 pH 7.174、PCO_2 82mmHg。改为吸入纯氧，并手法排 CO_2，与术者沟通暂停了腹部组气腹及操作。因 $ETCO_2$ 下降不明显，麻醉师再次与术者沟通，暂停了经肛组气腹及操作。暂停经肛气腹后，术者发现经肛游离的创面出血较多，用纱布压迫止血。暂停气腹 10 分钟后 $ETCO_2$ 下降至 40mmHg，经肛组再次建立气腹。气腹建立后，腔镜探查发现创面出血明显好转，准备继续开始手术。此时麻醉师发现患者 $ETCO_2$ 突然下降至 5mmHg（图 6-17-2）。

血氧饱和度/%	98	98	97	97	98	97	97	97	96	99	97	99	96	91	93
体温 /℃															
潮气量 /（ml·次 $^{-1}$）	564	586	585	575	503	493	496	552	654	548	533	554	576	561	561
每分通气量 /（L·min $^{-1}$）	7	7	7	7	7	7	7	8	13	6	7	9	10	10	7
气道压 /mbar	11	11	18	21	19	19	20	22	15	16	14	16	16	19	19
呼气末正压 / mbar	0	0	0	0	0	0	0	0	0	0	0	0	0	0	0
肺顺应性 /（ml·hPa $^{-1}$）	68	64.9	38.4	30.4	30.1	27.2	28.1	29.2	49.5	35.9	43.5	40.7	46.3	35.5	33.1
MAC/mmHg	1	1.4	1.4	1.4	1.4	1.4	1.4	1.1	1	0.4	0.4	0.8	1	1.1	1.1
$ETCO_2$/ mmHg	33	29	29	33	34	37	41	52	61	5	46	52	46	34	35
O_2 浓度 /%	54	46	44	44	43	42	42	58	70	87	84	62	62	66	73

图 6-17-2　$ETCO_2$ 迅速下降

术中麻醉记录单，二氧化碳栓塞发生时 $ETCO_2$ 迅速下降。

心率由 75 次/min 迅速下降至 36 次/min，血压由 125/85mmHg 迅速下降至 105/70mmHg。立即停止气腹，开始抢救。停气腹过程中，腔镜观察到血管破口处有大量气体冒出，呈泡沫状（图 6-17-3）。

此时术者意识到可能发生了二氧化碳栓塞，立即与麻醉师沟通，将体位调至头低左倾位（Durant 体位），（图 6-17-4）。

持续心脏按压，肾上腺素 1mg 间断静脉注射，5% 碳酸氢钠 250ml 静脉滴注，甘露醇 500ml 静脉滴注，冰袋头部物理降温，中心静脉抽气（无气体吸出）。患者很快出现心室颤动，给予 200J 除颤 2 次。积极抢救 7 分钟后，患者恢复自主心律。稳定 30 分钟后中转开腹，继续腹部及经肛操作，行超低前切除吻合，回肠保护性造口。术中探查见出血的血管为前列腺表面静脉。术后患者带气管插管转入 ICU 病房。手术历时 5 小时，术中失血量为 200ml。术后第 3

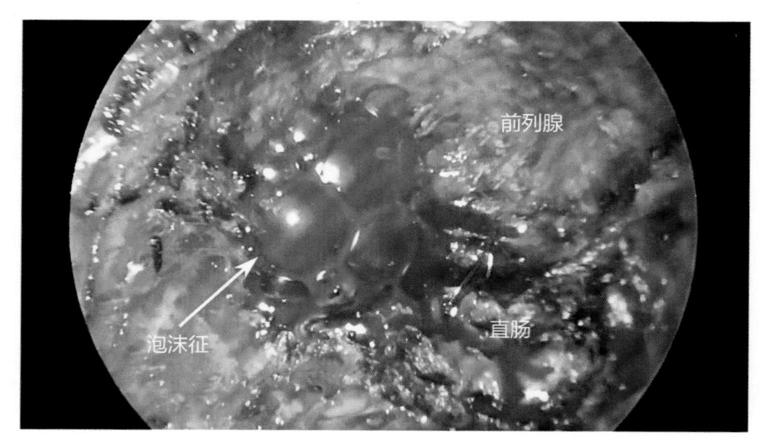

图 6-17-3　**泡沫征**

停止气腹时，静脉破口处大量气泡溢出，我们将其称为“泡沫征”。

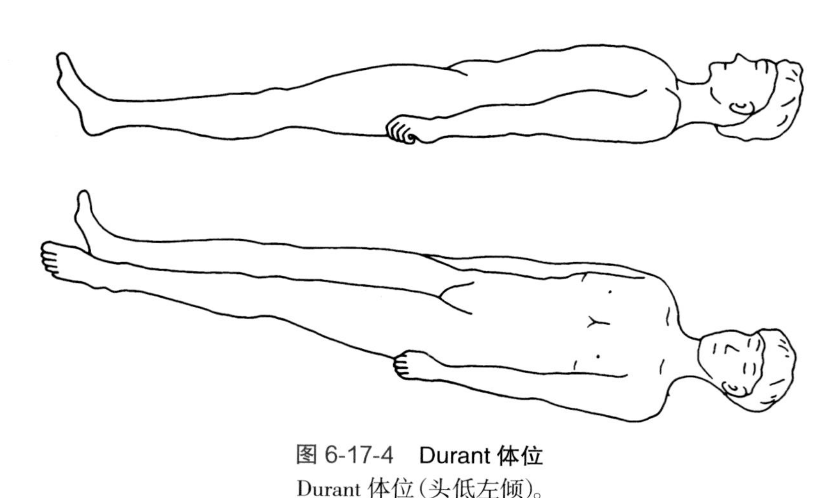

图 6-17-4　**Durant 体位**

Durant 体位（头低左倾）。

天患者脱机转回普通病房，患者脱机后曾出现一过性的神志恍惚、躁动等神经系统症状，经营养神经等对症治疗 2 天后缓解。随访至目前术后 7 个月未出现神经系统后遗症。

2. 第二例轻微二氧化碳栓塞（Ⅰ级）　男性，67 岁，BMI 为 28.6kg/m²，术前诊断为直肠癌，肿瘤下缘距离齿状线 2.5cm。行 taTME 手术。经肛组使用常规气腹机，初始气腹压力设定为 12mmHg。与第一例类似，同样是游离直肠前壁前列腺附近时，因层面欠清晰，导致前列腺表面静脉出血。因为有第一例气体栓塞的经验，我们在解除经肛气腹时，观察到典型的“泡沫征”（图 6-17-5）。

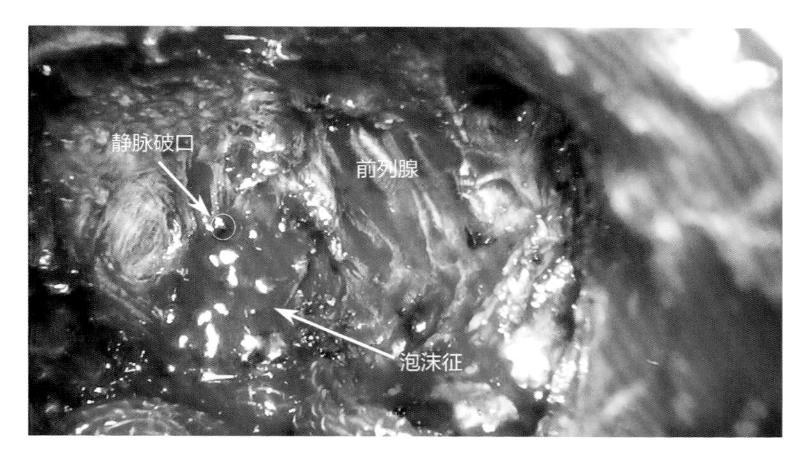

图 6-17-5 **泡沫征**
减小气腹时,静脉破口处大量气泡溢出,呈“泡沫征”。

此时麻醉监测的 $ETCO_2$、SPO_2 等参数未见明显变化。我们立即调整患者体位,由头低到水平位,停止气腹,经肛门直视下缝扎确切止血。再重新建立气腹,继续完成 taTME 手术,整个过程中麻醉监测到的 $ETCO_2$、SPO_2 等参数未见显著变化。因为对二氧化碳栓塞有了足够的认识,该病例术中我们及时发现静脉内进入二氧化碳,并积极处置,使得极轻微的二氧化碳栓塞并未继续发展为致命的严重栓塞。

五、发生二氧化碳栓塞后的处理

术中可疑二氧化碳栓塞时,应首先立即解除气腹。将体位调整为 Durant 位,使气体远离右心室顶点的肺动脉口(图 6-17-6)。

吸入 100% 纯氧可以清除二氧化碳,改善低氧血症。提高中心静脉压可减少二氧化碳的继续进入,防止气泡体积进一步增大。对于较为严重的二氧化碳栓塞,因循环系统内气泡较大,对患者立即进行心脏按压。有效的心脏按压可以将血液内较大的气泡击碎,变成较小的气泡,这样既可以解除“气锁”效应,又利于二氧化碳的溶解与吸收。需心肺复苏的严重二氧化碳栓塞病例,应给予冰帽头部物理降温,降低脑部耗氧,防止脑损伤。Ⅲ级以上较为严重的二氧化碳栓塞,建议术后转入 ICU 病房支持治疗。

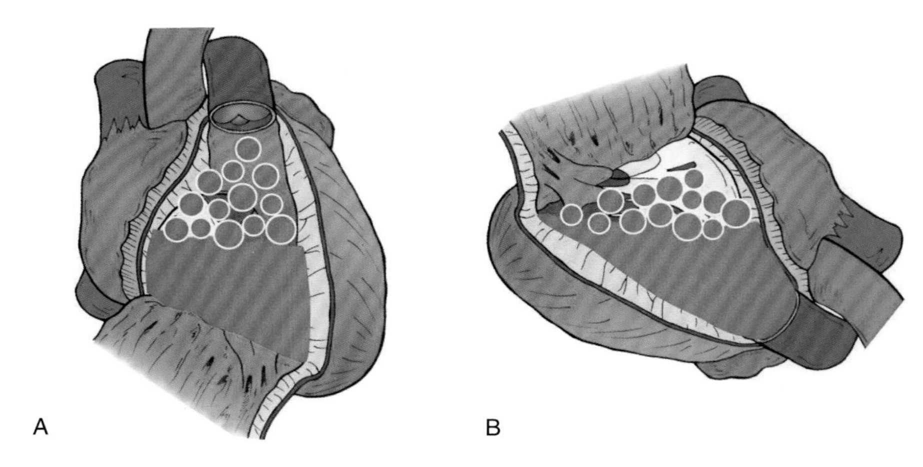

图 6-17-6 不同体位下气体位置示意图

A. 头高位，气体容易堵塞肺动脉；B. Durant 体位下，气体远离肺动脉口。

六、taTME 术中二氧化碳栓塞的预防

1. 降低经肛手术组的气腹灌注压力可减少二氧化碳栓塞的发生。经肛操作时，切勿因空间不够而贸然调高气腹灌注压力。麻醉医师可提高中心静脉压力，并采用呼气末正压通气，可减少二氧化碳进入的可能性。如果用 TEE 来诊断，会发现无临床症状的二氧化碳栓塞发生率极高。本文所指的预防，特指预防严重的有临床症状的二氧化碳栓塞，早期还未对人体造成影响时认识到它的相关征象，并及时处理，这点极为重要。

2. 经食管超声心动图（TEE）是监测静脉内二氧化碳最敏感的方式，被认为是诊断二氧化碳栓塞的“金标准”。TEE 可以检测下腔静脉、右心室和肺动脉中的气体。但其毕竟是有创监测手段，并且价格昂贵，技术复杂对操作者要求极高，很难在临床上常规开展。

3. 呼气末二氧化碳分压（$ETCO_2$）的突然下降是早期发现二氧化碳栓塞的重要征象。但在此之前，$ETCO_2$ 的缓慢上升也应该引起麻醉医师和外科医师的足够重视。

4. 经肛操作时仔细分辨游离平面，避免出血，当肿瘤位置较低时，在前列腺尖部远端的位置切开直肠全层后，前壁间隙不容易寻找。我们遇到的两例二氧化碳栓塞均发生在这样的患者，直肠前壁游离时因未找到正确层面而损伤了前列腺周围的静脉。结合我们已发表的关于 Hiatal 韧带的解剖研究，我们认为在肿瘤位置较低时，切开直肠前壁全层后应该由 1 点钟和 11 点钟这两处进行层面的寻找（图 6-17-7）。

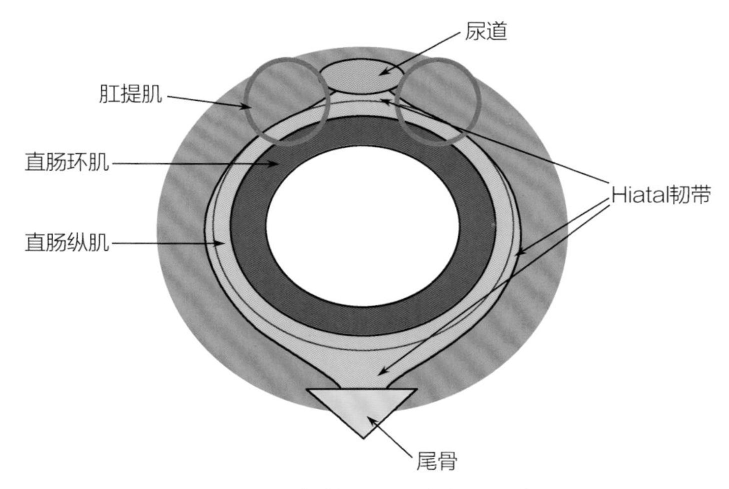

图 6-17-7　初始层面寻找部位示意图

建议最初由 1 点钟、11 点钟(红色圆圈处)两处寻找层面。

因为该两处 Hiatal 韧带最薄弱甚至消失,有利于术者寻找到正确的间隙,也可有效避免尿道损伤。手术中的静脉出血,如未经确切止血操作,出血自发停止,应引起我们的重视。很可能是二氧化碳气体因压力作用进入血管导致了止血效果。术中有可疑腔隙分辨不清是正常组织间隙还是血管腔时,可以减小或停止气腹,观察是否出现我们之前提到的“泡沫征”,若有,则说明二氧化碳进入静脉,应考虑二氧化碳栓塞的风险,立即给予相关干预措施。

5. taTME 手术时,尽量使用 AirSeal 气腹机。若确实没有 AirSeal 气腹机,最好将经肛操作与经腹操作分开进行。若经腹、经肛同时进行手术,最好将经腹组气腹压力设定低于经肛组 2mmHg。如经腹组气腹压力设定为 10mmHg,经肛组气腹压力设定为 12mmHg,是双方都可以接受的很好的平衡。

taTME 问世时间较短,还存在很多认识上的不足和技术上的困难,同时也因特有的经肛单孔操作而受器械设备的制约。我们认为对于肥胖伴有狭窄骨盆的人群有明确的适应证。然而在开展初期还需要接受系统的结构化培训,有助于初学者熟练掌握经肛门操作的解剖间隙,避免因寻找层面不对而导致出血及其他副损伤。不仅要在技术层面掌握,对这一术式的特有并发症也应充分地认识和重视。术中二氧化碳栓塞尽管罕见,却是致命的、灾难性的,不仅仅是初学者,即使是对于 taTME 手术有丰富经验的外科医生也应该重视术中二氧化碳栓塞问题,早期发现相关征象,及时给予对症处理,以免发生严重不良事件。

(刘鼎盛　张 宏)

参考文献

[1] DUDNEY T M,ELLIOTT C G. Pulmonary embolism from amniotic fluid,fat and air [J]. Prog Cardiovasc Dis,1994,36(6):447-474.

[2] YEAKEL A E. Lethal air embolism from plastic blood-storage container [J]. JAMA, 1968,204(3):267-269.

[3] SCHMANDRA T C,MIERDL S,BAUER H,et al. Transoesophageal echocardiography shows high risk of gas embolism during laparoscopic hepatic resection under carbon dioxide pneumoperitoneum [J]. Br J Surg,2002,89(7):870-876.

[4] 段云飞,杨雨,施龙青,等. 腹腔镜肝切除术中二氧化碳栓塞的原因与处理[J]. 中华肝胆外科杂志,2018,24(2):79-82.

[5] GROENMAN F A,PETERS L W,RADEMAKER B M,et al. Embolism of air and gas in hysteroscopic procedures:pathophysiology and implication for daily practice [J]. J Minim Invasive Gynecol,2008,15(2):241-247.

[6] HONG J Y,KIM J Y,CHOI Y D,et al. Incidence of venous gas embolism during robotic-assisted laparoscopic radical prostatectomy is lower than that during radical retropubic prostatectomy [J]. Br J Anaesth,2010,105(6):777-781.

[7] KIM C S,KIM J Y,KWON J Y,et al. Venous air embolism during total laparoscopic hysterectomy [J]. Anesthesiology,2009,111(1):50-54.

[8] 刘芳芳,林宁,徐建国,等. 腹腔镜术中严重二氧化碳气栓一例[J]. 临床麻醉学杂志,2010,26(1):48.

[9] 俞欣,费悦,袁家麒,等. 腹腔镜肾切除术中严重气栓成功救治一例[J]. 中华急诊医学杂志,2014,23(9):1054-1056.

[10] KIM K N,LEE D W,KIM J Y,et al. Carbon dioxide embolism during transoral robotic thyroidectomy:A case report [J]. Head Neck,2018,40(3):E25-E28.

[11] FU J,LUO Y,CHEN Q,et al. Transoral endoscopic thyroidectomy:Review of 81 cases in a single institute [J]. J Laparoendosc Adv Surg Tech A,2018,28(3):286-291.

[12] 王平,吴国洋,田文,等. 经口腔前庭入路腔镜甲状腺手术专家共识(2018版)[J]. 中国实用外科杂志,2018,38(10):1104-1107.

[13] HANN A,ZIZER E,EGGER K,et al. Fatal outcome due to CO_2 emboli during direct cholangioscopy [J]. Gut,2018,67(8):1378-1379.

[14] ROUANET P,MOURREGOT A,AZAR C C,et al. Transanal endoscopic proctectomy:an innovative procedure for difficult resection of rectal tumors in men with narrow pelvis [J]. Dis Colon Rectum,2013,56(4):408-415.

[15] RATCLIFFE F,HOGAN A M,HOMPES R. CO_2 embolus:an important complication of TaTME surgery [J]. Tech Coloproctol,2016,21(1):61-62.

[16] DICKSON E A,PENNA M,CUNNINGHAM C,et al. Carbon dioxide embolism associated with total mesorectal excision surgery:a report from the international registries [J]. Dis Colon Rectum,2019,62(7):794-801.

[17] 中华医学会外科学分会结直肠外科学组,中华医学会外科学分会腹腔镜与内镜外科学组. 直肠癌经肛全直肠系膜切除专家共识及手术操作指南(2017版)[J]. 中国实用外科杂志,2017,37(9):978-984.

[18] 中华医学会外科学分会结直肠外科学组,中华医学会外科学分会腹腔镜与内镜外科学组. 直肠癌经肛全直肠系膜切除中国专家共识及临床实践指南(2019版)[J]. 中国实用外科杂志,2019,39(11):1121-1128.

[19] 中国医师协会外科医师分会经肛门全直肠系膜切除术专业委员会,中国医师协会外科医师分会结直肠外科医师委员会,中国经肛腔镜外科学院. 中国经肛腔镜手术专家共识(2019版)[J]. 中华胃肠外科杂志,2019,22(6):501-506.

[20] ATALLAH S,GONZALEZ P,CHADI S,et al. Operative vectors,anatomic distortion, fluid dynamics and the inherent effects of pneumatic insufflation encountered during transanal total mesorectal excision [J]. Tech Coloproctol,2017,21(10):783-794.

[21] LA FALCE S,NOVARA G,GANDAGLIA G,et al. Low pressure robot-assisted radical prostatectomy with the airseal system at OLV hospital:results from a prospective study[J]. Clin Genitourin Cancer,2017,15(6):e1029-e1037.

[22] SHIRAISHI T,NISHIZAWA Y,YAMAMOTO H,et al. Carbon dioxide embolism during transanal total mesorectal excision(taTME)[J]. Tech Coloproctol,2018,22(9):735-738.

[23] SOLLAZZI L,PERILLI V,PUNZO G,et al. Suspect carbon dioxide embolism during retroperitoneoscopic adrenalectomy [J]. Eur Rev Med Pharmacol Sci,2011,15(12):1478-1482.

[24] MAKABE K,NITTA H,TAKAHARA T,et al. Efficacy of occlusion of hepatic artery and risk of carbon dioxide gas embolism during laparoscopic hepatectomy in a pig model [J]. J Hepatobiliary Pancreat Sci,2014,21(8):592-598.

[25] 丛进春,张宏. Hiatal韧带解剖研究的临床意义和应用[J]. 中国实用外科杂志,2019,39(7):746-750.

[26] 丛进春,张宏. 经肛全直肠系膜切除术尿道损伤的发生机制及预防措施[J]. 中华胃肠外科杂志,2019,22(3):233-237.

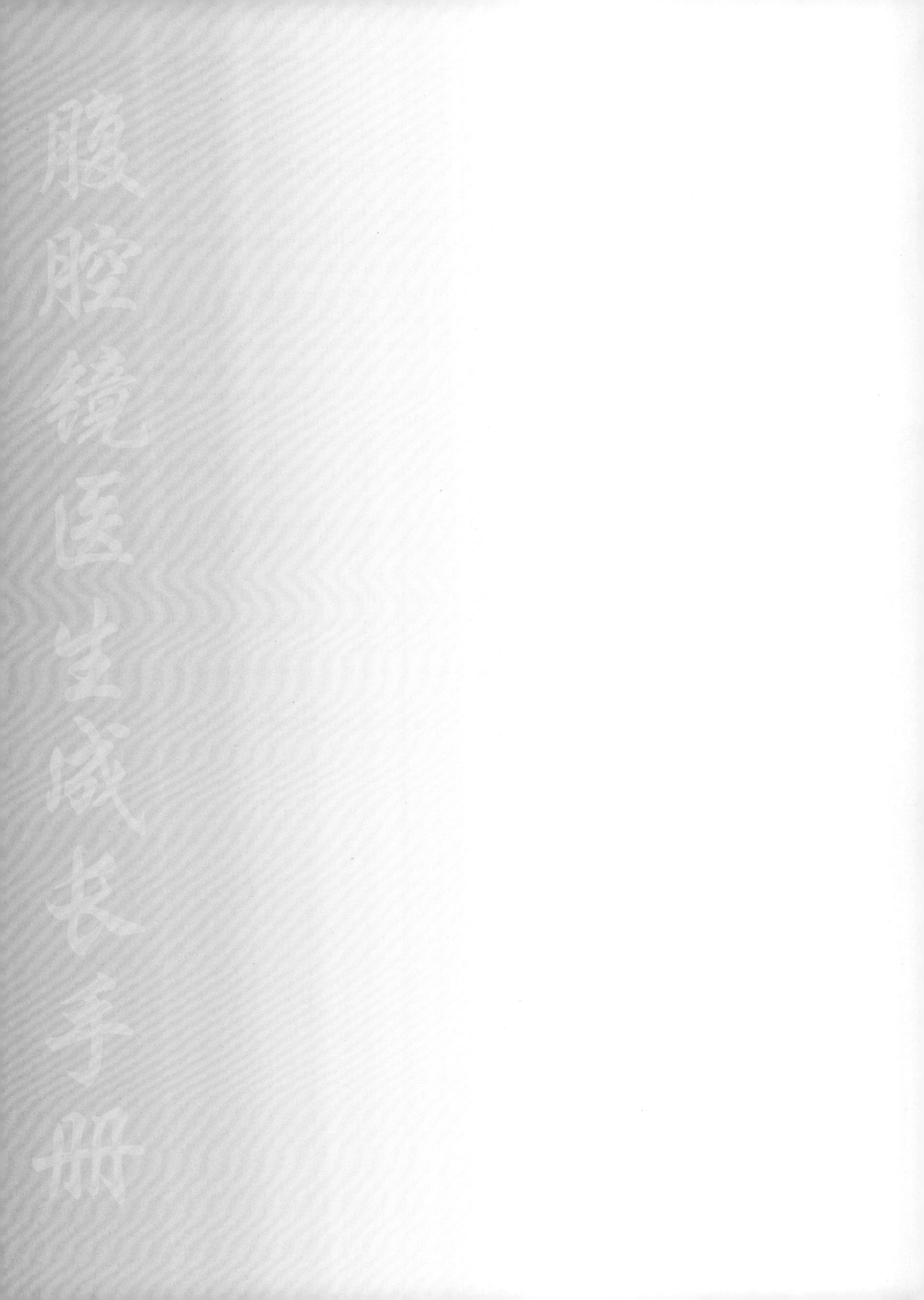
腹腔镜医生成长手册

第七篇

“互”字右半

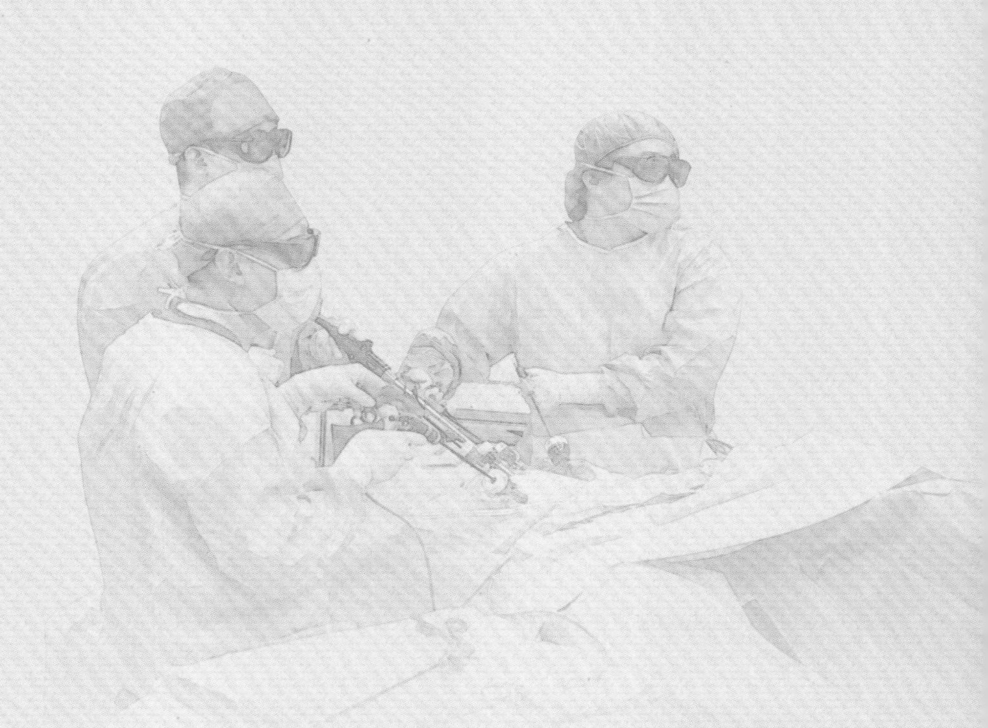

1　悟道：腹腔镜右半结肠切除术外侧入路“互”字形游离技术

我国著名医学家、现代外科之父裘法祖教授说：“德不近佛者不可以为医，才不近仙者不可以为医。”

为了“才近仙”“德近佛”，相信每位医生都在努力完成自己的修行。佛曰：“苦集灭道”，其中解释特别切合目前医学术式的一些领悟（解释引自白岩松著的《白说》）。

苦：就是每天你要面对的事情，看患者、开处方、写病历、做手术，看书，写文章，做科研……

集：就是你要把苦归纳收集下来之后去面对，这是基础，也是财富。每位患者都是我们最好的老师，他教会我们许多书本上学不到的知识，记得当实习医生的时候，开始生涩地去与患者沟通，基本效果都不太好。后来想了个办法，拿着一个血压计去，先什么也不说，就是给患者量量血压、摸摸脉搏，这样的亲近很快就让患者的话匣子打开了，他会慢慢讲述他所有的病症和痛苦，而我们也就知道自己该去做什么了，我们所积累的所有经验都会为未来打下良好的基础。经历了才会有体会，才会有灵感，才会有升华。

灭：就是想出办法来，把它解决。要想出办法来，首先应该要有问题，要问为什么？相信每位医生心里都会有很多问题和困惑，无论是年轻医生还是年长的医生，有问题才知不足，才会去思考，思考了就会有答案，或许这个答案是错误的，但它毕竟在接近真理的路上又前进了一步。

当你墨守成规的时候，说明你手中拿到了真理，或者你放弃了追求的动力和激情。我们的患者总喜欢给身边的外科医生起名字“张一刀”“王一刀”“李一刀”等，说明他们对其的信任和技术的尊敬。我想这些“一刀大师”们肯定也经历了无数的思考以后才精湛了自己的技艺吧！但反过来说，你成为“一刀大师”，却不去将刀法精要传递下去，在你百年以后，谁会接过你的刀？多半这把刀也慢慢地湮没在历史长河之中了。于是，引出了我们的“道”。

道:就是变成共通的规矩,可以应付你将来的事。

如何把自己精湛的技艺传播开来,让别人可复制、可模仿、可通用,这不是一件容易的事。我们多少医生多半停留在“灭”这个层次,记得几天前和一位师弟谈话,他的话很有哲理,他首先觉得我腹腔镜右半结肠的手术入路很适合年轻医生去效仿,但是关键的问题似乎术者自己心里才有体会,很难说出来,他建议我总结成理论。说实话这真的很难,大多数外科医生可能都一样,有着自认为顺手的手术方式,做着很舒服,但可能不适合别人去效仿。我试着去查阅大量资料,也读到了日本学者用汉字“互”来描述Toldt筋膜,我恍然大悟,这是针对东方文化的“悟道”。但这只是个人体会的悟道,分享出来,供大家指正(图7-1-1,图7-1-2)。

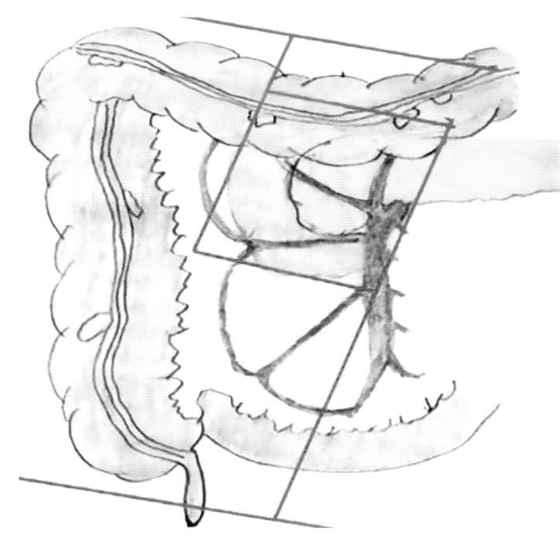

图7-1-1 “互”示意图

一、手术步骤

1. “互”字式第一刀的下方一“横”。

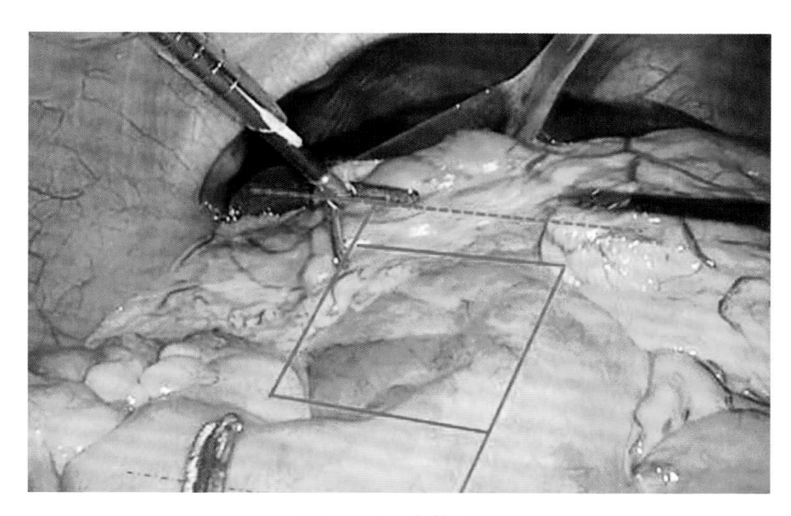

图7-1-2 实物图示

2. “互”字式中的撇折“∠”。
3. “互”字式上的横“一”。
4. “互”字式横撇“フ”中的“一”。
5. “互”字式横撇“フ”中“丨”。

二、手术技巧

1. “互”字式第一刀的下方一“横” 将小肠自回盲部翻向头侧，显露小肠系膜根；助手夹持阑尾及小肠系膜向腹侧提拉，辨识右侧髂总血管与右侧输尿管交界处，在其上方 1.0cm 处切开小肠背侧系膜。游离界限：外侧到达盲肠外侧腹膜，内侧达到腹主动脉前方小肠系膜附着处，沿 Toldt 筋膜间隙向头侧游离，游离层面在 Gerota 筋膜之上（图 7-1-3）。

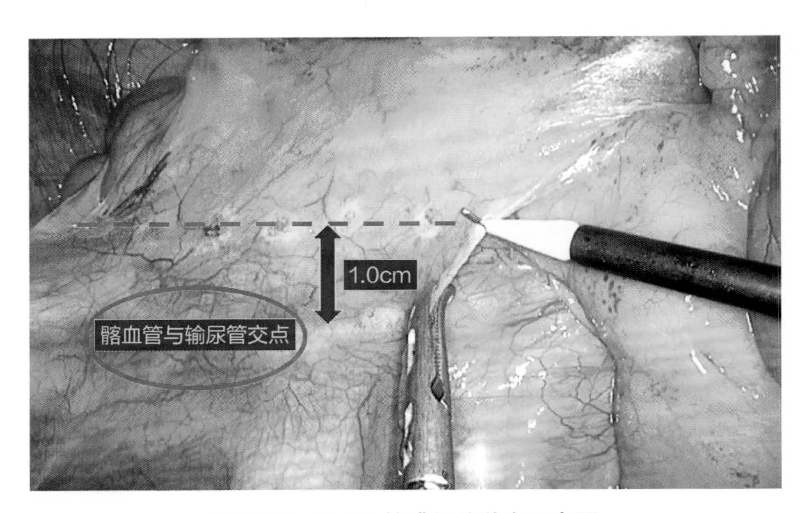

图 7-1-3 Toldt 筋膜间隙游离示意图

2. “互”字式中的撇折“∠” 自下腔静脉腹侧掀起十二指肠水平部，而后将十二指肠水平部自结肠系膜上松解下来（此步骤并非必须将十二指肠完全掀起，有时是分离的过程中顺势而为，应该在游离过程中随时调整视角进行判断，防止误损伤十二指肠水平部），此处为 Toldt 筋膜内、外侧不为相通的部位，需切开 Toldt 融合筋膜才能显露胰腺及沿此平面游离十二指肠降部。沿十二指肠和胰腺表面向内侧头侧继续游离，内侧显露可见肠系膜上动静脉停止游离，此处的游离目的是将肠系膜上动静脉从背侧显露，寻找“互”字中的撇折“∠”，以其代表十二指肠降部及水平部（图 7-1-4）。

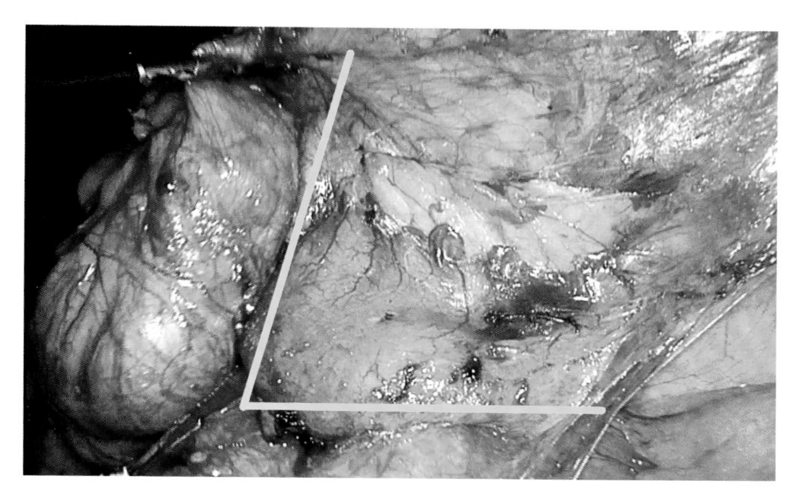

图 7-1-4 **十二指肠水平部显露**

3. “互”字式上的横“一” 以“互”字上横“一”标示胃结肠韧带，根据肿瘤位置在胃网膜血管弓内或者弓外切开，回盲部及升结肠肿瘤在弓外切开，不清扫 No.6 淋巴结；肝曲肿瘤在胃网膜血管弓内切开，清扫 No.6 淋巴结（图 7-1-5）。

4. “互”字式横撇“フ”中的“一” 离断胃结肠韧带血管之后，需要显露胰腺，以横撇“フ”中“一”标示胰腺，其目的是提示胰腺的显露在本术式中的作用，以胰腺为解剖标识点显露胃结肠干各属支血管，暂不予以处理，待内侧入路会合后再行离断（图 7-1-6）。

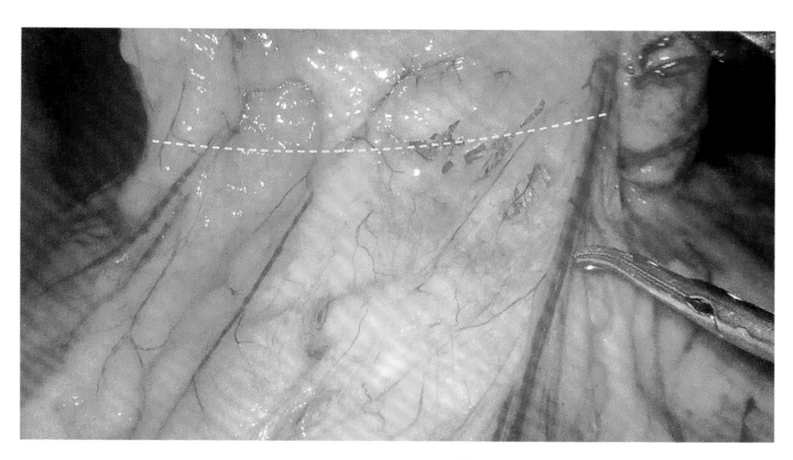

图 7-1-5 **胃结肠韧带的处理**

以升结肠近肝曲肿瘤为例，行扩大右半结肠切除术。

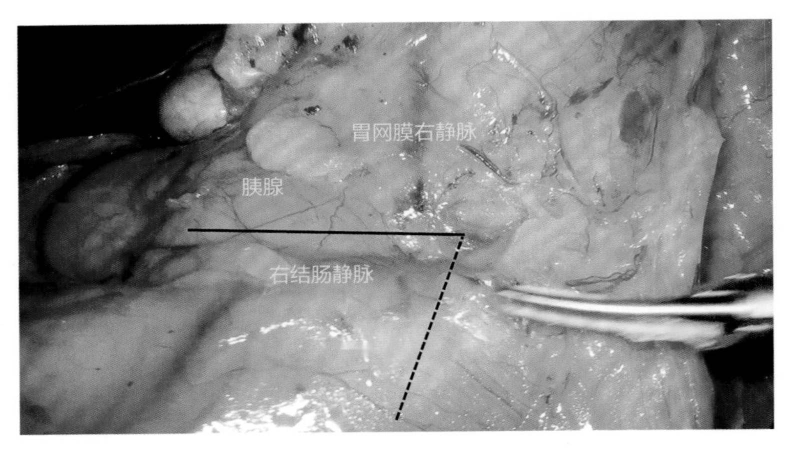

图 7-1-6 **胰腺上缘的显露**

小技巧：局部衬垫小纱布，标识会合平面。

5. “互”字式横撇“フ”中“丨” 回结肠血管蒂与肠系膜上血管交角处切开结肠腹侧系膜，因背侧间隙已经拓展完成，可沿预定切开线全层切开。此时沿回结肠血管和肠系膜上血管交角全层切开结肠系膜，以外侧游离显露的肠系膜上动静脉背侧面为指示，此时血管的处理会很轻松，因头侧胃结肠干各属支已经解剖显露，在回结肠血管处理以后，该手术剩下需要处理的也只有5~6cm长的外科干了（图 7-1-7）。

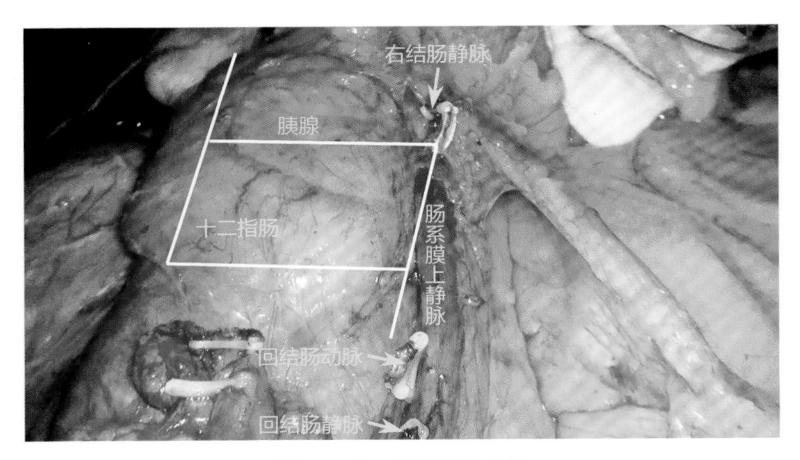

图 7-1-7 **外科干的处理**

根据肿瘤位置不同，选择切除范围。回盲部及升结肠肿瘤在结肠中血管右侧切开，保留结肠中血管的左支，肝曲肿瘤在结肠中血管左侧切开，在结肠中动脉根部离断。

三、术后注意事项

术后根据病理结果选择是否需要辅助治疗(视频 7-1-1)。

视频 7-1-1 “互”字右半视频讲解

(谢忠士)

精彩点评

董建文:右半结构复杂,是群雄逐鹿、大显身手之地。个人愚解,十二指肠降段的作用被轻视了。当走中间,处理了回结肠血管,显露十二指肠水平段,沿十二指肠表面游离降段,层次处理容易。暴露十二指肠降段后,此处系膜容易识别。向内可分离胰腺表面的结肠系膜,此处可放置纱布一块。向外分离,可以显露十二指肠与肾脂肪囊的交界V形地,此处一般可见有较为密集走向十二指肠的小血管。由于此地距离观察孔较远;通过中间及尾侧入路分离下来的组织堆积此处,肾脂肪囊本来比周围要高,所以显露较困难。于此处放置一块纱布,后来外侧入路分离,不会损伤十二指肠。由于已经分离了结肠系膜,后来在胰腺表面离断结肠系膜,比较简单;再处理Helen干,容易鉴别血管来源于结肠、胰腺或胃。重视十二指肠降段的导向作用。

刘明焱:基于“互”字右半结肠,先进入横撇和撇折,以十二指肠作为指引,先进入胰十二指肠前间隙,充分游离,暴露胰头三角区(十二指肠降部、水平部、肠系膜上静脉左侧),纱布填塞,在此以肠系膜上静脉为主线游离,离断相应的血管,余处理同谢教授。这样新手更容易上手。

2　图示｜腹腔镜右半结肠切除术——戳卡位置选择

我们经常谈及腹腔镜右半结肠切除术的问题，包括入路的选择、胚胎转位对手术的影响、各种文化背景对手术方式的理解等，似乎纯粹理论的内容多了些，实战效果不明显。我们不能忽略了重要的步骤，比如戳卡位置的选择、助手与扶镜手的站位、配合的技巧等。难以模仿的技术再好，它也只限于几个人而已，不适合推广应用。本文试图用简单的图示介绍手术站位、戳卡位置以及器械的加持部位和方向。

一、戳卡位置（图 7-2-1）

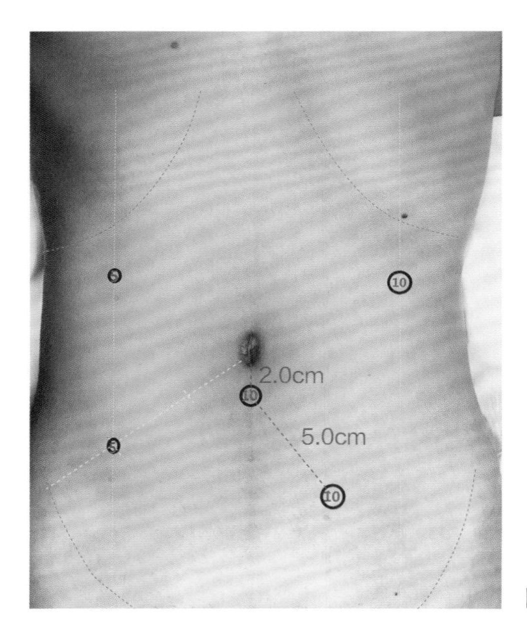

图 7-2-1　腹壁戳卡位置示意图

二、术者站位及器械位置和方向

第一步：头侧游离（图 7-2-2~图 7-2-4）。

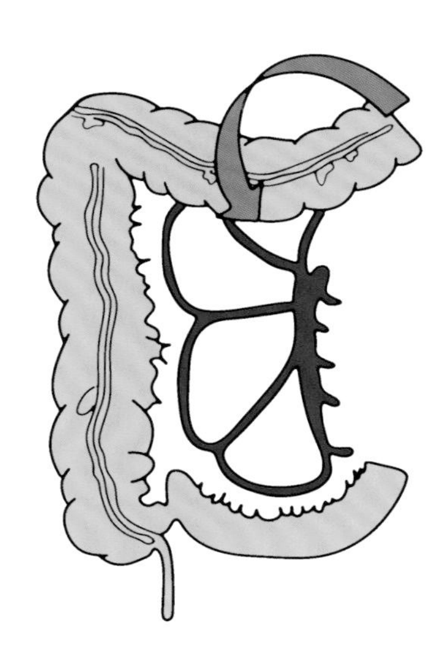

图 7-2-2 **头侧游离路径**

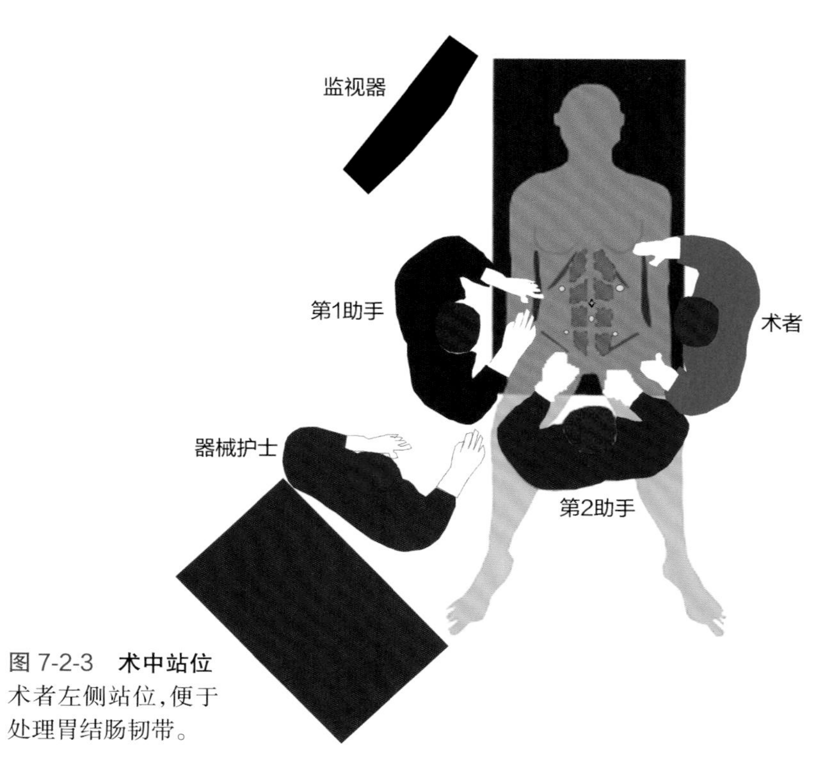

图 7-2-3 **术中站位**
术者左侧站位，便于处理胃结肠韧带。

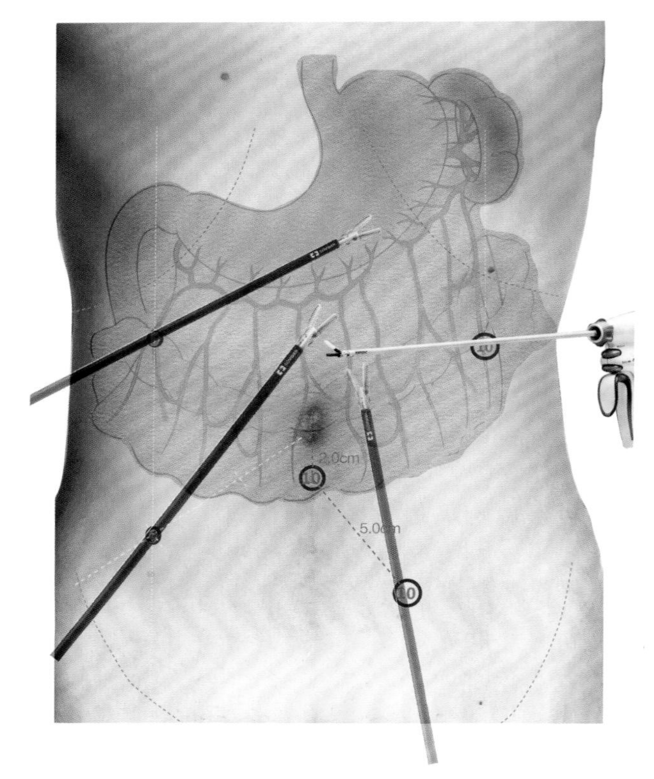

图 7-2-4 **器械位置模拟图**
助手左手器械牵拉胃大弯,右手器械牵拉网膜血管弓。

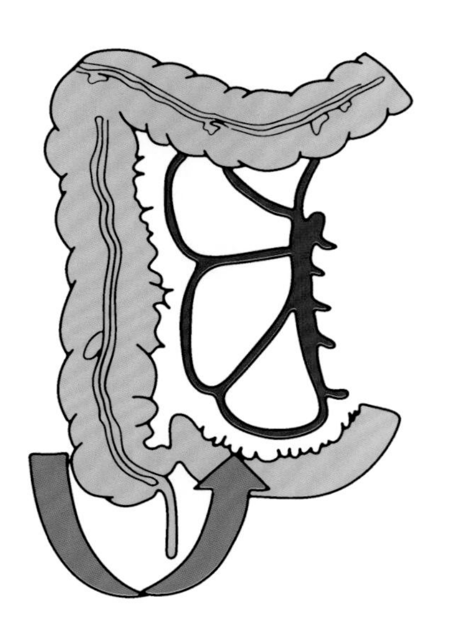

第二步:尾侧游离(图 7-2-5,图 7-2-6)。

第三步:中间入路处理血管(图 7-2-7~图 7-2-9)。

图 7-2-5 **尾侧游离路径**
术者站位仍旧可以选择左侧站位。

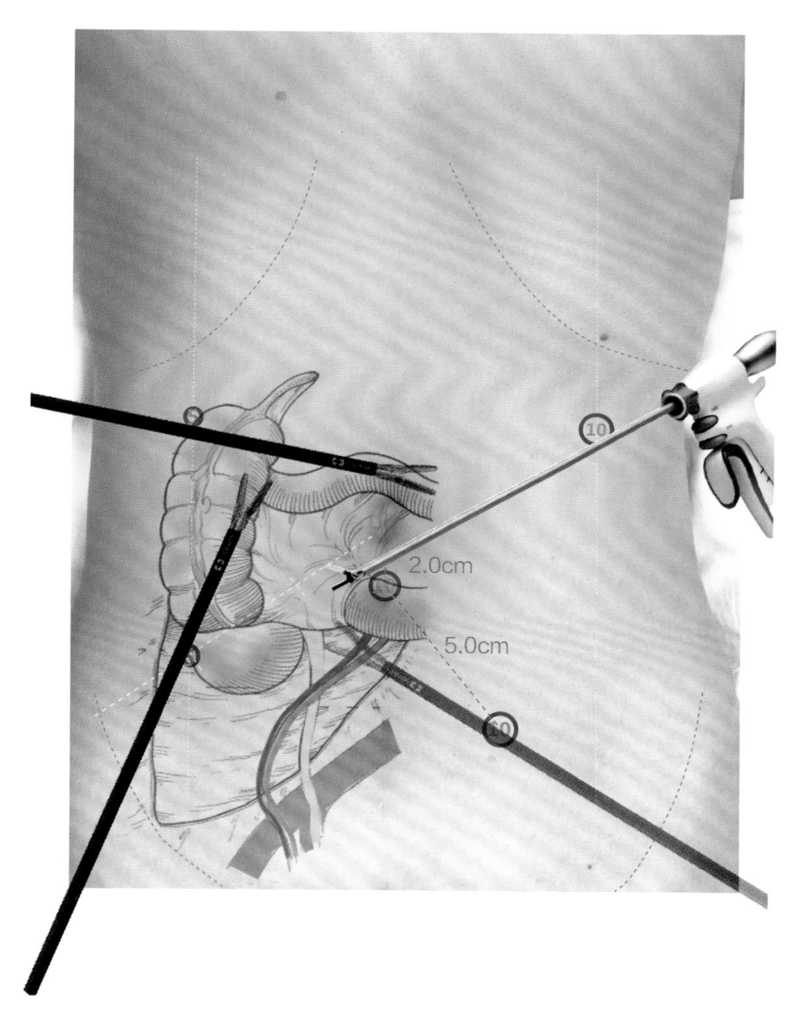

图 7-2-6 **器械位置模拟图**

助手左手器械牵拉小肠背侧系膜,右手器械牵拉回盲部。

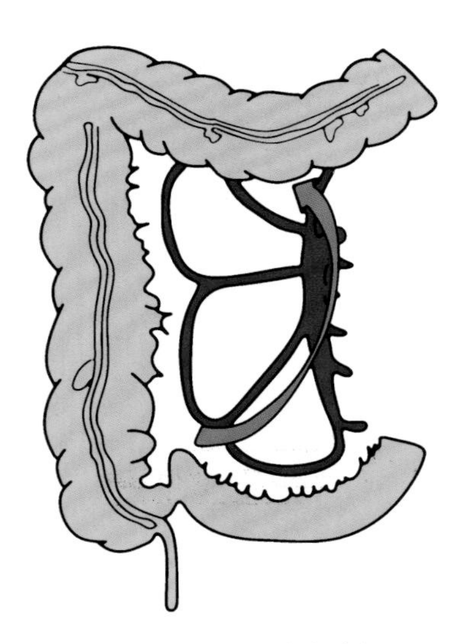

图 7-2-7 **中间游离路径**

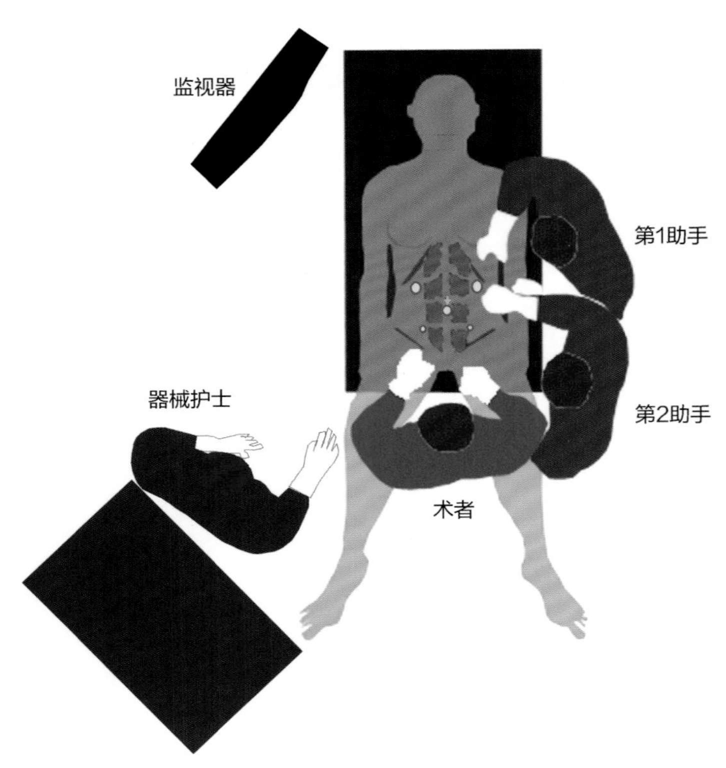

图 7-2-8 **调整站位**
术者站位于患者两腿之间，便于解放自己的左手钳，方便分离和牵拉。

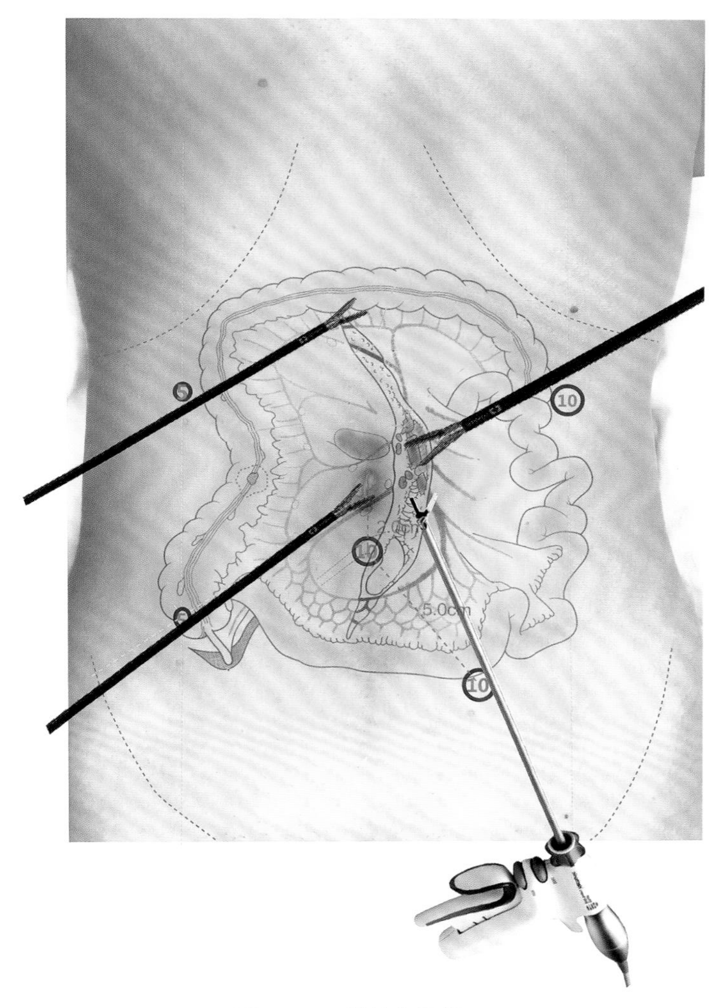

图 7-2-9 **器械位置模拟图**

助手左手器械牵拉横结肠系膜，右手器械牵拉结肠腹侧系膜左侧，此处助手位置操作较为困难，需两手分开反向牵拉。

（谢忠士）

3 腹腔镜右半结肠切除术中“血管夹”选择要点

一直想要写一篇小短文介绍血管夹的使用，但是又觉得这方面大家应该都很清楚，似乎没有必要。然而有一次和同道聊天，听到他介绍失败经验，让我觉得适当的提醒还是很有必要的。

我们在做右半结肠 D3 根治术时，要求在供血血管根部处理动静脉，动脉还好，用大一点的血管夹也可以(图 7-3-1)。

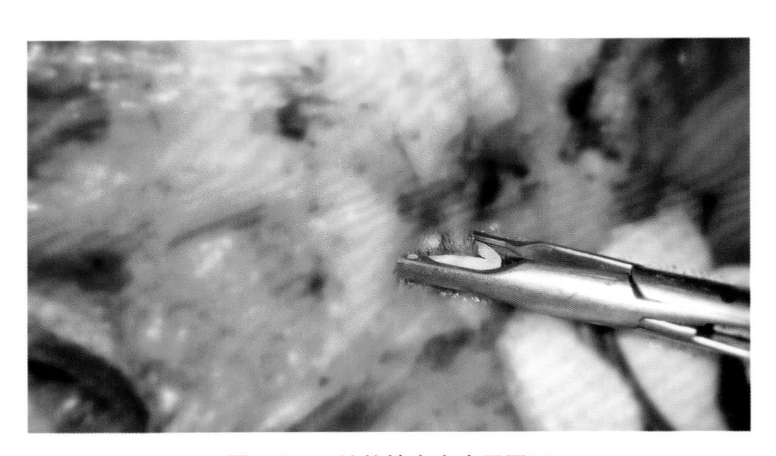

图 7-3-1 **结扎锁术中应用图示**

但是静脉，包括回结肠静脉、中结肠静脉，还有胃结肠干的各个属支血管，相比而言静脉壁非常薄，很多同道习惯选用紫色结扎锁，这样的潜在风险就是：翻动组织的过程中它很容易脱落，造成不必要的出血，所以我们建议选择小一号的结扎锁，以绿色的为宜，这样安全性会高一些。

另外，还有静脉表面适度保留薄层的脂肪组织，会增加结扎锁的固定力，也不影响淋巴结的清扫程度(图 7-3-2)。

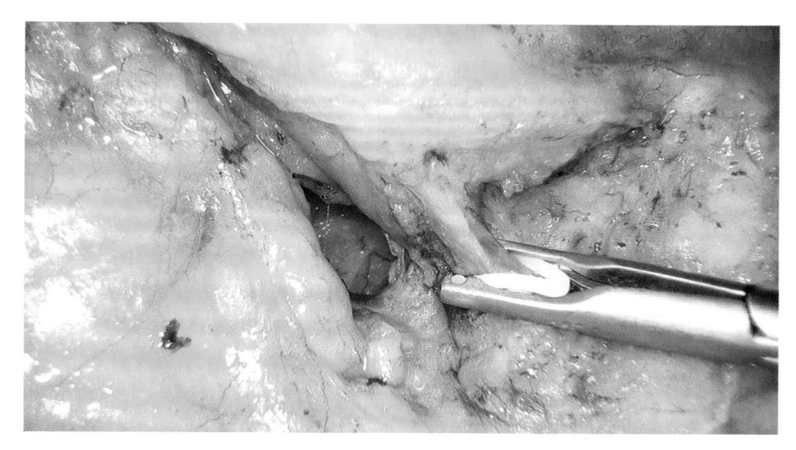

图 7-3-2 **静脉表面适度保留薄层的脂肪组织**

再就是至关重要的一点，游离血管要有充分的空间进行处理，这样离断时超声刀慢挡、远离近心端离断，即使结扎锁脱落，小血管也处于凝闭状态（图 7-3-3）。

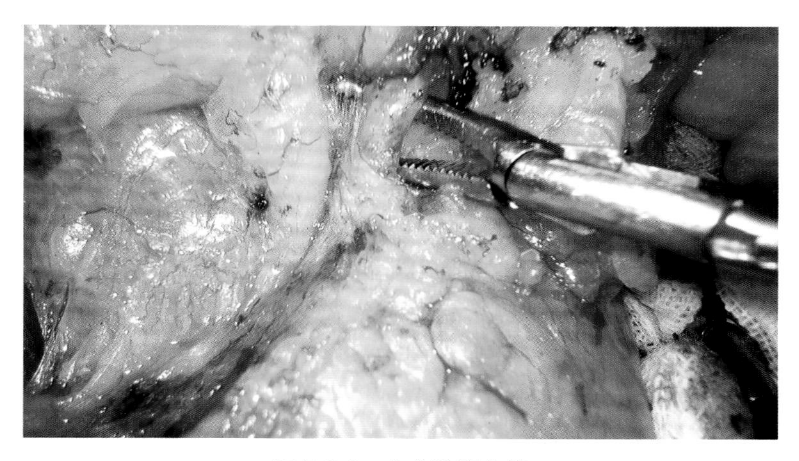

图 7-3-3 **充分游离血管**

确实没有绿色结扎锁怎么办？充分游离、适度保留脂肪作为支撑，建议使用双重结扎。

注意每一个细节，降低每一分风险。

（谢忠士）

4 “互”字右半打油诗

告别枯燥的文字表述，将术中需要重点关注的问题总结成“成语接龙”，便于年轻医生理解和记忆。

1. 一干二净三根叉（图 7-4-1）

一干：外科干。

二净（静）：回结肠静脉、中结肠静脉。

三根叉：胃结肠干分支（胃网膜右静脉、右结肠静脉、胰十二指肠上前静脉）。

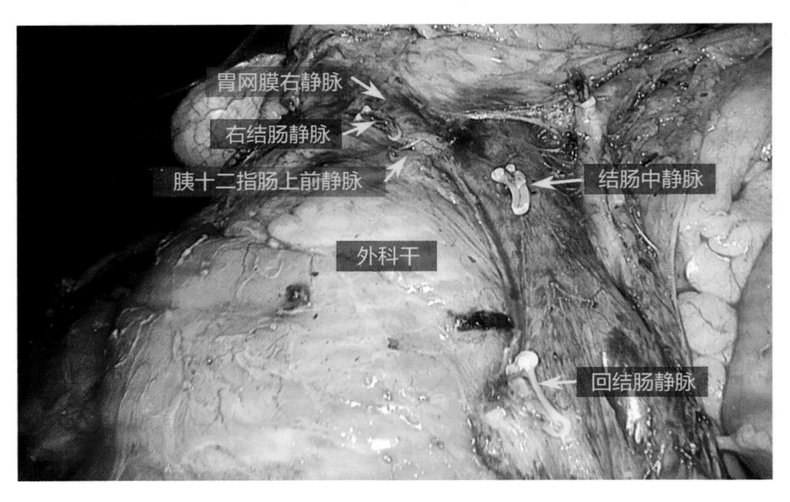

图 7-4-1 **一干二净三根叉**

2. 两面三刀一条根(图 7-4-2)

两面:右结肠后间隙层面、横结肠后间隙层面。

三刀:三步走。

一条根:小肠系膜根。

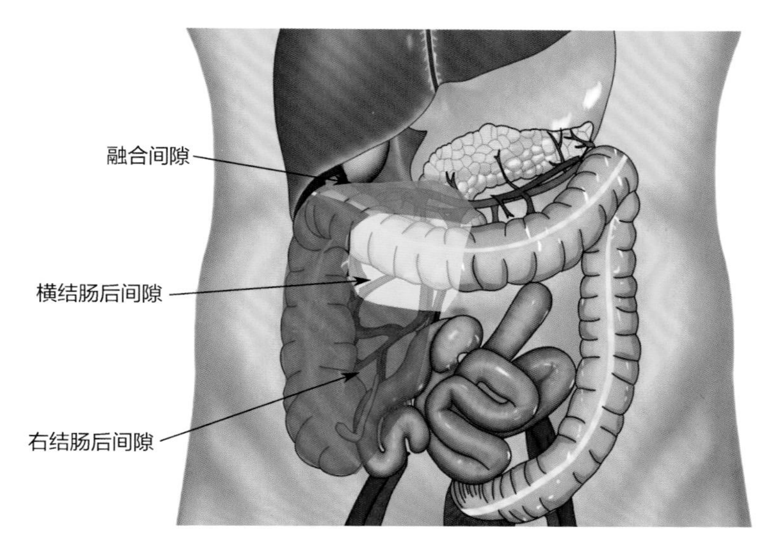

图 7-4-2 **两面三刀**

3. 三翻四复两纱布

一翻:取右高左低、头低足高体位,将小肠翻向左上腹,显露小肠系膜根。

一复:右结肠后间隙拓展完毕,局部衬垫纱布指引,将右侧结肠恢复原位。

二翻:变换体位为头高足低,翻起胃及大网膜,处理胃结肠韧带。

二复:横结肠后间隙拓展完毕,显露胰腺下缘,局部衬垫纱布,将胃复位。

三翻:助手加持结肠中动脉分叉处横结肠系膜,将横结肠向头侧牵引,处理各属支血管。

三复:血管处理完毕,横结肠放回,游离肝曲,完成整块标本的游离。

四复:吻合完毕后将肠管放回腹腔,检查吻合肠管是否扭转,肠系膜裂口复位粘合防止内疝。

两纱布:术中放置两块纱布起指引作用,便于解剖间隙之间的互通,避免走入错误的解剖层面。

4. 一笔一画"互"相通(图 7-4-3)

将"互"字每一笔一画赋予明确的解剖标志，每一笔都要落笔准确、到位，便于理解和记忆。

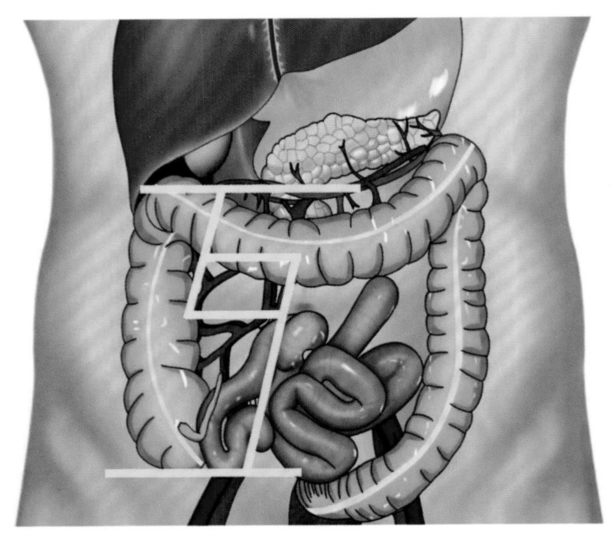

图 7-4-3 **"互"字模拟图示**

（谢忠士）

5 纯粹尾侧或外侧入路的“陷阱”

2017年《腹腔镜右半结肠切除术外侧入路“互”字形游离技术的应用》在《中华胃肠外科杂志》发表，国内很多同道开始尝试按照这种游离方式去完成腹腔镜右半结肠切除术，并总结了自己的经验体会，笔者也在不断思考完善该游离方式的优点及弊端。

【观点1】 徐州医科大附属医院胃肠外科符炜教授针对此术式总结了自己的观点，他认为“互”字右半中最难的是Helen干和结肠中动脉根部显露，走“互”字上方第一横。首先是和做胃手术开始时相似，许多胃肠外科医生熟悉这样的游离路径，打开胰腺下缘显露胃网膜右静脉根部，同时也就切开了横结肠系膜根部，也便于肠系膜上静脉的显露，在最后寻及中动脉根部时很容易贯通横结肠系膜根。循着网膜右静脉可以直到Helen干，结合前面见到的SMV，在SMV、Helen干和胰腺下缘这个三角几乎不会出血，可以清晰显露胰腺钩突、右结肠和胰十二指肠上前静脉，与纯粹的内侧入路相比大大减少静脉出血概率。向肝曲拓展时向下显露十二指肠直到水平部，这样从尾侧向上时不会走到十二指肠后方或者胰腺钩突后方。

笔者分析：鉴于此，我们将其归纳为纯粹尾侧或外侧入路的“陷阱”，也就是符炜教授所提及的“从尾侧向上时会走到十二指肠后方或者胰腺钩突后方”的问题。

这个问题非常好，的确也是困扰大家的一个关键性问题，笔者曾经多次在各种会议及讨论中提及，这样的入路方式相比中间入路而言，进入的是不同的解剖层次，也就是大家经常提及的肾前筋膜层面，如果在十二指肠胰腺平面不进行干预，而继续沿此间隙上行，必然顺势将十二指肠连同结肠背侧系膜一同提起。

在十二指肠水平部的游离节点上，外侧入路顺势进入背侧，而内侧入路顺势进入腹侧，所以行外侧入路游离时，应该时刻记得要将十二指肠从结肠背侧系膜上松解下来。

【观点 2】 到底是内侧入路还是外侧入路才能真正做到 CME？

这个问题的讨论屡见不鲜，Hohenberger 教授提出 CME 术式时，就一直强调要采用 Kocher 切口，他是完全外侧入路的坚持者，所以他把 Kocher 切口重点强调到这种手术方式中。

笔者分析：鉴于这种入路的客观原因，很容易把十二指肠和胰腺一同掀起，而后我们需要另一个步骤再将它们放下来。而将这一个步骤写到必要的手术操作流程中，也是为了提醒大家千万不要忘记。相比而言，内侧入路就不存在这样的问题。

追本溯源，从胚胎发生上来看，这个问题就更好理解了。因为无论是结肠、小肠，还是十二指肠和胰腺，它们共同的后界就是 Gerota 筋膜，而外侧入路通常就是进入了 Gerota 筋膜和 Toldt 筋膜之间的间隙，而在 Toldt 融合筋膜包绕十二指肠胰腺的位置，背侧则更为疏松。

因此，我用“互”字中的部首撇折“ㄥ”代表十二指肠降部及水平部，也是为了提醒大家：这是个重要的游离节点！同时这个部位也是刚开始尝试尾侧或外侧入路的医生应该时刻警惕的“陷阱”，不慎将十二指肠或胰腺损伤的后果是很严重的。

实际上我们经常谈起的尾侧入路，日本有的学者称之为“后腹膜内侧入路”，目的是强调将回肠末端的肠系膜向腹侧牵拉，这样在背侧由十二指肠开始向盲肠的游离线路就十分清楚明了。

（谢忠士）

6 腹腔镜右半结肠中 Henle 干的处理——三十六计之“关门捉贼”

一、腹腔镜右半结肠的手术难点——Henle 干

Henle 干是胃网膜右静脉（RGEV）和结肠右上静脉（SRC）汇合而成，注入肠系膜上静脉（SMV），在胃网膜右静脉未与结肠右上静脉汇合之前可能还收集了幽门下静脉和/或胰十二指肠上前静脉的汇入。

由于 Henle 干存在多种变异，成为右半结肠手术中容易出血及损伤的重点部位，我们在临床实践中将其放在右半结肠根治性手术中最重要的位置，将其称为“贼”。因此，将右半结肠手术的整个过程看作“捉贼”的过程。

Henle 干的共性（“贼亦有道”）：Henle 干整体结构较为粗短，国人 Henle 干平均外径为 5.0（2~10）mm，平均长度为 14.0（2.0~47.0）mm。通常自腹侧至头侧向右走行，其根部多紧贴胰腺下缘，与 SMV 汇合点距胰腺下缘约 22.0mm。Henle 干距 MCA（10.0 ± 6.4）mm，距 ICV（34.2 ± 10.3）mm。

二、“关门捉贼”

所谓“关门捉贼”，我们需要先把房子的四面墙壁建立起来，把门的位置预留好，完成整个过程之后，关上门把房子里的贼捉走。

第一步：沿横结肠系膜根部、结肠中动脉左侧、胰腺上缘打开横结肠系膜，进入网膜囊，见到胃后壁，将长纱条置入横结肠根部系膜裂口。这就是房子的左侧墙壁（图 7-6-1）。

第二步：沿胃大弯动脉弓内/外侧打开进入网膜囊，向十二指肠方向前进，分离出 Henle 干网膜右静脉与右结肠静脉间分叉，继续向右分离至十二指肠降段外侧，将纱条远端经 Henle 干分叉处延伸至十二指肠降段外侧。这就是房子的头侧墙壁（图 7-6-2）。

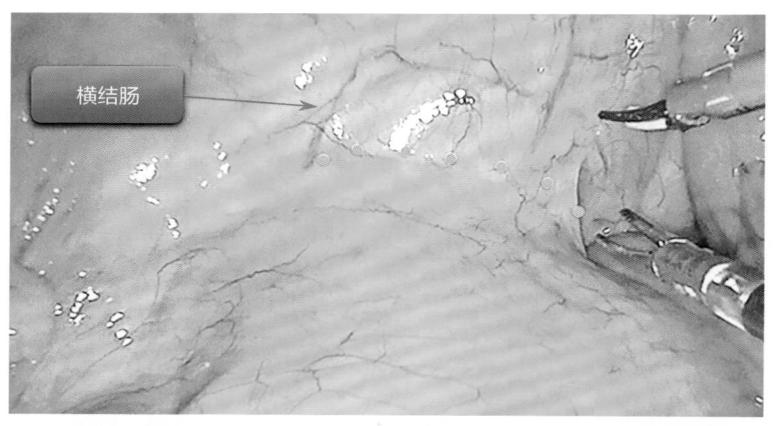

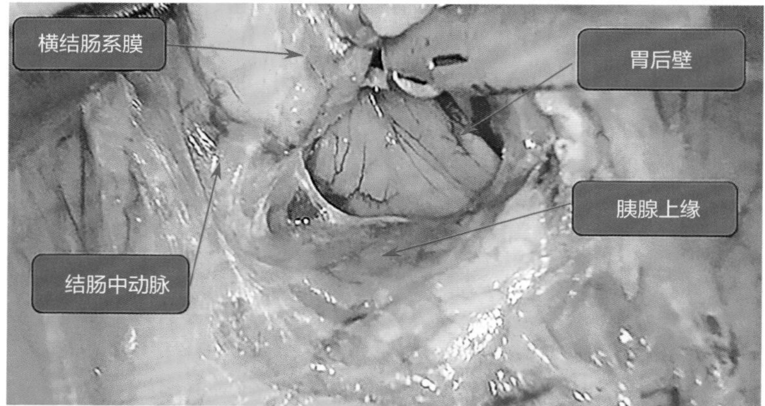

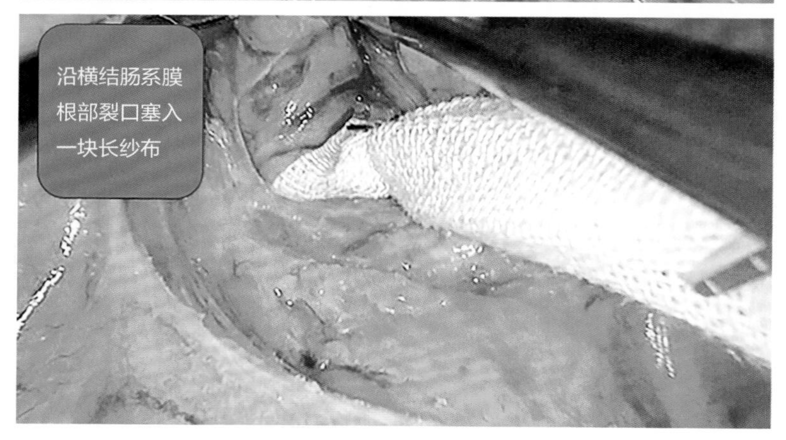

图 7-6-1 左侧墙壁的建立

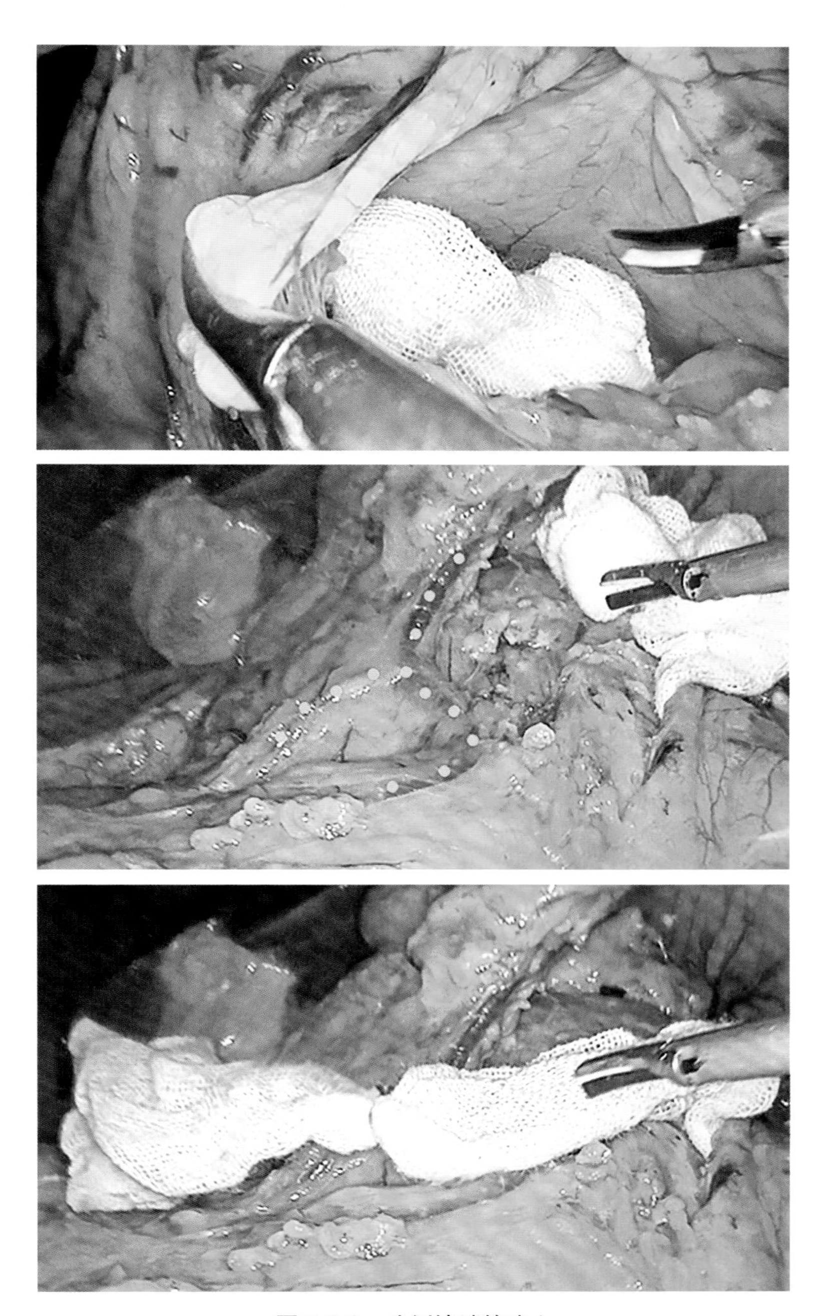

图 7-6-2 头侧墙壁的建立

第三步：于小肠系膜根部打开，进入腹膜后间隙，寻及十二指肠及胰头，寻及纱条，将纱条拉下，将 Henle 干在内的需清扫血管以 C 字形包围。这就是房子的右侧墙壁（图 7-6-3）。

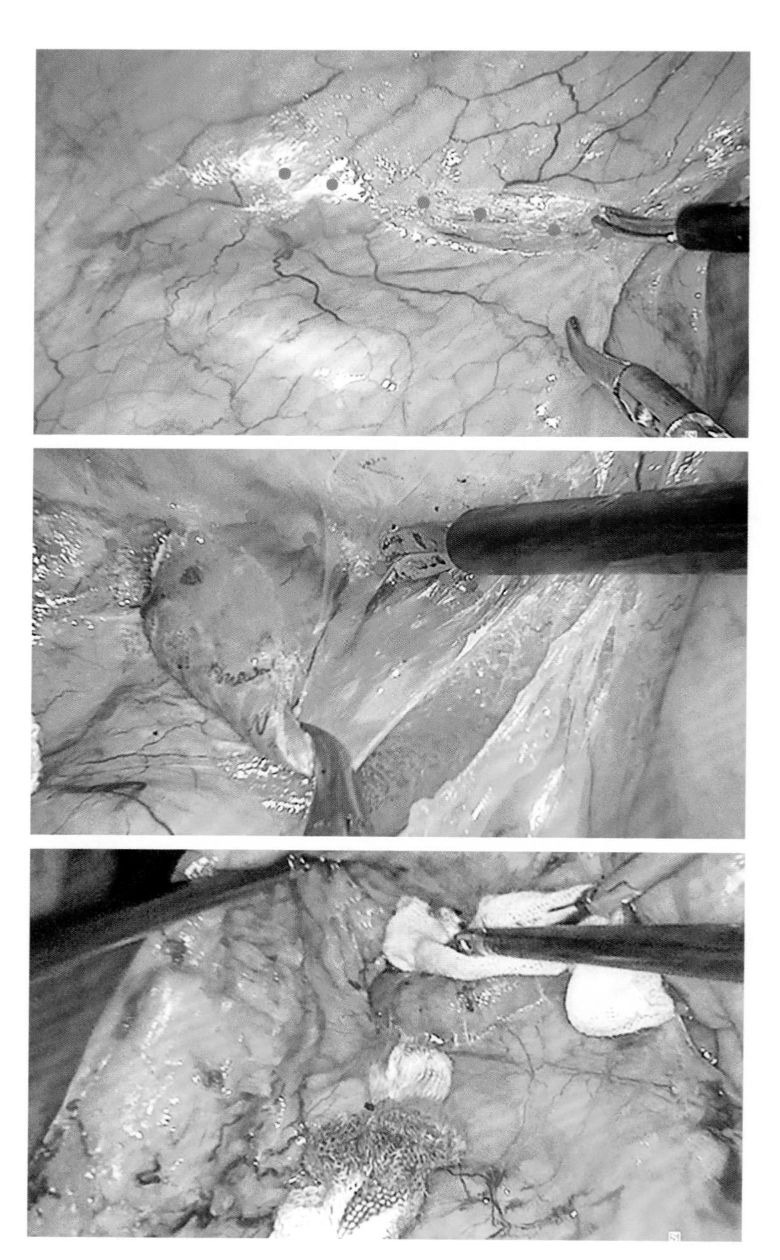

图 7-6-3 右侧墙壁的建立

第四步:将右侧及左侧的纱条汇合。将 Henle 干主要分支、回结肠血管、右结肠血管、结肠中血管包围在纱条之内,根部结扎,清扫周围淋巴结。完成“关门捉贼”的全过程(图 7-6-4)。

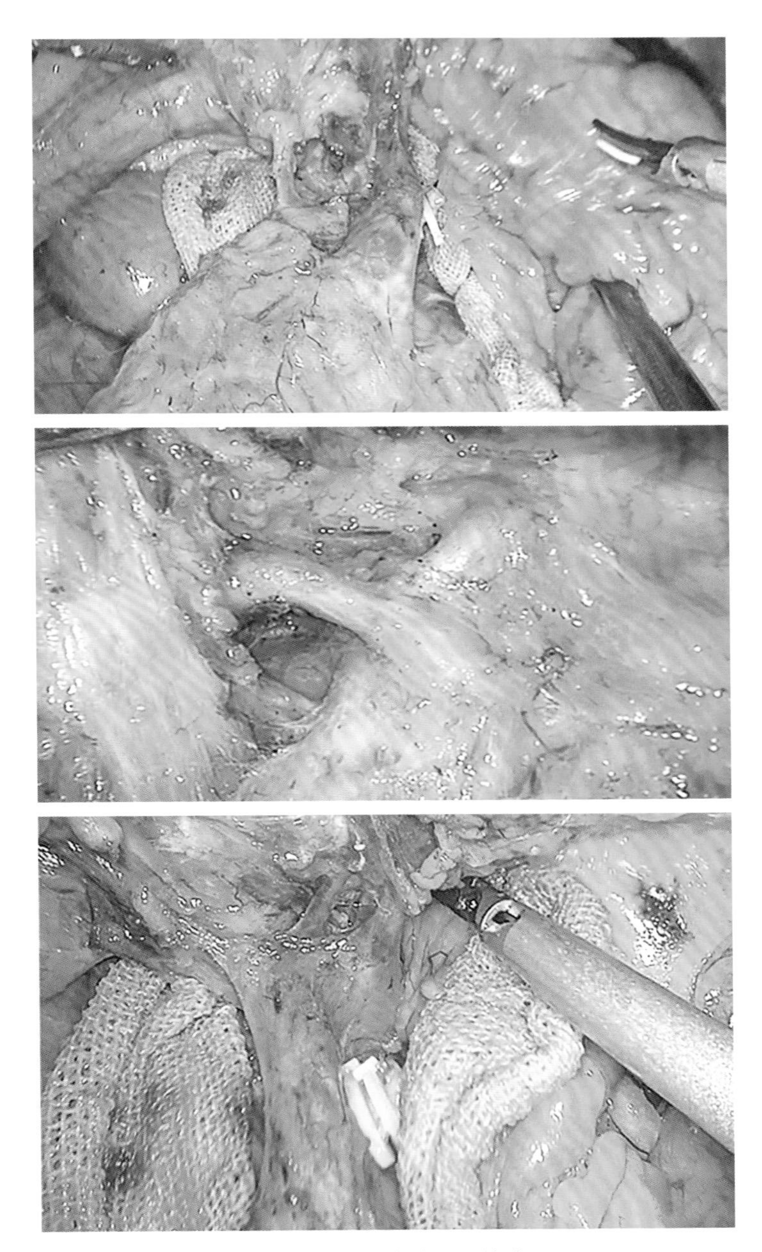

图 7-6-4 尾侧墙壁及门的建立

三、手术的优势

与单纯内侧入路相比，从四面逐渐靠近目标，形成合围之势，对于 Henle 干的各种变异均可逐一分离，减少术中血管损伤及出血，可做到骨骼化清扫。以纱条为标志，手术的安全性得到提高。

（付海啸　符 炜）

7 不同空间视角下的右半结肠手术入路命名的再思考

自从进入了腹腔镜的时代，围绕着右半结肠手术问题的探讨越来越热烈，主要集中在清扫的范围和手术的入路方面，目前很难形成统一的意见。

笔者做过一个思维导图（图 7-7-1），把右半结肠切除术相关问题想了一大圈，结果越想越乱，这也说明一个问题：在对于腹腔镜右半结肠切除术中许多细节的把握上，我们仍旧有许多困惑和不解，正因为没有任何一种几乎绝对安全、有效的方法去解决所有手术相关问题，所以大家都在“摸着石头过河”。

不能否认，在开腹手术时期，右半结肠切除术是比较容易进行的，但是进入腹腔镜手术时代，关于层次的把握和血管的处理这样的困难无法避免，为此涌现出了许多种入路的尝试，笔者提出的“互”字形游离技术就是其中一种入路的思考。

不断涌现出的不同入路和方法让初学者颇为困惑，以至于很多医生放弃了腹腔镜右半结肠手术的尝试。这样的入路之争短时间内统一是不太客观的，但如何去界定，如何临摹成功的经验，避免或少犯错误，值得我们思考。

现在很多医生尝试尾侧联合中间入路的办法，这样既可以兼顾平面的拓展，又可以遵循肿瘤的非接触（no touch）原则。笔者提出的“互”字下方第一横最初也是来源于尾侧入路的理解，右侧结肠在尾侧处由结肠和后腹膜形成的融合筋膜是我们最初的入路选择，这就面临着回盲部肿瘤不能采用这种方式的弊端，尽管没有循证医学证据证实 no touch 原则的绝对有效性，但是目前我们尚需要考虑这样的影响因素。

为了自圆其说也好，为了寻求一种有效的解释也好，笔者翻阅文献时发现日本学者也考虑了这样的问题，《腹腔镜下大肠癌手术》（三毛牧夫主编，张宏、刘金钢主译）中命名为“腹膜后内侧入路”。而这种入路方式正好适合完成右结肠后间隙内侧平面的游离，还很好地克服了 no touch 的限制。

一次参加 3D 手术视频大赛，通过对 3D 视频的反复斟酌和思考，笔者发

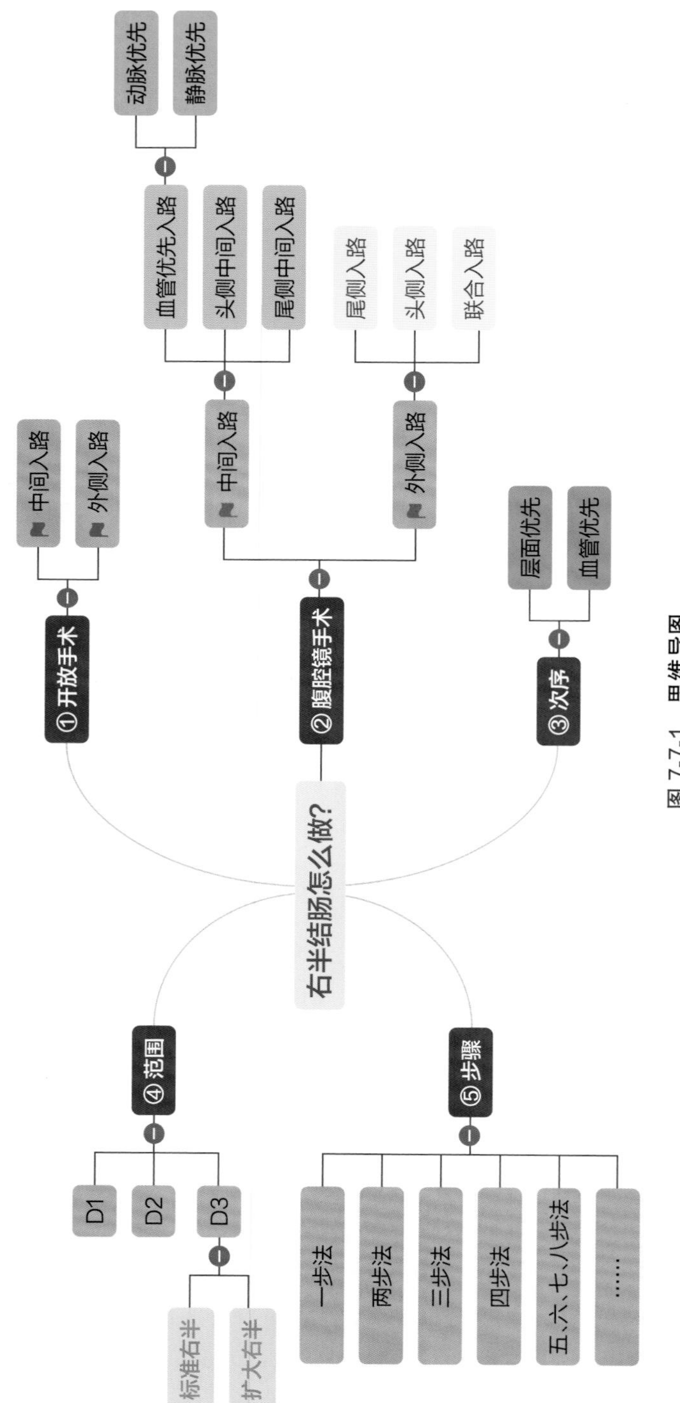
右半结肠怎么做？
①开放手术
中间入路
外侧入路
②腹腔镜手术
中间入路
血管优先入路
动脉优先
静脉优先
头侧中间入路
尾侧中间入路
外侧入路
尾侧入路
头侧入路
联合入路
③次序
层面优先
血管优先
④范围
D1
D2
D3
标准右半
扩大右半
⑤步骤
一步法
两步法
三步法
四步法
五、六、七、八步法
……

图 7-7-1 思维导图

现通过 3D 的视角可以把我们 2D 视角下的尾侧游离路线分成两个部分，一条在外侧，另一条在内侧，而内侧这一条游离路径也和日本学者提出的“腹膜后内侧入路”不谋而合，为此笔者思考可以将“互”字下方第一刀的这一横衍生成小肠系膜根与后腹膜的交界线(图 7-7-2)，这样切开时会有非常好的解剖折点展示在我们面前，同时盲肠尾侧和外侧的腹膜融合我们则先避而远之。

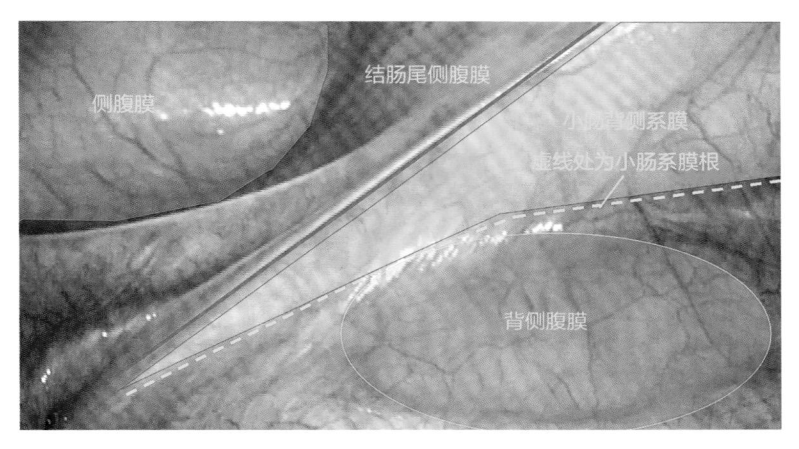

图 7-7-2 **三维视角下的模拟图**

(谢忠士)

8 “互”字右半古诗新解——美人篇

一次受邀参加江西省第一届胃肠知行高峰论坛，接到主办方的讲课任务还是老话题——“互”字右半(详见本篇“1　悟道：腹腔镜右半结肠切除术外侧入路‘互’字形游离技术”)，说实话关于“互”字右半的内容已算老生常谈了，估计很多同道都听过了，如何讲得更吸引眼球呢？于是便想“新瓶装旧酒”，更换课件里的手术视频，毕竟还有很多基层医生没听到过。

可是心里总是空落落的，不想用这样方式去偷懒，难道“互”字形游离方式就不能赋予新的元素？

所幸，会场就在滕王阁旁边，我踏着英雄城的石阶去游览了滕王阁，试图梦回唐朝。在那高阁之上，轻歌曼舞，把酒言欢，提笔在手顿时才思泉涌，似乎每一刻都能迸发出新的灵感。

滕王阁，被毁了 28 次，第 29 次重建于 1989 年，“互”字右半亦是如此，永远不知道哪一天才是我们追求技术的终点，同道们也衍生了不同文字解释，比如“回”字法等，都在不停思考，不断推翻、重建。

将知与行合作一处，才知便是行，能行便是真知。

这次我从枯燥的入路之中跳出来，记得术中每每让助手提拉胃结肠韧带的时候，助手总是不知道提拉后获得显露的效果，一日偶然想到李白一首诗中提及“美人卷珠帘”，特别像提起的胃结肠韧带，网膜囊内的结构若隐若现。所以突发灵感借用唐代几位著名诗人描述美人的诗篇，来重新阐释对“互”字右半的理解。难免牵强附会、文不达意。

书归正传，我们来梦回唐朝：

《怨情》

〔唐〕李白

美人卷珠帘，深坐颦蛾眉。

但见泪痕湿，不知心恨谁。

借用此诗句描述头侧游离起始阶段，助手提起胃后，胃结肠韧带垂下形成的美丽画面，如同美人卷起珠帘（图 7-8-1）。

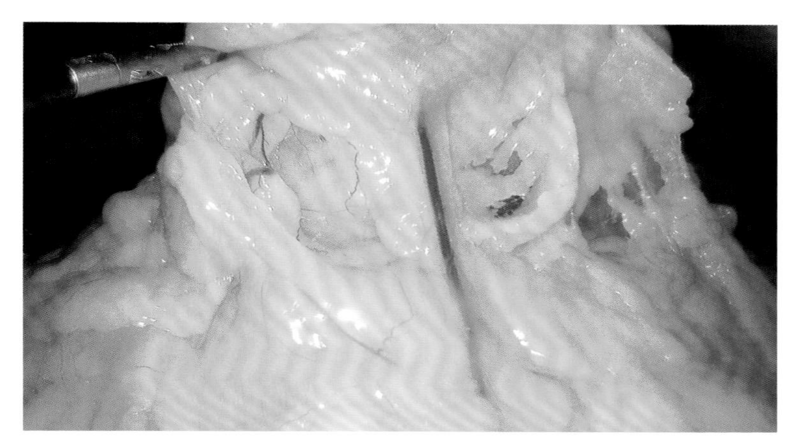

图 7-8-1 胃结肠韧带的处理

显露的效果以隐约可见网膜囊为宜。

胃系膜与横结肠系膜之间丝丝缕缕的联系，如同美人皱起眉头，需轻抚其秀发，展开其蛾眉（图 7-8-2）。

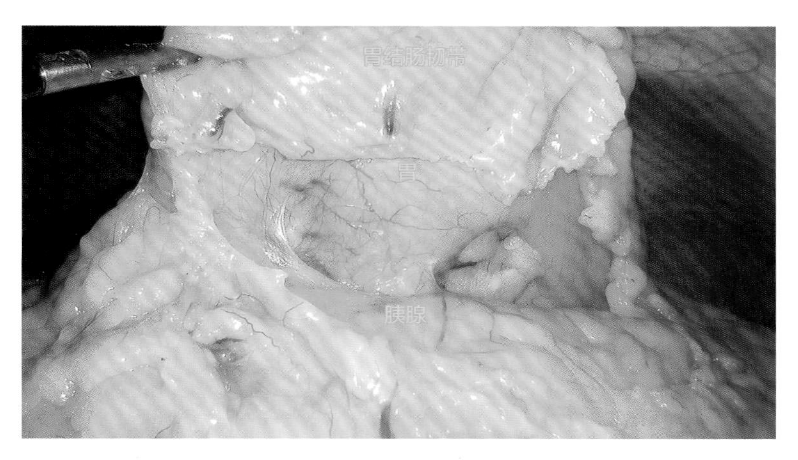

图 7-8-2 胃系膜与横结肠系膜的游离

需仔细寻找胃系膜与横结肠系膜的融合点，避免靠近胃壁直接切开，这样就会造成系膜间隙显露的问题。

外科医生台下可以说是风风火火，到了手术台上有时如同怨妇，动不动就会莫名地发脾气，因为他们心里惦记着一些重要的解剖结构，唯恐伤害她们。

《佳人》

〔唐〕杜甫

绝代有佳人，幽居在空谷。

自云良家子，零落依草木。

尾侧入路起始阶段还是很难的，关键是如何准确、无误地进入到右结肠后间隙之内，如同在空谷之中打开一扇门（图 7-8-3），寻找 Toldt 筋膜和 Gerota 筋膜之间那美丽的“天使之发”（图 7-8-4）。

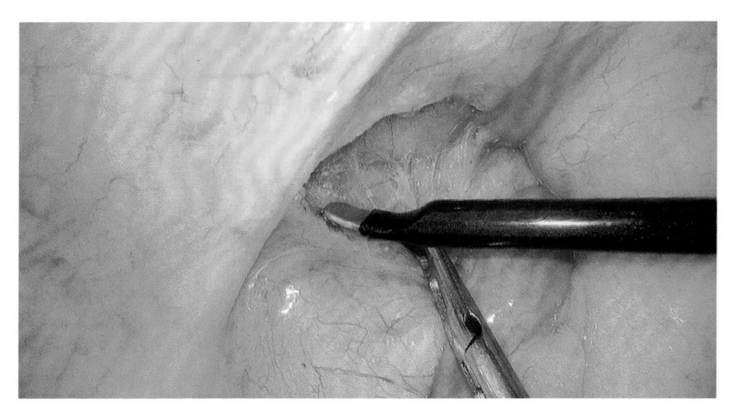

图 7-8-3 **腹膜后内侧入路**

切开小肠背侧系膜，进入将结肠后间隙。

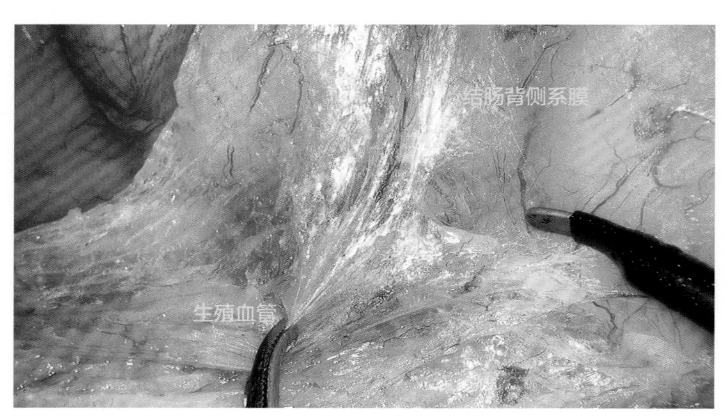

图 7-8-4 **尾侧 Toldt 筋膜间隙的游离**

将右结肠后间隙的完美屏幕比喻做幽居深山的美女，需仔细探求才能访及。

《琵琶行》

〔唐〕白居易

移船相近邀相见，添酒回灯重开宴。

千呼万唤始出来，犹抱琵琶半遮面。

最后回到结肠系膜腹侧面的处理，回结肠血管与肠系膜上血管之间的交角部位仍是判别难点，尤其是 BMI 较高的患者，需移“船”相近仔细判别(图 7-8-5)。

而后贯通回结肠血管交角处腹尾侧游离平面，贯通结肠中血管处头侧游离平面，添酒回灯重开宴(图 7-8-6，图 7-8-7)。

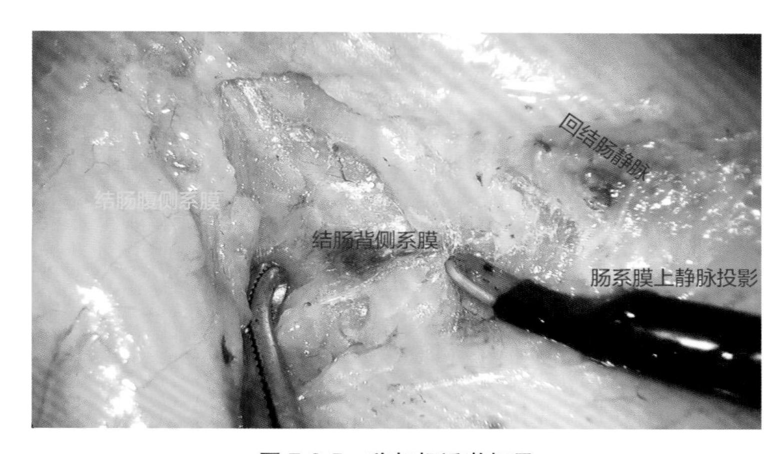

图 7-8-5 **移船相近邀相见**

于回结肠血管与肠系膜上血管交角处切开结肠腹侧系膜，仔细分离显露结肠背侧系膜，因背侧系膜极其菲薄，需仔细判别。

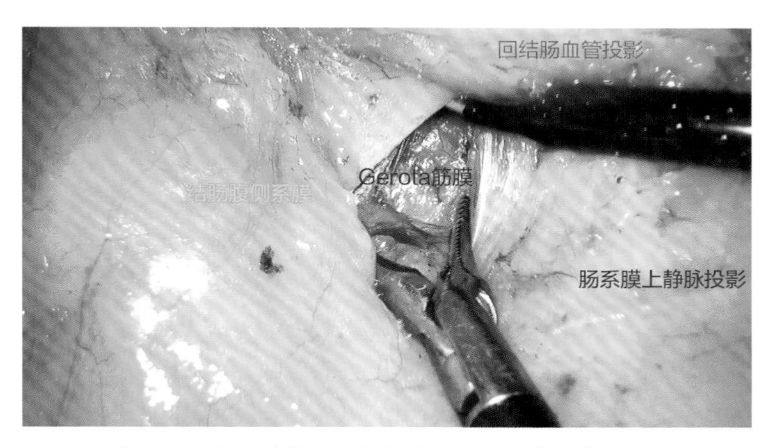

图 7-8-6 **贯通右结肠后间隙游离平面与腹侧游离平面**

腹侧切开上述游离步骤中显露的结肠背侧系膜，与右结肠后间隙贯通。

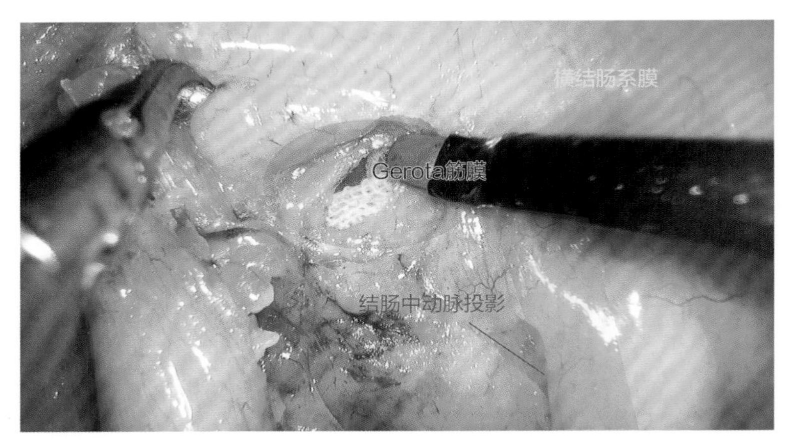

图 7-8-7 贯通横结肠后间隙游离平面与腹侧游离平面
腹侧切开上述拓展的头侧游离平面，与横结肠后间隙贯通。

重点回到处理 4~6cm 长的外科干。仔细游离，将那些“千呼万唤始出来，犹抱琵琶半遮面”的血管属支逐一解剖出来（图 7-8-8）。

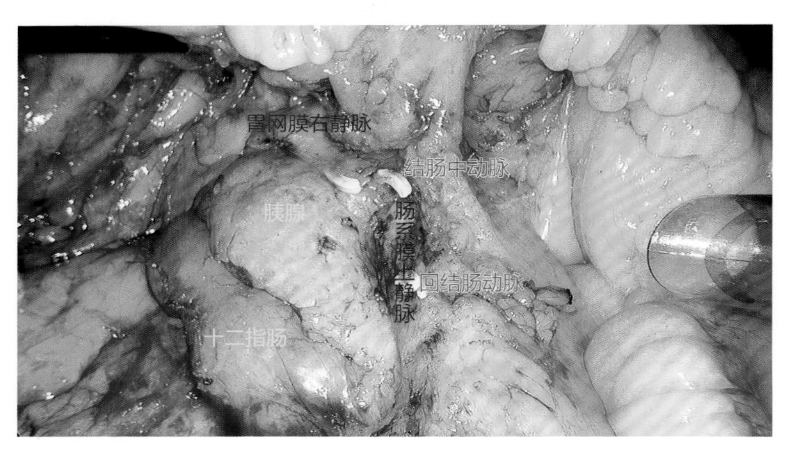

图 7-8-8 完成外科干的解剖
逐一解剖支配右侧结肠的各个血管属支，如同找到犹抱琵琶半遮面的美女一样。

以诗为引，渡人渡己！

（谢忠士）

9 “互”字右半意外处理——一次惊心动魄的手术演示

手术演示不但要考验平素的基本功，还要考量对整体手术的把握和局部解剖的理解，更是考验应急情况的处理手段，最重要的是考验我们的心理素质。

有一次欣赏侧方淋巴结清扫的手术演示，肿瘤局部浸润重要血管分支，术中反复意外出血，术者从容不迫，直至最后啃下来这个硬骨头，令人叹为观止。

此后我也在不断反思，假如有一天自己遇到这样局部解剖复杂，淋巴结肿大融合包绕重要神经、血管的病例该如何处理？

是知难而退？还是勇往直前？

后退，手术可以安全结束，但患者可能因此丧失了唯一一次获得根治的机会，毕竟放化疗都已经做过了。

前进，万一出血无法控制，患者有可能会因此而丧生。这是所有医生一辈子都不希望遇到的情形，于目前的医疗环境，患者及其家属也无法接受。

但这就是医生时时刻刻都要面对的两难选择！

无巧不成书，时间仅过了 1 周，这样两难的抉择就落到了我的头上。

这是约定好的一例右半结肠手术演示，肿瘤不大，位于升结肠中段，主办医院做了内镜下自体血的标记，患者以前做过开腹胆囊切除术，乙型肝炎、肝硬化、门静脉高压，好在肝功能是 A 级。

做手术的患者有些肥胖，而肥胖客观上会增加手术的难度，也容易造成术中出血、副损伤等并发症。

幸好，戳卡刚刚够长。先是分离胆囊切口下的大网膜粘连，而后置入助手右侧的戳卡，再分离大网膜与结肠之间的包裹粘连，然后开始探查，肝左、右叶都是遍布的肝硬化结节，没有腹水，肿瘤位于升结肠中段，可见自体血标记的局部瘀斑（图 7-9-1）。

还没开始游离，刚刚分离开的大网膜就开始渗血，会场的主持专家也建议

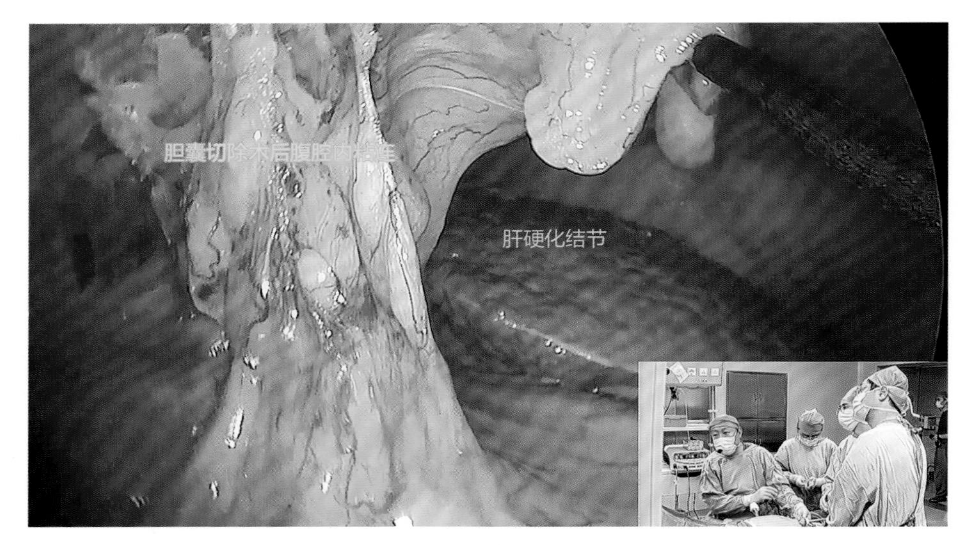

图 7-9-1 **探查所见**

我别用电器械了，刚才电钩烧过的区域都有渗血，凝住了还出，于是改用纱布压迫止血。因为没有活动性出血，按压一段时间就好了。

然后开始向现场的同道介绍“互”字形游离路径和思考，即该手术必要步骤的统筹方法，用汉字“互”的笔画把各个关键部位标识出来，便于理解和记忆。

正式开始手术，发现处处都是曲张的静脉，管壁真是薄如蝉翼。系膜轻轻一夹，立马撕破。助手小心翼翼地提起胃和大网膜，发现胃网膜血管弓很粗，如同筷子的粗细，于是我只能一直叮嘱自己和助手，一定要注意手法轻柔。

我反向牵引的器械也不敢夹持组织，只能靠纱布衬垫才可以形成张力，否则稍稍一个夹持，立即就会出血。但是问题又来了，镜头一见到纱布就立马变暗，它竟然自动调整白平衡，无计可施，只能试图寻求平衡。

虽然粘连紧密，但头侧的游离还算顺利，胃系膜、横结肠系膜、十二指肠 C 形区域、胰腺、胃网膜右静脉、右结肠静脉汇合处，几乎想要见到的重要结构都看到了。同时也向同道们介绍“互”字刀法中头侧游离的益处，除了要完成必要的游离之外，头侧的充分显露，理论上其可以有效把控中间入路处理血管出现的意外情况，尤其是 Henle 干的各个属支出血。说实话，我是真没遇到过这种出血。

然后是尾侧的游离，尽管患者比较肥胖，不易摆放小肠，我还是很轻松地展开了游离平面，只是各个平面之间都需要纱布衬垫展开，画面非常难看。幸好头尾会师还是蛮精彩的。

头尾顺利会师，就该啃中间的“硬骨头”了，尽管结肠腹侧系膜肥厚，还是没太费力找到了回结肠静脉，显露后准备结扎，没想到止血夹竟然没有闭合，并且划破了菲薄的静脉壁，第一滴血就这样出来了（图 7-9-2，视频 7-9-1）。

视频 7-9-1 回结肠静脉出血

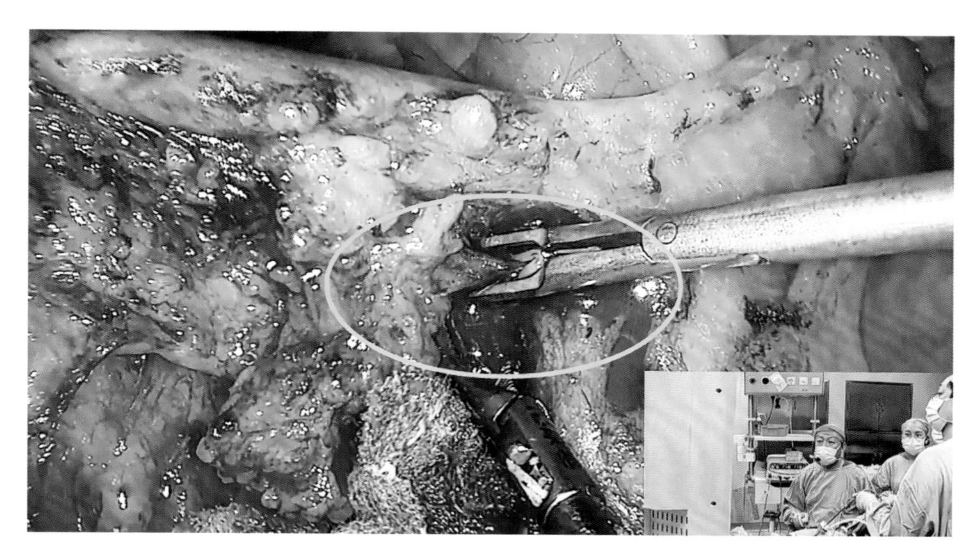

图 7-9-2 止血夹未闭合

幸运的是，腹侧、背侧都已经拓展开，局部可控。这边正在处理回结肠静脉出血，脱不开手，那边 SMV 旁边一堆的小静脉涌血。术中就怕这样多部位出血的情况，别无他法，只能处理主要问题，其他的用纱布压迫止血。用两块纱布压迫，让助手负责压迫和头侧牵开，我专心处理回结肠血管的出血，不敢用结扎锁了，改用可吸收夹夹闭，好在 SMV 旁边的小血管出血也被压迫住了，两个问题同时解决。台上的和现场的同道都替我捏了把汗，好在有惊无险，虚惊一场。

尽管非常不想出现这样的意外影响手术的画面感，还是和现场的同道交流一下简单的成功经验，通常 SMV 小的属支出血，不要盲目止血，都可以压得住，这也为后来的惊心动魄埋下了伏笔……

清理干净刚刚出血区域的术野，继续前行，断掉了右结肠动脉，处理了结肠中动脉的右支，就剩下解剖胃结干然后处理右结肠静脉了。

头侧区域指引标记的纱布也看到了，SMV 进入胰腺后方的区域也显露了，这时未被解剖的区域也就 3cm 见方，曙光就在眼前。

视频 7-9-2 回结肠静脉出血

继续解剖胃结干，突然一股血喷涌而出（视频 7-9-2）。

顿时大脑一片空白，难道是 SMV 被超声刀碰破了？左、右手钳立马上去压迫，效果不明显，右手更换吸引器，叮嘱备血管缝合线及器械，调整助手显露区域。

现场顿时鸦雀无声，大家的心再次紧绷起来，为了不打扰我这边的止血操作，会场临时关闭了麦克风。后来大家和我说，现场分成两派，一派建议立马中转开腹，另一派建议再给最后 3 分钟，看看能否止得住。实际上，我也是这样考虑的，假如超过 3 分钟还是没有确切的手段控制出血，必须及时中转开腹。

我先冷静下来，想到胰腺腹侧面的出血应该是胃结肠干可能性比较大，因为刚刚并没有在胰腺下缘区域操作，碰及 SMV 主干的机会不大。另外，头侧面已经完全拓展，腹侧也仅留一些系膜组织，唯有背侧还未显露，现在的情况下想要显露也是不可能的事了，只能先控制出血。

直接左手钳和右手吸引器将出血区域压向胰腺，出血有所控制，边压边吸除积血，隐约可见一段静脉，立马夹上一个钛夹，但祸不单行，钛夹竟然没有闭合，于是马上更换可吸收夹。幸好夹闭了远端，右手吸引器和左手分离钳继续调整，夹到了血管的近端。

回头清理“战场”，出血部位是胃网膜右静脉汇入胃结干的区域，吓得我一身冷汗。

门静脉高压患者的胃结肠干出血压力堪比动脉，喷涌而出，正如刚刚埋下的伏笔一样，以前经常和大家说，做“互”字右半时静脉出血不要慌，压住就可以了，通常压力都不大，现在看来须个体化对待，这例患者就比较特别。

幸好头侧完美拓展，现在看来开始花大量的时间在此还是值得的。

此外，直播非常考验术者的心理素质，或许这才是手术的魅力所在。我们平常展现给大家的都是完美的画面，很少会以失败经验示人，实际上这样的复杂情况也会时常遇到，让我们勇敢挑战、沉着应对吧！

尽管现场的同道一致赞扬我的沉着冷静，因为小画面可以看到术中精细的操作，实际上内心还是无比纠结的，当时大脑中迅速闪现了许多应对方法和结局，虽然没表现出双手紧张地发抖，但着实出了一身冷汗。

（谢忠士）

第八篇

轻松一刻

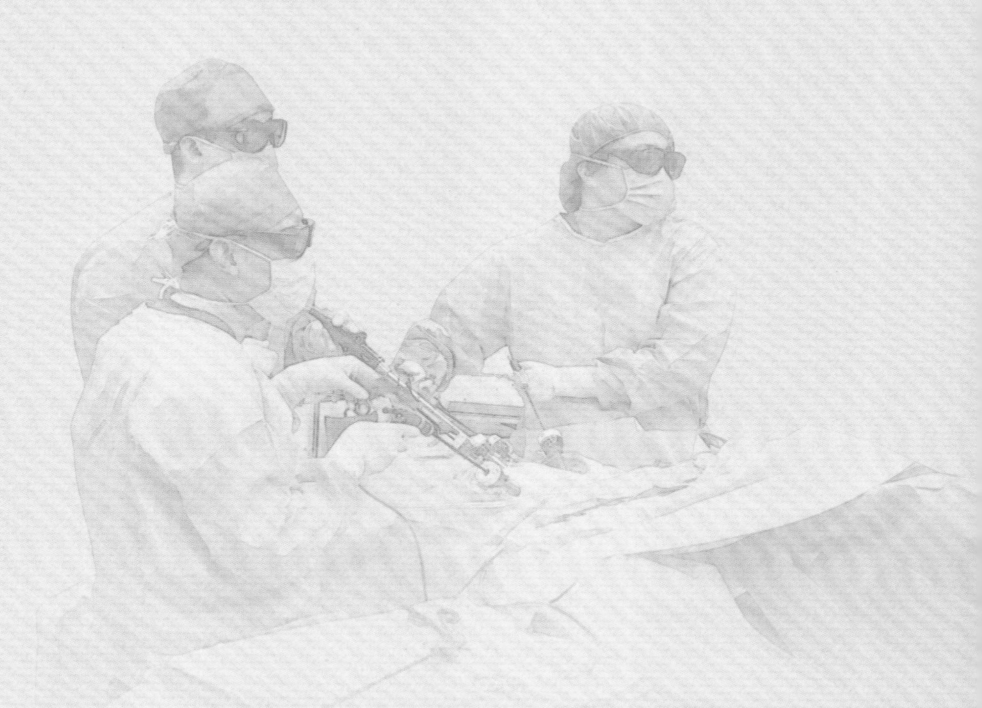

1 戏说腹腔镜手术——钻到肚子里的那只孙猴子

小时候会羡慕孙悟空的神通广大，到如今许多难以想象的事情都已变成现实，犹记得小时候看《少年科学画报》，里面虚幻的场景是猪八戒得了腹部肿瘤，需要做 CT 扫描，其中断层扫描被描述成如同切火腿肠一样，当时觉得很神奇，现在这样的检查已经几乎普及了。

另外，许多治疗手段也已经颠覆了传统的思维惯式，就如腹腔镜手术。

那么，外科医生到底有多能耐？有十八般武艺和七十二般变化吗？腹腔镜就好似化身成孙猴子钻进了患者的肚子里。

想要神通广大，还需要许多法宝：

1. 火眼金睛 腹腔镜的摄像头就是外科医生的火眼金睛，它具有 4~6 倍的放大作用，可以更加清楚地显露许多细微结构，借用时髦的词汇就是“可以更加精准”。

此外，腹腔镜不再存在观察的死角，可以对整个腹腔完成系统的探查，更能发现许多细微的病变，传统开腹手术想要达到这样的效果则需要很长的切口才能实现，并且即使很长的切口，有些部位的探查还是靠手摸确定的，相比直视下观察必然增加了不确定性。

看完了这些，您还会觉得腹腔镜手术看不清、做不干净吗？随着工业技术的进步，影像效果会越来越清晰，3D、4K、5G 将进一步改变我们的传统视野（图 8-1-1）。

2. 金箍棒 火眼金睛可看清妖魔鬼怪，那怎样才能降妖除魔呢？这就需要定海神针——金箍棒了。俗话说得好，“没有金刚钻，别揽瓷器活”，孙猴子没有金箍棒，有时候也只能抓耳挠腮。腔镜外科医生的金箍棒同样也有诸多变化，可以幻化成诸多利器。

幻化成超声刀：可剪、可断、可推、可切、可剃、可拨、可剥、可分、可戳（引自李国新教授的超声刀九字诀，图 8-1-2）。

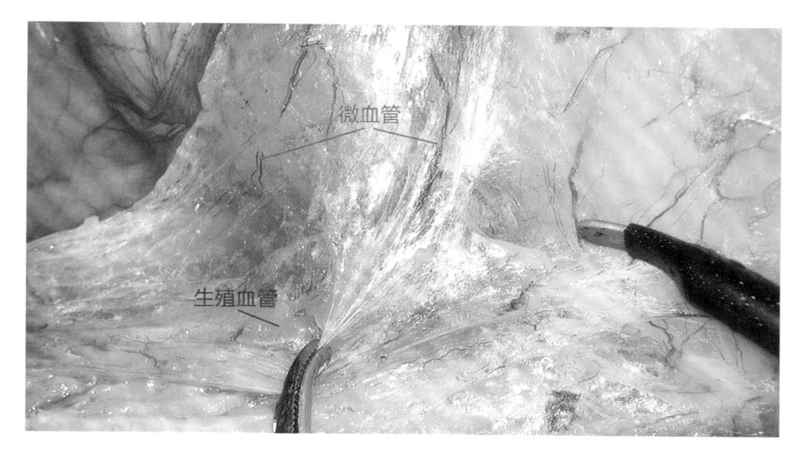

图 8-1-1　**模拟图示**

4K 腹腔镜高清的分辨率，配合 55in 大屏幕，可以清楚地把细微的血管展示在术者眼前，极大降低了误损伤的概率。

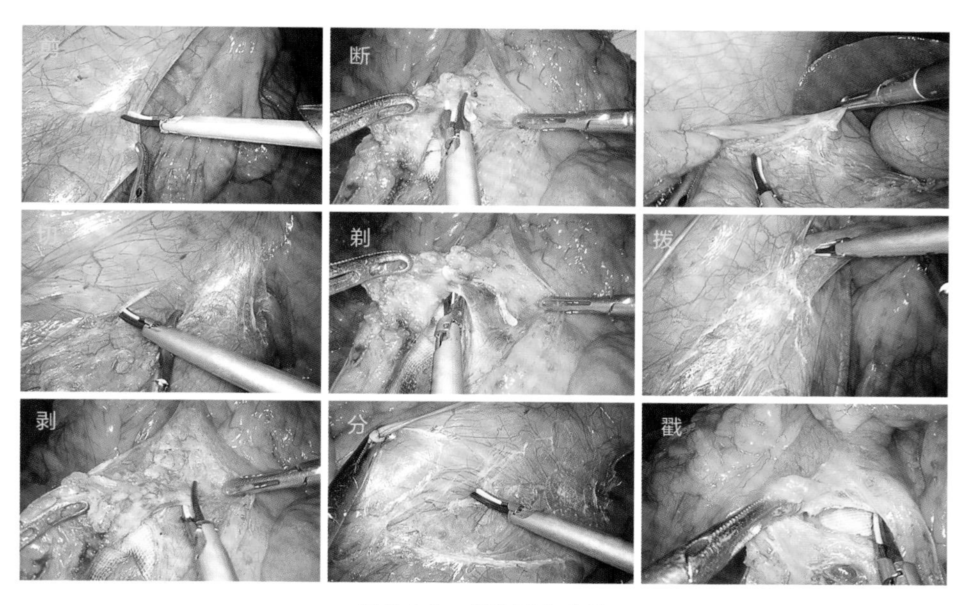

图 8-1-2　**超声刀九字诀**

幻化成电钩：可演变成多种使用技能，推钩、挫钩、撕钩、提钩、钯钩、分钩、搭钩、行钩、云钩、托钩、献月。

幻化成吸引器：可吸可冲，可推可分，可拨可戳

此外还有诸多变化，如电铲、电棒、电剪刀、胃钳、肠钳、分离钳等，详见本

书相关内容。

3. 紧箍咒 微创手术有一点是毋庸置疑的，那就是优势不仅停留在技术层面，而是关乎肿瘤治疗的整个战略平面，因为创伤小、恢复快，患者很快就可以开始进一步的抗肿瘤治疗，为抗击肿瘤的战斗赢取了宝贵的窗口时间。

当然，技术的使用必然有其适应证，超过使用适应证的限制，任何条件都去强调所谓的"微创"就违背了初衷，使用不当还会适得其反，造成难以处理的后果。而这个规范的适应证，就是孙猴子头上的紧箍咒。

（谢忠士）

2 东北那疙瘩的腹腔镜直肠癌根治术

中国地大物博,方言众多,仅东北就有很多方言,作为东北土生土长的外科医生,术中难免会蹦出几句方言,我把东北的一些手术中用的土话收集起来,免得同行交流中引起误解,学习之余也供大家一乐。

以腹腔镜直肠癌手术为例,有一个小故事:以前有个研究生小弟,发音不太标准,患者缺铁,他汇报病例时说"缺戚(qie)",我当时就告诉他:"缺戚好办,杀一头猪,请几桌客人就行了",后来这个孩子就磕巴(口吃)啦! 东北话"来戚(qie)了,就是来客人了。"咱东北人都好客,不怕缺戚(qie),怕缺铁,来来来,大铁锅支上,杀猪喽!

1. 体位篇 全身麻醉生效后,取改良截石位,固定带固定双腿及上身,以防止改变体位时患者滑落(图 8-2-1)。

方言:麻醉师把患者撂倒后,躺平乎喽,跛了盖儿打点弯,咂咂头(乳头平面)上边和小腿肚子捆结实喽,别一栽楞儿啪嚓一声掉地上。

2. 第一刀 探查腹腔无转移后,助手提起乙状结肠及肠系膜下动脉投影处系膜,超声刀切开乙状结肠内侧系膜(图 8-2-2)。

方言:整个浪的惦兑惦兑(寻找)一圈,这疙瘩那疙瘩都没事后,体根儿(起初)小弟提溜起来乙状结肠,要紧绷着,用超声刀划拉开。

3. Toldt 筋膜间隙游离 向头侧寻找肠系膜下动脉根部,拓展 Toldt 筋膜间隙,寻找并注意保护输尿管(图 8-2-3)。

方言:沿左、右髂动脉向脑袋瓜这边踅(xue)摸(寻找)肠系膜下动脉根部,在 Toldt 筋膜间隙扒楞扒楞,鸟悄地(轻轻地)看看输尿管动弹不动弹。

4. 直肠后间隙游离 处理直肠后间隙时,应保持游离平面的完整性,确保标本的 TME 质量(图 8-2-4)。

方言:把直肠系膜弄得光溜滴,漂白漂白的(形容特别白),别整得半拉柯基的、秃噜反帐的、埋了八汰的(埋汰)。对于太囊的(人身体软弱或东西松软

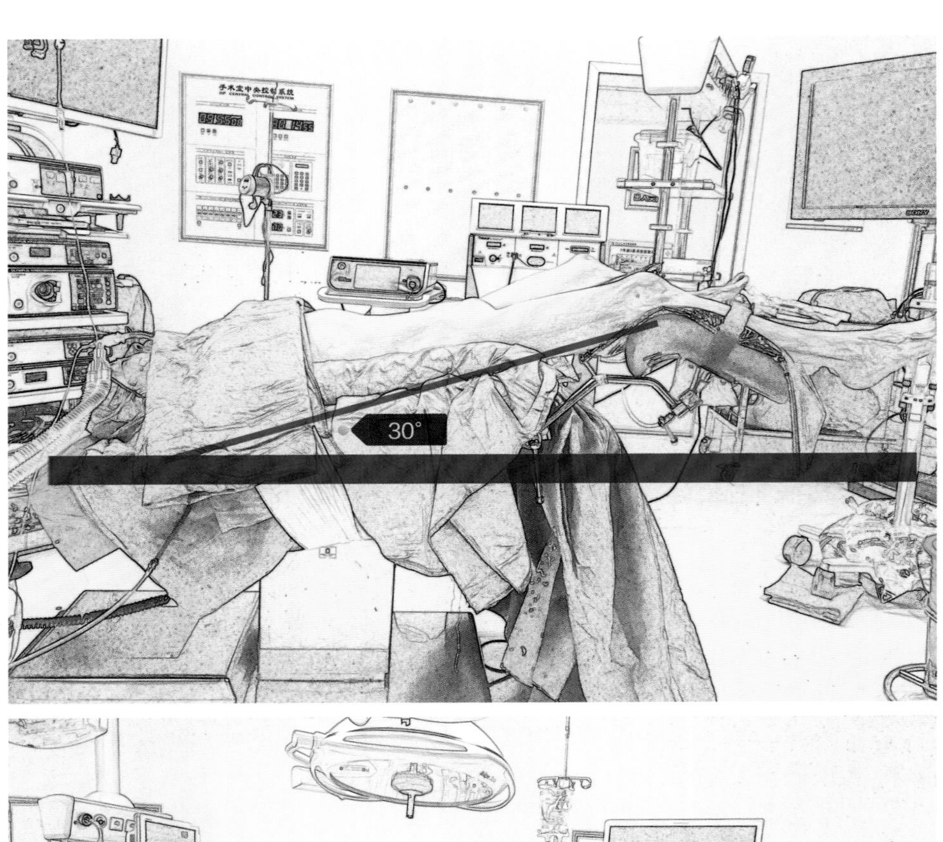

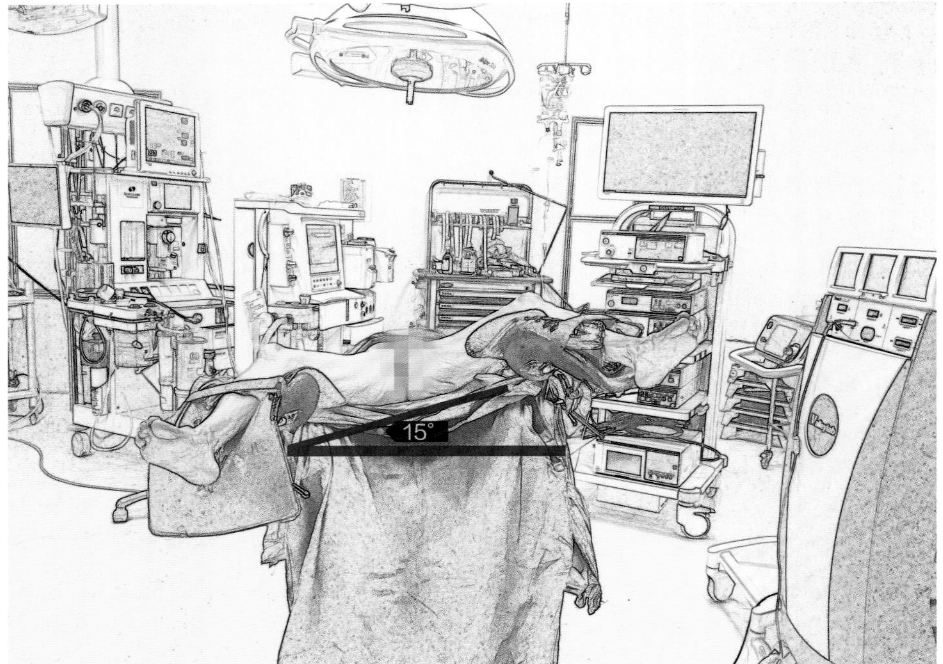

图 8-2-1 体位展示

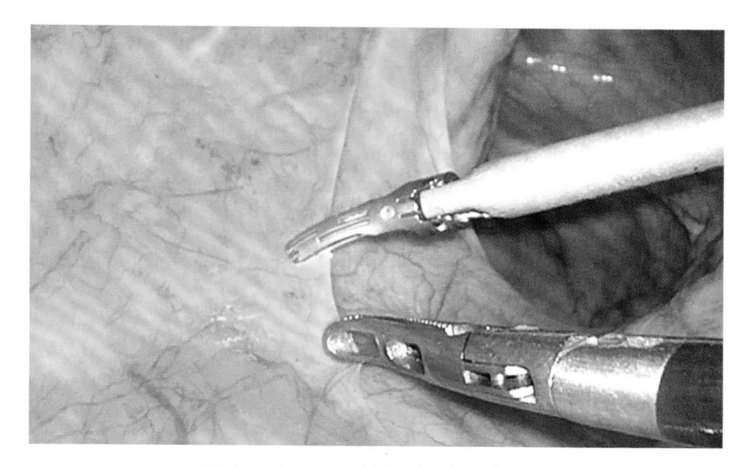

图 8-2-2　乙状结肠内侧系膜切开

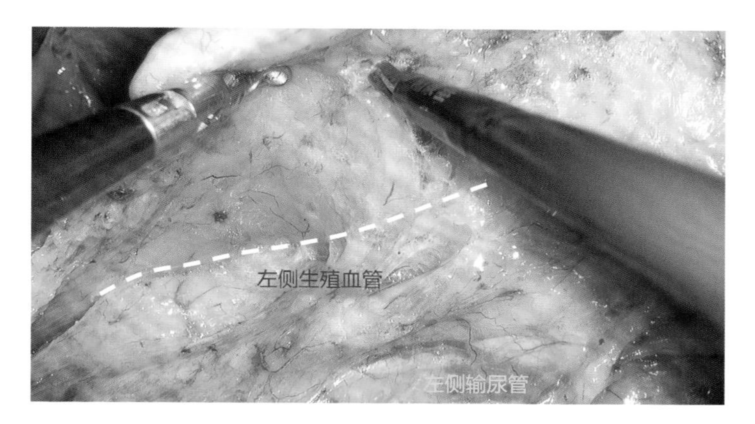

图 8-2-3　Toldt 筋膜间隙拓展

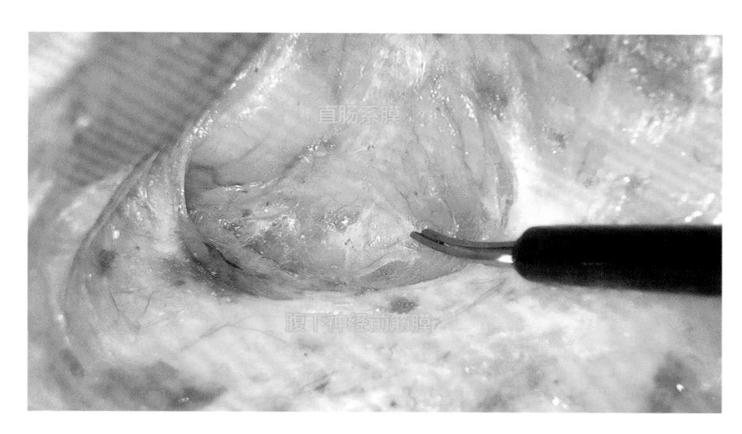

图 8-2-4　直肠后间隙游离

不坚实),动不动就冒血滴,要有耐心烦儿(脾气绵软、有耐性),要是弄破了骶前静脉,就扎约了(麻烦了)。

5. 前壁游离　处理直肠前壁时,悬吊子宫(男性悬吊腹膜反折)是不错的选择(图 8-2-5)。

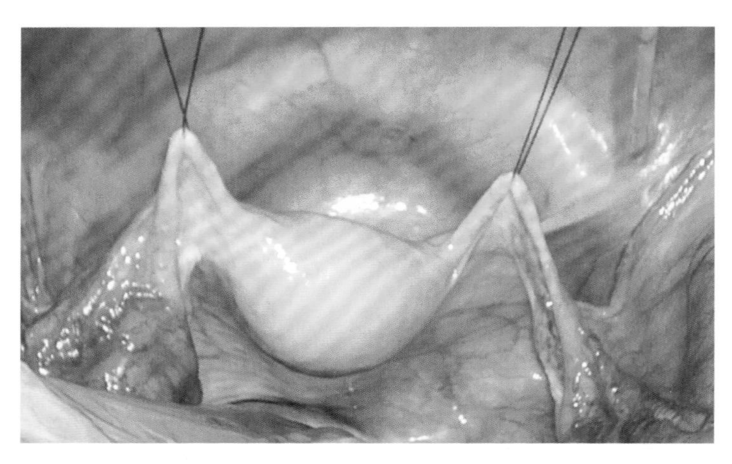

图 8-2-5　**悬吊子宫**

方言:把前边提溜蒜挂(散乱、不规整)弄卑服的,能省不少事,做起来也得劲儿(舒服)。

6. 闭合篇　3cm 丝线标示远端切缘(图 8-2-6)。

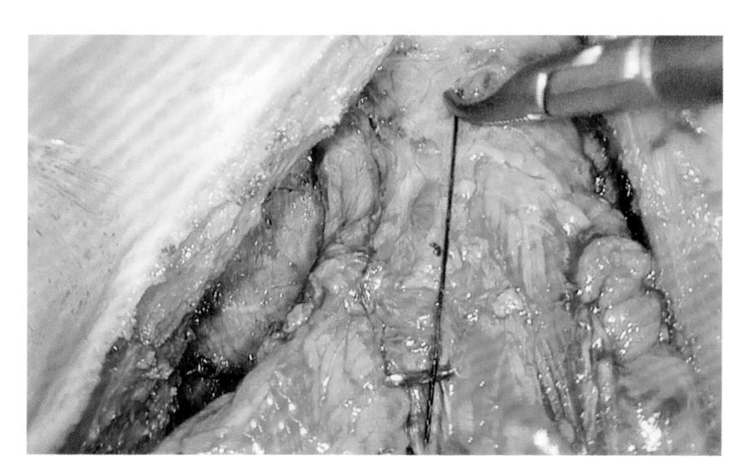

图 8-2-6　**标记切线**

3cm 丝线标记肿瘤远端距离。

方言:整 3cm 线准称儿的,不能大要估摸着(估计)。

7. 提出标本吻合篇　取左下腹辅助切口取出标本,切除标本后近端置入吻合器钉砧,重新建立气腹,旋紧吻合器,激发后应挤压 30 秒,避免术后出血。

方言:左边开个口子,把肠子拽出来,利整地(利落整洁)囫囵个儿切了瘤子,再放回肚子,别整得里出外进(很不整齐的样子)。吻合的时候应使出来吃奶的劲儿,咔嚓一下严丝合缝牢绷的。把口子(切口)缝好,别整孬服了(化脓了)。

手术是团队配合的艺术,需要团结合作!

用东北话讲就是"整个过程应该把大家伙圈拢(往一块团结,使不分散)在一起,别心思自己会点舞把操(能力或技艺),就得了吧搜的、破马张飞的(张牙舞爪的不讲究)、舞马长枪的(形容发怒或情绪激动的样子),让别人无急六受(无法忍受的程度)的。应该嘎巴溜丢脆(干脆利落),别水当尿裤(形容不挺拔、不利落)的,要听人劝,不能当犟眼子(固执)。"

(谢忠士)

3 戏说腹腔镜右半结肠切除术——三打白骨精

无论白骨精幻化成什么样子，都会被孙悟空识破，把她打回原形。

白骨精原形是什么呢？众所周知，是一堆白骨；那右半结肠的原形又是什么呢？是转位之前的中肠。

那我们就试图把转位的中肠“打回原形”吧！

第一关

看似简单轻松，实则暗藏陷阱，从下外侧切开，沿 Gerota 筋膜一路向上，很容易就把十二指肠和胰腺掀起来，它们不是敌人是朋友，一定要注意及时把它们放下来。

从其内侧我们就可以见到大 boss——肠系膜上静脉和胃结肠干的身影，但是师父不让打，那就做个标记（留置一块小纱布），“俺老孙到此一游”（图 8-3-1）。

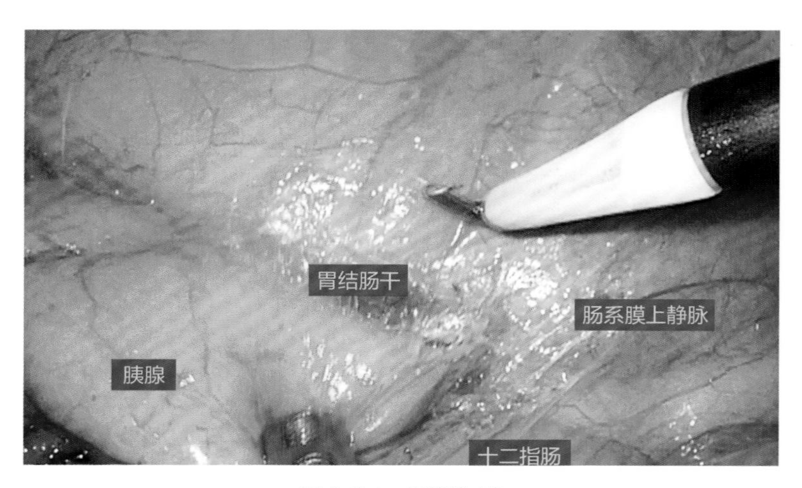

图 8-3-1 **尾侧入路**

第二关

依旧是探路，收拾了挡路的“小妖”（弓内或者弓外切断胃结肠韧带），此处乃三界（前肠、中肠、后肠）交汇，胃、肠、胰腺之间遥相呼应，丝丝相扣。此处试图孤立它们，把结肠和胃、胰腺之间的“魔性”（膜性）联系切断，软硬兼施，看清胃结肠干的各个属支，还是做个标记（留置一块小纱布），“俺老孙到此一游”（图 8-3-2）。

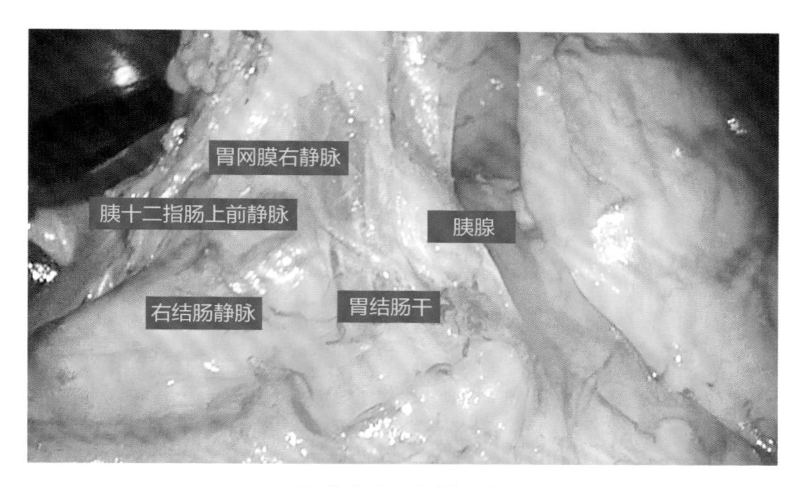

图 8-3-2　头侧入路

第三关

接下来我们“直捣妖穴”，无论中肠怎么变化（转位），它始终离不开肠系膜上血管，那处理它的整个过程自然就要围绕着肠系膜上静脉进行，切记要小心行事。首先碰到的是难缠的“小妖”——回结肠血管，它贴身保护 SMV，两个“触角”（动静脉）上下飘忽不定，处理了它们后沿 SMV 表面上行，此处会有百般变化（有时出现右结肠动静脉，有时出现中结肠静脉等），我们要在其表面细致地操作，揭开其面纱，去除它的障眼法。

最后会遇到 SMV 的“贴身护法”，那就是胃结肠干，其解剖变异很多，我们可以把它理解为跨界的“妖怪”，其接纳着胃网膜、结肠和胰腺的血液回流，处理完它也就大功告成了（图 8-3-3）。

简单总结：打五个孔走三步。

文后自评：这是开始尝试尾、头、中间入路时写的文章，目前手术的过程中笔者喜欢从头、尾、中间的游离次序进行，但万变不离其宗，手术整体的步骤无非就是这几个关键部位的掌握，无须过分纠结从哪里起始、哪里结束。

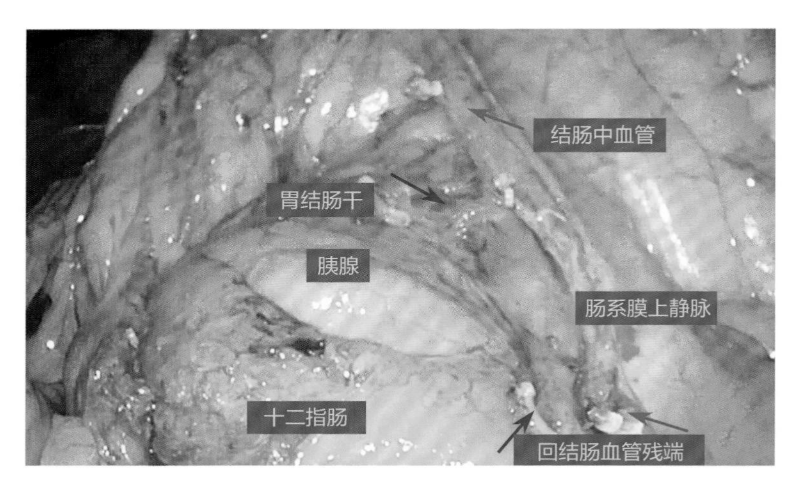

图 8-3-3 D3 淋巴结清扫

（谢忠士）

4　戏说腹腔镜直肠手术——洞穴探秘

外科手术目前已经告别了触觉外科阶段，进入了视觉外科的阶段。腹腔镜技术的普及，使我们见到了许多在传统手术中无法感知的解剖结构。近年来外科手术理念的更新尤为明显，讲胚胎、讲间隙、讲膜……那么，如何把握正确的解剖间隙，把每个组织和器官“打回原形”，完成肿瘤及区域淋巴结的整块切除呢？我们试图通过耳熟能详的神话场景来进行一次探索之旅。

第一刀很关键，它如同是打开洞穴之门的一把钥匙，在那未知的神秘地带打开一扇天窗（图 8-4-1）。

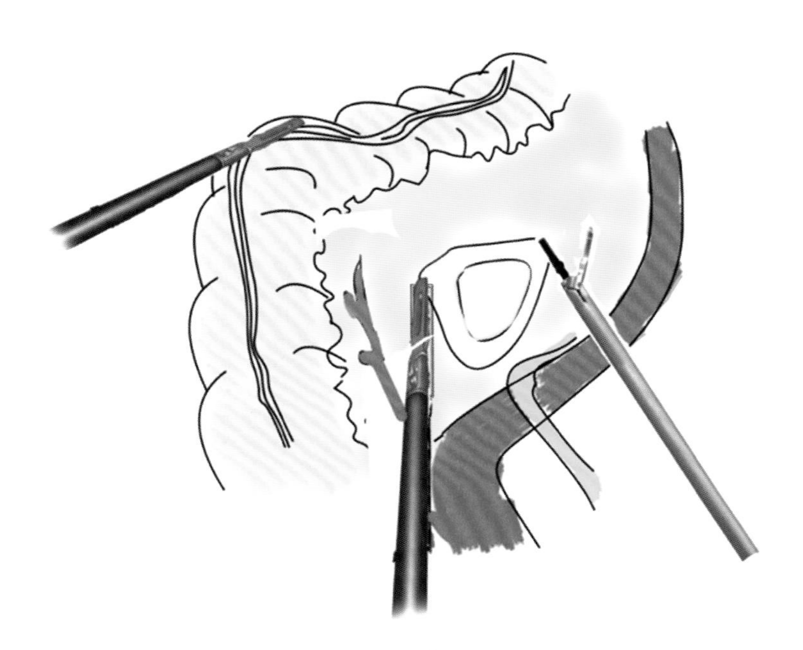

图 8-4-1　**模拟图**

首先我们可能进入到一个盘丝洞（Toldt 筋膜间隙），栈桥（髂外动脉）下传来轰隆隆的声音，桥上盘结着密密麻麻的蛛丝（上腹下神经丛），轻轻拂去洞顶垂落的蛛丝（疏松结缔组织），洞内豁然开朗，隐约可见小桥流水（左侧输尿管），可见血脉相连（左侧生殖血管）（图 8-4-2）。

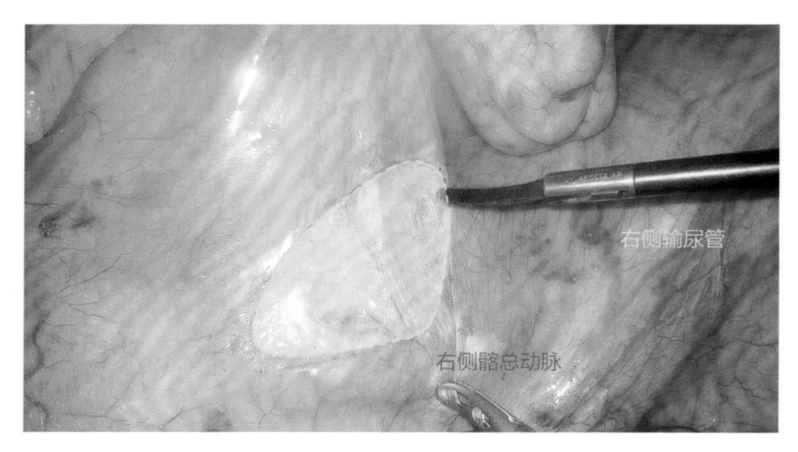

图 8-4-2 盘丝洞

离开盘丝洞继续前行，进入无底洞口，盘丝洞（Toldt 筋膜间隙）与无底洞（直肠后间隙）之间的门是虚掩着的，轻轻分离推开，眼前豁然开朗，时间空间交错中我们跌入了无底洞。但稍有不慎就会误入错误的洞穴（解剖间隙）中。走错了方向将不会有holy plane里的angel hair，迎接你的可能是“血”雨腥风（图8-4-3）。

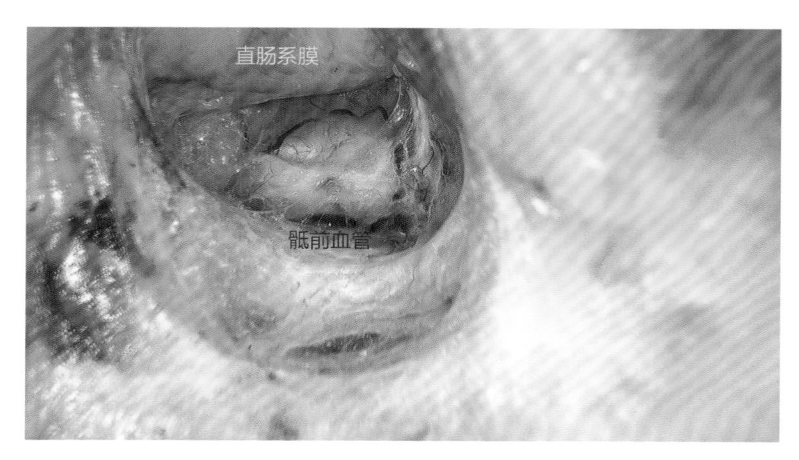

图 8-4-3 无底洞

无底洞（直肠后间隙）与水帘洞（肛提肌上间隙）之间有一道门，它的名字叫作 Waldeyer 筋膜，轻轻地推是推不开的，得用点力，但是也不能用蛮力，需要找到门的确切位置用金箍棒（超声刀或者电刀）敲开。有人用蛮力一脚踢开，结果跑到直肠系膜里去了，这就不好了。

水帘洞人迹罕至，别有洞天（图 8-4-4）。

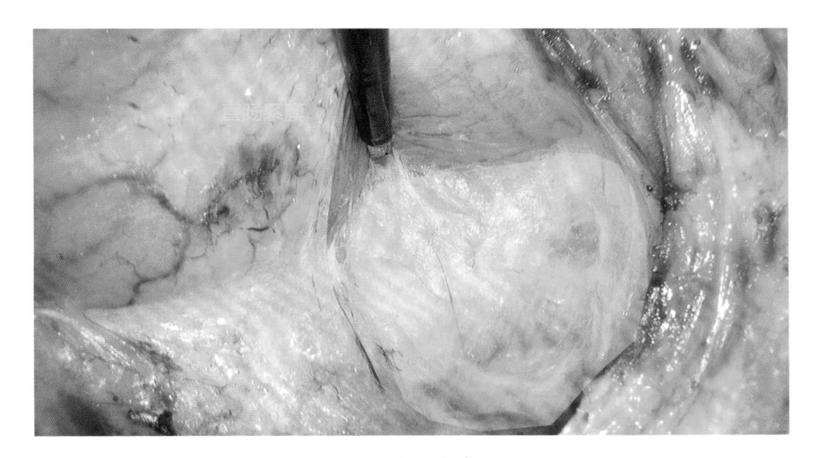

图 8-4-4　**水帘洞**

"你看他瞑目蹲身，将身一纵，径跳入瀑布泉中，忽睁睛抬头观看，那里边却无水无波，明明朗朗的一架桥梁。他住了身，定了神，仔细再看，原来是座铁板桥。桥下之水，冲贯于石窍之间，倒挂流出去，遮闭了桥门。却又欠身上桥头，再走再看，却似有人家住处一般，真个好所在。"

——引自《西游记》

简单总结：腹腔镜直肠癌根治术就是通过打五个洞找三个洞，便于理解和记忆。

文后自评：这篇短文主要是针对后间隙的游离，对于直肠前间隙和侧间隙未加详解。

（谢忠士）

5 跨界思考——老司机开车不看挡 vs. 新手开车不看路

有的助手在配合过程中，总是无意中低头看一下器械的位置，想想刚开始学习开车的时候，许多人也会不经意间低头看看挡位，道理是相通的，估计大家都有类似的经历吧！

新手开车习惯低头看挡位必然增加潜在的交通事故的风险，有可能在你低头的一刹那，旁边正好出现一个行人或者车辆，其风险不言而喻。手术中助手的配合也一样，在分离显露重要结构的时候，你无意间低头看看器械位置，就会导致了器械位置的改变，而这种改变你是无意之中的，却增加了手术的风险。

同理也适用于扶镜手，有的扶镜手习惯低头看镜子位置，不抬头看屏幕，这样就会失去方向，一方面影响术者的操作和术野的显露，另一方面也容易碰到别的组织污染镜头。

本书介绍了术中找不到北的实用技巧，那是强调远视野状态下器械位置的有效调整，和操作过程中的器械调整截然不同。这些方法同样适用于腹腔镜手术的新手们。

老司机根本不用看，可以指哪打哪、器随心动，毕竟经历多了，可以秒懂术者的任何意图。新手无法达到这样的境界，可以试图停下来，看好方向再向前走，不怕慢就怕快，反而过犹不及。

老司机行驶过程中频繁换挡、收放自如；同理腹腔镜老手配合时器械部位和力度均能从容掌控。新手行驶过程中一挡就能到 60m/s，越着急越乱；同理腹腔镜新手会狠狠地抓持组织，甚至把组织撕脱（图 8-5-1）。

老司机动作规范、标准，这样犯错误的概率就会少很多。新手动作笨拙，必然影响操作的灵活性，虽说可触类旁通，但是不可能照搬所有原则。

老司机遇事不慌不乱，可以从容面对。新手遇到突发情况，往往手忙脚乱，造成严重后果（视频 8-5-1）。

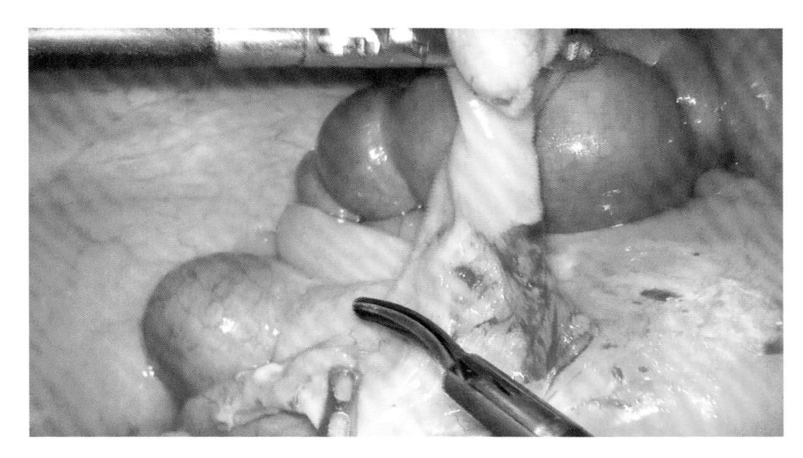

图 8-5-1 **助手撕脱组织**

腹腔镜右半结肠尾侧游离过程中，助手牵拉阑尾造成阑尾系膜撕脱出血。

视频 8-5-1 **损伤回结肠动脉**

术者超声刀使用错误，利用工作刀头面向血管游离，造成回结肠动脉出血，而后助手慌乱状态下，把破口血管拉断，造成血管断端回缩。

老司机见多识广，临床经验丰富。新手初出茅庐，临床经验匮乏。

老司机的世界你不懂，也正如每一个老司机不都会成为一名赛车手一样，因为能达到顶峰的人并不多，所以我们没必要追求那些遥不可及的，要勤学苦练，做好本职工作。

学术亦是如此，有些高深的理论，没有一定程度的积累是无法理解的。你领悟不到的境界，别人就是讲一千遍也是徒劳；而你领悟到的境界，不需要聆听也可以殊途同归。

记住还有一句老话：“淹死的都是会水的”。老司机虽说技术精湛，但也需要谨慎驾驶。

（谢忠士）

6 对着苍蝇撒尿——谈谈如何利用原始本能进行规范化培训

男洗手间小便池的尴尬就是:无论怎样的提示,例如“向前一小步,文明一大步”等,似乎都避免不了小便池四周的一片狼藉,周围越是脏,你越不想靠近,结果就越来越差。

荷兰阿姆斯特丹机场的男洗手间里,每一个小便池上都雕刻着一只苍蝇,方便的人一看到苍蝇,就会产生瞄准的冲动,据施工者统计,这样的设计使飞溅率降低了 80%。我国三亚凤凰机场的男卫生间也是这样的,看到那一瞬间马上就想拿出手机拍照,周围异样的眼神提示我不能这么干(图 8-6-1)。

回到我们所受到的启迪中,我们谈谈如何进行腹腔镜手术规范化操作的培养,肿瘤的规范化治疗我们呼吁了很多年,但是基本上是你说你的,我干我

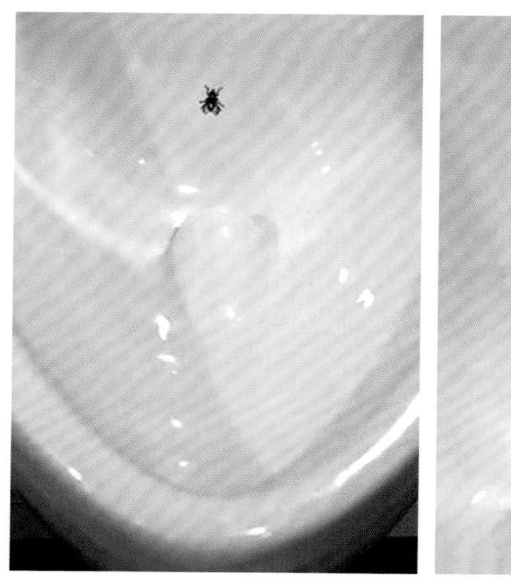
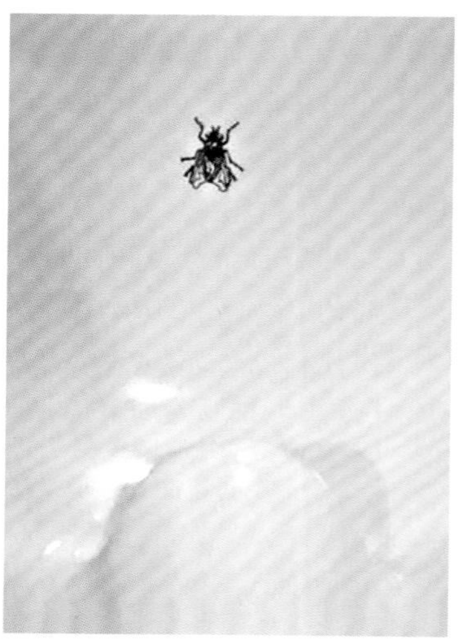

图 8-6-1 小便池上的苍蝇

的，其中包含着各种层面的问题，我们只是试图解开医生层面出现的问题根源，使之安全、有效、规范地开展腹腔镜手术。

那就需要设计一整套培训方案，培养医生原始性的心理冲动，似乎比漫无目的的说教更加有效。

设定整个手术流程的每一个“苍蝇”，你不干掉它就不罢休，这样至少可以规范手术所要达到的范围，避免盲目地扩大或者缩小。

就以腹腔镜直肠癌根治术中肠系膜下动脉根部的判断为例，无论保留左结肠动脉与否，很多人都说自己做的是D3，因为清扫了IMA根部的淋巴结（这里不讨论低位直肠癌D3手术是否必须的意义）。但是纵观许多手术录像，实际上我们并没有看到真正IMA从腹主动脉发出的位置，因为在处理乙状结肠内侧系膜时头侧那个弯就拐早了，这样可能就会差出来1~2cm的距离，这种处理血管倒没有问题，但是根部淋巴结肯定是留下了（图8-6-2）。

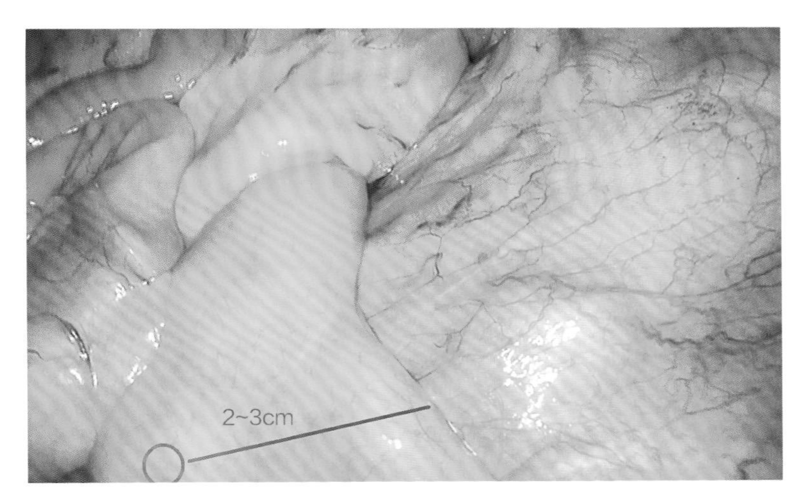

图8-6-2 小肠系膜遮挡的IMA根部

这就是为什么我们手术开始时要把小肠推向右上腹，因为我们要暴露小肠系膜根，如果被大块小肠系膜遮挡，就无法判断你所处理的到底是不是IMA根部。

那我们就在这个点上设定一个“苍蝇”，盯到小肠系膜根与乙状结肠系膜的拐角处（图8-6-3）。

看不到这个地方，你就要想办法，利用体位、助手的牵拉、纱布的阻挡显露“它”，看不到“它”就不能随便把游离层面转向内侧进入结肠系膜内（图8-6-4）。

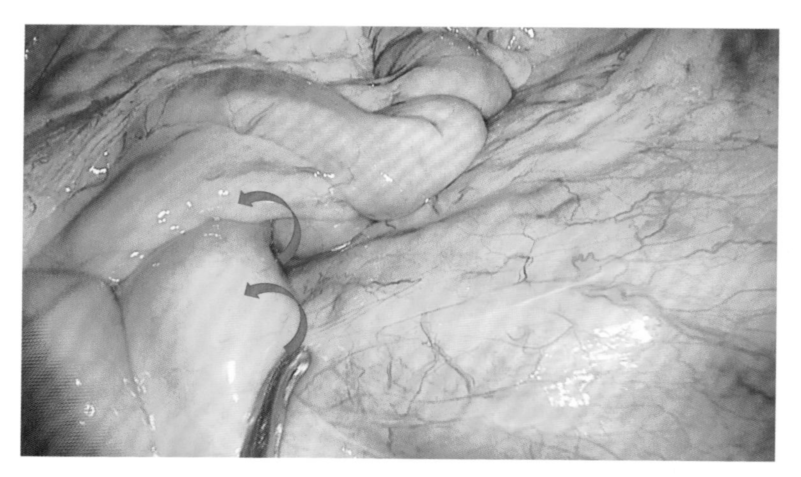

图 8-6-3 将小肠推向右上腹部

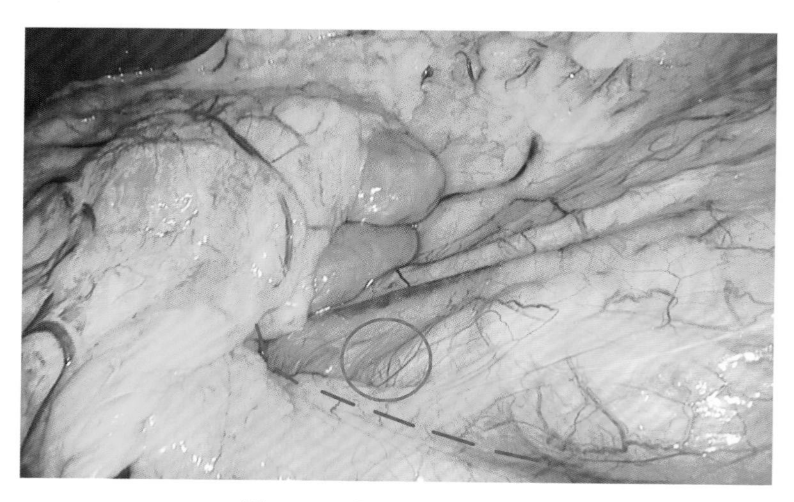

图 8-6-4 暴露开的 IMA 根部

这只是一个切入点，实际上在整个手术的过程中，还有许许多多的关键点需要提炼和把握，这也正是本书多位作者努力的根本原因。

（谢忠士）

7 被 Heald 教授那张图搞糊涂的外科医生

什么是 TME?

这一概念是 Heald 教授提出的,可以说是直肠癌治疗历史上里程碑式的飞跃。TME 是 total mesorectal excision 的英文缩写,顾名思义,全直肠系膜切除术,也就是一点系膜周围脂肪组织都不能留,否则就不能叫作 TME。

那临床上我们是否真正做到了 TME 呢?

翻阅国内外网络上许多手术录像,不夸张地说,除非超低位直肠肿瘤准备做 ISR 的,很少有人能做到全直肠系膜切除的。换而言之,池畔教授提出的 TME 终点线很多医生根本就没见过,那么谈何 TME 呢?

也不能怪我们好些医生弄不明白这个状况,因为这张图画得有问题(图 8-7-1)。

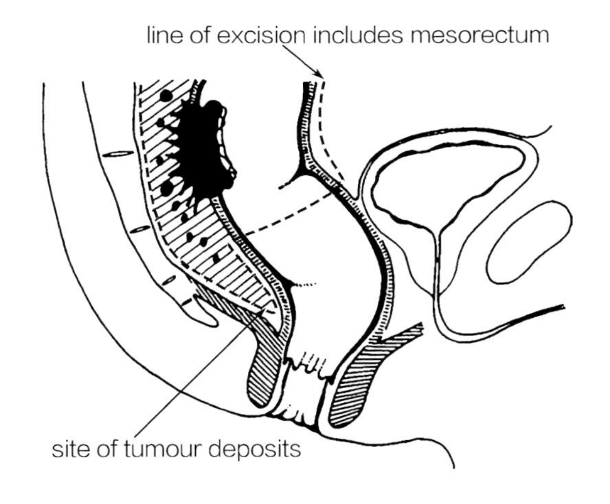

图 8-7-1 TME 原始示意图

一、肿瘤的位置

从图 8-7-1 上看应该在腹膜反折附近,那么怎样去界定 5cm 的系膜呢?难道可以术中游离完了用尺子去丈量?估计很少有人这样做。

我的理解:既然全直肠系膜切除,那么就不该再去设定 5cm 的远端系膜长度。

解决办法：术前直肠磁共振成像矢状面判别肿瘤远端系膜长度<5cm，均需要行全直肠系膜切除术。也就是腹膜反折附近的中低位肿瘤应该都在这个范围之内，就不要考虑5cm时去裸化肠管了，而应该一直到底，到达肛提肌裂孔边缘（图8-7-2），即池畔教授强调的TME终点线。

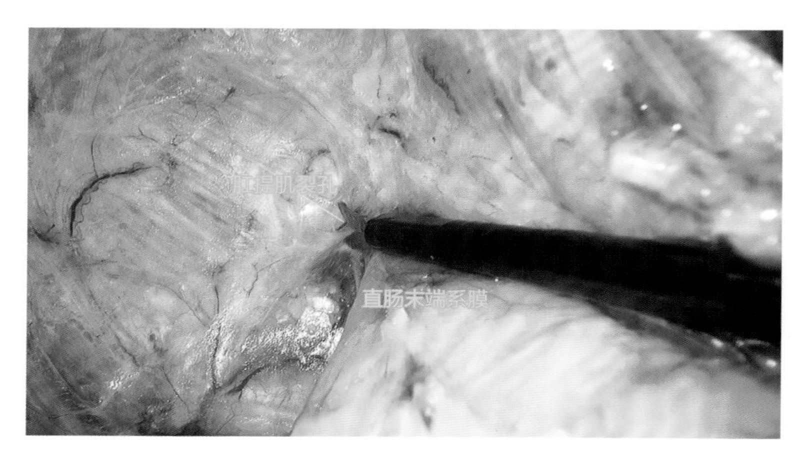

图8-7-2 肛提肌裂孔

二、概念的混淆

既然TME的提出对直肠癌的治疗起到了划时代的意义，那么依托于此就会衍生出许多概念，CME是其中之一，PME/TSME就非常容易让人混乱，这里只是妄加评测，相信提出者初衷不是这样的，但在推广的过程中，的确把许多医生带入了歧途。

因为经常听大家说“我正在做TME”“我要开始裸化肠管系膜了”，既然是TME，直肠肠管不需要裸化，应该游离到系膜消失的地方才是。而确切意义的裸化，应该是系膜游离已经到达终点，而后暴露出可供闭合器离断的肠管，而不是大多数医生所做的直接横断直肠系膜，那是高位直肠才采用的手段（图8-7-3）。

三、切除线的划定

为了阐释清楚保证5cm的系膜切除，然后远端2cm甚至1cm的远端肠管距离，Heald教授开始画了这张图，主要是为了标识清楚距离肛提肌裂孔处5cm的肿瘤，而对于4cm、3cm、2cm、1cm和打算做ISR的肿瘤位置则未做图示，这就造成了几种误解：

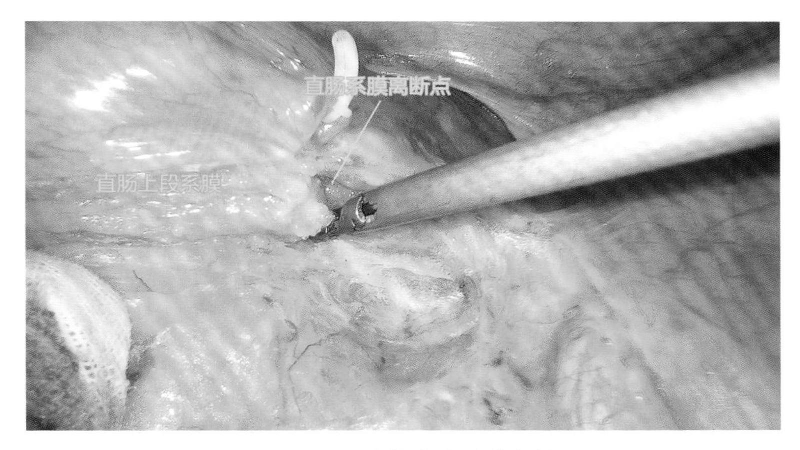

图 8-7-3　**高位直肠系膜离断**

1. 图示的肿瘤位置,想要完成全系膜切除,不切开前壁腹膜反折很难进行肛提肌上间隙的游离,而图中标线给我们的是反折处即是前壁离断位置,这势必造成一种误解,游离完后壁后我们要将直肠系膜从远端直肠上逆行扒下来。

2. 直肠肿瘤距离肛提肌裂孔处不足 5cm 的,很难从中找到答案,就又回到了 5cm、2cm 的怪圈,实际上针对这部分肿瘤,简单理解就是要见到 TME 终点线,而后酌情闭合时把握出 1~2cm 的远端距离,这也正是 taTME 术式的一个优点所在。

3. 忽略了前壁系膜的存在,如图 8-7-4 一直下去势必破坏前壁的系膜结构,直接暴露肠壁,会造成这一部分淋巴、脂肪组织的残留。

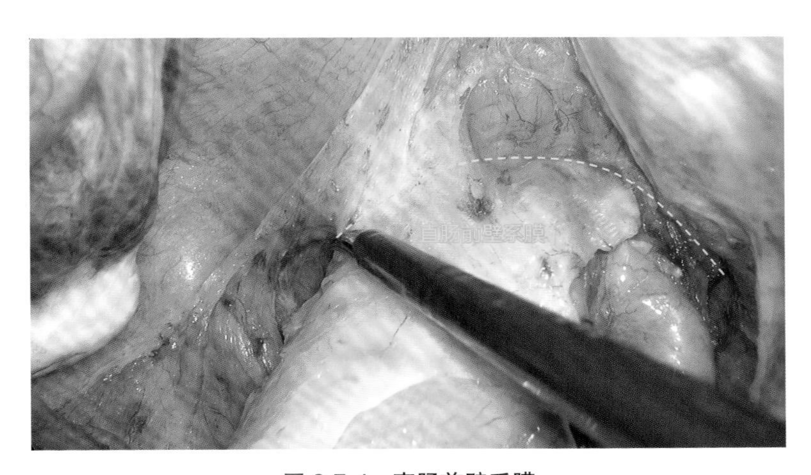

图 8-7-4　**直肠前壁系膜**

以上讨论仅代表个人观点和推测，相信随着研究的深入和局部解剖的再认识，会逐渐解释清楚这方寸之间的技术难题。

（谢忠士）

参考文献

HEALD R J, HUSBAND E M, RYALL R D. The mesorectum in rectal cancer surgery-the clue to pelvic recurrence? [J]. Br J Surg, 1982, 69(10): 613-616.

8 谈视频剪辑｜手术不仅是刀尖上的舞动，而且是跃动的思想

业内常流行的一句话是:“会做的不如会剪的”。说的是有的人手术做得很好,但是不会剪辑视频,所以参加视频比赛或学术报告的时候没有亮点,往往让人觉得很是乏味。

这话说得对,也不全对。

既然手术做得很好,那应该对手术的整体流程和关键步骤有很好的把握和领悟,视频剪辑把这些表达出来就可以了。

如果不能,有以下几个方面的原因:

1. 许多医生不太会应用视频剪辑软件和图片编辑软件,所以限定了他编辑视频的质量。

解决办法:可以请专业公司帮忙制作,但是,您必须亲自现场指导哪些该留、哪些该剪去,因为视频剪辑人员不知道哪里才是你要表达的重点。视频需要一帧一帧地精挑细选,一个好的视频,一般没有1周时间是不可能完成的(图8-8-1)。

2. 好的手术视频如同拍摄电影大片,需要设计,重点要显露的地方须定格(图8-8-2),这样在后期制作时才有素材可用,否则你会发现,这个角度不对、那个视野不清、这个抖动了、那个喷血了……

3. 对于手术过程,有人追求快感,“快刀斩乱麻”,给人以行云流水的感觉,酣畅淋漓;有人追求细致入微的分离,一层一层地逐渐深入,一点一点地细致预止血和止血,寻求其中的美感。

4. 最关键的是,无论快慢,在整个手术过程中体现你的领悟,还有在后期剪辑制作过程中体现你的理解和思想。我们需要看到的是手术视频中跃动的思想,而不是单纯秀出我们高超的分离显露技术,有些血管可以穿点“衣服”,就没必要把它扒得“一丝不挂”。但是,这种思想不能跑偏,要多看书、多学习,违背基本治疗原则的手术无论多么漂亮,也只是无用的花瓶。

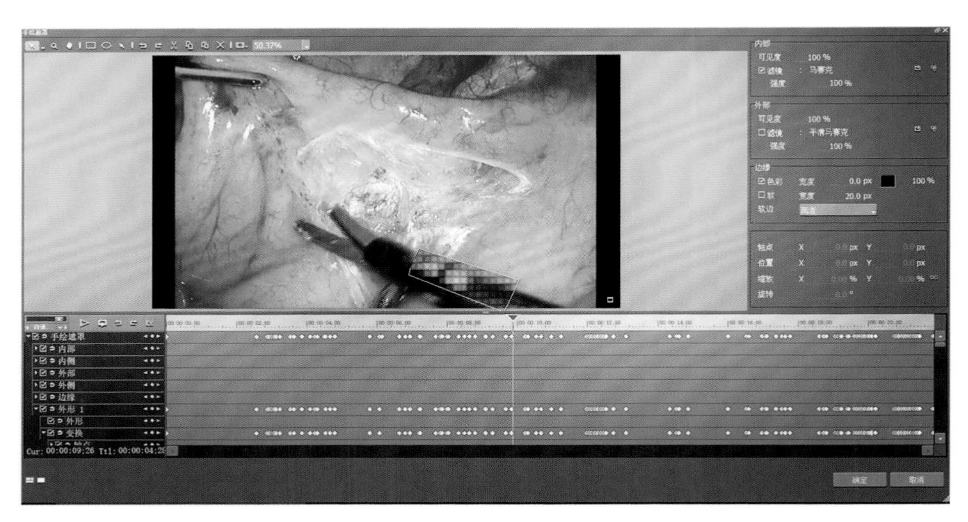

图 8-8-1 **逐帧编辑视频**

笔者逐帧对手术视频进行编辑、修改。图中的白色分割点为每一帧的编辑点。

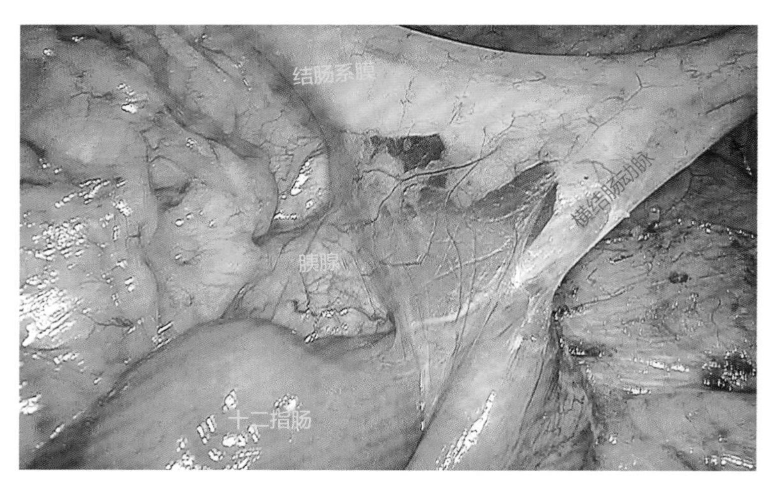

图 8-8-2 **重点部位定格**

把拟定操作区进行画面定格，尽量不要让器械干扰画面，便于后期编辑体现术式要点。

很多人问我用什么剪辑视频，其实很简单，我从影视公司朋友那里学的 EDIUS 软件，当初就是和兄弟们一帧一帧编辑的，图片编辑基本上就是 Windows 系统自带的画图软件和美图秀秀软件。越简单、有效越好，也学过用 Photoshop 和 Adobe After Effects 做动画，但由于太耗费精力就放弃了。

（谢忠士）